"国家临床重点专科——专科护理" 建设项目资金资助

新编临床专科护理健康教育指南

总主审：肖海鹏

主审：谢灿茂　陈旻湖

总主编：成守珍　张振路

副总主编：（按姓氏笔画为序）

许红潞　陈利芬　李小金　张小燕　胡丽茎

主编：（按姓氏笔画为序）

伍淑文　刘悦新　李智英　林芳宇　郑莹　胡丽茎　梁碧宁

SPM

南方出版传媒

广东科技出版社

·广　州·

图书在版编目（CIP）数据

新编临床专科护理健康教育指南/成守珍，张振路
总主编. —广州：广东科技出版社，2016.6
ISBN 978-7-5359-6485-4

Ⅰ．①新…　Ⅱ．①成…②张…　Ⅲ．①护理学—
指南②常见病—健康教育—指南　Ⅳ．①R47-62
②R4-62

中国版本图书馆CIP数据核字（2016）第028323号

责任编辑：丁嘉凌
封面设计：林少娟
责任校对：陈素华　吴丽霞　黄慧怡
责任印制：罗华之
出版发行：广东科技出版社
　　　　　（广州市环市东路水荫路11号　邮政编码：510075）
http://www.gdstp.com.cn
E-mail：gdkjjyxb@gdstp.com.cn（营销中心）
E-mail：gdkjzbb@gdstp.com.cn（总编办）
经　　销：广东新华发行集团股份有限公司
排　　版：广东科电有限公司
印　　刷：佛山市浩文彩色印刷有限公司
　　　　　（南海区狮山科技工业园A区　邮政编码：528225）
规　　格：889mm×1 194mm　1/16　印张27　字数820千
版　　次：2016年6月第1版
　　　　　2016年6月第1次印刷
定　　价：80.00元

外科健康教育指南

主　编：伍淑文　郑淑君

副主编：王思琛　黄天雯　廖培娇

编　者：（按姓氏笔画为序）

马庆欢	王丽华	王思琛	王海英	王越秀	叶海丹	伦雪萍
伍淑文	陈　仙	陈　锷	陈玉英	陈玉花	陈芸梅	陈培雪
何金云	何翠环	何瑾云	杨云英	李向芝	李敏宜	李彩云
李晨丝	李雪雁	严凤娇	严凌燕	肖　萍	林平顺	国　宁
郑淑君	罗新春	罗凝香	赵晓霞	凌　励	高明榕	唐碧英
黄小萍	黄天雯	黄利娥	梁月英	彭利芬	谢肖霞	谢春玲
喻小青	曾晓琴	蓝　丽	蓝　海	赖淑蓉	熊伟昕	廖培娇
黎小霞						

内科健康教育指南

主　编：林芳宇　梁碧宁

副主编：冯怿霞

编　者：（按姓氏笔画为序）

马静泠	王饶萍	邓婉萍	龙英华	卢桂芳	冯怿霞	叶晓青
许　娴	成守珍	吕洁梅	关锦美	陈丽娜	张小燕	张国娟
张朝晖	苏永静	吴婉玲	林芳宇	林建雄	侯秋秀	梁碧宁
黄永青	黄美娟	揭素铭	谢小兰	蔡金辉	黎渐英	

心血管健康教育指南

主　编：郑　莹

副主编：林春喜

编　者：（按姓氏笔画为序）

王　念	王青萍	吕林华	杨　鹤	连素冰	宋　瑜	张小勤
林春喜	郑　莹	周静文	胡运秋	秦玉萍	龚凤球	梁惠玲
谢冬梅						

耳鼻咽喉科健康教育指南

主　编：胡丽茎　蔡金辉

副主编：吴洁丽　严凤娇

编　者：（按姓氏笔画为序）

王东芳　叶　碧　严凤娇　吴洁丽　胡丽茎　黄佳瑜　温兰英
蔡金辉

妇儿科健康教育指南

主　编：刘悦新　李智英

副主编：关桂梅　刘晓红　李绮薇

编　者：（按姓氏笔画为序）

刘悦新　刘晓红　关桂梅　李素萍　李绮薇　李智英　佘喜云
张婷婷　徐　敏　司徒妙琼

前　　言

　　随着社会发展和科技进步，人民群众渴望得到专业的健康教育知识；2016年"5.12国际护士节"，中华护理学会提出了"健康中国，科普助力"的主题；此外，等级医院评审工作的推进、国家临床护理重点专科项目的建设，以及优质护理服务的开展，都对临床健康教育工作提出了更高的要求。

　　如何紧跟医学科学的快速发展，普及常见疾病的健康教育，为广大人民群众提供专业、全面的健康教育知识；如何为广大护理工作者，尤其是年轻护士提供在临床实践工作中处理各类健康问题的工具书与参考书，是当前护理管理者及护理学科带头人迫切需要考虑的问题。因此，编写一本既适用于广大人民群众普及健康教育知识，又能指导临床护士进行健康教育工作的书籍，具有十分重要的意义。

　　本书坚持"以人为本"的护理理念，引入循证护理理论与实践，吸收护理学最新研究成果，坚持做到临床护理服务向预防、康复、健康教育、社区、家庭护理等领域扩展；本书共有6编、26章，包括外科、内科、妇产科、儿科、心血管、骨科、耳鼻咽喉科、神经科等常见专科疾病的健康教育知识。同时也概述了护理健康教育的基本理论知识和基本技能，全书的编写运用护理程序方法，注重科学性、系统性以及可操作性，内容全面、实用、新颖。

　　本书的编委均为临床一线工作的护理业务骨干，具有扎实的理论和技术基础，积累了多年的临床护理经验。编者们勤以笔耕，几经易稿，力求"实用性"与"针对性"，凝聚了他们大量的心血，在此表示深深的谢意！但由于时间和水平有限，难免有不足之处，在此恳请同道谅解斧正！

　　本书的编写得到中山大学附属第一医院领导及护士们的大力支持，以及专科医疗专家的指导，借此予以衷心的感谢！本书在编写过程中引用了一些同道学者的卓越成果，引用的著作、论文等已在本书的最后一一列出，在此谨向专家学者们致以最诚挚的谢意！

编　者

2016年5月

目　　录

第一编 外科健康教育指南

第一章 外科常规检查及健康教育

一、胸部X线检查

（一）胸部X线检查的目的

胸部X线检查可显示胸部病变的部位、形状及大小，方法简单，因而应用较广。已成为胸部疾病诊断、早期发现、随访观察及普查等不可缺少的检查方法。

（二）注意事项

1. 除去影响透视的衣物、药膏、装饰物等。

2. 嘱患者深呼吸，以观察肺野透明度、膈动度及病变形态的改变等。

3. 常用的摄片体位。

（1）后前位：是常规胸部摄影体位，取立位，患者胸前壁贴近X线片，X线自背部射入。

（2）侧位：患侧胸壁贴近X线片。侧位胸片可帮助确定病变在肺或纵隔内的位置，并能从侧面观察病变的形态。

（3）前后位：适用于不能站立的患者，取仰卧位，X线自前方射入。

（4）前弓位：用于显示肺尖部及锁骨、肋骨重叠的病变。

（5）侧卧水平方向后前位：用于观察胸内液体及气体在变换体位时的表现，并可根据液面长度确定空洞或空腔的范围。

（高明榕　伍淑文）

二、超声成像检查

（一）超声成像（ultrasonography，USG）检查的目的

超声成像检查是利用超声的物理特性和人体器官组织声学性质上的差异，以波形、曲线或图像的形式显示和记录，借以进行疾病诊断的检查方法。可获得器官的任意断面图像，还可观察运动器官的活动情况，成像快，诊断及时，无痛苦与危险，属于非损伤性检查。但图像的对比分辨力和空间分辨力不如CT和MRI高。

（二）注意事项

1. 腹部超声检查者前3天最好禁食牛奶、豆制品、糖类等易于发酵产气食物。前1天的晚餐应以清淡少渣的食物为主，晚餐后开始禁食。检查当日早晨应禁早餐和水，以保证上午在空腹情况下检查。这主要是为减轻胃肠内容物对超声波声束的干扰，保证胆囊及胆管内有足够的胆汁充盈。有时有些患者即使禁食，胃肠道内仍有大量积气，这部分患者可在检查前1~2天按医嘱服用药物以消除肠道气体。

2. 做超声前2天，应避免进行胃肠道钡餐造影和胆管造影。对于因消化系统疾病就诊的患者，有时医生会同时开出钡餐透视和超声检查单，患者应先行超声检查，再行钡餐造影。因为胃肠道内若有钡剂存留，不仅影响胆囊、胰腺的超声显像，而且还容易发生误诊。

3. 行泌尿系统超声检查，特别是输尿管和膀胱超声检查时，应在检查前1~2 h饮温水400~

600 mL，待膀胱充盈后再检查。如果患者需同时接受消化、泌尿检查，最好检查当日不排晨尿，这样不必喝水即可达到膀胱充盈的目的。

4. 超声检查时，幼小儿童在检查过程中可能不合作，需预先给予镇静剂。

5. 检查心脏时，应休息片刻后脱鞋平卧于检查床上，解开上衣纽扣，暴露胸部，让医生检查。

（高明榕　伍淑文）

三、电子计算机X线断层扫描检查

（一）电子计算机X线断层扫描（CT）检查的目的

CT检查是一项广泛应用于临床的放射影像诊疗技术，可对所有器质性疾病进行检查，尤其对密度差异大的器质性占位病变都能检查出来并做出定性诊断。但最适于CT检查的是脑部疾病，其中对肿瘤、出血及梗死等检查效果最好；其次是腹部实质脏器的占位病变，如肝、脾、胰、肾等部位的肿瘤，对乳腺、甲状腺等部位的肿块也能显示并做出诊断；再其次则是对胸腔、肺、心内的肿块和脊柱、脊髓、盆腔、胆囊、子宫等部位的肿块检查。CT对一些弥漫性炎症及变性性质的病变的检查效果稍差，如对肝炎CT检查无多大价值；对胃肠道内病变的检查，CT不如内镜。

（二）注意事项

1. 腹部CT检查前准备。

（1）腹部CT检查前禁食4 h，最好前1天晚餐后开始禁食。

（2）1周内不服含重金属的药物，不做胃肠钡剂检查。已做钡剂检查的患者，需待钡剂排空后再行CT检查；急于做CT检查者，应在给予清洁灌肠或口服缓泻药使钡剂排完后，再行CT检查。

（3）检查前务必除去检查部位的金属物品。

（4）需做增强扫描的患者，提前做好碘过敏试验。

（5）预先让患者了解检查过程，向患者耐心讲解屏气的重要性，以取得患者的配合，并训练1~2次，采用均匀呼吸时屏气的方法。

（6）患者需携带有关的病史资料，如病史、超声检查、化验、放射性核素、MRI和CT检查等各种资料，以备参考。

（7）患儿检查欠合作者，需使用镇静剂。

（8）应通知患者家属陪同来做检查。危重患者需要有关医护人员陪同。

2. 头部、颈部、胸部及四肢CT检查前务必除去检查部位的高密度物品或金属物品，但无需做其他特殊准备。CT增强扫描注意事项同腹部。

3. 碘过敏患者严禁进行CT增强检查。

4. 严重心、肺、肾功能异常为相对禁忌证。

5. 怀孕期间，做腹部CT检查要慎重，做其他部位检查时，也应对腹部采取一定的保护措施，以免X线对胎儿造成影响。

6. 检查中患者要积极配合技术人员完成检查，如遇特殊情况，及时通知技术人员。

（高明榕　伍淑文）

四、磁共振成像检查

（一）磁共振成像（MRI）检查的目的

MRI检查是一项对人体无损伤的科学技术，它能对人体的各器官、组织进行诊断，对人体进行各个不同层位、不同断面成像，在某些方面优于CT检查，故易被广大患者接受。它对人体某些疾病的定位、定形、定性有决定性的作用。

（二）注意事项

1. 下列情况的患者及家属禁止进入检查室，禁止进行检查和陪伴患者检查：

（1）体内已植入或留有任何金属物品者（如眼球内金属异物、血管结扎银夹等）。

（2）体内或体表安装有任何电子装置者（如心脏起搏器、生物刺激器等）。

（3）体内或体表含有其他不明材质的物品者。

（4）病情危急需立即抢救者，但不能自主配合、不能保持安静不动者。

（5）妊娠妇女。

（6）有严重幽闭恐惧症者。

2. 有手术史者，必须如实告知有无将金属或电子物品及其他材质的物品留在体内。

3. 患者及陪伴患者家属，不得将金属物品、电子产品、磁卡、存折、工资本等及有化学腐蚀性、潮湿、易燃易爆等物品及其他不明材质的物品带入检查室。

4. 检查前需请患者和家属认真、详实填写磁共振检查禁忌及注意事项单，并要求患者或家属签字确认，以保证安全。

5. 患者及家属不能带入检查室的贵重物品，请自行负责保管。

6. 为了正确诊断，请患者将其他各项检查结果带来以便参考，如X线片、CT片、B超报告、化验结果。

7. 颅脑、神经系统检查者，无需特殊准备，做头颅、颈部检查的患者，检查时请不要眨眼及做吞咽动作。

8. 腹部检查者，检查前1周内不做胃肠钡餐检查，检查前禁食4 h。

9. 检查前需要更换衣服，请除去项链、手表、计算器、磁卡、手机、活动义齿、假肢、义眼等，上述物品可寄存在衣物箱内或交家属保管。

（高明榕　伍淑文）

第二章　外科常见专科诊断性检查及健康教育

一、纤维结肠镜检查

（一）纤维结肠镜检查的目的

可为原因不明的便血、慢性腹泻、排便异常、钡灌肠异常等疾病做出明确诊断；为结肠手术前确定病因、病变部位，以及为术后或药物治疗后复查和随访做检查；也可以用于结肠内息肉切除、肠内异物取出、下消化道止血等治疗。

（二）心理指导

纤维结肠镜是由可弯曲的导光玻璃纤维管构成，是从肛门开始逆行于直肠、结肠至回肠末端。此过程可引起肠道痉挛而致腹痛，且检查过程中会向肠管打气致使腹胀不适，这些都会使患者比较难受而害怕接受检查。医护人员应该让患者有心理准备，鼓励家属陪同，减轻紧张情绪，树立信心，使检查顺利完成。

（三）行为指导

1. 检查前1天晚上8～10 h开始口服肠道清洁药物，服后不再进食；检查前1～2 h清洁灌肠，确保肠道清洁，以便观察肠腔。应带有关检查结果，以供参考。

2. 检查时取膝胸位或左侧卧位。

3. 检查后，即到厕所排气，初期因空气积聚于大肠内可感到腹胀不适，但数小时会逐渐消失；适当休息，2 h后可下床活动；如有持续性腹痛、大便带血量多需立即通知医护人员做相应处理。

（四）饮食指导

为减少粪便积聚肠管内以利于检查顺利进行，检查前3天应低渣饮食，避免进食粗纤维食物；检查前1天应流质饮食；检查前6 h不可进食固体食物，但可饮水；检查后2 h可少渣饮食。

（喻小青　罗凝香）

二、纤维膀胱镜检查

（一）纤维膀胱镜检查的目的

可用于诊断膀胱、肾脏、输尿管及尿道的疾患，也可用于辅助膀胱结石碎石术、膀胱肿瘤电切术、输尿管结石套石术、输尿管扩张术等治疗。

（二）心理指导

纤维膀胱镜检查是经尿道进入膀胱的一种内镜诊疗方法，对尿道刺激特别明显，因而可能给患者带来疼痛不适，患者难于接受和坚持。所以医护人员应解释检查时会使用局部麻醉剂以减轻疼痛，患者应克服恐惧心理，在检查时配合做深呼吸动作，以利于置入膀胱镜，从而顺利完成检查。

（三）特殊指导

1. 检查前排空小便。

2. 检查时做深呼吸，配合好医护人员。

3. 检查后适当休息，多饮水及常规口服抗生素。

4. 学会在检查后自我观察。一般检查后会出现轻微血尿，1～2天后自然消失；若血尿加重，24 h出现寒战、发热或尿频、尿急、尿痛、腹胀、腹痛等情况即通知医护人员。

5. 尿道狭窄、急性尿道炎、膀胱炎等不能做该检查。

（马庆欢 陈仙）

三、腹腔镜检查

（一）腹腔镜检查的目的

是利用人工气腹、光学透镜和光导纤维将体外冷光源导入盆腔或腹腔供作照明，然后在盆腔、腹腔内进行观察检查。其可直接观察患者的子宫、输卵管、卵巢及盆腔各脏器有无病变或粘连，并可清楚了解腹部脏器病变性质，也可以根据镜检结果同时进行镜下手术。

（二）心理指导

目前广泛使用，还可以代替某些疾病的手术治疗。它具有手术创面少、切口小、出血少、痛苦少、术后恢复快、无需陪护及减轻家属负担等优点。所以，患者应尽量放松配合检查和治疗。

（三）特殊指导

1. 检查前。

（1）应练习体位，即头低臀高位，这种体位会比较难受，一定要预先练习才能在手术中配合好。

（2）术前1天患者应做好个人清洁卫生，尤其是脐部及脐周围，宜用肥皂清洗干净，用汽油或液体石蜡清除脐部污迹。因穿刺点与脐的距离较近，脐部的清洁与否成为术后盆腔、腹腔及脐部是否发生感染的主要因素之一。

2. 检查时，采取静脉麻醉，以便在术中能安静入睡，但术后麻醉清醒初期会出现烦躁，休息后会消失，烦躁严重者应用药物处理。

3. 检查后。

（1）应能排出小便，观察尿液颜色。若小便排不出或尿色呈深红色，立即通知医护人员。

（2）术后可能会出现恶心、呕吐和肩、颈、腰部酸痛等不适，是自然现象，经休息1～2天后会消失。

（四）饮食指导

术前禁食10 h、禁水8 h。一般术后患者无特殊情况可逐渐过渡至半流质饮食，晚上可进普食，但胃肠道手术后要禁食。停留胃管者，需有肛门排气，且拔管后才能考虑进食。

（李向芝 严凌燕）

四、胸腔穿刺术

（一）胸腔穿刺术的目的

是一种常用的诊疗技术，可通过抽取胸膜腔内积液进行检验，区分漏出液或渗出液，同时寻找病因，以协助疾病的诊断及治疗。抽取胸腔积液可减轻压迫症状、避免纤维蛋白沉着、胸膜粘连增厚、肺功能损害等后果。另外，胸腔穿刺术还可用于胸腔内给药及抽气治疗自发型气胸等疾病。

（二）心理指导

胸腔穿刺术是一项需要患者紧密配合的技术操作，有一定的危险性，所以医护人员应对患者及家属做好心理疏导工作，消除紧张情绪，才能使他们积极配合治疗，减少并发症的发生。

（三）特殊指导

1. 胸腔穿刺前排空大小便，带备X线片及超声波等检查结果前往检查室。

2. 穿刺时患者一般取坐位，可反坐在靠背椅上，两臂搁在椅背上缘，头伏于臂上。不能起床者可取半卧位，稍转向一侧。穿刺时如是抽气者，应取仰卧位或半卧位。

3．穿刺过程身体不可随意移动，尽量避免咳嗽，以防针头移动而刺破肺泡。若出现剧烈咳嗽、头晕、心悸、胸闷、面色苍白、出汗、剧痛等胸膜过敏反应症状时，应立即报告医生予以处理。

4．穿刺术后保持穿刺部位干燥，避免局部感染。

（伦雪萍　王丽华）

五、腹腔穿刺术

（一）腹腔穿刺术的目的

可通过采集腹水标本行常规化验、细菌培养或脱落细胞检查，以区分漏出液或渗出液，从而明确腹水的性质，协助诊断。也可用于腹腔内注入药物，达到直接治疗的效果，如因肝癌、肝硬化等疾病引起大量腹水产生时，也可放出适量的腹水（1次不宜超过3 000 mL），以减轻腹腔的压力，从而缓解压迫症状。

（二）心理指导

腹腔穿刺术是肝肾疾病的常用诊疗技术，由于大部分患者都是病情较重且伴有呼吸受限或腹部胀痛等不适，如在术中配合不好，更容易出现肠穿孔等并发症，给患者带来更大的痛苦。所以，医护人员应做好心理疏导工作，说明术前会用局部麻醉，以尽量减轻疼痛。患者应配合检查，以减少并发症的发生。

（三）特殊指导

1．做好术前指导。

（1）必要时配合做普鲁卡因皮试。

（2）排空小便，以防止误伤膀胱。

（3）根据病情取合适体位，如坐位、半坐卧位、平卧位或侧卧位。

2．做好术后指导。

（1）应卧床休息24 h，以免引起会阴部水肿及腹水经穿刺口溢出。

（2）观察穿刺口有无渗血、渗液，及时更换敷料，以防止伤口感染；大量抽取腹水者，应束以腹带，以防腹压骤降，内脏血管扩张而引起休克，但不可过紧，以免造成呼吸困难。

（3）放液前后应测体重、量腹围，以协助观察病情变化。

（喻小青　罗凝香）

六、腰椎穿刺术

（一）腰椎穿刺术的目的

可通过检查脑脊液的性质，以协助诊断脑炎、脑膜炎、脑血管病变、脑瘤等疾病；也可用于测定脑脊液的压力，了解蛛网膜下腔有无阻塞，诊断脑和脊髓病变；还可以用于腰椎麻醉及椎管内注射药物以预防或治疗白血病等疾病。另外，对于颅内压增高的患者，可通过放出少量脑脊液，达到降低颅内压的目的。

（二）心理指导

腰椎穿刺术是神经系统疾病、白血病及术前麻醉的常用诊疗技术。但患者会对检查产生恐惧心理及不合作行为，所以应让患者了解检查时虽然会出现疼痛不适，但会使用麻醉药，以减轻或缓解疼痛。患者应配合摆好体位，完成检查。

（三）特殊指导

1．穿刺前要排空大、小便。

2．穿刺时，患者侧卧于硬板床上，双手抱膝，双膝向胸部屈曲，头向前屈，使背部与床边垂直，使脊柱尽量后弓，以增宽椎间隙。

3. 穿刺过程中与医生紧密配合，如要咳嗽，应通知医生，以便暂停操作，避免损伤组织和移动穿刺位置。

4. 穿刺术后，去枕平卧6 h，防止出现低压性头痛。

5. 穿刺术后可出现头痛、呕吐或眩晕等症状，为低颅压所致，应适当多饮水，如出现的反应较大，应立即通知医护人员，配合静脉滴注生理盐水。

（李向芝　严凌燕）

七、骨髓穿刺术

（一）骨髓穿刺术的目的

是通过抽取骨髓做骨髓象检查，以协助诊断血液病、传染病和寄生虫病等；也可以通过了解骨髓造血情况，作为应用抗癌药及免疫抑制药时的参考；还可以经骨髓穿刺做骨髓腔输液、输血、注药或进行骨髓移植等治疗。

（二）心理指导

患者往往因不了解骨髓穿刺术而产生不合作及恐惧的心态，从而影响了检查的顺利进行。因此，患者应认识到骨髓穿刺术对疾病的诊断、分型及治疗意义极大，而且操作简单，术时使用局部麻醉，以减轻疼痛。另外，术中只抽取约0.2 g的骨髓，对身体无影响，术后1～2 h便可起床活动。所以，患者应消除思想顾虑，配合检查。

（三）特殊指导

1. 穿刺前，应做普鲁卡因皮试，应排空小便，并根据穿刺部位配合采取适当体位。

2. 穿刺后，用无菌干纱布覆盖穿刺处及按压5 min，并保持局部干燥、清洁，以免发生感染，如伤口有少量渗血，宜冷敷，勿热敷；应取平卧位休息1～2 h，并观察局部有无出血现象，如出血严重，应立即通知医生或医护人员及时处理。

（严凌燕　李向芝）

八、肾脏穿刺术

（一）肾脏穿刺术的目的

是为了明确肾脏疾病的诊断及了解肾脏病的分类，以指导用药治疗。

（二）心理指导

肾脏穿刺术严格要求患者密切配合，做好各项术前准备才能使检查顺利完成，防止并发症的发生。患者往往出现害怕及忧虑情绪，并难以配合术前准备。因此，医护人员要做好解释工作并指导患者做好术前准备，使患者减轻紧张情绪，正确配合检查。

（三）特殊指导

1. 做好穿刺前指导。

（1）术前3天开始配合测血压、脉搏、呼吸及体温，并预防性使用止血药。

（2）需在B超下行肾脏穿刺者，应配合行普鲁卡因皮试。

（3）应配合检查出凝血时间、凝血酶原时间、血小板计数，异常者不能做此检查。

（4）练习吸气后屏气的动作，要屏气30 s以上，否则不能做此项检查。

（5）练习术时所摆体位，即俯卧位，并在腹部垫以厚枕；练习床上使用大、小便器。

（6）术前1 h口服镇静药。

（7）应排空小便。

2. 指导患者术时配合技巧，尤其是吸气后屏气动作，以确保检查顺利完成。

3. 做好穿刺后指导。

（1）绝对卧床6 h，严格卧床24 h；如术后6 h无特殊情况，可转动身体（腰部不能用力）；24 h后无肉眼血尿可下床活动，如出现血尿应延长卧床时间，直至肉眼血尿消失。

（2）如出现血尿加重、腰部胀痛、持续性肋痛或发热等症状，应立即通知医护人员予以相应处理。

（四）饮食指导

手术当天进食半流质；术后多饮水，以达到冲洗尿路及防止感染的作用。

（李向芝　严凌燕）

九、排泄性尿路造影

（一）排泄性尿路造影的目的

是泌尿外科常用的一项检查方法，是从静脉注入含碘造影剂，经肾脏排出而充盈整个尿路，并由X线摄片显示肾脏功能及整个尿路形态的改变，以协助诊断各种泌尿系疾病。

（二）心理指导

检查时需在腹部加压以压迫输尿管，患者会出现腹部胀痛不适，一般可忍受。如果出现面色苍白、冒冷汗、烦躁不安等，是由于加压引起的迷走神经反应，降低压力后症状可缓解。所以，检查前医护人员应做好解释，使患者勿过于紧张，配合医生完成检查。

（三）特殊指导

1. 给予检查前指导。

（1）行碘过敏试验。

（2）检查前3天应进少渣易消化饮食，检查前1天不应吃易产气的食物，如豆类、水果、烤面包等。检查前12 h禁食、禁水（夏天为6～8 h）。

（3）检查前1～2 h行清洁灌肠，以保持肠道清洁，避免肠道内容物造成的误影。

（4）排空小便。

2. 检查期间可能出现造影剂引起的副作用，如皮肤潮红、灼热感、恶心、呕吐，甚至皮肤荨麻疹等，应告知医护人员，减慢注入造影剂的速度并做深呼吸可缓解症状。

3. 给予检查后指导。

（1）应多饮水，以促进造影剂的排泄。

（2）如还有造影剂副作用，应告知医护人员，可对症治疗。

4. 妊娠3个月内禁做此项检查。

（陈仙　马庆欢）

十、经皮肝穿刺胆管造影

（一）经皮肝穿刺胆管造影的目的

经皮肝穿刺胆管造影（percutaneous transhepatic cholangiography，PTC）是在X线或B超监视下，经皮经肝穿刺入肝内胆管。注入造影剂而使肝内外胆管迅速显影，可显示肝内外胆管病变部位、范围、程度、性质等，特别对梗阻性黄疸的诊断和鉴别诊断有重要意义。此检查有可能发生胆汁漏、出血、胆管感染。

（二）适应证

1. 梗阻性黄疸。

2. 残余结石/胆管狭窄。

3. 肝内胆管扩张。

（三）禁忌证

1. 心肺功能不全。

2. 凝血时间异常。

3. 急性胆管感染。

4. 大量腹水。

（四）方法与配合

根据穿刺位置采取相应的体位，经肋间穿刺时患者取仰卧位，右臂上举于枕后，左臂贴于身体左侧；经腹膜外穿刺时取俯卧位。穿刺时保持呼吸平稳，避免屏气或做深呼吸，不要随意转动身体，穿刺成功后按医生嘱咐变换体位。

（五）检查前指导

1. 检查前禁食4 h，清洁穿刺部位皮肤。

2. 讲解术中体位的摆放和配合技巧。

（六）检查后指导

1. 检查后卧床休息4～6 h，接受静脉输液，应用止血药及抗生素。

2. 观察有无腹胀、腹痛、穿刺口出血、血压变化等情况，注意有无并发出血、胆汁漏、胆管感染等。

3. 饮食不受限制。

4. 如同时置管引流，要妥善固定好引流管，观察引流液的量、颜色及性质。

（林平顺　王海英）

十一、经内镜逆行胰胆管造影

（一）经内镜逆行胰胆管造影的目的

经内镜逆行胰胆管造影（endoscopic retrograde cholangio-pancreatography，ERCP）是在纤维十二指肠镜直视下，通过十二指肠乳头将导管插入胆管或胰管内进行造影的方法。可直接观察十二指肠乳头病变，对病变部位取材做活检；收集十二指肠液、胆汁及胰液行理化和细胞学检查；通过造影显示和诊断胆管系统和胰管的病变；可用于治疗，如鼻胆管引流、Oddi括约肌狭窄切开术、胆总管下端取石及蛔虫等。

（二）适应证

1. 胆管疾病伴黄疸。

2. 胆源性胰腺炎。

3. 胆胰或壶腹部肿瘤。

4. 先天性胆胰异常。

（三）禁忌证

1. 急性胰腺炎。

2. 胃肠腔梗阻。

3. 重度食管静脉曲张。

（四）方法与配合

检查前5～10 min含服麻醉剂麻醉咽喉部，减轻插管不适。检查时取左侧俯卧位，面向操作者，操作全程需咬紧牙垫，插管过程中避免咳嗽，让唾液自然流出。

（五）检查前指导

1. 患者需签内镜检查治疗知情同意书。

2．术前行胃镜/钡餐检查，排除胃肠腔梗阻、食管静脉曲张。

3．检查前8 h禁食、禁水。胃排空障碍者检查前2天进食流质，检查日需禁食12 h，必要时进行洗胃。

（六）检查后指导

1．检查后卧床休息4～6 h。

2．检查后禁食6～12 h。

3．依据病情使用止血药、抗生素或胰酶抑制剂。

4．检查后2 h及次晨分别查血淀粉酶。

5．观察有无腹胀、腹痛、发热、黑便、血压变化等情况，注意有无并发急性胰腺炎、化脓性胆管炎、出血、穿孔、败血症、胰腺脓肿等。

6．如同时置管引流，要妥善固定好引流管。

7．检查后少数患者出现咽痛、咽喉部异物感，不要用力咳嗽，以免损伤咽喉部。

（林平顺　王海英）

第三章　外科常见的特殊治疗方法及护理配合的健康教育

一、体　位　引　流

（一）体位引流的目的

体位引流是使病肺处于高位，使引流支气管开口向下以利痰液顺体位引流至气管而易于咳出。体位引流的作用有时较抗生素治疗更重要，它能促进痰液排出，改善自觉症状，利于感染的控制。

（二）特殊指导

1. 引流应在饭前进行，以免引起呕吐。

2. 引流时根据病变部位不同，采取痰液易于流出的不同体位。原则上是使病变部位处于高位，引流支气管口处于低位，促使痰液借重力的作用，顺体位引流经气管咳出。若病变有两个以上不同部位时，一般先从积痰多的部位开始，然后再引流其他部位。

3. 引流期间鼓励患者适当咳嗽，轻轻拍打患者背部，适当翻身，以促进排痰。

4. 引流过程中如出现咯血、发绀、头晕、出汗和疲劳等情况，应及时停止引流，并告知医护人员。

5. 引流完毕要漱口，保留引流的痰液，待医护人员记录完毕后才弃去。

6. 引流要持之以恒，每次引流时间为15～30 min，每天引流2～4次。

（陈玉英　伍淑文）

二、呼吸运动训练（腹式呼吸及缩唇腹式呼吸）

（一）呼吸运动训练的目的

呼吸运动训练是慢性支气管炎合并肺气肿、肺源性心脏病患者常用的康复治疗方法，包括腹式呼吸和缩唇腹式呼吸两种方法。腹式呼吸又称为膈肌呼吸锻炼，可增强膈肌的肌力和活动度，从而增加肺泡通气量，改善通气功能，缓解缺氧；而缩唇腹式呼吸主要是通过腹式呼吸并在呼气时使口唇收拢，以减慢呼气，延缓小气道陷闭，以达到提高肺活量和呼吸功能的目的。

（二）特殊指导

1. 腹式呼吸。

（1）初学者先取仰卧位练习，熟练后可取坐位或站立位练习。

（2）练习时，放松肩背，先呼后吸，呼气时轻轻收腹，经口呼气；吸气时胸、腹部放松，让腹部自然隆起，经鼻吸气。

（3）患者可一手按上腹部，另一手按胸部，呼吸时使上腹部活动，而保持胸部不动；医护人员或家属也可用手固定患者前胸部，使其做腹壁上下移动的腹式呼吸；也可在腹部压上0.5～1 kg的重物以练习腹式呼吸。

2. 缩唇腹式呼吸。

（1）其方法与腹式呼吸大致相同，也是用鼻吸气，用口呼气。但在呼气时，要使口唇缩拢（成鱼口状），用手按压腹部，徐徐呼气，使气呼尽。

（2）呼气时切勿用力，采用深而慢的呼吸，8～10次/min，呼与吸之比为2∶1或3∶1。

3. 以上两种呼吸运动训练方法都必须长期坚持训练，最好选择在空腹时锻炼。要求每天进行数次锻炼，每次10～20 min，一般2～3个月后可改善通气功能。

（陈玉英　伍淑文）

三、三腔二囊管治疗

（一）三腔二囊管治疗的目的

三腔二囊管类似于胃管，但它具有胃囊及食管囊两个囊腔，并有两个通气腔及一个胃管腔。主要用于食管下段或胃底静脉曲张破裂出血时压迫止血；其次，起到胃肠减压的作用。

（二）特殊指导

1. 三腔二囊管虽然类似胃管，但直径较胃管大，在插管时会有一定的难度，医护人员应做好解释工作，让患者尽量放松，同时也向家属讲解说明，使其配合治疗和病情观察。

2. 插管前，应取下活动义齿，排空大、小便。

3. 插管时，教会患者配合做好吞咽动作。

4. 插管后，保持鼻腔黏膜清洁湿润，并及时用棉签清除鼻腔分泌物及痂痕，加强口腔护理。

5. 置管期间，应保持口腔清洁，给予口腔护理，并用液体石蜡湿润嘴唇，预防干裂。

6. 观察脉搏、呼吸的变化，如出现呼吸困难甚至窒息等情况，应立即报告医护人员。

7. 注意观察三腔二囊管引流液的颜色、量，并注意粪便颜色的变化，如有异常及时报告医护人员。

8. 出血停止48 h以后，可停止充气，除去牵引力，并固定三腔二囊管，观察12 h后仍无出血者，可考虑拔管。

9. 拔管前先口服液体石蜡30～50 mL，润滑后再拔管，以免食管黏膜受损再次出血。

10. 拔管后，给予漱口并清洁鼻腔。

（陈玉英　伍淑文）

四、胸腔闭式引流

（一）胸腔闭式引流的目的

胸腔闭式引流是一封闭式的引流装置，将胸腔引流管与水封瓶连接起来，一方面可使胸膜腔与外界空气隔绝，另一方面也能持续地从胸膜腔排出胸腔积气、积液。其作用是使气、液体从胸膜腔内排出，并预防其反流；重建胸腔负压，促进肺复张；平衡压力，预防纵隔移位及肺受压缩。因此，适用于气胸、血胸、脓胸及开胸术后的患者。

（二）特殊指导

1. 胸腔闭式引流是一项创伤性治疗技术，且胸部肋间神经比较敏感，留置引流管时往往十分难受，如不配合会更加疼痛。所以，应给予心理辅导，让患者勿过度紧张，主动配合治疗。

2. 术后患者应取半坐卧位，以利引流，注意避免胸腔引流管受压或扭曲。

3. 置管期间，要鼓励患者进行有效咳嗽及深呼吸，以利肺复张及排出胸膜腔内的积气。

4. 保持引流通畅。患者应学会观察水封瓶内有无气、液体继续排出，有无水柱波动，同时避免引流管受压、折曲、滑脱及堵塞。有异常情况，应及时通知医护人员处理。

5. 引流的水封瓶应置于胸部水平下60～100 cm处，在任何情况下引流瓶及连接管末端不能高于胸壁引流口水平，以防引流液逆流进入胸腔。

6. 带水封瓶患者尽量不离床，离床活动时，告知医护人员夹闭引流管。另外，要防止引流管移位、脱出或损坏水封瓶，如不慎损坏水封瓶，应即夹住近心端引流管以防气、液体倒流入胸膜腔。

7. 保持穿刺口清洁干净，定时更换敷料，以防感染。如有红、肿、热、痛，即告知医护人员。

8. 学会观察引流液的性状、颜色和量，如短时间内出现大量引流液流出时，即通知医护人员。

9. 如置管24～48 h没有气体排出，24 h引流量＜50 mL，患者无呼吸困难，可先行透视检查，如肺已复张时，可拔管。

10. 拔管时，患者应配合深吸气后屏气。

11. 拔管后，如有呼吸困难、皮下气肿及伤口渗液，应告知医护人员。

12. 保持穿刺部位皮肤清洁干燥，敷料要密盖及固定好；及时更换渗湿的敷料，以防感染。

（王丽华　伍淑文）

五、泌尿外科手术留置引流管

（一）泌尿外科手术留置引流管的目的

泌尿系统外科手术后会停留各种类型的引流管，要让患者了解常见泌尿外科手术留置引流管的种类及其作用，配合医护工作，有利于疾病的恢复。手术后主要留置的引流管有：

1. 造瘘管，包括有肾盂造瘘、输尿管造瘘及耻骨上膀胱造瘘等。肾盂造瘘适用于结石取出术后及输尿管病变手术后，输尿管造瘘适用于输尿管取石术后及肾积脓等，耻骨上膀胱造瘘适用于尿道外伤成形术后、膀胱及前列腺术后或膀胱以下阻塞未能解除等。

2. 支架管，常见有肾盏、输尿管支架和单独输尿管支架及输尿管、膀胱支架等。主要用于泌尿系各部位的吻合术或成形术后。

3. 尿管，主要用于协助诊断、了解尿道狭窄的部位、测定残余尿及膀胱灌注等。

（二）特殊指导

1. 妥善固定各类引流管翻身和坐起时注意防止脱落。

2. 保持引流管通畅，避免受压、扭曲。

3. 观察引流液的颜色、性质和量，如出现暗红色的液体为术后的陈旧性出血；如引流液颜色鲜红、量多，提示活动性出血的可能，则需及时通知医护人员。

4. 如感到引流管位置不舒适或观察到引流管阻塞，应通知医护人员，不能私自挤捏或移动引流管。

5. 保持引流管周围皮肤清洁干燥，定时更换伤口敷料。

6. 了解拔管指征及时间，配合拔除引流管。一般不能早于手术后12天拔管。拔管前先夹管，如无发热、寒战、腰部胀痛、脓尿、出血等症状，肾盂、输尿管排泄功能良好，提高试验通畅则可拔管。

7. 拔管后，用凡士林纱布填塞，换药至痊愈。

8. 停留引流管期间要多饮水，保证出入液量平衡。

（陈仙　伍淑文）

六、胃肠减压术

（一）胃肠减压术的目的

胃肠减压术是在胃内停留胃管，吸出胃或十二指肠内的积液、积气，减轻其压力和膨胀程度，以达到治疗的目的。适用于治疗急性胃扩张、机械性或麻痹性肠梗阻，也可用于胃肠道吻合术后，以减少缝线张力和切口疼痛，利于吻合口愈合；还可以用于治疗胃、十二指肠穿孔，预防胃肠内容物漏入腹腔。

（二）特殊指导

1. 患者取斜坡卧位或半坐卧位，以利于引流。

2. 停留胃管时如能配合吞咽动作，不适感可减轻。

3. 置管期间禁食、禁水，必要时可由医护人员遵医嘱从胃管注入药物，注入后要夹管0.5～1 h，以免药物引出影响疗效。

4．胃肠减压期间保持口腔清洁卫生，定时接受口腔护理或自行漱口，防止口腔炎及口腔黏膜糜烂。

5．学会观察引流液的性质、颜色及量，如有大量的血性液引出，应立即通知医护人员，停止负压吸引。

6．胃肠减压期间，需确保出入液量平衡，一般需补液2 000～5 000 mL/d，以防脱水及电解质失衡。

7．胃肠手术后肠蠕动恢复、腹胀消失或有肛门排气、肠鸣音恢复可考虑拔管。

8．拔管后，根据病情饮食可逐步由清流质→流质→半流质→软饭→普食过渡。

（陈玉英　喻小青　伍淑文）

七、T 管 引 流

（一）T管引流的目的

T管是肝胆手术后经常留置的引流管，对肝胆管疾病的诊治起着重要作用。T管引流的目的是在行胆总管探查术后引出胆汁，从而起到消炎及解除梗阻的作用；也可以经T管注入造影剂行胆管造影；还可以经T管行胆管镜碎石或取钳石。

（二）特殊指导

1．妥善固定T管，避免发生滑脱。卧床时需将T管用别针固定在床单上，避免牵拉。当下床活动时把引流管别在衣服上。

2．保持引流通畅，避免受压、扭曲，如有阻塞需及时告知医护人员处理。

3．T管引流袋及引流管的位置一般不能高于引流管出口，以免发生逆行感染。

4．采取半坐卧位，以利于引流液的引流。

5．注意观察引流液的性质、颜色和量，正常胆汁分泌量为600～1 000 mL/d、黄褐色或棕黄色、澄清透明，如有异常，即告知医护人员。

6．一般术后2周可考虑拔管，拔管前要先夹管2～3天，如无腹痛、腹胀及发热，经T管造影证实胆管通畅，即可配合拔除T管。

7．拔管后如有腹痛、腹胀等不适，拔管处有胆汁或血液流出，即告知医护人员。

8．如术后发现有残余结石者，可带管出院，6周后回院经胆管镜取石后拔管，并配合中西医排石、溶石治疗。

9．带管在家期间，注意保持引流管口敷料清洁干燥，勿淋浴，观察大小便的颜色，如有寒战、发热、黄疸等即回院诊治。

（王海英　陈玉英　伍淑文）

八、体外冲击波碎石术

（一）体外冲击波碎石术的目的

体外冲击波碎石术，是利用体外冲击波聚焦后击碎体内的结石使之随尿液排出体外的治疗方法。它具有安全、有效、痛苦小、恢复快和节省费用的优点，这样达到了不开刀排结石的治疗目的。主要适用于在结石以下尿路无器质性梗阻及无全身性出血性疾病的肾脏或输尿管结石。

（二）特殊指导

1．心理指导。该治疗方法疗效高、痛苦少、安全可靠，但也会出现术后血尿、疼痛及发热等副作用，且在冲击波通过皮肤时有不适感，在治疗中机器还发出闪光和声响。医护人员应耐心细致地做好解释工作，解除患者的恐惧心理，争取主动配合。

2．术前要进行血、尿常规、出凝血功能、心电图、胸片、腹部平片及静脉肾盂造影等检查。

3. 如结石部位有感染者，应控制感染后才能行该项治疗。如有严重心、肾功能不全者，不宜行该项治疗。

4. 碎石前需行清洁灌肠，以排除干扰。

5. 输尿管结石患者应在治疗当日先行腹部平片检查，以了解结石是否移位，然后再进行治疗。

6. 带备各种检查结果进入碎石室，以便根据结石位置定位。

7. 术后多饮水可冲洗尿路，利于碎石颗粒排出，并可预防尿路感染。

8. 结石较小的患者可多活动，如跳跃、跑楼梯等；结石较大者，不宜多活动。

9. 定期X线拍片，了解碎石情况。

10. 学会观察结石排出情况，每次排尿于清洁容器内，经静置，留沉渣，观察是否有结石排出，收集结石做成分分析。

（陈玉英　伍淑文）

九、放射介入治疗

（一）放射介入治疗的目的

介入性放射学是在医学影像学发展基础上产生的，对临床疾病诊断具有重要的意义和价值，并替代了某些外科手术或难以解决的疑难复杂病症。其核心是将医学影像诊断与治疗有机地结合起来，应用非手术方式为患者解除疾苦。

（二）特殊指导

1. 心理指导。放射介入治疗是一项创伤性少、非手术方式的治疗技术。它减少了患者的痛苦，而且治疗效果较好。所以，医护人员应使患者消除紧张、恐惧的心理，保证充足的睡眠，以良好的状态接受治疗。

2. 放射介入治疗的类型与治疗范围。

（1）血管性介入治疗，包括：

1）血管内栓塞疗法，用以控制大出血，治疗动静脉瘘、血管畸形、动脉瘤及肾切除等。

2）血管成形术（PTA），用以治疗动脉粥样硬化、纤维肌发育不良、大动脉炎、血管手术等。

3）血管内药物灌注疗法，经造影找到靶血管，选择性地灌注药物，达到治疗目的。可用于灌注化疗药物治疗恶性肿瘤，血管收缩剂治疗消化道出血及溶栓药物治疗脑血栓、冠脉血栓等。

（2）非血管性介入治疗，包括：

1）穿刺活检，适用于胸腔、腹腔、骨骼等。

2）抽吸引流，用于胆管和尿路阻塞、囊肿、血肿和脓肿的引流，并经引流管或造口内灌注药物治疗。

3）胆管和尿路结石的溶石、碎石和取石处理。

4）椎间盘突出症经皮髓核切除术。

5）影像学配合下的立体定位和γ刀治疗。

3. 术前指导。

（1）配合完善各项检查，如血液检查、CT检查、MRI及超声波检查等。

（2）术前1~2天进易消化少渣饮食。

（3）术前依据手术方式禁食、禁水，以防术中呕吐。

（4）术前1天穿刺部位予备皮，并做好个人清洁卫生工作。

（5）学会床上使用便器，训练床上大小便，以适应卧床需要及肢体制动。

（6）排空大小便，必要时留置尿管。

4．术后指导。

（1）卧床休息，穿刺部位加压包扎，必要时加用沙袋压迫穿刺部位6 h以上。穿刺侧肢体禁屈24 h，但可左右侧卧。

（2）如腰椎间盘突出症手术者，术后3天内除必要的起床活动，如吃饭、大小便等，应平卧硬板床。

（3）多饮水，以促进造影剂的排出，如无恶心、呕吐即可进食。

（4）出现以下情况，应即通知医护人员：①穿刺部位血肿或伤口敷料渗血、渗液；②穿刺侧远端肢体感觉异常，皮温湿冷；③出现头晕、发冷等不适。

（5）保持大小便通畅，如有便秘应告知医护人员，防止因用力排便导致穿刺处出血。

（陈玉英　黄天雯）

十、化　疗

（一）化疗的目的

化疗，即化学药物治疗，是指通过全身或局部使用抗癌化学药物，杀死或抑制人体内的某些细胞，从而达到治疗的目的。化疗一般常用于白血病、恶性葡萄胎、绒毛膜癌、淋巴瘤、肺癌、肠癌、肝癌等疾病。

（二）特殊指导

1．心理指导。化学药物既能杀死癌细胞或抑制癌细胞生长，对机体正常细胞也有一定的影响，尤其是生长增殖的正常细胞，所以有一定的毒性，尤其在用药期间出现的毒性更明显。化疗药物毒性所致的不良反应有：

（1）白细胞、血小板减少。

（2）消化道反应，如恶心、呕吐、腹泻、口腔溃疡等。

（3）毛发脱落。

（4）血尿等肝肾损害。

（5）免疫力降低，容易并发感染等。但患者不应因此而害怕或不接受治疗，不良反应一般会在停药后缓解，尤其是脱发，停药后可再生。所以，患者应充满信心，保持情绪稳定，以乐观的态度与疾病作斗争。

2．化疗期间患者要注意休息，可在床上或床边适当活动四肢，尽量少到户外活动；冬天注意保暖。因化疗期间全血细胞减少，机体消耗大，免疫力低，易受感染。

3．配合医护人员做好给药工作。静脉用药时，注射侧肢体少活动，以防渗漏；拔针后，应压迫针眼5～7 min以保护血管，并可涂喜疗妥软膏等消肿祛瘀药。冬天可在穿刺前先用热毛巾湿敷，使血管扩张，便于成功穿刺。

4．防止组织坏死。当给药时，肢体有疼痛或异常感觉时，要立即告知医护人员，以了解是否渗漏。如不慎出现渗漏，应即停止给药，从渗漏针头处抽出化疗药物，并根据化疗药物种类使用0.2%的普鲁卡因10～20 mL加地塞米松5 mg做局部环形封闭，并予冰敷24 h，切勿热敷，也可以用33%硫酸镁湿敷。

5．预防感染。

（1）做好保护性隔离，不宜到人群集中的公共场所活动。

（2）做好个人清洁卫生。保持皮肤清洁，如有瘙痒者，可用炉甘石洗剂止痒，不应抓挠，如出现斑丘疹，涂以甲紫，防止皮肤破溃而感染；保持口腔清洁，晨起、三餐前及睡前用盐水、朵贝氏液等漱口，如有口腔溃疡，可涂治疗性药物，以促进溃疡愈合；保持鼻腔清洁，不抠鼻孔，以防出血；保持外阴清洁卫生，勤换内裤，以防泌尿系感染。

（3）注意支持疗法，加强营养，必要时可给予全静脉高营养疗法。

（4）多饮水，每天饮水量达3 000 mL左右，可稀释尿液，促进毒素排出，防止肾脏受损，也可预防尿路感染。

6. 饮食指导。

（1）少食多餐，应进食营养丰富、清淡可口、易消化的食物，禁食刺激性及坚硬的食物，以防损害口腔及消化道黏膜。

（2）注意调节好食物的色、香、味，以增进食欲。

（3）调整药物时间，给药前后2 h不宜进餐，如有恶心、呕吐等反应严重者，可在给药前使用止吐药。

7. 观察腹痛情况，如有鼻出血、便血、血尿及皮肤出血点或瘀斑等，应即告知医护人员。

8. 预防脱发。注药前5～10 min头部放置冰袋或用电子冰帽，注药后维持30～40 min。当头发脱落后，可用假发代替。

（陈玉英　黄天雯）

十一、高压氧疗法

（一）**高压氧疗法的目的**

高压氧疗法是指患者置身于高气压的密闭的氧舱内进行加压，呼吸高浓度氧，以治疗疾病的方法。高压氧治疗对机体起着重要作用：①可使机体增加血氧含量，提高血氧张力；②增加血氧弥散，提高组织氧储备量；③使全身血管收缩，血氧含量增加；④促进侧支循环的生成；⑤清除体内气泡栓塞；⑥抑制厌氧菌生长等。所以，高压氧治疗广泛应用于临床上多种疾病，如脑缺氧缺血性疾病、脑栓塞、冠心病、病毒性脑炎、脑外伤、断肢移植术后、烧伤、一氧化碳中毒、突发性耳聋、眼底病、孕妇及胎儿宫内窘迫等。但如有内出血、气胸、支气管扩张病史、严重肺气肿、活动性肺结核及恶性肿瘤未经处理者禁做该项治疗。

（二）**特殊指导**

1. 心理指导。高压氧治疗是一种无痛而有效的治疗手段，在治疗开始时，大部分患者会有全身疲劳、想睡的反应，这是自然现象，充分休息后会消除。但有些患者反而出现兴奋、睡不好的情况，只要放松精神，充足睡眠后会好转。所以，患者应配合医护工作，充分认识其注意事项和治疗的副作用，使治疗达到更佳效果。

2. 如需高压氧治疗的患者，需带备原来的病情记录，经高压氧舱的医生检查和鉴定是否符合适应证后才能进行治疗。

3. 高压氧治疗前如有感冒、上呼吸道感染、发热、月经期、青光眼、妊娠早期及出凝血机制异常等情况，应治疗好后再考虑进行该项治疗。

4. 进高压氧舱治疗前要进行安全检查，如火柴、打火机、汽油、酒精、电动玩具等易燃物品严禁带入舱内，以防事故发生。舱内设备严禁乱动。

5. 入舱治疗前应解大、小便，并换好鞋。

6. 入舱治疗前应除下手表、钢笔，以免损坏。

7. 进入单人纯氧舱的患者，应先换穿纯棉衣服，防止产生静电火花。严禁穿着尼龙、腈纶等化纤衣服入舱。

8. 治疗过程指导。

（1）升压时，注意气压最先加在双耳鼓膜上会出现双耳胀痛，此时应做吞咽动作或谈话，使咽鼓管开放，从而鼓膜内外压力达到平衡。可通过口含话梅或咀嚼糖果以增加唾液分泌，便于吞咽及增加吞咽动作，而捏鼻鼓气等也可使咽鼓管自行通气。

（2）吸氧时注意戴好面罩，以闭目养神似练气功的形式，按正常呼吸速度呼吸，勿做过度深呼吸，以免引起呼吸肌过度疲劳。勿在吸氧时看书、吃东西。如吸氧过程出现面肌、口角抽搐和刺激性咳嗽及胸骨后疼痛等氧中毒症状时，可摘下面罩，停止吸氧，换吸舱内空气并报告医生。

（3）减压时注意开放各种引流管，如胃管、胸腔引流管、尿管等，这时耳部会感到有气体跑出来，这是自然现象，不要屏气，要正常呼吸，防止肺部气压伤。另外，降压时舱温会下降，应注意保暖，防止感冒。

9. 出舱后，如出现皮肤瘙痒、关节疼痛、伤口渗血过多等，应即通知医护人员。

10. 治疗期间，注意休息及增加营养，保证一定的热量摄入。

11. 治疗后，可进热饮或热水浴，协助氮气的继续排出，避免减压病。

（陈玉英　伍淑文）

十二、尿 管 引 流

（一）尿管引流的目的

留置尿管引流可达到为危重患者或大手术患者准确记录尿量、尿失禁者保持会阴皮肤干燥、尿潴留患者排出尿液、泌尿系统疾病患者术后引流冲洗、腹部或盆腔手术患者减轻腹部手术切口张力、有利于手术顺利进行或以防误伤膀胱等，还可用于局部用药等目的。

（二）特殊指导

1. 鼓励能进食的患者摄入适当的液体，使尿量维持在2 000 mL/d以上，并进行适当的活动。

2. 妥善固定尿管及尿袋，注意留有足够的长度，方便患者翻身活动，防止脱出。

3. 保持引流通畅，不可受压、扭曲、折叠。

4. 学会观察尿液情况，正常患者尿量为1 000～2 000 mL/d，淡黄色或深黄色、透明。发现尿液混浊、沉淀、有结晶时，或有尿频、尿急、腹痛等症状应及时通知医护人员。

5. 保持排尿管道的密闭完整，保持会阴、尿管与尿袋连接处的清洁。保持尿道口清洁，尿道口、会阴消毒每天2次。

6. 定期更换尿袋及尿管。普通尿袋每3天更换1次，普通尿管每周更换1次，硅胶尿管每月更换1次。

7. 及时排放尿液，集尿袋应低于膀胱水平，搬运患者时暂时夹闭尿管，以防尿液逆流。

8. 长期留置尿管的患者，应定期行膀胱功能训练。

泌尿系无感染或感染得到控制、拔除尿管前、疾病恢复期的患者应进行膀胱功能训练。泌尿系统手术或损伤患者，膀胱功能训练应遵医嘱进行。膀胱功能训练方法包括按需排尿、定时放尿2种。清醒和合作的患者在开放尿管时，嘱其做排尿动作，或紧收下腹部，或用手掌按压下腹部，增加腹压，促使尿液排空，减少残余尿量。

（1）按需排尿法。夹闭尿管，患者感觉膀胱胀满和有尿意时开放尿管30 min，用于清醒、合作的患者。

（2）定时放尿法。夹闭尿管，如无不适每3～4 h开放尿管1次，或根据患者情况每1～2 h开放尿管1次。

9. 拔管时间。普通术后患者一般2～3天、泌尿系或大手术后一般5～7天、长期留置尿管者已到更换尿管时间可考虑拔管。

10. 拔管后应多饮水，观察自主排尿情况，若有排尿困难要及时告知医护人员处理。

（陈玉英　伍淑文）

十三、脑室引流

（一）脑室引流的目的

1. 抢救因脑脊液循环通路受阻所致的颅内高压危急状态患者，如脑疝患者。

2. 自引流管注入造影剂进行脑室系统的检查，注入同位素行核素检查，以明确诊断及定位；注入抗生素控制感染。

3. 脑室内手术后放置引流管，引流血性脑脊液，减轻脑膜刺激症状，预防脑膜粘连和蛛网膜粘连，以保持日后脑脊液正常循环及吸收功能。此外，引流术后早期还可起到控制颅内压的作用。

（二）特殊指导

1. 适当限制头部活动范围，活动及翻身时避免牵拉引流管。需搬动患者、过床或下床活动时应暂时夹闭引流管，防止脑脊液逆流或引流过度，回床休息时切记重新调整引流瓶的高度，并观察引流是否通畅。

2. 妥善固定，防止脱出。置管后立即在严格无菌条件下连接引流瓶/袋，脑室引流管一端在头皮上固定好，一端与引流瓶/袋的胶管连接，脑室引流管与胶管连接处用无菌敷料包扎后，用胶布固定，防止脱出。意识障碍或烦躁不安的患者，必要时使用约束带，并向家属做好宣教。

3. 保持有效引流，控制引流速度及量。保持引流通畅，避免引流管受压、扭曲、折叠，防止阻塞。若引流管内不断有脑脊液流出，引流管内液面随患者呼吸上下有波动即表明通畅。发现不通畅要及时通知医生处理。术后根据引流情况调节引流瓶/袋的高度，一般引流瓶/袋入口应高于侧脑室平面10～15 cm。引流量以不超过500 mL为宜。

4. 注意观察引流液的量、颜色、性质：正常脑脊液无色透明，无沉淀，术后1～2天脑脊液可略带血性，以后转为橙黄色。若脑脊液有大量血性液或呈毛玻璃状或有絮状物等要及时通知医护人员，同时观察有无头痛、呕吐等颅内压增高情况。

5. 保持伤口处敷料干洁，有渗液或渗血时及时通知医生更换；引流时间不宜超过1周，拔管后若切口处有脑脊液漏出要及时通知医生处理。

6. 一般脑室引流3～7天，如颅内压症状缓解，脑脊液变清，头颅CT复查脑内血肿消退可考虑拔管，拔管之前试行抬高或夹闭引流管1～2天，患者无不良反应可配合医生拔管。

7. 拔管后如有体温升高、头痛、呕吐等变化，或切口处有脑脊液漏出，应及时通知医生处理。

（李向芝　陈玉英　伍淑文）

十四、双套管负压引流

（一）双套管负压引流的目的

维持引流通畅，使创口内积血和积液排出，消灭无效腔，减轻引流液对伤口周围组织的刺激，以控制或防止感染，促进伤口愈合；增加引流功能，便于观察引流液及了解病情。适用于体腔内肿瘤切除术后及乳腺癌根治术、深部脓肿的吸引引流和胃肠瘘、胆瘘、胰瘘做持续吸引的患者。

（二）特殊指导

1. 取半坐卧位，保持引流通畅。不可受压、扭曲、折叠，防止阻塞；若有阻塞，不能私自挤压，要通知医护人员处理。

2. 妥善固定，防止脱出，双套管除缝线固定于皮肤外，还应用胶布将其固定。烦躁患者要做好手套式的约束，防止患者自行拔除引流管。

3. 保持有效引流，维持一定负压。保持引流通畅，负压宜维持在2～4 kPa，不能过大以防损伤内脏组织及血管，双套管的通气管应与大气相通。

4. 观察引流液的量、颜色、性质，动态分析引流情况，观察有无并发出血、感染、胆瘘、胰瘘、胃肠瘘等并发症，发现异常及时通知医护人员处理。

5. 定期更换引流袋，引流管周围皮肤保持清洁干燥，可涂复方氧化锌加以保护，防止渗液浸润皮肤。

6. 部分患者需进行持续腹腔灌洗，以稀释腹腔内渗出物，可按医嘱在0.9%氯化钠溶液内加抗生素，速度以维持20～30滴/min为宜。

7. 引流量逐渐减少，患者全身及伤口局部情况较好可考虑拔管。

8. 拔管后引流管口周围皮肤可涂凡士林保护，如有体温升高、腹痛、腹胀、伤口渗液等要及时通知医护人员处理。

（陈玉英　王海英　伍淑文）

十五、叩击震颤排痰

（一）叩击震颤排痰的目的

叩击震颤排痰是采用肺部叩击和震颤的方法，松解分泌物在气道壁的黏附，使其流入大气道而易于排出体外；此外尚可预防或治疗因黏液阻塞气道引起的肺不张。适用于肺部感染、痰液黏稠、不易咳出和长期建立人工气道的患者。

（二）特殊指导

1. 叩击震颤排痰前先听诊呼吸音和痰鸣音，阅读胸部X线片，以此确定肺部叩击震颤的位置。

2. 告知实施拍背排痰的步骤和方法。

（1）肺部叩击指五指并拢成空杯状，利用腕力快速有节奏地叩击背部（胸部），每个部位1～3 min。原则：从下至上、从外至内，背部从第10肋间隙、胸部从第6肋间隙开始向上叩击至肩部。

（2）肺部震颤指双手掌重叠或分别置于胸廓的两侧部位，置于胸廓部位，吸气时随胸廓扩张慢慢抬起，不施加任何压力，呼气期手掌紧贴胸壁，施加一定压力并做轻柔的上下抖动。每个部位重复6～7个呼吸周期。

3. 取侧卧或坐位，叩击部位用薄毛巾或其他保护物包盖以保护皮肤。

4. 叩击加震颤时间15～20 min为宜，在餐后2 h至餐前30 min进行。

5. 叩击震颤排痰前后均鼓励患者有效咳嗽。

6. 排痰后再次肺部听诊，以此确定肺部叩击震颤的效果。

7. 告知操作中可能出现的不适和风险。有咯血、心血管状况不稳定（如低血压、肺水肿）、未经引流的气胸、肋骨骨折及病理性骨折史者，禁做叩击和震颤。如出现呼吸困难及发绀，应立即通知医护人员，医护人员将立即停止并采取相应措施。

8. 学会观察拍背排痰的效果，排出痰液的性质、颜色及量。

（伦雪萍　伍淑文）

十六、有 效 咳 痰

（一）有效咳痰的目的

有效咳痰是指用非机械的有效方法，促进气道分泌物的排出，提高咳痰有效性；减轻咳嗽引起的手术切口疼痛。适用于痰液黏稠、量多不易咳出的患者和担心咳嗽引起手术切口疼痛不敢咳嗽的患者。

（二）特殊指导

1. 患者取坐位或半坐卧位，屈膝，上身前倾。

2. 缓慢深呼吸数次（吸气时腹肌上抬），患者先咳数次，使痰液松动，再深吸气后用力咳嗽，咳嗽时腹肌用力，腹壁内缩，将痰咳出。

3. 停止咳嗽，缩唇将余气尽量呼出。

4. 再缓慢深吸气，重复以上动作。连续做2～3次后，休息和正常呼吸几分钟再重新开始。

5. 有伤口者，应双手按压在切口两侧。

6. 痰液黏稠者可先进行雾化吸入和拍背，有助于痰液咳出。操作中如出现痰液梗阻，需立即给予吸痰。

7. 学会观察拍背排痰的效果以及排出痰液的性质、颜色及量。

（伦雪萍　伍淑文）

十七、气管切开术

（一）气管切开术的目的

解除上呼吸道梗阻；减少呼吸道无效腔，降低耗氧量；吸除呼吸道内的分泌物，保持呼吸道通畅；机械通气，改善缺氧程度。适用于喉阻塞、下呼吸道分泌物潴留、口鼻咽喉的大手术、气管异物、颈部外伤伴有咽喉或气管、颈段食管损伤的患者。

（二）特殊指导

1. 气管切开时体位。肩下垫一小枕，头后仰，使气管接近皮肤，暴露明显，以利手术。

2. 切口位置。颈前正中线自甲状软骨下缘至接近胸骨上窝处。

3. 告知气管切开期间的注意事项，教会患者用手语、图示进行沟通的方法。

4. 保持呼吸道通畅。气管套管的内套每4～6 h清洗1次、每12 h消毒1次。

5. 妥善固定，防止脱出。气管套管上的带子系于颈部，打成死结以保证固定牢固，每天检查气管套管的带子的松紧度，及时调整，以容纳患者的一个手指为宜。

6. 气管切开伤口每天更换2次敷料，有渗血、渗液及时更换。

7. 注意观察患者的呼吸、痰液、气管切开伤口、套管情况。气管切开伤口渗血较多时应及时更换敷料。

8. 鼓励咳嗽能力强的患者尽力将痰液咳出气管套管口，以减轻气管深部吸痰造成的痛苦。若无法自行咳出痰液者要及时吸痰，痰液黏稠者可雾化吸入以稀释痰液。

9. 加强湿化，定期从气管内滴入药液（按医嘱）0.5～1 mL，此外需用湿生理盐水纱布盖住气管套管口。

10. 拔管。患者气管切开原因已解除、喉疾病及呼吸功能恢复、全身情况好转时即可拔管。

（李向芝　伍淑文）

十八、肠外营养应用

（一）肠外营养应用的目的

从静脉供给患者所需的营养，包括水分氨基酸、脂肪乳剂、葡萄糖、维生素、电解质和微量元素等以达到营养治疗的目的。适用于不能从胃肠道正常进食的患者，如高位肠瘘、短肠综合征、严重烧伤和严重感染的患者，肠道广泛炎症性疾病，肝、肾功能衰竭，肿瘤患者在手术前后、放射治疗或化学治疗期间胃肠道反应严重的患者。

（二）特殊指导

1. 短期肠外营养者，营养液输注途径可选择外周静脉，但长期（5～7天以上）以该法提供高浓度的溶液易导致静脉炎、血栓形成，因此通常需要中心静脉途径，如锁骨下静脉、颈外静脉、颈内静脉和贵要静脉等。

2. 输注速度应保持恒定，根据患者的年龄、病情、输液总量等调节，或按医嘱采取24 h均匀滴入，最好使用输液泵来控制滴速，患者不能自行调节输注速度。

3. 注意观察用药后的反应，若输注速度过快，可出现高血糖、高血脂、心率加快或渗透性利尿；输注速度过慢可出现脉搏加速、面色苍白及四肢湿冷等低血糖、低血容量症状反应，若有任何不适应及时通知医护人员。

4. 配好的溶液避免贮存于阳光直接照射处，并于24 h内输完，如出现混浊则应丢弃。

5. 定期消毒静脉导管穿刺部位，更换敷料。若置管周围有红、肿、热、痛等要及时告知医护人员。

6. 注意保持导管通畅，输液结束时，可用肝素稀释液封管，以防导管内血栓形成。翻身时应避免导管扭曲、受压或滑脱。

（陈玉英　赖淑蓉　伍淑文）

十九、肠内营养应用

（一）肠内营养应用的目的

肠内营养是指经口或喂养管提供人体代谢所需的营养素的一种方法。可补充营养及水分，保持水电解质平衡；有利于预防肠黏膜萎缩，保护肠屏障功能。适用于不能经口进食的患者，如食管手术后的患者、胃肠道疾病、吸收不良综合征、高位肠瘘、上消化道的大手术患者、术前或术后补充营养等。

（二）特殊指导

1. 肠内营养液输注途径，包括鼻胃管、鼻肠管、胃造瘘管和空肠造瘘管等。

2. 定时冲洗喂养管。输注营养液前后及连续管饲过程中每间隔4 h及特殊用药前后，都应用20～30 mL温开水或生理盐水冲洗喂养管，以防阻塞。

3. 输注速度是根据病情而调节，患者不能自行调节。若患者用胃管注入营养液，可采用分次注入，4～6次/d，每次不超过200 mL。若无输注泵可直接调速，输液管上加恒温器，保持营养液的温度在38～40 ℃，速度从20～30滴/min开始，视适应程度逐渐增加并维持速度为60～80滴/min。有条件者可用输注泵采取24 h均匀滴入。

4. 注意观察患者耐受程度、置管处黏膜或瘘口周围皮肤、输注泵的运转情况，如有腹痛、腹胀和腹泻等情况或输注泵报警，及时通知医护人员。

5. 体位多采取床头抬高30°～45°或半坐卧位，防止营养液反流入呼吸道引起肺部感染。

6. 营养液的温度以接近体温为宜，过烫可能灼伤胃肠道黏膜，过冷则刺激胃肠道，引起肠痉挛、腹痛或腹泻。

7. 妥善固定喂养管，防止喂养管移位。

8. 避免喂养管扭曲、受压。

（陈玉英　喻小青　伍淑文）

第四章 外科各专科常见疾病的健康教育

第一节 胃肠外科常见疾病的健康教育

一、阑 尾 炎

（一）疾病简介

阑尾炎是指发生在阑尾的炎症反应，分为急性阑尾炎、慢性阑尾炎和特殊性阑尾炎。急性阑尾炎是指阑尾发生的急性炎症反应，是急症外科中最常见的疾病，约占外科住院患者的10%～15%。急性阑尾炎发病初期，因其症状颇似内科的胃肠炎，易被忽视，致延误病情造成不良后果。患者常表现为转移性右下腹痛、发热、恶心、呕吐、腹泻、便秘等胃肠道症状，其中腹痛是急性阑尾炎最早出现的症状，典型的急性阑尾炎腹痛开始出现在上腹部或脐周，位置不固定，数小时（6～8 h）后腹痛转移至右下腹，腹痛呈持续性，伴有阵发性加剧。当阑尾穿孔时炎症扩散，波及全腹，可出现全腹痛。

（二）心理指导

向患者解释疼痛的原因，给予安慰，以减轻患者忧虑。讲解手术的方式和手术前后的配合要求及注意事项，使患者以轻松的心情接受治疗。

（三）饮食指导

1. 拟手术治疗的患者禁食，必要时遵医嘱给予胃肠减压。

2. 非手术治疗的患者应在严密的病情观察下，指导患者进食清淡饮食，防止腹胀而引起疼痛。

3. 手术当天禁食，患者胃肠功能恢复后可以开始进食。术后第1天进食流质，第2天进食软食，在正常情况下，第3～4天可进食普食。

（四）作息指导

术后24 h起床活动，以促进肠蠕动恢复，防止肠粘连发生，同时可增进血液循环，促进伤口愈合。

（五）用药指导

对诊断明确的剧烈疼痛患者，可遵医嘱给予止痛药缓解疼痛。术后按医嘱常规使用足量有效的抗生素。

（六）病情观察指导

1. 术前应密切观察患者腹部症状和体征变化。

2. 术后观察伤口有无渗血、渗液，及时更换湿敷料，以防伤口感染。观察有无腹痛、腹胀、发热及伤口愈合情况。

（七）功能训练指导

1. 嘱患者咳嗽时按压伤口、下肢屈曲。

2. 采取半坐卧位或斜坡卧位，减轻腹壁张力。

3. 术后早期离床活动。

4. 术后痰多时，应让患者进行有效咳痰，经常更换体位，同时可采用扣背等方法促进排痰。

（八）出院指导

1. 保持良好的饮食、卫生及生活习惯。

2. 及时治疗胃肠道炎症或其他疾病，预防慢性阑尾炎的急性发作。

3. 注意休息，避免劳累，2周内避免重体力劳动。

4. 如有腹痛、腹胀、恶心、呕吐、排便停止、排气停止等应及时就诊。

5. 阑尾周围脓肿者，3个月后再次住院行手术治疗。

（赖淑蓉　罗凝香　伍淑文）

二、腹外疝

（一）疾病简介

腹外疝是指在腹壁的先天或后天性缺损处形成孔隙，腹腔内脏器官由此向体表突出。腹外疝的发病原因与腹壁强度降低及腹腔内压力增高有关。按疝内容物的可复程度和血供情况分为易复性疝、难复性疝、嵌顿性疝和绞窄性疝4种。其中，腹股沟斜疝占腹外疝的90%左右，为临床常见病。临床表现为患者久站、行走、咳嗽或用力时腹壁有块状物突出，平卧休息或用手将肿块向腹腔推送能回纳，当肿块突出时感觉下腹坠胀或隐痛。嵌顿性疝腹股沟部有块状物突出不能回纳，下腹部疼痛进行性加剧，伴恶心、呕吐、排便和排气停止、腹胀等肠梗阻症状。手术治疗是腹外疝最有效的治疗方法。

（二）心理指导

向患者讲解手术的目的、方法和术前后的注意事项，讲述手术方式，向拟行无张力疝修补术患者介绍补片材料的优点及费用，以减轻或消除其疑虑，使患者以轻松的心情接受手术治疗。

（三）饮食指导

1. 术前根据麻醉方式确定术前禁食时间。

2. 术后根据麻醉方式及患者情况给予饮食，一般术后6～12 h无恶心、呕吐即可进食流质，次日可进食软食或普食。行肠切除吻合术者术后应禁食，待肠道功能恢复后方可进流质饮食，再逐渐过渡为半流质、普食。

（四）作息指导

1. 术前保持心情舒畅，保证充足睡眠，避免劳累。

2. 术后患者不宜过早采用半卧位，以免增加腹压影响手术修补部位的愈合。术后平卧位3天，膝下垫一软枕，使髋关节微屈，减少腹壁张力。一般术后3～5天可离床活动。采用无张力疝修补术的患者可以早期离床活动，年老体弱、复发性疝、绞窄性疝、巨大疝的患者可适当延迟下床时间。

（五）用药指导

1. 术前有慢性咳嗽或便秘的患者，按医嘱给予止咳药或轻泻药。

2. 术后须及时、合理应用抗生素预防感染。

（六）特殊指导

1. 术前有吸烟史者应劝其戒烟，术前2周戒烟。

2. 术后可用弹力绷带加压伤口，按医嘱要求将1磅重（0.453 6 kg）的小沙袋轻置于伤口上，以助止血。术后6～12 h取去沙袋，观察伤口有无渗血。

3. 术后因麻醉或手术刺激，使膀胱暂时性收缩功能丧失而引起尿潴留，可按医嘱肌内注射卡巴胆碱或针灸，以促进膀胱平滑肌的收缩，必要时行导尿术排尿。

（七）病情观察指导

1. 术前注意观察疝的位置，是否脱出及可否回纳。观察有无腹痛、恶心、呕吐和肛门排气、排便停止等症状，高度警惕嵌顿性疝的发生。

2. 术后观察伤口有无渗血、渗液，及时更换湿敷料，保持切口敷料清洁和干燥，以免伤口感染。观察有无阴囊水肿，可用软布垫高阴囊，以预防水肿。行肠切除吻合术者应注意观察有无腹痛、腹胀及肛门排气、排便情况。

（八）功能训练指导

1. 注意保暖，以防受凉感冒而引起咳嗽。

2. 嘱患者咳嗽时用手掌按压保护伤口、下肢屈曲。

3. 鼓励患者多饮水、多吃蔬菜等粗纤维食物，保持大便通畅，若有便秘应给予使用通便药物。

4. 适当休息，逐渐增加活动量。

（九）出院指导

1. 出院后逐渐增加活动量，3个月内避免重体力劳动或剧烈运动，避免提举重物。

2. 注意避免腹内压升高的因素，如慢性咳嗽、便秘等，及时治疗引起腹压增加的疾病，以免腹外疝复发。

3. 多进食粗纤维食物，多吃新鲜水果、蔬菜以利排便。

（赖淑蓉　喻小青　伍淑文）

三、股　疝

（一）疾病简介

股疝是指腹腔内脏器官通过股环、经股管向股部卵圆窝突出形成的疝。女性骨盆较宽广、联合肌腱和腔隙韧带较薄弱，至股管上口宽大松弛而易发病，妊娠致腹内压增高是引起股疝的主要原因。股疝的发病率约占腹外疝的5%，多见于中年以上妇女。平时无症状，多偶然发现。表现为腹股沟韧带下方卵圆窝处有一半球形的突起，肥胖者易疏忽。股疝若发生嵌顿，除引起局部明显疼痛外，常伴有较明显的急性机械性肠梗阻症状。手术治疗是股疝有效的治疗方法。

（二）心理指导

讲解手术的目的、方法和术前后的注意事项，讲述手术方式，应向拟行无张力疝修补术患者介绍补片材料的优点及费用，以减轻或消除其疑虑，使患者以轻松的心情接受手术治疗。

（三）饮食指导

1. 术前根据麻醉方式确定术前禁食时间。

2. 术后根据麻醉方式及患者情况给予饮食，一般术后6～12 h无恶心、呕吐即可进食流质，次日可进食软食或普食。行肠切除吻合术者术后应禁食，待肠道功能恢复后方可进流质饮食，再逐渐过渡为半流质、普食。

（四）作息指导

1. 术前保持心情舒畅，保证充足睡眠，避免劳累。

2. 术后不宜过早采用半卧位，以免增加腹压影响手术修补部位的愈合。术后平卧位3天，膝下垫一软枕，使髋关节微屈，减少腹壁张力。一般术后3～5天可离床活动。采用无张力疝修补术者可以早期离床活动，年老体弱、复发性疝、绞窄性疝、巨大疝的患者可适当延迟下床时间。

（五）用药指导

1. 术前有慢性咳嗽或便秘的患者，按医嘱给予止咳药或轻泻药。

2. 术后须及时、合理应用抗生素预防感染。

（六）特殊指导

1. 术前患者有吸烟史者应劝其戒烟，术前2周戒烟。

2. 术后可用弹力绷带加压伤口，按医嘱要求将1磅重（0.453 6 kg）的小沙袋轻置于伤口上，以助止血。术后6～12 h取去沙袋，观察伤口有无渗血。

3. 术后因麻醉或手术刺激，使膀胱收缩功能暂时性丧失而引起尿潴留，可按医嘱肌内注射卡巴胆碱或针灸，以促进膀胱平滑肌的收缩，必要时行导尿术排尿。

（七）病情观察指导

1. 术前注意观察疝的位置，是否脱出及可否回纳。观察有无腹痛、恶心、呕吐和肛门排气、排便停止等症状，高度警惕嵌顿性疝的发生。

2．术后观察伤口有无渗血、渗液，及时更换湿敷料，保持切口敷料清洁和干燥，以免伤口感染。行肠切除吻合术者应注意观察有无腹痛、腹胀及肛门排气、排便情况。

（八）功能训练指导

1．注意保暖，以防受凉感冒而引起咳嗽。

2．嘱患者咳嗽时用手掌按压保护伤口、下肢屈曲。

3．鼓励患者多饮水、多吃蔬菜等粗纤维食物，保持大便通畅，若有便秘应给予使用通便药物。

4．适当休息，逐渐增加活动量。

（九）出院指导

1．出院后逐渐增加活动量，3个月内避免重体力劳动或剧烈运动，避免提举重物。

2．注意避免腹内压升高的因素，如慢性咳嗽、便秘等，及时治疗引起腹压增加的疾病以免股疝复发。

3．多进食粗纤维食物，多吃新鲜水果、蔬菜以利排便。

（赖淑蓉　喻小青　伍淑文）

四、切　口　疝

（一）疾病简介

切口疝是指腹腔内器官或组织自腹壁手术切口突出的疝。切口疝的发病原因与腹部纵行切口、切口感染、手术因素、腹腔内升高等有关。其发生率约占腹外疝的第三位，发病率与切口愈合情况有关，最常见的腹壁切口疝是经腹直肌切口疝。主要表现为腹壁切口处有肿块出现，通常在站立或用力时明显，平卧后缩小或消失。当肿块突出时腹部有牵拉感，伴有食欲减退、恶心、便秘、腹部隐痛等表现，以手术治疗为主。

（二）心理指导

向患者讲解手术的目的、方法和术前后的注意事项，讲述手术方式，应向拟行无张力疝修补术患者介绍补片材料的优点及费用，以减轻或消除其疑虑，使患者以轻松的心情接受手术治疗。

（三）饮食指导

1．术前根据麻醉方式确定术前禁食时间。

2．术后根据麻醉方式及患者情况给予饮食，一般术后待肠道功能恢复后，方可进流质饮食，再逐渐过渡为半流质、普食。

（四）作息指导

1．术前保持心情舒畅，保证充足睡眠，避免劳累。

2．术后不宜过早采用半卧位，以免增加腹压影响手术修补部位的愈合。一般术后3～5天可离床活动。采用无张力疝修补术的患者可以早期离床活动，年老体弱、巨大疝的患者可适当延迟下床时间。

（五）用药指导

1．术前有慢性咳嗽或便秘的患者，按医嘱给予止咳药或轻泻药。

2．术后需及时、合理应用抗生素预防感染。

3．必要时适当应用静脉营养。

（六）特殊指导

1．术前有吸烟史者应劝其戒烟，术前2周开始戒烟。

2．术前晚灌肠，清除肠内积粪，防止术后腹胀及排便困难。

3．术后可用弹力绷带加压切口，按医嘱要求将1磅重（0.453 6 kg）的小沙袋轻置于伤口上，以助止血。术后6～12 h取去沙袋，观察伤口有无渗血。

4．术后因麻醉或手术刺激，使膀胱收缩功能暂时性丧失而引起尿潴留，可按医嘱肌内注射卡巴胆碱或针灸，以促进膀胱平滑肌的收缩，必要时行导尿术排尿。

（七）病情观察指导

1．术前观察疝的位置，有无食欲减退、恶心、便秘、腹痛等症状。

2．术后观察伤口有无渗血、渗液，及时更换湿敷料，保持切口敷料清洁和干燥，以免伤口感染。观察有无腹痛、腹胀及肛门排气、排便情况。

（八）行为指导

1．注意保暖，以防受凉感冒而引起咳嗽。

2．嘱患者咳嗽时用手掌按压保护伤口、下肢屈曲。

3．鼓励患者多饮水、多吃蔬菜等粗纤维食物，保持大便通畅，若有便秘应给予使用通便药物。

4．适当休息，逐渐增加活动量。

（九）出院指导

1．出院后逐渐增加活动量，3个月内避免重体力劳动或剧烈运动，避免提举重物。

2．注意避免腹内压升高的因素，如慢性咳嗽、便秘等，及时治疗引起腹压增加的疾病以免切口疝复发。

3．多进食粗纤维食物，多吃新鲜水果、蔬菜以利排便。

（赖淑蓉　喻小青　伍淑文）

五、脐　疝

（一）疾病简介

脐疝是腹内器官或组织通过脐环突出形成的疝。脐疝的发病原因是脐环闭锁不全或脐部组织不够坚强，腹内压增高如啼哭、便秘、妊娠或腹水等情况下可发生。临床可分为婴儿型脐疝和成人型脐疝，以婴儿型脐疝多见。主要表现为脐部可复性肿块，多在婴儿啼哭或成人站立、咳嗽时疝块突出，安静平卧时消失。在小儿2岁之前可采取非手术治疗，嵌顿或穿破等紧急情况除外。小儿2岁后，若脐环直径还大于1.5 cm，则行手术治疗。成人脐疝由于发生嵌顿或绞窄者较多，应采取手术治疗。

（二）心理指导

向患者讲解手术的目的、方法和手术前后的注意事项，讲述手术方式，应向拟行无张力疝修补术患者介绍补片材料的优点及费用，以减轻或消除其疑虑，使患者以轻松的心情接受手术治疗。

（三）饮食指导

1．术前根据麻醉方式确定术前禁食时间。

2．术后根据麻醉方式及患者情况给予饮食，一般术后待肠道功能恢复方可进流质饮食，再逐渐过渡为半流质、普食。

（四）作息指导

1．术前指导患者保持心情舒畅，保证充足睡眠，避免劳累。

2．术后回病房不宜过早采用半卧位，以免增加腹压影响手术修补部位的愈合。一般术后3～5天可离床活动。采用无张力疝修补术的患者可以早期离床活动。

（五）用药指导

1．术前有慢性咳嗽或便秘的患者，按医嘱给予止咳药或轻泻药。

2．术后须及时、合理应用抗生素预防感染。

3．必要时适当应用静脉营养。

（六）特殊指导

1. 有吸烟史者应术前2周开始戒烟。

2. 术前晚灌肠，以清除肠内积粪，防止术后腹胀及排便困难。

3. 术后可用弹力绷带加压包扎切口，按医嘱将1磅重（0.453 6 kg）的小沙袋轻置于伤口上，以助止血。术后6～12 h取去沙袋，观察伤口有无渗血。

4. 术后因麻醉或手术刺激，使膀胱收缩功能暂时性丧失而引起尿潴留，可按医嘱肌内注射卡巴胆碱或针灸，以促进膀胱平滑肌的收缩，必要时行导尿术排尿。

（七）病情观察指导

1. 术前注意观察患者有无腹痛、恶心、呕吐和肛门排气、排便停止，高度警惕嵌顿性疝的发生。

2. 术后观察伤口有无渗血、渗液，及时更换湿敷料，保持切口敷料清洁和干燥，以免伤口感染。观察患者有无腹痛、腹胀及肛门排气、排便情况。

（八）功能训练指导

1. 注意保暖，以防受凉感冒而引起咳嗽。

2. 嘱患者或家长咳嗽或婴儿哭闹时用手掌按压保护伤口、下肢屈曲。

3. 鼓励患者多饮水、多吃蔬菜等粗纤维食物，保持大便通畅，若有便秘应给通便药物。

4. 适当休息，逐渐增加活动量。

（九）出院指导

1. 出院后逐渐增加活动量，3个月内避免重体力劳动或剧烈运动，避免提举重物。

2. 注意避免腹内压升高的因素，如慢性咳嗽、便秘等，及时治疗引起腹压增加的疾病以免脐疝复发。

3. 多进食粗纤维食物，多吃新鲜水果、蔬菜以利排便。

（赖淑蓉　喻小青　伍淑文）

六、肛　裂

（一）疾病简介

肛裂（anal fissure）是齿状线以下肛管皮肤全层裂伤后形成的小溃疡。多见于青年和中年人，好发于肛管后正中线。主要表现为肛周疼痛、便秘和出血。长期便秘、粪便干结、排便时机械性创伤是形成肛裂的直接原因。

（二）饮食指导

1. 多饮水，每天以2 000～2 500 mL水为宜。多进食新鲜蔬菜、水果、粗纤维食物，养成良好排便习惯，防止便秘。便秘者服用缓泻剂。

2. 少吃辛辣刺激性食物，避免饮酒。

（三）用药指导

1. 坐浴熏洗能改善局部血液循环，缓解肛门括约肌痉挛，起到消肿止痛的作用，有利肛裂的愈合，常用1∶5 000高锰酸钾溶液坐浴。

2. 中西药物局部应用具有消炎止痛、止血、祛腐生肌的作用，如中药有四黄膏、黄连膏、玉露膏、金黄如意膏等直接敷于肛裂处，均可促进溃疡愈合而治疗肛裂。西药有抗生素类软膏，如四环素、金霉素等，可控制和预防感染；外涂糜蛋白酶等可促使肛裂创面的愈合。溃疡出血时，可用凝血酶、云南白药等敷于肛裂处。疼痛明显者，可涂苯唑卡因或达克罗宁软膏或丁卡因软膏，有良好的止痛功能。

3. 栓剂，如吲哚美辛栓、氟己定痔疮栓、马应龙痔疮栓等，可于便后塞入肛门中，起到消炎、止痛功效。

（四）卫生指导

1. 保持肛门处卫生，便后应及时清洗肛门，勤洗澡，勤更换内裤，可有效地防止感染，如出血量大，应到医院就诊。

2. 保持大便通畅，如有便意时，及时排便。术后为预防肛门狭窄，可于手术后5～10天内行扩肛治疗。肛门括约肌松弛者，手术后3天做肛门收缩及舒张运动。出院后发现异常及时就诊。

3. 每次排便后应坐浴，以清洁溃疡面、减少污染、促进创面愈合，水温40～45℃，每天2～3次，每次20～30 min。

（喻小青　赖淑蓉　伍淑文）

七、肛周脓肿

（一）疾病简介

肛管、直肠周围软组织内或其周围间隙内发生急性化脓性感染并形成脓肿，称为肛管、直肠周围脓肿。主要症状是肛周持续性剧痛，受压或咳嗽时加重，行走不便，坐卧不安，早期全身感染症状不明显。

（二）饮食指导

1. 多饮水，多吃新鲜蔬菜、水果及粗纤维食物。

2. 少吃辛辣刺激性食物，避免饮酒。

（三）用药指导

常见药物有氨基糖苷类抗生素、甲硝唑等，并合用其他类抗生素。应在医生和医护人员指导下遵医嘱服用药物。用药过程中如出现皮肤瘙痒或皮疹、腹泻、胃部不适等应立刻告诉医生，及时处理。

（四）健康指导

1. 急性炎症期应卧床休息，在医生指导下正确使用抗生素。

2. 有脓肿形成时应及时就诊。

3. 脓肿切开引流后的患者，每次排便后应坐浴，以清洁溃疡面、减少污染、促进创面愈合，水温40～45℃，每天2～3次，每次20～30 min。

4. 每次排便后用温水将肛门清洗干净并烘干。

（喻小青　赖淑蓉　伍淑文）

八、肛　瘘

（一）疾病简介

肛瘘是肛管或直肠下部与肛周皮肤相通的肉芽肿性管道，由内口、瘘管、外口三部分组成。肛瘘多为直肠肛管周围脓肿的后遗症。脓肿自行破溃或经切开引流后，原发病灶内口未愈而形成。主要症状是反复外口溢出少量脓性、血性、黏液性分泌物，污染内裤，分泌物刺激肛周皮肤引起潮湿、瘙痒，有时形成湿疹。

（二）饮食指导

应多吃清淡含丰富维生素的食物，如绿豆、萝卜、冬瓜等新鲜蔬菜和水果。避免食辛辣和煎炸等刺激性食品及饮酒。

（三）卫生指导

1. 养成定时排便的习惯，防止大便干结、损伤肛管皮肤而造成感染。

2. 保持肛门清洁，便后清洗肛门，保持局部清洁。

3．如有肛门失禁，粪便自行外溢，粪便及分泌物会刺激肛周引起局部皮肤潮湿、糜烂。一旦发生应保持肛周皮肤干燥，局部涂氧化锌软膏保护。注意保持内裤清洁。

4．术后观察有无大便变细或大便失禁等，发现异常及时就诊。

（喻小青　赖淑蓉　伍淑文）

九、痔

（一）疾病简介

痔是直肠下段黏膜下或（和）肛管皮肤下静脉丛瘀血、扩张和迂曲所形成的静脉团，主要与反复便秘、腹压增高、长期坐立等有关。表现为便血、痔块脱出、疼痛和瘙痒。

（二）饮食指导

1．增加饮水，多进食新鲜蔬菜、水果、粗纤维性食物。忌食辛辣刺激性食物，忌酒。围手术期控制饮食，减少排便次数。

2．如有便秘者，服用适量植物油、蜂蜜或缓泻剂，以促进肠蠕动，防止便秘发生。

（三）用药指导

外痔较多用软膏，可以直接涂抹于局部患处，起到缓解症状的治疗目的。需要注意的是，使用软膏剂治内痔要用注入器将软膏注入肛门内，这样才能保证治疗效果。

（四）健康指导

1．养成良好排便习惯。

2．保持肛门处卫生，建议使用柔软、白色、无刺激卫生纸，避免在肛门周围使用肥皂或毛巾用力擦洗。

3．避免长时间久站或久坐。

4．如有便秘者，服用适量植物油、蜂蜜或缓泻剂，以促进肠蠕动，防止便秘发生。

5．每天晨起或晚睡前做10 min腹部按摩，即用手掌轻揉自右下→右上→左上→左下反复按摩腹部。

6．经常进行肛门括约肌收缩舒张运动。

7．如出血量多，持续不止时应及时到医院就诊。

（喻小青　赖淑蓉　伍淑文）

十、肠　瘘

（一）疾病简介

肠瘘（fistula of intestine）是指肠管之间、肠管与其他脏器或体外出现病理性通道，造成肠内容物流出肠腔，引起感染、体液丢失、营养不良和器官功能障碍等一系列病理生理改变。肠瘘可分为内瘘（internalfistula）和外瘘（externalfistula）两类。肠内瘘指肠内容物不流出腹壁，如小肠间内瘘、小肠结肠瘘、小肠胆囊瘘、小肠膀胱瘘等。肠管与体外相通则称肠外瘘。肠瘘的常见原因有手术、创伤、腹腔感染、恶性肿瘤、放射线损伤、化疗以及肠道炎症与感染性疾病等方面。

（二）营养指导

肠瘘患者营养支持的目的是改善营养状况和适当的胃肠功能休息。有效的营养支持不仅使患者营养状况改善，促进合成代谢，而且增强机体免疫力，使感染易于控制，提高肠瘘的治愈率。营养支持基本方法包括肠外营养和肠内营养两种。

1．肠外营养的费用比较昂贵，为降低费用，促进患者肠道功能恢复，减少并发症，可以采取3个方面措施：一是严格的无菌技术，尽量缩短肠外营养时间；二是改变肠外营养的配方，如添加特殊营养素、药物等；三是尽快过渡到肠内营养。掌握肠瘘患者肠外营养的基本要求：①确定合理的热量、氮量；②选用适宜的能量制剂：一般应同时应用葡萄糖液和脂肪乳剂；③选用合适的含氮制剂：根据患者氮平衡状态、营养状况和治疗目的选用适当的氨基酸制剂；④补充适当的电解质、维生素和微量元素。

2. 肠内营养供给的营养全面、均衡，符合胃肠道的正常生理要求，能够维持胃肠道和肝脏的正常功能、刺激肠黏膜增生、保护肠道屏障、防止细菌易位。而且并发症少，费用低、技术要求低，是一种合适的营养支持方式。但是，肠瘘患者实施肠内营养需要特别注意应用时机、给予营养种类和方法以及对肠瘘愈合的影响。①应用时机：对于肠瘘急性期，并发严重的感染和水电解质、酸碱紊乱，或者存在肠梗阻、肠道功能不良、肠内容物漏出比较严重者，不能采取肠内营养。对单纯的管状瘘，可在堵瘘后用鼻胃管实施肠内营养。对于肠瘘手术治疗时，估计瘘口短期内恢复困难者行肠造口以备营养支持用。②制剂的选用：对于肠瘘造成短肠综合征或者肠道功能不良，宜选用含易于吸收的氨基酸或短肽要素膳。当肠道功能基本正常，宜选用含蛋白水解物或全蛋白的制剂。因为只有后一种肠内营养制剂才具有促进肠黏膜增生、保护肠屏障的作用。③应用方法：应采取匀速输入，逐渐加量的原则。可用微量泵控制速度，初用20~50 mL/h，第2天可加至50~80 mL/h。若供给热量不足，可用肠外营养补充。另外，实施肠内营养时应注意营养液的加温，输入的肠内营养液应在38~40 ℃，以减少腹胀、腹泻的发生。

（三）用药指导

按医嘱准确使用药物。

（1）在进行静脉营养时，加用生长抑素可进一步减少胃肠液的分泌量。

（2）抗生素的应用：肠瘘患者应用抗生素的主要适应证为肠瘘早期存在严重的腹腔或者全身感染。

（四）特殊指导

瘘口周围皮肤，可以涂抹氧化锌软膏或其他抗生素软膏予以保护。也可用红外线灯照瘘口及其周围，保持皮肤干燥。

（喻小青　赖淑蓉　伍淑文）

十一、肠　梗　阻

（一）疾病简介

肠梗阻指肠内容物在肠道中通过受阻。为常见的外科急腹症，病情危重、复杂多变。主要表现为腹痛、呕吐、腹胀、肛门停止排气和排便。引起肠梗阻的原因很多，小肠梗阻的原因可能是炎症、肿瘤、粘连、疝、肠扭转、肠套叠、食物团堵塞及外部压力导致的肠腔狭窄，麻痹性肠梗阻、肠系膜血管栓塞及低血钾等也可引起小肠梗阻，另外严重感染可引起肠梗阻。

（二）饮食指导

应禁食、禁饮。梗阻缓解后，可逐步给予流质饮食，忌食产气的甜食、牛奶等。

（三）用药指导

1. 在医生和医护人员的指导下遵医嘱应用抗生素，防止腹腔内感染。

2. 诊断不明确者，禁用吗啡类止痛剂，以免影响病情观察而延误病情。怀疑肠绞窄时，禁止使用止痛剂或口服、胃肠道灌注液体石蜡、低压灌肠等治疗措施。

3. 在确定无肠绞窄或肠麻痹后，可应用阿托品类抗胆碱药物，以解除胃肠道平滑肌痉挛，使腹痛得以缓解。

4. 纠正水、电解质及酸碱紊乱。输液的量和种类根据呕吐及脱水情况、尿量、血清电解质值及血气分析结果决定。肠梗阻已存在数日、高位肠梗阻及呕吐频繁者需补充钾，必要时输血浆、全血或血浆代用品。

（四）特殊指导

1. 应卧床休息，生命体征稳定者给予半坐卧位，以减轻腹胀对呼吸的影响，促进舒适。

2. 胃肠减压是治疗肠梗阻的重要措施之一，通过胃肠减压，吸出胃肠道内的气体和液体，从而减轻腹胀、降低肠腔内压力、减少肠腔内的细菌和毒素，改善肠壁血运。

3. 呕吐时应坐起或头侧向一侧，及时清除口腔内呕吐物，以免误吸引起吸入性肺炎或窒息。观察记录呕吐物的颜色、性状和量。呕吐后给予漱口，保持口腔清洁。

4. 准确记录输入的液体量，同时记录胃肠引流管的引流量、呕吐及排泄量、尿量，并估计出汗及呼吸的排出量等，为临床治疗提供依据。

5. 除行胃肠减压外，热敷或按摩腹部、针灸双侧足三里穴可缓解腹胀。如无绞窄性肠梗阻，也可从胃管注入液体石蜡，每次20～30 mL，可促进肠蠕动。

6. 纠正水、电解质紊乱和酸碱失衡是一项极为重要的措施。基本溶液为葡萄糖、等渗盐水，严重者尚须输血浆或全血。输液所需的种类和量根据呕吐情况、胃肠减压量、缺水体征、尿量、血清钠、钾、氯和血气分析结果而定。

7. 应用抗生素可以防治细菌感染，减少毒素产生。

8. 严密观察病情变化，定时测量记录体温、脉搏、呼吸、血压，严密观察有无腹痛、腹胀、呕吐等情况及腹部体征情况，若患者症状与体征不见好转或反而有加重，应考虑有肠绞窄的可能。

（五）健康指导

1. 注意饮食卫生，预防肠道感染。进食易消化食物，保持排便通畅，忌暴饮暴食。

2. 避免腹部受凉和饭后剧烈运动、劳动，防止发生肠扭转。

3. 出院后若有腹胀、腹痛等不适应及时到医院就诊。

（喻小青　彭利芬　伍淑文）

十二、胃　癌

（一）疾病简介

胃癌是最常见的消化道恶性肿瘤，发病年龄以40～60岁为多见，男多于女，比例约为3∶1。其发病原因与生活、饮食习惯、环境和遗传有关，某些胃部疾病如慢性萎缩性胃炎、胃息肉、胃溃疡是胃癌的癌前状态。其早期症状不明显，开始时感上腹饱胀不适，伴不规则隐痛、嗳气、反酸，类似于胃溃疡症状，继而出现食欲减退、消瘦、贫血，癌肿侵及神经时引起剧烈疼痛。胃窦部癌可使幽门部逐渐狭窄，继而堵塞，从而出现呕吐。确诊后应早期手术。

（二）饮食指导

1. 术前应给予高蛋白、高热量、高维生素、少渣、易消化、无刺激的饮食，注意少量多餐，术前1天流质饮食，术前禁食8～12 h、禁饮4 h。

2. 一般手术后3～5天胃肠功能开始恢复，可拔除胃管。拔管后当天给少量饮水，每次4～5汤匙，每1～2 h 1次，第2天进半量流质，每次50～80 mL，第3天进全量流质，每次100～150 mL，进食后如无不适，第4天可进食半流质，以稀饭为好，术后第10～14天可进食软饭。进食原则为少量多餐，应选择软烂、易消化、无刺激的饮食。

（三）作息指导

1. 术前保证充足的睡眠，同时进行适当的活动，避免劳累。

2. 术后神志清醒、血压平稳后给予斜坡卧位或半坐卧位，以减轻疼痛，利于呼吸、循环和引流。鼓励患者术后早期活动，除年老体弱或病情较重者，术后第1天可坐起做四肢活动，第2天协助患者床边活动，第3天可在病室内活动，活动量应根据个体差异而定。

（四）用药指导

1. 术前主要用药为抗酸、抑制胃酸分泌、解痉、促进胃动力等药物。抗酸药物与抑制胃酸分泌药物应进餐时同服，促进胃动力药应在餐前服用。

2．术后主要用药为抗感染、止血、祛痰、制酸、营养等药物。

（五）**特殊指导**

1．术前晚给予清洁洗肠。

2．对合并有幽门梗阻患者，症状严重时应给予禁食，并每晚用温生理盐水洗胃，以减轻胃黏膜水肿、炎症。

3．手术当天留置胃管，使胃保持空虚，利于手术，防止术后腹胀。

4．注意预防肺部感染，术后痰液较多时，应让患者进行有效咳痰，经常更换体位，同时可采用扣背等方法促进排痰。

5．勿随意揭开或弄湿伤口敷料。保持管道通畅，勿扭曲或自行拔除管道。保持有效的胃肠减压，以利于吻合口愈合。

（六）**病情观察指导**

1．术前注意有无腹痛、腹胀、呕吐、便血等，以警惕胃穿孔、幽门梗阻、胃出血的发生。

2．术后注意观察有无并发症发生。

（1）胃管有鲜红色液体引出且量不断增加，出现脉速、血压低、出冷汗等休克现象时应立即向医护人员报告，并保持冷静，配合做好止血处理。

（2）吻合口瘘多发生于术后5～7天。如感到腹部疼痛、持续发热，伤口出现红肿或引流出胃肠道内容物，或突然出现上腹剧痛、腹肌紧张、压痛、反跳痛明显，则提示发生了吻合口瘘。此时，应持续负压吸引出漏出的消化液，积极地支持治疗，还应注意保持瘘口周围皮肤清洁干燥，涂氧化锌软膏加以保护，以防消化液腐蚀皮肤。

（3）吻合口梗阻表现为进食30 min后感到上腹部胀痛、呕吐胃内容物或胆汁。此时应禁食、胃肠减压，给予静脉营养，并根据梗阻原因进行处理。

（4）肺部感染表现为发热、咳嗽、痰多甚至呼吸困难等。导致发生的原因包括有气管内麻致呼吸道分泌物增加、胃管对咽喉部刺激、腹部伤口疼痛而不敢深呼吸及用力咳痰。预防的方法包括术前戒烟、防感冒、进行深呼吸练习、术后早期活动、进行有效咳痰、配合雾化吸入等。

（5）倾倒综合征表现为进食后10～20 min出现剑突下不适、心悸、出汗、头晕、乏力、恶心、呕吐甚至虚脱，常伴有肠鸣音亢进及腹泻。产生的原因是由于胃大部分切除后丧失了幽门括约肌，食物过快地进入上段空肠而含糖较多的流质或食物又未经胃肠液混合稀释而呈高渗性，将大量的细胞外液吸入肠腔，使血容量一过性减少而引起的。也因饱餐后肠腔突然膨胀，稀放5-羟色胺增加肠蠕动引起腹腔神经丛的刺激反应而引起。预防方法为告诫患者术后早期应少量多餐，避免进食过甜或过热流质，进餐后平卧20 min。

（6）常见腹腔内感染为膈下脓肿、腹腔脓肿，表现为腹痛、持续发热、呃逆等。术后取半坐卧位，保持引流通畅，配合使用抗生素以防腹腔内感染。

（七）**出院指导**

1．保持心情舒畅，生活有规律。

2．应戒烟、戒酒。

3．饮食要有规律，术后1个月内应少量多餐，选择易消化、高营养、少渣、无刺激的食物，以后根据身体情况逐渐恢复正常饮食。

4．出院后1个月内仍需休息，但可自理生活，2个月后可参加轻体力劳动，3个月后可根据自己的恢复情况从事轻体力工作。

5．定期复查、定期化疗。

（喻小青　赖淑蓉　伍淑文）

十三、结肠癌、直肠癌

（一）疾病简介

结肠癌、直肠癌是胃肠肿瘤中常见的恶性肿瘤，好发于40～60岁。与长期高脂肪、高蛋白、低纤维素的饮食，以及腺瘤、息肉、溃疡性结肠炎、晚期血吸虫病有关。其主要症状是大便习惯改变及肠刺激症状，如大便次数增多、里急后重、大便带血或黏液、大便变细、排便费力、腹痛、腹胀及腹部肿块等。行根治性切除是主要治疗手段，再配合化疗，可提高疗效。如直肠癌位置较低，距肛门5 cm以内，须行腹会阴联合直肠癌根治术（Miles术），乙状结肠近端在左下腹做永久性结肠造口，术后需终生用人工肛门袋。

（二）饮食指导

1. 术前宜进食高蛋白、高热量、高维生素、易于消化、营养丰富的少渣食物。忌辛辣、坚硬食物，以减少对肠道肿瘤的刺激。

2. 一般手术后3～5天，胃肠功能开始恢复、肛门排气后，可开始进食。开始1～2天进食流质，第3～4天进食半流质，第10天可进食容易消化的少渣普食，以减少肠道负担，利于吻合口愈合。早期忌食牛奶、含糖食物、豆类、鸡蛋等产气食物，以预防肠胀气。

（三）作息指导

1. 术前保证充足的睡眠，同时进行适当的活动，避免劳累。

2. 术后神志清醒（腰麻患者术后6 h）、血压平稳后给予斜坡卧位，以减轻疼痛，利于呼吸、循环和引流。Miles术后须平卧5天，防止小肠因重力作用撕裂盆腔腹膜，导致嵌顿性腹内疝。应向人工肛门侧侧卧，以防止肠内大便或肠液流出污染腹部切口或由人工肛门基底部切口流入腹腔而致感染。鼓励患者术后早期活动，除年老体弱或病情较重者，术后第1天做翻身及四肢轻微活动，术后第2～3天坐起并进行床上运动，术后第4～5天可协助患者床边活动。Miles术后须平卧5天，可侧卧与平卧交替，进行床上运动及深呼吸运动。结肠癌手术患者下床活动时间可根据病情提前。

（四）特殊指导

1. 肠道准备目的是使结肠内粪便和气体排空、肠道细菌数量减少。充足的肠道准备可以减轻术中污染，防止术后腹腔和切口感染，有利于吻合口良好愈合。

（1）术前进食少渣半流饮食，术前2天进流质。

（2）术前3天予以缓泻剂，如硫酸镁15～20 g或蓖麻油30 mL，每天上午1次。配合术前3天每晚灌肠1次，术前晚及术晨清洁灌肠。

（3）近年来采用甘露醇、恒康正清等进行肠道准备，效果好，清洁肠道快，患者不需要服缓泻剂或灌肠。但有肠梗阻或年老、体弱、心肾功能不全者应禁用。

（4）有肠梗阻症状时，术前肠道准备时间需延长。可遵医嘱予以缓泻剂，每晚低压灌肠，禁用高压灌肠，以防止癌细胞扩散或肠穿孔的发生。

（5）术前1天服用肠道抗生素如甲硝唑、庆大霉素等，以抑制肠道细菌，预防术后感染。由于肠道在使用抗生素的同时对维生素K吸收障碍，故同时要肌内注射维生素K。

（6）手术当天留置胃管，防止术中、术后腹胀，利于切口愈合。

2. 术晨停留尿管可防止术中误伤输尿管或膀胱，同时防止直肠癌术后膀胱后倾导致尿潴留或因麻醉、手术刺激盆腔神经引起反射性抑制而导致排尿困难。行腹会阴联合直肠癌根治术患者导尿管在术中放置，便于会阴部的皮肤消毒。

3. 对于会阴部伤口，术后7～10天用1：5 000高锰酸钾温水坐浴，每天2次。不能过早下蹲位，防止会阴部伤口裂开，坐浴后更换会阴部敷料。

4. 对于人工肛门的护理，选择合适的造口袋，清洁局部皮肤，测量造口大小，剪切底板配戴造口袋。出院前患者应学会自己护理人工肛袋。

（五）病情观察指导

1. 术前注意有无腹痛、腹胀、便血等，以警惕肠穿孔、肠梗阻、肿瘤破裂出血的发生。

2. 注意观察有无术后并发症的发生。

（1）常见术后并发症包括出血、吻合口瘘、切口感染、尿潴留等。

腹腔或骶前引流管有大量鲜红色液体引出，脉速、血压低、出冷汗等常提示出血的可能，应立即向医护人员报告，并保持冷静，配合做好止血处理。如患者腹腔引流管引出胃肠液、腹痛、寒战、发热、脉速等常提示吻合口瘘的可能，应及时报告并配合处理。手术前做好充分的肠道准备，术后保持有效的引流，准确使用抗生素，保持切口的清洁干燥，可减少切口感染的机会。如发现切口红肿、积液、渗液、脓肿时应及时报告及配合处理。尿潴留多见于乙状结肠下段切除、直肠癌术后由于切除了盆腔大部分组织，膀胱位置改变，术中损伤骶前神经，影响了排尿功能，所以术后停留尿管1～2周，拔尿管前应先试夹尿管，每2～4 h开放1次，以训练膀胱收缩功能。拔尿管后应注意排尿情况，如有尿频、尿痛或不能排尿，通知医护人员并配合处理。

（2）肠造口并发症包括造口出血、缺血坏死、感染、水肿、狭窄、回缩或内陷、膨出或脱垂、内外疝形成、周围皮肤炎症，其预防知识指导包括：①造口出血多发生于术后72 h内，见于肠造口黏膜与皮肤连接处的毛细血管和静脉出血，用生理盐水棉球或纱布稍压迫即可止血。若出血较多，可用0.1%肾上腺素溶液纱布稍压迫或云南白药外敷。出血量大时应报告医师并配合进一步处理。②正常造口黏膜颜色红润有光泽（如口腔黏膜），富有弹性。如发现造口黏膜颜色异常，如苍白、灰黑色，常提示造口缺血坏死的可能，应报告医护人员并配合进一步处理。③发现早期造口感染，应清洗和湿敷局部，加强抗感染治疗，形成脓肿者应切开引流。④术后2～5天可见造口黏膜水肿，一般不必处理。如水肿严重，可用高渗盐水湿敷、生物频谱仪照射。⑤肠造口术后1周开始扩肛（用食指戴上指套涂上润滑油徐徐插入造口至第2指关节处，并停留5～10 min），预防性扩肛每周1～2次，治疗性扩肛每2天1次。⑥造口低于皮肤表面、污染手术切口可致造口回缩，严重回缩导致肠段缩回腹腔内造成腹膜炎。轻者可用凸面底板，并用胶状或片状的皮肤保护剂填于凹陷部位，然后上造口袋，配戴专用腰带；严重者须重做肠造口。⑦造口膨出或脱垂轻者可用弹性腹带对肠造口稍加压，防止膨出或脱垂；重者要手术切除膨出或脱垂的肠段，必要时重做肠造口手术。⑧术前正确选择肠造口的位置，术后及时治疗咳嗽、便秘及避免过早地抬举运动，可预防造口内外疝形成。要及时发现，争取早期手术。⑨造口周围皮肤炎症表现为皮肤潮红、充血水肿、糜烂、溃疡及剧痛，包括粪性皮炎和过敏性皮炎。注意正确裁剪底板，局部用生理盐水棉球清洗后外涂皮肤保护粉。或选择另一种造口袋，适当使用抗过敏药物可防治过敏性皮炎。

（六）出院指导

1. 保持心情舒畅，注意劳逸结合，应戒烟、戒酒。

2. 多进食新鲜蔬菜、水果和粗纤维的食物，多饮水，保持大便通畅。

3. 定期复查，但术后3个月内忌肛门指检及肠镜检查，以防损伤吻合口。

4. 定期化疗。

5. 如出现便血、黏液样便、大便变细或严重的腹泻、腹胀、呕吐时应及时就医。

6. 做好肠造口术后出院指导，配戴一次性肛袋可3～5天更换1次，袋内粪便满1/3～2/3时要及时倾倒，并冲净肛袋；二件式肛袋可5～7天更换底板1次，注意清洁反复使用的肛袋，晾干备用。清洁造口周围皮肤宜用清水或温和的香皂或沐浴露，以免皮肤干燥。避免使用对造口周围皮肤有刺激的酒精或黏性太强的胶布。每周扩肛1～2次，用食指戴上指套涂上润滑油徐徐插入造口至第2指关节处，并停留5～10 min。均衡饮食，多吃蔬菜和水果，少吃产气和气味大的食物。养成定时排便的习惯。不穿紧身裤，以免摩擦造口、影响血液循环。避免剧烈运动及过早地抬举运动，以免腹压过大，诱发造口旁疝。鼓励患者尽可能按以往的方式恢复性生活。

（喻小青　彭利芬　伍淑文）

十四、胃、十二指肠溃疡大出血

（一）疾病简介

胃、十二指肠溃疡大出血是指大量呕血或排柏油样大便。血红蛋白明显下降，以致发生休克先兆或很快陷入休克状态。大出血的溃疡一般位于胃小弯或十二指肠后壁，是溃疡侵蚀基底血管、导致血管破裂的结果。患者呕血前出现恶心、上腹不适、眩晕等，便血时常有头晕、目眩、心悸甚至晕厥。当失血量短时间内超过400 mL时，患者出现面色苍白、口渴、脉搏快、血压正常或略高；当失血量短时间内超过800 mL时，可出现出冷汗、脉搏细弱、血压下降等明显休克症状。大多数胃、十二指肠溃疡大出血经内科治疗可以止血。若经积极的输血、止血治疗，症状未见好转，应考虑外科手术治疗。

（二）饮食指导

1. 出血期间应禁食、禁饮。

2. 出血停止24～48 h以上，无腹胀者可开始进食。进食原则：清流质→流质→半流质→软食，忌刺激性食物。

3. 一般手术后3～5天，胃肠功能恢复，肛门排气后，可拔除胃管开始进食。拔管后当天给少量饮水，每次4～5汤匙，1～2 h 1次，第2天进半量流质，每次50～80 mL，第3天进全量流质，每次100～150 mL，进食后如无不适，第4天可进食半流质，以稀饭为好，术后第10～14天可进食软饭。进食原则：少量多餐，应选软烂、易消化、无刺激的饮食。

（三）作息指导

1. 在非手术治疗期间大出血时，需绝对卧床休息，协助翻身；出血停止后，可适当地床上活动，逐渐过渡到床边活动及离床活动，注意防止跌倒。保证充足的休息和睡眠，避免精神紧张，必要时按医嘱使用镇静剂。

2. 术后神志清醒、血压平稳后给予斜坡卧位或半坐卧位，以减轻疼痛，利于呼吸、循环和引流。鼓励患者术后早期活动，除年老体弱或病情较重者，术后第1天可坐起做四肢活动，第2天协助患者床边活动，第3天可在病室内活动，活动量应根据个体差异而定。

（四）用药指导

1. 在非手术治疗期间，给予输血、输液、抗休克治疗，常用药物为止血、制酸、生长抑素、营养、抗生素等。

2. 术后主要用药为抗感染、止血、祛痰、制酸、保护胃黏膜、营养等药物。

（五）特殊指导

1. 非手术治疗期间禁食、胃肠减压，需局部用药时必须先抽空胃液，胃管内注入冰盐水加止血药，夹闭胃管30～60 min。

2. 呕血剧烈时，注意保持呼吸道通畅，防止误吸，呕吐后用温开水漱口。

3. 注意预防肺部感染，术后痰液较多时，应让患者进行有效咳痰，经常更换体位，同时可采用扣背等方法促进排痰。

4. 勿自行揭开或弄湿伤口敷料，保持管道通畅，勿扭曲或自行拔除管道。

（六）病情观察指导

1. 非手术治疗期间应密切观察血压、脉搏、呼吸、神志的变化，观察胃液、呕血、黑便的量、颜色、性质及尿量的变化，准确记录24 h出入量。

2. 观察有无发生术后并发症。

（1）肺部感染表现为发热、咳嗽、痰多甚至呼吸困难等。导致发生的原因包括有出血量大、患者体质弱、无力咳嗽、气管内麻致呼吸道分泌物增加、停留胃管对咽喉部刺激、腹部伤口疼痛而不敢深呼吸及用力咳痰。预防的方法包括呕吐后保持呼吸道通畅、防止吸入性肺炎、术后早期活动、进行有效咳痰、配合雾化吸入等。

（2）胃管有鲜红色液体引出且量不断增加，出现脉速、血压低、出冷汗等症状常提示出血的可能，应立即向医护人员报告，并保持冷静，配合做好止血处理。

（3）吻合口瘘多发生于术后5~7天。如感到腹部疼痛、持续发热，伤口出现红肿或引流出胃肠道内容物，或突然出现上腹剧痛、腹壁紧张和压痛、反跳痛明显，则提示发生了吻合口瘘。此时，应持续负压吸引出漏出的消化液，进行积极的支持治疗，还应注意保持瘘口周围皮肤清洁干燥，涂氧化锌软膏加以保护，以防消化液腐蚀皮肤。

（4）吻合口梗阻表现为进食30 min后感到上腹部胀痛、呕吐胃内容物或胆汁。此时应禁食、胃肠减压，给予静脉营养，并根据梗阻原因进行处理。

（5）倾倒综合征表现为进食后10~20 min出现剑突下不适、心悸、出汗、头晕、乏力、恶心、呕吐甚至虚脱，常伴有肠鸣及腹泻。产生的原因是由于胃大部分切除后丧失了幽门括约肌，食物过快地进入上段空肠而含糖较多的流质或食物又未经胃肠液混合稀释而呈高渗性，将大量的细胞外液吸入肠腔，使血容量一过性减少而引起的。也因饱餐后肠腔突然膨胀，稀放5-羟色胺增加肠蠕动引起腹腔神经丛的刺激反应而引起。预防方法为告诫患者术后早期应少量多餐，避免进食过甜或过热流质，进餐后平卧20 min。

（6）常见腹腔内感染为膈下脓肿、腹腔脓肿，表现为腹痛、持续发热、呃逆等。术后取半坐卧位，保持引流通畅，配合使用抗生素以防腹腔内感染。

（七）出院指导

1. 保持心情舒畅，生活有规律。应戒烟、戒酒。

2. 按医嘱使用抑制胃酸分泌、抗溃疡药物。

3. 饮食要有规律，术后1个月内应少量多餐，选择易消化、高营养、少渣、无刺激的食物，以后根据身体情况逐渐恢复正常饮食。

4. 出院后1个月内仍需休息，但可自理生活，2个月后可参加轻体力劳动，3个月后可根据自己的恢复情况从事轻体力工作。半年内避免重体力劳动，以免引起腹壁切口疝。

（彭利芬　喻小青　伍淑文）

十五、胃、十二指肠溃疡急性穿孔

（一）疾病简介

胃、十二指肠溃疡急性穿孔是胃、十二指肠溃疡常见的严重并发症。患者大多有较长的胃、十二指肠溃疡病史，但约有10%患者无溃疡病史，而是突然发生的。急性穿孔前常有暴饮暴食、进食刺激性食物、情绪激动、过度疲劳等诱发因素。穿孔后引起化学性腹膜炎、细菌性腹膜炎，最主要的症状是突然发生腹痛，呈刀割样，从上腹部开始，很快扩散到全腹，腹痛剧烈，患者呈痛苦面容，常有面色苍白、出冷汗、肢体发冷、脉搏细速等休克症状，伴有恶心、呕吐。全腹有压痛、反跳痛和腹肌紧张，呈"板状腹"。X线检查可见膈下游离气体。症状轻、一般情况好的单纯性溃疡穿孔，可非手术治疗；如治疗6~8 h症状不见好转或反而加重者，应立即手术治疗；饱餐后穿孔、顽固性溃疡穿孔和伴有幽门梗阻、大出血或溃疡恶变等并发症者应及早手术治疗。

（二）饮食指导

1. 术前禁食、禁饮。

2. 一般手术后3~5天，胃肠功能开始恢复，可拔除胃管。拔管后当天给少量饮水，每次4~5汤匙，1~2 h1次，第2天进半量流质，每次50~80 mL，第3天进全量流质，每次100~150 mL，进食后如无不适，第4天可进食半流质，以稀饭为好，术后第10~14天可进食软饭。进食原则：少量多餐，应选软烂、易消化、无刺激的饮食。

（三）作息指导

1．术前伴休克者取休克体位或平卧位，无休者或休克改善后取半坐卧位。

2．术后神志清醒、血压平稳后给予斜坡卧位或半坐卧位，以减轻疼痛，利于呼吸、循环和引流。鼓励患者术后早期活动，除年老体弱或病情较重者，术后第1天可坐起做四肢活动，第2天协助患者床边活动，第1～3天可在病室内活动，活动量应根据个体差异而定。

（四）用药指导

1．术前抗感染、抗休克治疗。

2．术后主要用药为抗感染、止血、祛痰、制酸、营养等药物。

（五）特殊指导

1．术前禁食、胃肠减压、抽空胃液，有利于穿孔缩小、减轻腹膜炎。

2．注意预防肺部感染，术后痰液较多时，应让患者进行有效咳痰，经常更换体位，同时可采用扣背等方法促进排痰。

3．勿自行揭开或弄湿伤口敷料，保持管道通畅，勿扭曲或自行拔除管道。

（六）病情观察指导

1．术前注意观察腹痛的位置、性质、程度、腹肌紧张的程度以及生命体征的变化，注意有无休克的发生。观察胃液的颜色、性质和量，胃肠减压是否有效。

2．观察有无术后并发症的发生。

（1）胃管有鲜红色液体引出且量不断增加，出现脉速、血压低、出冷汗等症状常提示出血的可能，应立即向医护人员报告，并保持冷静，配合做好止血处理。

（2）肺部感染表现为发热、咳嗽、痰多甚至呼吸困难等。导致发生的原因包括气管内麻致呼吸道分泌物增加、停留胃管对咽喉部刺激、腹部伤口疼痛而不敢深呼吸及用力咳痰。预防的方法包括术后早期活动、进行有效咳痰、配合雾化吸入等。

（3）吻合口瘘多发生于术后5～7天。如感到腹部疼痛、持续发热，伤口出现红肿或引流出胃肠道内容物，或突然出现上腹剧痛、腹肌紧张、压痛、反跳痛明显，则提示发生了吻合口瘘。此时，应持续负压吸引出漏出的胃肠液，积极地支持治疗，还应注意保持瘘口周围皮肤清洁干燥，涂氧化锌软膏加以保护，以防肠液腐蚀皮肤。

（4）常见腹腔内感染为膈下脓肿、腹腔脓肿，表现为腹痛、持续发热、呃逆等。术后取半坐卧位，保持引流通畅，配合使用抗生素以防腹腔内感染。

（七）出院指导

1．保持心情舒畅，生活有规律。应戒烟、戒酒。

2．按医嘱使用抑制胃酸分泌、抗溃疡药物。

3．饮食要有规律，术后1个月内应少量多餐，选择易消化、高营养、少渣、无刺激的食物，以后根据身体情况逐渐恢复正常饮食。

4．出院后1个月内仍需休息，但可自理生活，2个月后可参加轻体力劳动。半年内避免重体力劳动，以免引起腹壁切口疝。

（赖淑蓉 喻小青 伍淑文）

第二节 血管、甲状腺、乳腺外科常见疾病的健康教育

一、下肢深静脉血栓形成

（一）疾病简介

下肢深静脉血栓形成是指血液在深静脉内不正常地凝结，阻塞管腔导致回流障碍，多发生于手术

后制动、创伤。其病因为：

1. 血流缓慢，如长期卧床（骨折、昏迷、大手术后等）。

2. 静脉内膜损伤，血管内膜损伤如静脉注射刺激性溶液或血管损伤。

3. 血液呈高凝状态，如妊娠、烧伤后，创伤和手术后。临床特点为患肢突然肿胀，局部疼痛，行走时加剧，轻者局部仅感沉重，站立时症状加重，血栓形成的部位有压痛，还伴有浅静脉曲张，患肢皮温比健侧高。本病治疗主要非手术治疗（除急性期外），包括抗凝、溶栓及祛聚治疗。

（二）饮食指导

进食富含膳食纤维的食物，如芹菜、麦片、香蕉等。避免进食刺激油腻的食物，如炸油条、回锅肉、辣子鸡等。每天饮水2 000～3 000 mL，清晨起床后空腹喝一杯温开水。水分的充足摄入，有利于排便又可以稀释血液浓度，防止血栓的进一步加重。

（三）作息指导

急性期绝对卧床休息10～14天，禁止剧烈活动，用脚垫抬高患肢并制动，有助于静脉回流，减轻水肿。在医护人员指导下进行床上活动，但动作不宜过大。为避免栓子脱落导致肺栓塞，禁止做患肢按摩、热敷。10～14天后，可适当离床活动，但不可久站。离床活动时，应配合使用弹力袜或弹力绷带，以促进静脉回流，减轻肿胀。

（四）用药指导

应在医护人员指导下遵医嘱用药。主要用药为抗凝、溶栓、祛聚，如使用低分子肝素钙注射液、华法林、东麦迪芙、尿激酶、阿司匹林肠溶片、西洛他唑片、低分子右旋糖酐等，使用后如出现皮下出血、牙龈出血、血尿、便血、女患者月经量比平时增多等表现，应即告诉医护人员。

（五）特殊指导

本疾病在急性期最严重的并发症是静脉血栓子脱落，并回流至右心室致肺动脉栓塞。如突然出现气短、胸痛、咯血、呼吸困难、发绀、濒死感等表现，即通知医护人员处理。

（六）病情观察指导

1. 密切观察患肢的皮肤温度、色泽、足背动脉搏动，如发现患肢的皮肤温度降低、足背动脉搏动消失，即报告医护人员。

2. 若突然出现胸闷、胸痛、呼吸困难、咯血、发绀、心率加快等肺栓塞症状，即报告医护人员。

3. 因治疗需使用抗凝及溶栓药物，这类药物有自发性出血的副反应，因此用药过程中要注意观察有无牙龈异常出血、血尿、黑便和阴道流血等出血倾向，发现异常及时报告医护人员。

（七）出院指导

1. 出院后病情已非急性期，无需再绝对卧床休息，反而应该适当活动，以休息为主，卧床时仍需抬高患肢，离床活动时可使用弹性袜，每次行走、站立勿超过30 min。每天早上、中午、傍晚各活动1次，根据自身情况循序渐进。

2. 为预防该病的复发或血栓加重，应坚持服用抗凝药物半年，每天按时按量服用，勿漏服或多服，并定时抽血检测凝血四项，每周1次，有出血表现或结果异常时随诊。

（陈培雪　杨云英　伍淑文）

二、主动脉瘤（胸主动脉瘤、胸腹主动脉瘤和腹主动脉瘤）

（一）疾病简介

主动脉瘤指主动脉壁局部或弥漫性的异常扩张，压迫周围器官而引起症状，瘤体破裂为其主要危险。常发生在升主动脉主动脉弓、胸部降主动脉、胸腹主动脉和腹主动脉。引起主动脉瘤的主要原因有：动脉粥样硬化为其最常见的原因，其他的原因有感染、囊性中层坏死、外伤、先天性、巨细胞性主动脉炎、白塞氏病等。主要表现为胸背部、腹部疼痛，腹主动脉瘤可以无症状，而最初的表现为腹部有搏动性肿块。

（二）饮食指导

进食时宜少量多餐，进食清淡、易消化的食物，多吃水果、蔬菜及粗纤维食物，如芹菜、麦片、香蕉等。避免进食刺激油腻、煎炸的食物，如炸油条、回锅肉、辣子鸡等。每天饮水2 000～3 000 mL，清晨起床后空腹喝一杯温开水。水分的充足摄入，有利于排便。

（三）作息指导

术前应严格按医嘱指示，以卧床休息为主，适当下床活动，禁止碰撞胸腹部，禁做剧烈运动，不可提重物，上下床和上厕所时动作要轻缓，外出检查应坐轮椅或用推车接送，由专人陪护。若已确诊为主动脉夹层，或动脉瘤较大濒临破裂，应绝对卧床休息，一切生活护理均由护理人员协助完成。

（四）用药指导

应在医护人员指导下遵医嘱用药。主要用药为降压、抗感染，如使用美托洛尔、硝酸甘油、盐酸乌拉地尔注射液、硝普钠、抗生素类药等，用药过程中如出现皮肤瘙痒或皮疹、腹泻、恶心、呕吐、胃部不适、头痛、心悸等，应即告诉医护人员。

（五）特殊指导

术前防止因腹内压增加导致动脉瘤破裂大出血。因此，术前尤其要注意保暖，预防感冒；及时治疗咳嗽、咳痰症状；保持大小便通畅，如有便秘及时通知医护人员处理；以卧床休息为主，禁止碰撞胸腹部。保持心情舒畅，避免激动。若出现胸背部、腹部及腰部剧烈疼痛，伴出冷汗、四肢无力等表现，应即通知医护人员。

（六）出院指导

1. 合理饮食，应进食低盐、低脂、低胆固醇、易消化食物，多食新鲜水果、蔬菜及富含粗纤维的食物，控制体重，戒烟酒，少食多餐。

2. 出院后以休息为主，活动量要循序渐进，注意劳逸结合；避免剧烈活动和突发动作。如有便秘情况应及时给予药物处理。保持大便通畅，定时排便，适度按摩，必要时遵医嘱给缓泻剂应用。

3. 学会自我调整心理状态，保持心情舒畅，避免情绪激动。

4. 按医嘱坚持服药，控制血压，不擅自调整药量；自测心率、脉搏，有条件者添置血压计，定时测量血压；定期复诊，若出现胸、腹、腰痛症状及时就诊。

（陈培雪　杨云英　伍淑文）

三、甲状旁腺功能亢进症

（一）疾病简介

原发性甲状旁腺功能亢进症是由于甲状旁腺自身病变引起甲状旁腺素合成和分泌过多，而导致全身钙、磷及骨代谢异常的内分泌疾病。其病因不明。临床表现为：本病以20～50岁者较多见，女性多于男性。起病缓慢，有以屡发肾结石而发现者，有以骨痛为主要表现，有以血钙过高而呈神经官能症的症群起病者，也有以多发性内分泌腺瘤病而发现者，有始终无症状者，如高钙血症甲状旁腺危象表现为明显的脱水和昏迷。

（二）饮食指导

术前血钙增高，应予低钙饮食，禁食牛奶、奶制品等高钙饮食，以减少钙的摄入。同时应多饮水，每天饮水3 000～4 000 mL，多尿者可适当增加饮水量。但若并发肾功能不全时，则需适当限制进水。手术后因切除病变的腺体，使体内甲状旁腺素下降或由于骨骼大量再吸收血钙，故术后饮食则与术前饮食相反，术后应给予高钙低磷饮食，如水果、蔬菜、牛奶、豆制品、芝麻、虾等。补充适量的维生素D以帮助钙的吸收。

（三）作息指导

因骨骼的脱钙和囊肿的形成，骨骼变得十分脆弱。所以，为了防止骨折的发生，术前应严格按医嘱指示，以卧床休息为主，适当下床活动，禁做剧烈运动，不可提重物，上下床和上厕所时动作要轻缓，外出检查应坐轮椅或用推车接送，由专人陪护。长期卧床者翻身时需有人协助，严禁拍背，搬动患者时应轻抬轻放，防止骨折。

（四）用药指导

应在医护人员指导下遵医嘱用药。主要用药为鲑鱼降钙素注射液、抗生素等，用药过程中如出现皮肤瘙痒或皮疹、恶心、呕吐、头晕、面部潮红、多尿、寒战等，应即告诉医护人员。

（五）特殊指导

原发性甲状旁腺功能亢进症手术前后病情变化大。由于手术前血钙过高易发生甲状旁腺危象，手术后血钙过低易发生低钙抽搐。因此，为了及早发现并防止上述并发症的发生，手术前如有头痛、肌无力、口渴、多尿等表现，手术后如有头、面部及手足麻木等表现，应即告诉医护人员处理。

（六）病情观察指导

1. 术后感觉疲倦、嗜睡、头晕、伤口疼痛属正常现象，可采用半坐卧位减轻伤口疼痛。

2. 伤口区有轻微受压感是正常现象，如出现颈部肿胀、伤口压迫感、呼吸困难、高热、手足麻木等需报告医护人员。

3. 引流管引出血性液多于100 mL，请告知医护人员。引流管一般于24～48 h拔除。

4. 保持伤口敷料清洁，一般术后5～6天拆线。

（七）出院指导

1. 出院后持续服用钙剂至血钙恢复正常且无明显的关节疼痛，夜间体内的钙含量最低，钙剂宜睡前服用，并配合服用维生素D以促进钙的吸收，定期来院监测血钙。

2. 3～6个月需行X线检查了解骨质情况，每半年测骨密度1次。

3. 泌尿系结石较大者不会完全消失，需请泌尿科处理。泌尿系小结石可通过多饮水排出，适当运动，如散步、料理家务。

4. 随着骨痛症状的减轻，可增加运动量促进骨骼系统的恢复，一般术后6～12个月骨痛明显减轻，1～2年后可恢复正常活动，但1～2年内仍易发生骨折，活动时应提高警惕，定期复查。

（陈培雪　杨云英　伍淑文）

四、甲状腺功能亢进症

（一）疾病简介

甲状腺功能亢进症（简称甲亢）是内分泌激素增多或甲状腺素在血液循环中的水平增高引起的甲状腺高功能状态疾病，其典型的临床表现为高代谢综合征、甲状腺肿大和突眼症等，发病率为0.5%～1%。甲亢可发生于任何年龄，甚至婴儿亦可发生，但最多见于20～40岁，尤多见于女性患者。

（二）饮食指导

宜进食清淡含维生素高的蔬菜、水果、坚果（花生、瓜子、松子、腰果、杏仁等）及营养丰富的瘦肉、鸡肉、鸡蛋、淡水鱼等，同时应予以养阴生津之物，如银耳、香菇、淡菜、燕窝等。少食鱼、虾、贝壳类海产品，禁食海带、紫菜等海藻类海产品，因海产品内含有大量的碘，碘是合成甲状腺激素的原料，治疗期间摄入过多含碘食物会加重病情。忌食咖啡、浓茶等促使精神兴奋、失眠等加重甲亢病情的食物，禁烟、酒。此外，要饮食有节，避免暴饮暴食，注意饮食卫生。

（三）作息指导

临床症状显著时应及时卧床休息为主，尤其是进食后1～2 h应限制活动。临床症状明显改善时可适当活动或进行体育锻炼，切忌过度劳累。无临床症状、各项实验室检查均正常可以不限制活动。

（四）用药指导

应在医护人员指导下遵医嘱用药。主要用药为甲巯咪唑、普萘洛尔、复方碘溶液、抗生素等，用药过程中如出现皮肤瘙痒或皮疹、严重的剥脱性皮炎、头痛、眩晕、咽痛、发热、乏力、关节痛和胃肠道症状等，应即告诉医护人员。

（五）特殊指导

甲状腺功能亢进危象（简称甲亢危象）是指甲亢表现有急剧的致命性加重。这是甲亢少见的并发症，病情危重，病死率很高。甲亢危象的典型临床表现为高热、大汗淋漓、心动过速、频繁呕吐及腹泻、极度消耗、谵妄、昏迷，最后休克、心肺功能衰竭、黄疸及电解质紊乱。甲亢的发病诱因较多，为预防甲亢危象的发生，手术前后要注意预防各种感染，如注意保暖、饮食卫生及个人清洁卫生，以预防呼吸道、胃肠道、泌尿道和皮肤感染；避免精神紧张、劳累过度、高温环境、饥饿、心绞痛等；严格按医嘱停用抗甲状腺药物，如碘剂，要逐渐停用。而手术后可能会出现呼吸困难、手足麻木抽搐、喉返神经损伤及喉上神经损伤等并发症，所以手术后如有头面部、手足麻木感、进食时呛咳、气促、痰多无法咳出等不适，应即告诉医护人员处理。

（六）病情观察指导

1. 术后感觉疲倦、嗜睡、头晕、伤口疼痛属正常现象，可采用半坐卧位减轻伤口疼痛。

2. 伤口区有轻微受压感是正常现象，如出现颈部肿胀、伤口压迫感、呼吸困难、高热、手足麻木等需报告医护人员。

3. 引流管引出血性液多于100 mL，请告知医护人员。引流管一般于24～48 h拔除。

4. 保持伤口敷料清洁，一般术后5～6天拆线。

（七）出院指导

1. 进食高蛋白、高热量、高维生素饮食，忌食碘盐和含碘药物、食物，忌饮浓茶、咖啡等刺激性饮料，以免过度兴奋，引起睡眠障碍及病情变化。

2. 出院后注意控制情绪，避免急躁、发怒，家属也应体谅患者，避免患者精神受刺激。保证休息和充足的睡眠。注意劳逸结合，避免过度劳累，晚上尽早入睡，禁忌进行玩游戏机等精神紧张的活动，睡眠不佳者，临睡前可服用镇静剂，注意保证睡眠质量。

3. 按医嘱坚持服药，应做到不任意间断或变更用药剂量，不任意停药，按医嘱服药。服药期间如出现皮疹应及时来院就诊。定期复查血常规及甲功全套，不适时随诊。

4. 为了预防术后颈部僵硬、瘢痕挛缩，术后拔除引流管后应进行颈部功能锻炼至1个月。具体方法为：首先身体坐正或站立，肩膀及身体不动，然后按以下顺序做颈部运动，点头→头向左侧→头向右侧→头向左转→头向右转→头稍后仰。如此反复数次，每天坚持锻炼。

（陈培雪　杨云英　伍淑文）

五、甲　状　腺　癌

（一）疾病简介

甲状腺癌较常见，女性多于男性，60～69岁多发。其发生的原因至今不明，有人认为其发生与慢性促甲状腺激素刺激有关。病理分型有滤泡癌、髓样癌、乳头状癌、未分化癌。恶化程度高，生长迅速，易出现转移和压迫症状。此病的主要症状为甲状腺肿块和压迫症状，肿块坚硬，不随吞咽活动。压迫症状表现为声嘶、呼吸不畅、吞咽困难、疼痛，转移后有淋巴结肿大。

（二）饮食指导

1. 低碘饮食。为了确保诊断性放射性碘扫描和治疗达到最佳效果，治疗前要低碘饮食2～4周，并持续到反射性碘治疗后。可以食用菜、果汁、中等量麦片、家庭自制面包、新鲜水果、蔬菜、鲜肉。避免食用加碘盐、乳制品、海产品、保鲜蔬菜及罐头（防腐剂中多含碘化钾）。

2. 忌坚硬不易消化食物，忌油炸、烧烤等热性食物，忌烟、酒及辛辣刺激性食物，忌肥腻、黏滞食物。

3. 术后当天禁食，次日早晨可进食半流质，半流质禁忌过热，以免诱发手术部位血管扩张，加重伤口渗血。

（三）作息指导

手术当天应卧床休息，术后第1天视病情而定，若无头晕和头痛等不适，应以卧床休息为主，适当下床活动、大小便。

（四）用药指导

应在医护人员指导下遵医嘱用药。术后主要用药为左甲状腺素钠、祛痰剂及抗生素等，用药过程中如出现皮肤瘙痒或皮疹、胃肠道症状等，应即告诉医护人员。

（五）特殊指导

甲状腺癌手术后常规服用甲状腺素制剂，目的是补充甲状腺切除后的甲状腺素不足，所以应按医嘱坚持长期服药，应做到不任意间断或变更用药剂量，不任意停药，定时门诊就诊。定期复查血常规及甲功全套，不适时随诊。

（六）病情观察指导

1. 术后感觉疲倦、嗜睡、头晕、伤口疼痛属正常现象，可采用半坐卧位减轻伤口疼痛。

2. 伤口区有轻微受压感是正常现象，如出现颈部肿胀、伤口压迫感、呼吸困难、高热、手足麻木等需报告医护人员。

3. 引流管引出血性液多于100 mL，请告知医护人员。引流管一般于24～48 h拔除。

4. 保持伤口敷料清洁，一般术后5～6天拆线。

（七）出院指导

1. 饮食注意事项详见饮食指导。

2. 注意劳逸结合，避免过度劳累。为了预防术后颈部僵硬、瘢痕挛缩，术后拔除引流管后要进行颈部功能锻炼至1个月。具体方法为：首先身体坐正或站立，肩膀及身体不动，然后按以下顺序做颈部运动，点头→头向左侧→头向右侧→头向左转→头向右转→头稍后仰。如此反复数次，每天坚持锻炼。

3. 甲状腺癌手术后常规服用甲状腺素制剂，目的是补充甲状腺切除后的甲状腺素不足，所以应按医嘱坚持长期服药，应做到不任意间断或变更用药剂量，不任意停药，定时门诊就诊。服药期间出现任何不适应及时门诊就诊。

（杨云英　陈培雪　伍淑文）

六、下肢静脉曲张

（一）疾病简介

下肢静脉曲张是指下肢浅静脉伸长、迂曲而呈曲张，多发生于从事持久站立工作、体力活动强度高，或久坐少动的人。常见原因有静脉壁软弱、静脉瓣膜缺陷以及浅静脉内压力升高，这些是引起浅静脉曲张的主要原因。主要表现为下肢浅静脉扩张、伸长、迂曲。如病程继续进展，当交通静脉瓣膜破坏后，可出现踝部轻度水肿和足靴区皮肤营养性变化，包括皮肤萎缩、脱屑、瘙痒、色素沉着、皮肤和皮下组织硬结、湿疹和溃疡形成。

（二）饮食指导

进食高蛋白、高维生素、低盐、低脂清淡饮食的食物，如鱼、牛、羊肉等，大豆以及豆制品也含有丰富的植物蛋白，也应多吃。充足的蛋白质可以维持体内营养物质的均衡，增强免疫力，保护细胞，还可以乳化脂肪，促进血液循环。富含纤维的食物如麦片、全麦面包、新鲜的水果和蔬菜等，以促进规律地大便，避免便秘。嘱患者戒烟，并讲解戒烟的重要性。限制盐的摄入，以避免水肿的发生。

（三）作息指导

术前应坚持适量运动以促进血液循环，运动后应卧床休息，抬高患肢20°～30°，避免长时间静坐或静立不动；下肢静脉曲张并发小腿溃疡并有急性水肿者，应予卧床休息，抬高患肢20°～30°。手术当天进行足背屈伸运动，术后第1天鼓励患者下床活动。术后1周指导患者进行踝关节背伸、跖屈及伸屈足趾，2次/d，5～10 min/次。特别是直腿抬高动作，要求患者平卧或坐位，膝关节完全伸直，使患肢徐徐抬起至30°左右稍停片刻，再徐徐放下，反复练习5～10次，以锻炼股四头肌、腓肠肌功能。患者术后半年到1年内可能有下肢酸痛或麻木感，肢体锻炼应循序渐进，逐渐增加锻炼次数及活动量，但间隔时间也不可太长。具体时间可视疲劳程度及疲劳消除情况而定，注意要劳逸结合。

（四）用药指导

常用药物有爱脉朗、迈之灵等。

（五）特殊指导

1. 术后自觉患肢有受压感属正常现象，是伤口加压包扎所致。加压包扎的目的是预防伤口出血，患者及家属不能擅自解除或松开包扎敷料。

2. 术后为了促进患肢血液循环，减轻肢体肿胀，预防下肢深静脉血栓形成的发生，术后应早期下床活动，并尽量多饮水可以稀释血液浓度以预防血栓的形成。

（六）病情观察指导

1. 因术后需用绷带加压包扎，如发现包扎松脱或过紧致足趾麻木、发凉、足底发绀、足背动脉搏动减弱或消失等，即报告医护人员。

2. 术后当天密切观察生命体征，注意观察伤口有无渗血、渗液，如有异常，立即通知医护人员处理。

3. 术后若感觉胸闷、气促等异常情况，可能是并发了下肢深静脉血栓形成致肺栓塞症状，即报告医护人员。

（七）出院指导

指导正确使用弹力袜，防止因地心引力致下肢血液循环不良，要求活动时穿戴，睡眠时可免穿，一般使用3个月，也可长期使用。使用期间注意肢端皮肤色泽变化及肢体肿胀情况。

（杨云英　陈培雪　伍淑文）

七、股动脉假性动脉瘤

（一）疾病简介

股动脉假性动脉瘤（pseudoaneurysm，PSA）指动脉管壁被撕裂或穿破，血液自此破口流出而被主动脉邻近的组织包裹而形成血肿，多由于创伤所致。常见原因有火器伤、刺伤、医源性损伤等致动脉壁全层破裂出血。它与真性动脉瘤的区别在于，其不像真性动脉瘤那样具有动脉血管的外膜、中层弹力纤维和内膜三层结构。主要表现为局部有肿块，并有膨胀性搏动，可触及收缩期震颤，听到收缩期杂音。压迫动脉近心侧可使肿块缩小，紧张度降低，搏动停止，震颤与杂音消失。巨大动脉瘤可有邻近神经受压损害和远侧组织缺血症状。如瘤内有附壁血栓形成，有可能发生血栓迁移引起远侧动脉栓塞而产生相应症状，也可因外伤或内在压力增加而破裂出血。

（二）饮食指导

给予高热量、高蛋白、富含维生素、易消化饮食，如瘦肉、排骨、牛肉、鱼、蔬菜、水果等，并要多饮水。

（三）作息指导

术前嘱患者卧床休息，患肢制动，防止因激动及咳嗽、屏气等动作致动脉瘤内压突然升高导致破裂大出血；并禁止碰撞，外力挤压患侧腹股沟区，避免诱发动脉瘤破裂。术后1周帮助患者通过逐渐活动患侧足趾和踝关节，促进静脉回流，可以防止血栓形成。术后3个月内避免用力牵拉、扭曲，6个月内不做剧烈运动。

（四）用药指导

遵医嘱用药，术后主要用药为低分子右旋糖酐祛聚、低分子肝素钙抗凝等药物，防止血栓的形成。遵医嘱使用有效抗生素，使用过程中如出现伤口出血、牙龈出血、皮下瘀斑或血尿应即通知医护人员。

（五）特殊指导

1. 术前保护局部包块，防止破裂大出血。对于局部包块未破裂者，术前严格要求患者卧床，患肢制动，稍屈曲外展，以减少局部张力，避免用力咳嗽、排便等。床头备无菌棉垫、手套、急救器械包、止血带等。

2. 术后为了预防下肢动脉或静脉血栓形成，因此术后应逐渐活动患侧足趾和踝关节，促进静脉回流，以防止血栓形成。同时术后应密切观察患肢皮肤颜色、温度、足背动脉搏动情况。

（六）病情观察指导

1. 术前严密观察患肢皮肤颜色、皮肤温度、足背动脉搏动情况及瘤体是否继续增大等。一旦感觉突发剧烈疼痛，动脉瘤扩大，甚至喷射状出血并出现头晕、大汗、面色苍白等症状，应即报告医护人员。

2. 术后如发现患肢足趾麻木、发凉、足底发绀、足背动脉搏动减弱或消失等，应及时报告医护人员。

3. 术后当天密切观察生命体征，注意观察伤口有无渗血、渗液；注意引流量、颜色、性质。如有异常，立即通知医护人员处理。

（七）出院指导

1. 出院后要继续服用3～6个月抗凝祛聚药物，服药期间要注意观察全身有无出血倾向，定期复查凝血功能，了解机体凝血功能，以便准确应用抗凝药物减轻副作用的发生。

2. 术后3个月内避免用力牵拉、扭曲，6个月内不做剧烈运动。出院后密切观察患肢皮肤温度及足背动脉搏动情况，患肢有无麻木、疼痛感觉异常等，警惕移植血管闭塞症的发生，发现异常及时返院，必要时行动脉造影以明确诊断。加强患肢的功能锻炼。

3. 反复阐明吸毒的危害性，要远离毒品，同时与患者家属取得联系，希望家人协助患者出院后能远离毒友、毒品，彻底戒除毒瘾，避免继续在双侧腹股沟注射毒品，杜绝本病再发生。

（杨云英　陈培雪　伍淑文）

八、血栓性闭塞性脉管炎

（一）疾病简介

发生于中小动脉（同时累及静脉及神经）的慢性进行性节段性炎症性血管损害，病变累及血管全层，导致管腔狭窄、闭塞，又称伯格氏病。多发生于青壮年男性，多有重度嗜烟历史。与本疾病相关的因素有长期吸烟、寒冷、潮湿、雄性激素、血液凝固性增高等。临床表现为肢端发凉、怕冷、麻木感，足部及小腿时有酸痛，有间歇性跛行、静息痛，严重时可出现皮肤变薄、毛发脱落、肌肉萎缩、足背及胫后动脉搏动消失、肢端坏死等。

（二）饮食指导

患者饮食宜清淡，予高蛋白、高维生素、低脂、低胆固醇饮食，如瘦肉、鸡蛋、牛奶、羊肉、鸭、鸡肉、水果、蔬菜等。绝对禁烟，忌辛辣、生冷、浓茶、咖啡等刺激性食物。

（三）作息指导

1. 保持心情舒畅和避免劳累，可适当做轻体力活动，如散步、打太极拳等。

2. 如动脉旁路移植术后绝对卧床1周，并保持患肢低于心脏水平。1周后开始离床活动，活动时间以自我感觉良好为度，逐日增加活动时间和次数。

（四）用药指导

主要按医嘱用药为溶栓、祛聚、血管扩张、抗生素、止痛等药物。如前列地尔注射液、低分子右旋糖酐、盐酸曲马多注射液等，慎用易成瘾的止痛药，如哌替啶等。使用后如出现皮下出血、牙龈出血、血尿、便血、女患者月经量比平时增多等表现，应告诉医护人员。

（五）特殊指导

1. 禁止吸烟，因烟草中的化学物质可以引起血管收缩、损伤血管壁，并加重患肢疼痛。

2. 防止受冷、受潮和外伤。但不应使用热疗，如热敷，注意肢体保暖，以免组织需氧量增加而加重患肢缺血、缺氧。

3. 勿穿紧或硬的袜及鞋，以免影响足部血液循环，修剪趾甲以避免损伤患肢而引起局部感染。

4. 患肢应进行锻炼，以利促使侧支循环建立。如Buerger运动法：先平卧抬高患肢45°以上，维持1～2 min，再在床边下垂2～3 min，然后放置水平位2 min，并做足部旋转、伸屈活动，反复活动20 min，每天数次。

（六）病情观察指导

1. 术前观察患肢皮温、颜色、动脉搏动、足肢是否坏死、溃疡情况，如疼痛剧烈，可告知医护人员按医嘱适当使用止痛药，但要注意防止止痛药成瘾。

2. 术后观察患肢皮温、颜色、动脉搏动、足肢是否坏死、溃疡有无改善的情况外，还要观察伤口有无渗液，有渗液者，观察其性质、颜色、量；如有异常，应告知医护人员。

（七）出院指导

1. 指导患者培养一种新的、有益的爱好，从而彻底戒烟。

2. 适当运动，每天最少步行30 min，行走速度以自我感觉良好为宜，感到疼痛时，停下休息1～2 min可缓解，逐日增加运动量。

3. 出院后每月复查1次，半年后改每半年1次，如出现发热、伤口有分泌物或出现红、肿、热、痛，患肢疼痛加剧，突然出现冰凉、麻木、皮肤苍白等，出现间歇性跛行或静息痛，需马上就诊。

（杨云英　陈培雪　伍淑文）

九、乳　腺　癌

（一）疾病简介

乳腺癌大多发生在40～60岁的妇女，乳腺癌的病因还没有完全明确，但不育、生育次数少、第一胎足月产年龄晚、初潮年龄早、良性乳腺疾病史、乳腺癌家族史、口服避孕药、放射线暴露等因素已经被确认与乳腺癌有关。主要症状表现为乳腺肿块、乳腺疼痛、乳头溢液、乳头改变、皮肤改变、腋窝淋巴结肿大。

（二）饮食指导

1. 术前应进食高蛋白、高热量、高维生素、提高机体免疫力的食物，如鸡肉、鱼、猪肉、冬虫夏草、灵芝等，以提高机体抵抗力；少摄取动物性脂肪，多吸收纤维性的食物，如蔬菜、水果、谷类和豆类。忌烟、酒、可可、辣椒、姜、桂皮等辛辣刺激性食物，忌肥腻、油煎、霉变、腌制食物。

2. 术前禁食12 h、禁水8 h；术后第1天可进食流质或半流质，并逐渐过渡到普食，注意应进食营养丰富、富含维生素及微量元素的食物，以促进伤口愈合。忌食含雌激素、生长激素及高脂肪食物。

（三）作息指导

术前应多休息和适当运动，劳逸结合，同时指导患者保持心情舒畅，敢于面对现实，保证充足的睡眠以利于术后恢复。术后患者神志清醒后取半坐卧位、抬高患侧上肢30°，以患者自觉舒适为度，此体位既利于引流又利于呼吸。早期在床上活动，术后第2天据病情指导下床活动。而化疗期间，由于机体抵抗力下降，尽量减少公共场所活动，注意保暖，以防感冒。

（四）用药指导

常用药物有抗生素、化疗药、内分泌治疗。化疗药物如5-氟尿嘧啶、环酰胺、阿霉素、多西他赛注射液、他莫昔芬等，用药前应用止吐药、抗过敏药。用药过程中如注射部位红肿或出现恶心、呕吐、尿频、尿急、心悸、胸闷、皮疹应即通知医护人员。用药期间应多饮水，并用药后每隔3~5天检查血象，了解白细胞、肝和肾功能有无异常。

（五）特殊指导

1. 术后停留伤口引流管并接电动负压吸引，应妥善固定，防止受压、扭曲、堵塞及滑脱，以使伤口内皮下积液得到充分的引流，预防伤口皮下组织液化而致伤口不能愈合。引流管视引流量不同保留5~7天，需经常挤压，保持引流管的通畅。

2. 术后自觉胸部有受压感属正常现象，是胸部伤口加压包扎所致。鼓励患者咳嗽并予以拍背助排痰，做深呼吸，并取半卧位，以缓解不适。加压包扎的目的是预防伤口皮肤与胸壁粘贴不紧而形成无效腔，避免导致伤口不愈合，患者及家属不能擅自解除或松开包扎敷料。

3. 注意预防患肢水肿的指导，手术当天用枕头适当抬高患侧上肢避免外展，按功能位摆放，禁止在患侧上肢输液，告知患者患侧不能持重、抽血和测血压等，避免患肢肿胀。

4. 指导患侧上肢的功能锻炼。

5. 指导自我检查方法，取立位或仰卧位，左手放在头后方，用右手检查左乳房，手指要并拢，从乳房上方顺时针逐渐移动检查，按外上、外下、内下、内上、腋下顺序，系统检查有无肿块，注意不要遗漏任何部位，不要用指尖压或是挤捏，检查完乳房后用食指和中指轻轻挤压乳头，观察是否有带血的分泌物，通过检查，如果发现肿块或其他异常要及时到医院做进一步检查。

6. 留置经外周静脉中心静脉置管化疗的患者，告知留置该管相关注意事项。

（六）病情观察指导

1. 术后需用胸带或绷带加压包扎，如发现包扎松脱或过紧致手指麻木、发凉等，应及时处理。

2. 做扩大根治手术者，如出现胸闷、气促等异常情况应及时处理。

3. 术后当天密切观察生命体诊，注意观察伤口有无渗血、渗液；注意引流量、颜色、性质。如有异常，立即通知医护人员处理。

（七）出院指导

1. 按时服药，不可自行停药。

2. 按医嘱定期复查及化疗。

3. 注意休息，做适当活动，如慢跑与太极拳，做轻便的家务等。

4. 增加营养。

5. 指导正确方法，继续进行患侧肢体功能锻炼。

6. 5年内必须避免妊娠，因妊娠会使乳腺癌复发。

7. 出院后第21天回院化疗1次，以后每隔21天化疗1次，连续6个疗程。

8. 留置经外周静脉中心静脉置管化疗的患者，按该类管道维护要求定期回院维护。

9. 讲解术后在形体上所产生的缺陷可以靠配戴义乳或乳房重建术来弥补。

（杨云英　陈培雪　伍淑文）

第三节 肝胆外科常见疾病的健康教育

一、胆 管 癌

（一）疾病简介

胆管癌是指原发于肝外胆管包括左、右肝管至胆总管下端的癌性病变。病因尚未明确，但大量研究表明与胆管结石、原发性硬化性胆管炎、先天性胆管扩张症、慢性炎性肠病、胆管空肠吻合术后及肝吸虫等有关。临床表现主要为进行性加重的黄疸、陶土便、上腹部饱胀不适、疼痛伴全身皮肤瘙痒、恶心、厌食、消瘦、乏力等症状。对上、中段胆管癌早期，可在切除癌肿后行胆管-空肠（Roux-Y）吻合术，上段胆管癌晚期可行U管引流，下段胆管癌早期可施行胰十二指肠切除术。

（二）饮食指导

宜低脂、高碳水化合物、优质蛋白质、丰富维生素和易消化饮食。忌食肥肉、油炸的高脂类食物及浓茶、咖啡、辣椒等刺激性食物。术前2天进食半流质、少纤维素的食物。术后禁食，待肠蠕动恢复、肛门排气后可拔出胃管进食流质，根据病情渐进半流质、普食，少量多餐、低脂饮食。

（三）作息指导

保持心情舒畅和充足的睡眠时间，避免劳累，可适当做一些轻体力活动，如散步、打太极拳等，以增加食欲，提高抵抗力。

（四）用药指导

应在医护人员指导下遵医嘱用药。主要用药为护肝、退黄、降酶、消炎、提高凝血机制、静脉高营养等的药物。术后根据病原菌药物敏感试验，合理使用抗生素。根据病情选用护肝药物、止血药、胃黏膜保护剂。对静脉刺激大的药物，如静脉高营养药物、思美泰等应稀释后缓慢滴注。必要时输注白蛋白、新鲜血浆等血制品。

（五）特殊指导

1. 做好胆管特殊检查指导。为确定癌肿的部位和大小，了解胆管梗阻情况，应指导患者及时完成B超、CT、磁共振、经皮肝穿刺胆管造影（PTC）或同时置管引流（PTCD）、经内镜逆行胰胆管造影（ERCP）等检查。行以上检查时根据需要要求患者禁食，PTC、PTCD及ERCP前还应抽血了解患者的凝血功能。

2. 做好患者黄疸皮肤护理指导。黄疸患者常出现皮肤瘙痒，是由于胆汁淤积致血液中胆盐增高，刺激皮肤神经末梢所致。应指导患者修剪指甲，防止抓破皮肤；每天用温水沐浴、更衣，禁用肥皂、沐浴露等碱性浴液，防止碱性物质刺激皮肤而使症状加重，必要时可用炉甘石洗剂外涂。

3. 做好肠道准备指导。术前做好肠道准备可减少和避免术中、术后感染，提高手术成功率，减少肝性脑病的发生。术前1天口服抗生素如甲硝唑及卡那霉素，饭后服用，其作用机制是抑制肠道细菌，防止术后感染。术前晚及术晨清洁灌肠，直至无粪渣为止。或口服泻药，嘱患者术前1天傍晚开始分次口服，多饮水，促使肠道排出粪便。

4. 做好引流管护理指导。

（1）妥善固定胃管，保持有效的胃肠减压，勿扭曲或随意拔出，每2 h抽吸胃液1次，减少对吻合口的刺激，有利于吻合口愈合。注意观察胃液的颜色，如有血性液，可能为吻合口出血或应激性溃疡出血，应通知医生及时处理。

（2）腹腔引流管用以引流腹腔内残余血液，并可观察有无胆瘘、胰瘘、出血等并发症，应保持引流通畅，观察引流量、性质、颜色等。

（3）术中证实为肝门部胆管癌，不能行肿瘤切除时需放置U管，可达到胆管减压、引流胆汁、退黄的作用；还可防止单纯外引流引起的水、电解质紊乱。U管应妥善固定，保持通畅，不能随意拉扯

U管两端。注意引流液的量、性质，如引流量多、胃纳差，应配合加强营养支持疗法，防止水、电解质紊乱及营养失调；如引流液减少或无引流液引出、黄疸加深，应配合医生进行U管冲洗。

（4）胆肠支架管和胰肠支架管见于下段胆管癌行胰十二指肠切除术。因该手术切除范围大，吻合口多，需放置胆肠支架管和胰肠支架管，胆肠支架管停留约2周左右，应保持引流通畅，防止管道扭曲、折叠。近年来改进了手术方式，胰肠支架管已由外引流管变为内引流管，需注意观察腹腔引流管引出液的颜色、性状和量等。

（六）病情观察指导

1. 观察有无腹腔内出血、胆管出血及应激性溃疡出血等表现。应注意观察胃管、腹腔引流管、U管或胆肠支架管引流液的颜色、性质及量。如腹腔内出血，可从引流管内引出新鲜血液；如胃黏膜出血，可出现呕血或黑便。当出血量大，出现脉搏增快、血压下降、出冷汗等休克症状，应及时报告医护人员处理。

2. 观察有无吻合口瘘表现。行胰十二指肠切除术时吻合口多，术后可能并发胰瘘、胆瘘、肠瘘。如突然出现右上腹剧痛或持续胀痛，继而发热、黄疸加重，伤口或腹腔引流管大量液体渗出，则提示发生了吻合口瘘。此时，应及时报告医护人员，配合持续负压吸引漏出的胃肠液、胰液或胆汁，并保持瘘口周围皮肤清洁干燥，外涂皮肤保护粉保护，暂禁食，给予静脉输液。

（七）功能锻炼

手术后6h血压稳定后采取半坐卧位，以利于呼吸、引流管的引流，并可减轻腹壁张力、缓解疼痛。同时，要勤做双腿活动或经常移动身体受压部位，并进行按摩。宜早期下床活动，如无禁忌，术后3～5天可试行下床活动，利于肠蠕动恢复。

（八）出院指导

1. 宜进清淡、低脂肪饮食。

2. 加强休息，避免重体力劳动，劳逸结合，适当锻炼身体，如打太极拳、练气功等，以增强体质。

3. 行U管引流术的患者常需终身带管，出院时连接U管两端呈完全内引流。应注意妥善固定，防止U管脱落，保持引流管口敷料干燥，定期复查，每3～6个月回院更换U管。如出现腹痛、寒战、高热、黄疸，即时开放引流，并到医院就诊。

（王海英　林平顺　伍淑文）

二、原发性肝癌

（一）疾病简介

肝癌是指发生于肝细胞和肝内胆管上皮细胞的癌，是我国比较常见的恶性肿瘤之一。其病因及发病原理尚未明确，目前认为与肝炎病毒感染、黄曲霉素污染、饮水污染等因素有关。主要表现为肝区疼痛、肝大、食欲减退、腹胀、恶心、呕吐或腹泻以及不明原因的发热等，晚期可出现体重进行性下降、贫血、出血、浮肿、黄疸及腹水等全身症状。早期诊断、早期手术切除是最有效的治疗方法。对不能手术切除或切除后复发的患者，可行其他治疗方法，如射频消融、经股动脉插管肝动脉栓塞化疗、微波治疗等一系列综合治疗。

（二）饮食指导

1. 术前宜高热量、高维生素、适量碳水化合物、低脂肪饮食。除一日三餐基本饮食，另外在上午、下午或晚上8点各加点心1次，以增加热量。有肝性脑病倾向者宜采用优质蛋白饮食。少吃油腻及含胆固醇高的食物，多吃新鲜水果、蔬菜等高维生素食物。如有腹水者应采用低盐饮食，以防水钠潴留。

2. 术后禁食2～3天，待肛门排气后可进食流质，逐渐过渡到半流质及普食。应注意高热量、适量蛋白、低脂肪饮食。

（三）作息指导

保持心情舒畅及充足睡眠，避免劳累。可适当做一些轻体力活动，如散步、打太极拳等。巨块型肝癌患者应避免腹部受碰撞、剧烈活动及腹内压增高的诱因，如咳嗽、提重物、便秘等，以防癌肿破裂出血。

（四）用药指导

1. 术前进行全身支持疗法、护肝治疗（包括静脉高营养、输液、输血及护肝药物），慎用吗啡、氯丙嗪、苯巴比妥等药物，因肝功能障碍易引起蓄积中毒而致肝昏迷，止痛药可选用曲马多、凯纷、哌替啶等。必要时术前补充维生素K_1，以增强凝血功能。

2. 术后主要使用抗生素、护肝、止血、胃黏膜保护剂、营养等药物。必要时补充白蛋白、血浆等。

（五）特殊指导

1. 葡萄糖耐量试验（OGTT）目的是了解肝脏糖原储备功能。检查前禁食8 h，抽空腹血糖，然后口服葡萄糖75 g，分别于服糖后1 h、2 h抽血化验血糖。注意检查未做完时，禁止静脉滴注或注射葡萄糖及进食。

2. 告诫患者尽量避免导致肿瘤破裂出血诱因，如剧烈咳嗽、用力排便等致腹内压骤升的动作，避免腹部受碰撞。

3. 术前晚及术晨用生理盐水灌肠或口服泻药进行肠道准备，以清除肠道内含物质，勿使用肥皂液灌肠，以防血氨增高而诱发肝性脑病。

4. 术后练习深呼吸及有效咳嗽。采用松弛疗法缓解疼痛，如深呼吸、听音乐、数数字等。行半肝以上切除者，应吸氧3～5天，因为肝细胞对缺氧敏感，吸氧能增加余肝的肝细胞血氧含量，促进肝断面愈合及肝功能恢复。

5. 做好引流管护理。

（1）肝断面引流管用以引流肝断面渗出液和脱落的肝组织，防止感染，利于肝脏愈合。故应保持有效的负压引流，勿折曲管道，堵塞时及时告知医护人员处理；翻身活动时严防脱出；引流液每天倾倒；引流装置低于切口水平，以防逆行感染。

（2）胃管能及时引出胃肠内积气、积液，预防肠胀气，同时可观察有无上消化道应激性溃疡出血，故患者不能随意拔除胃管。因腹胀对肠壁压力大，肠壁静脉回流受阻，进而减少门静脉血流量，使肝营养物质和氧供减少，故应保持胃管通畅有效。

（六）病情观察指导

1. 定时测量血压、脉搏、呼吸，观察患者有无烦躁不安、表情淡漠、四肢皮肤湿冷、尿少、气促、脉搏细弱、血压下降、腹腔引流或胃管血性液多、伤口渗血或便血、呕血等出血表现。

2. 观察患者有无肝性脑病前驱症状，有无欣快激动、沉默寡言、行为异常、昼夜颠倒、语言不清等表现，若有异常应通知医生。

3. 膈下积液及脓肿多发生在术后1周左右，患者术后体温正常后再度升高，或术后体温持续不降，同时伴有上腹部或右季肋部胀痛、呃逆、脉快、白细胞增多等表现时，应高度怀疑有膈下积液或膈下脓肿。

（七）功能锻炼

术后当日平卧，次日取半坐卧位，利于呼吸和引流，并使腹腔液流入盆腔预防膈下脓肿。术后一般卧床休息3～5天，在床上进行深呼吸、咳痰、翻身、四肢活动等。3天后再起床活动，因过早下床活动可能引起肝断面摩擦出血。行经股动脉插管肝动脉栓塞化疗者术后24 h禁屈术侧下肢，穿刺部位加压包扎，防止过早活动而致出血。

（八）出院指导

1. 保持心情舒畅，乐观对待疾病。

2. 合理饮食，不吃霉变、腌制食物，禁酒，多吃含能量、蛋白质和维生素丰富的食物和新鲜蔬菜、水果。食物以清淡、易消化为宜。若有腹水、水肿，应控制食盐的摄入量。

3. 注意休息，避免劳累，如体力许可，可做适当活动或参加轻体力劳动。

4. 按医嘱服用护肝药物。注意自我观察有无水肿、腹水、体重减轻、出血倾向、黄疸等症状，必要时及时就诊。

5. 出院后1个月复查腹部B超、甲胎蛋白（AFP）、肝功能，病情无特殊者每3～6个月复查1次。若发现临床复发或转移迹象，可采取射频消融、抗肿瘤药物等治疗，必要时可再次手术。

（王海英　林平顺　伍淑文）

三、胆 石 症

（一）疾病简介

胆石症指发生在胆囊和胆管的结石。其成因主要与胆管感染、代谢异常、致石基因等因素有关，一般表现为右上腹发胀、嗳气、反酸、厌油等症状。当胆管系统发生梗阻、感染或进食油腻食物后，可产生右上腹阵发性绞痛、寒战、高热及黄疸，甚至出现休克。

（二）饮食指导

宜低脂肪、低胆固醇、高碳水化合物、高维生素饮食，少量多餐，规律进食，避免暴饮暴食。低脂饮食是指每天脂肪量限制于40 g以下，采用蒸、卤、煮、烩等烹调食物，忌用油脂糕饼、奶油糖果、果仁等食物，禁用油炸物、肥肉、猪油及含脂肪多的点心。低胆固醇饮食是指胆固醇限制在每天30 g以下，以大米、小麦、蔬菜、水果为主，适量选用牛奶、瘦肉、鸭肉、草鱼、鲫鱼、大黄鱼、豆制品等含胆固醇低的食物。少用动物内脏、蛋黄、鱼子、蟹黄等含胆固醇高的食物，宜用植物油，不宜用动物油。急性发作期应禁食，以防诱发胰腺炎。

（三）作息指导

保证充足睡眠，睡觉以侧卧位为好，以防诱发胆绞痛。保持情绪平稳。

（四）用药指导

应在医护人员指导下遵医嘱用药。主要用药为抗生素、解痉镇痛、消炎利胆、护肝等药物。

（五）特殊指导

1. 腹部B超检查作为常规检查，检查前禁食、禁水12 h。

2. 经皮肝穿刺胆管造影（PTC）对肝内外胆管均能观察到病变部位，黄疸患者亦可应用。检查前禁食、禁水4 h。检查时平卧，右臂上举于枕后，左臂贴于身体左侧，不要随意转动身体，穿刺成功后按医嘱变换体位。检查后卧床休息4～6 h，饮食不受限制。如同时置管引流可解除胆管梗阻。

3. 内镜逆行胰胆管造影（ERCP）检查前禁食、禁水8 h，检查后2 h抽血检测淀粉酶，按医嘱饮食。

4. 术前有黄疸病史，术中证实胆总管有结石，胆总管扩张、狭窄或有炎症，胆囊内有泥沙样结石或合并有胰腺炎者，需放置T管。对于胆肠吻合术患者应放置支架等。

（六）病情观察指导

观察患者有无发生急性梗阻性、化脓性胆管炎。该病起病急骤，可出现上腹压痛、肌紧张、高热、呕吐、黄疸迅速加深，甚至出现烦躁、昏迷、血压下降、休克，一旦发现应立即通知医护人员，配合紧急手术。

（七）功能锻炼

手术后6 h血压稳定后可采取半坐卧位，以利于呼吸、引流，并可减轻腹壁张力、缓解疼痛、预防膈下积液或膈下脓肿。术后一般卧床休息3天，鼓励患者尽早进行床上活动，在床上进行深呼吸、咳痰、翻身、四肢活动等。如无禁忌，术后3天可试行下床活动，利于肠蠕动恢复。若行肝部分切除术后的患者，术后应卧床3～5天，以防过早活动致肝断面出血。

（八）**出院指导**

1. 养成良好的饮食习惯，宜清淡、易消化、低脂、低胆固醇、高维生素、高热量饮食，忌暴饮暴食。

2. 保持心情舒畅愉快，乐观对待疾病。

3. 肥胖者应适当减肥，糖尿病患者应遵医嘱坚持治疗。

4. 劳逸结合，保证充足睡眠，避免劳累。

5. 若有残余结石需带管出院时应注意保持管口周围皮肤清洁干燥，定时到当地医院换药，勿淋浴，观察大小便颜色，如有寒战、发热、黄疸、腹痛或T管脱出应及时回院治疗，6周后回院经胆管镜取石后拔管，并配合中西医排石、溶石治疗。

6. 按医嘱服用消炎利胆药物。

7. 遵医嘱定期复查B超。

（林平顺　伍淑文　王海英）

四、门静脉高压症、脾功能亢进

（一）**疾病简介**

门静脉高压症是门静脉系统中血液回流受阻、血液瘀滞时，引起门静脉压力增高的一组综合征。在我国，常由于肝炎或血吸虫后肝硬化引起。临床表现为脾肿大和脾功能亢进、食管胃底静脉曲张和呕血、腹水等。脾功能亢进者常表现为白细胞和血小板减少。

（二）**饮食指导**

宜高蛋白质、高维生素、低渣软食，忌烟、酒，避免粗糙刺激性干硬食物，腹水者低盐、限水饮食，出血期间禁食、禁饮。一般术后3～5天有肛门排气，拔出胃管后可进食。进食原则：流质→半流质→软食。

（三）**作息指导**

出血期间卧床休息，避免精神紧张。脾肿大和脾功能亢进者应避免腹部受碰撞、剧烈活动，避免腹压增高的诱因，如咳嗽、提重物、便秘等，以防脾破裂出血。

（四）**用药指导**

应在医护人员指导下遵医嘱用药。主要用药为止血药、抑酸药物、护肝药、营养药物、生长抑素、血小板、利尿药物。

（五）**特殊指导**

妥善固定胃管、腹腔引流管，避免脱出及扭曲、受压。三腔二囊管压迫止血指导详见内科章节，纤维内镜下曲张静脉注入硬化剂或曲张静脉套扎术指导详见内科章节。

（六）**病情观察指导**

定时配合测量血压、脉搏、呼吸、中心静脉压。观察患者有无烦躁不安、表情淡漠、四肢皮肤湿冷、尿少、气促、脉搏细弱、血压下降等，并记录呕血、黑便的量、次数、性状，胃管及腹腔引流液的量、颜色。观察有无欣快激动、沉默寡言、行为异常、昼夜颠倒、语言不清等肝性脑病前驱症状。

（七）**功能锻炼**

术后当日平卧，次日取半坐卧位。卧床休息3～5天，早期进行床上活动，如进行深呼吸、咳嗽、翻身及四肢活动，预防静脉血栓形成。术后3～5天可试行下床活动，注意劳逸结合，避免劳累。

（八）**出院指导**

1. 保持乐观、开朗，避免易怒、忧伤。

2. 合理饮食，避免粗糙刺激性干硬食物，注意蛋白质、钠盐、钾的合理补充。戒烟、酒。

3. 保证充足睡眠，避免劳累。适当锻炼，如打太极拳、散步等。

4. 保持大便通畅。

5. 按医嘱服用护肝药物。

6. 遵医嘱定期复查B超、肝功能。

7. 若出现呕血、黑便或肝性脑病前期表现应立即就诊。

（林平顺　王海英　伍淑文）

五、胰腺癌及壶腹部周围癌

（一）疾病简介

胰腺癌是消化系统较常见的恶性肿瘤，其中胰头癌占70%～80%，其次为胰腺体、尾部癌。壶腹部周围癌是指发生于胆总管末端、壶腹部及十二指肠乳头附近的癌肿，其临床表现颇似胰头癌。病因尚不明确，吸烟、高蛋白及高脂肪饮食、糖尿病、慢性胰腺炎、遗传因素可能与发病有关。腹痛是最常见的首发症状。梗阻性黄疸是胰头癌的主要症状和体征，并呈进行性加重。壶腹部周围癌的黄疸可呈波动性，是区别胰头癌的一个重要特征。患者常有食欲不振、上腹饱胀、消化不良、便秘或腹泻，在短时间内出现明显的消瘦和乏力，同时伴有贫血、低蛋白血症等。若继发胆管感染还会出现反复发热。

（二）饮食指导

宜低脂、高碳水化合物、优质蛋白质、丰富维生素、易消化饮食。忌食肥肉、油炸的高脂类食物及浓茶、咖啡、辣椒等刺激性食物。术前2天进食半流质、少纤维素的食物，以减少粪便、清洁肠道。行胰十二指肠切除术后禁食5～7天，进食后由清流半量开始，逐步过渡到流质、半流质、普食，注意早期少量多餐，低脂、低蛋白饮食，因患者脂肪的代谢恢复较迟，常在术后1个月。

（三）作息指导

保持心情舒畅和充足的睡眠时间，避免劳累，可适当做一些轻体力活动，如散步、打太极拳等，以增加食欲、提高抵抗力。

（四）用药指导

应在医护人员指导下遵医嘱用药。主要用药为护肝药、营养药物、维生素、补充胰酶促进消化药物。术后短期内使用抗生素、止血药物、止痛药物，必要时需使用生长抑素。

（五）特殊指导

1. 黄疸皮肤护理方面注意剪指甲，勿用力抓挠皮肤，勿使用碱性或刺激性强的清洁液，皮肤瘙痒影响休息时，可以外涂芦甘石洗剂或用温水轻拭皮肤，可适当服用安眠药。

2. 经皮肝穿刺胆管置管引流（PTCD）应用于术前黄疸患者，以改善肝功能、减少术后并发症的发生。检查前禁食4 h，检查时平卧，右臂上举于枕后，左臂贴于身体左侧，不要随意转动身体，穿刺成功后按医嘱变换体位；检查后卧床休息4～6 h，饮食不受限制。置管期间观察记录胆汁的量、性状及颜色。

3. 内镜逆行胰胆管造影（ERCP）可直接观察十二指肠乳头部的病变，造影可显示胆管或胰管的狭窄或扩张，并能进行活检。检查同时可在胆管内植入支撑管，以达到术前减轻黄疸的目的。检查前禁食、禁水8 h，检查后2 h抽血检测淀粉酶，按医嘱饮食。

4. 妥善固定好各种引流管，翻身时尤应注意勿扭曲或压迫管道，并预防脱出。其中胰肠支架管、胆肠支架管特别注意勿移位，以防胰漏、胆漏的发生。近年来改进了手术方式，胰肠吻合支架管已由外引流管变为内引流管，需密切观察腹腔引流管引出液的颜色、性状、量，保持引流通畅。若出现胆瘘、胰瘘，要注意保护引流管口周围皮肤，预防或减少胆汁、胰液刺激，可外涂氧化锌软膏、皮肤保护粉保护。

（六）病情观察指导

定时测量血压、脉搏、呼吸、中心静脉压。观察患者神志、尿量以及有无烦躁不安、表情淡漠、四肢皮肤湿冷、尿少、气促、脉搏细弱、血压下降、腹腔引流管引出血性液体等出血表现；观察有无欣快激动、沉默寡言、行为异常、昼夜颠倒、语言不清等肝性脑病前驱症状；观察有无突发剧烈腹痛、持续腹胀、发热、引流管引出胆汁样液体/胰液、伤口渗液等胆瘘、胰瘘的表现。

（七）功能锻炼

术后当日平卧，次日给予半坐卧位，以利于呼吸、引流，并可减轻腹壁张力、缓解疼痛、预防膈下积液或膈下脓肿。胰十二指肠切除术后一般需卧床休息5～7天，卧床期间每天进行深呼吸运动3次，每次10～15 min；每2～4 h进行翻身、四肢活动，避免发生压疮及下肢静脉血栓等。术后5～7天可下床活动，活动注意循序渐进，避免劳累。

（八）出院指导

1. 作息规律，保证充足睡眠，保持心情舒畅，乐观对待疾病。

2. 进食高热量、高维生素、适量蛋白、低脂肪、易消化的食物，少量多餐。术后出现糖尿病患者给予糖尿病饮食。

3. 适当进行身体锻炼，如打太极拳、散步等。

4. 保持皮肤清洁。

5. 出院后1个月复查B超、血常规和肝功能情况，病情无特殊者每3～6个月复查1次。

6. 若出现腹痛、腹胀、纳差、消瘦、发热、黄疸应及时到医院就诊。

（王海英　伍淑文　林平顺）

六、肝脓肿

（一）疾病简介

肝受感染后，因未及时处理或正确处理而形成脓肿。常见的细菌有细菌性和阿米巴性2种。细菌性肝脓肿常继发于某种感染性先驱疾病，起病较急，主要表现为寒战、高热、肝区疼痛和肝肿大，体温常可高达39～40 ℃。阿米巴性肝脓肿常并发于肠道阿米巴感染，起病较缓慢，可有高热或不规则发热、盗汗。根据病史、血象检查、X线和B超检查等可诊断此病。对细菌性肝脓肿应进行支持疗法，纠正水、电解质紊乱，应用大量抗生素，可在B超引导下行脓肿穿刺，对大的脓肿可施行切开引流；对阿米巴性肝脓肿使用抗阿米巴药物治疗，必要时反复穿刺抽脓及支持疗法。

（二）饮食指导

给予高热量、高蛋白、富含维生素全额膳食纤维的食物，保证足够的液体摄入量。高热期间每天至少摄入3 000 mL液体。

（三）作息指导

可适当活动，高热、疼痛期间卧床休息，B超下穿刺抽脓或置管引流后取半坐卧位。

（四）用药指导

1. 在未确定病原菌前，可选用青霉素、氨苄西林加氨基糖苷类抗生素、头孢菌素类或甲硝唑等药物。根据细菌培养及药敏结果选用有效抗生素，注意观察药物不良反应，对长期应用抗生素的患者警惕假膜性肠炎及继发双重感染。

2. 提供肠内、肠外营养支持，必要时多次少量输血和血浆以增强机体抵抗力。

3. 准确使用抗阿米巴药物，如甲硝唑、氯喹、依米丁等。

4. 准确使用解热镇痛药，如安乃近、柴胡、复方氨林巴比妥等。注意观察有无过敏反应以及急性粒细胞减少等不良反应。

（五）特殊指导

B超引导下穿刺抽脓并置管引流，可用于较大的脓肿。妥善固定引流管，防止滑脱，保持引流通畅，观察引流液颜色、性状及量。阿米巴脓肿导管接闭式引流瓶。

（六）病情观察指导

观察患者有无寒战、高热、盗汗、肝区疼痛、肿大等感染症状，有无呕吐、纳差，采用降温措施后出汗过多、眼眶凹陷、唇干、肢体湿冷等液体不足的表现。

（七）功能锻炼

宜半坐卧位，以利于呼吸、引流管的引流。鼓励患者床上活动，避免同一部位长时间受压。

（八）出院指导

1. 保持心情舒畅。

2. 进食高热量、高蛋白、丰富维生素、易消化食物。

3. 注意休息，避免劳累，适当进行体育锻炼。

4. 按医嘱服用抗生素。

5. 自我监测体温变化。

6. 定时到医院复查血象、肝功能及B超检查。

（林平顺　王海英　伍淑文）

七、胆囊息肉

（一）疾病简介

胆囊息肉实际上是胆囊隆起样病变，可分为非肿瘤性息肉及肿瘤性息肉。胆囊息肉大部分为非肿瘤性息肉，包括胆固醇息肉、炎性息肉、胆囊腺肌增生，其中胆固醇息肉占胆囊息肉的40%以上；小部分为肿瘤性息肉，如腺瘤性息肉、腺癌。通常患者可以没有任何症状，常在体检中发现；也有部分表现为慢性胆囊炎的症状，如右上腹隐痛、进食后不适等。可选择消炎利胆药物治疗。若发现息肉有增大或恶变的可能，应立即手术切除。

（二）饮食指导

术前宜低脂饮食，特别是胆囊息肉有40%以上为胆固醇息肉，故应通过饮食对脂肪及胆固醇进行控制，少吃动物内脏、骨髓、肥肉、奶油、蛋黄等高脂、高胆固醇食物。经腹腔镜手术当天禁食，术后第1天流质，第2天半流质，第3天起可低脂饮食，逐渐过渡到低脂普食。

（三）作息指导

劳逸结合，生活有规律，避免疲劳。术后6 h血压稳定，取半坐卧位，术后第1天可起床活动，以促进胃肠功能恢复，防止肺部并发症。

（四）用药指导

合并慢性胆囊炎，常出现右上腹疼痛不适，影响工作或生活，可选择消炎利胆药物治疗。

（五）特殊指导

1. B超诊断率高，一般采用B超复查，不必使用CT或磁共振检查。

2. 保守治疗时3～6个月复查1次，连续2～3次，如果息肉没有变化，则每年体检或有症状时再进行检查。

3. 若B超检查中见胆囊息肉直径超过1 cm，基底部较宽，表面不光滑，病变侵及肌层，短时间增大较快，胆囊息肉合并慢性胆囊炎而胆囊炎服药治疗无效，或合并胆囊结石，应行手术治疗。

4. 腹腔镜手术时需将CO_2注入腹腔形成气腹，以达到和维持术中手术视野清晰及保证腹腔镜手术操作所需要的空间，但腹腔中CO_2亦可聚集在膈下产生碳酸，并刺激膈肌及胆囊床创面而引起不同程度的腰背部、肩部不适或疼痛等，一般无需特殊处理，可自行缓解。

（六）病情观察指导

若出现右上腹不适，可能合并胆囊炎发作，应及时对症处理。胆囊切除术后出现腹泻，与肝脏分泌胆汁后直接排入肠道，胆汁未浓缩影响消化有关，给予对症、止泻处理。

（七）功能锻炼

胆囊炎发作期，注意休息，避免劳累。术后早期活动。

（八）出院指导

1. 进低脂饮食，忌油腻食物及饱餐。

2. 饮食有规律，避免劳累及精神高度紧张。

3. 若为保守治疗患者，应按医嘱服药，定期进行B超检查，一般为3～6个月检查1次，连续2～3次无特殊变化则每年检查1次。

（王海英　林平顺　伍淑文）

第四节　神经外科常见疾病的健康教育

一、颅脑外伤

（一）疾病简介

颅脑外伤是一种常见的损伤，是因外界暴力作用于头部而引起。按损伤后脑组织是否与外界相通分为开放性损伤和闭合性损伤。由于致伤物体的物理性质不一致，头部受力的强度和部位不固定，颅脑各部组织的结构与密度不相同，因此所造成的头皮、颅骨和脑损伤的情况亦有所差异。常见的颅脑外伤有头皮裂伤、头皮撕脱伤、头皮血肿、颅骨损伤、脑震荡、脑挫裂伤、颅内血肿等，一般表现为意识障碍、头痛、呕吐、瞳孔改变、肢体活动障碍、生命体征改变、脑疝等。颅脑外伤病情复杂、变化快，易引起不良后果，应高度重视。

（二）饮食指导

1. 需手术治疗时，术前禁食10～12 h，禁饮6～8 h，以免因麻醉或手术过程呕吐引起窒息或吸入性肺炎。术后6 h清醒并无呕吐等不适时，病情允许者可进食流质，逐渐过渡至半流质、普食。早期胃肠功能未完全恢复时，尽量少进食牛奶及糖类食物，防止产气过多引起肠胀气。

2. 不需手术时，清醒无吞咽障碍者应进食高热量、高蛋白、高维生素、易消化的食物，以保证充足的营养供给，促进损伤的修复。有消化道出血时应暂时禁食，出血停止后方可进食，避免辛辣刺激的食物，以免加重消化道出血。长期昏迷者必要时应鼻饲流质，以保障营养的供给。

（三）作息指导

卧床休息，抬高床头15°～30°，利于静脉回流，减轻头面部水肿。对有精神症状或躁动患者，应加床栏及约束四肢，防止坠床。长期卧床患者应协助定时翻身拍背、按摩受压部位，必要时受压部位垫啫喱垫或使用气垫波浪床。

（四）用药指导

1. 根据病情需要使用抗生素和止血药，防止感染和出血。

2. 根据病情需要使用降颅内压药物，如甘露醇125～250 mL要求在20～30 min内滴完。

3. 输液量成人一般每天1 500～2 000 mL（有其他并发症除外），输液速度宜慢，若输液速度过快，可引起颅内压增高，患者和家属不能擅自调节补液速度，以免造成危险。

4. 根据病情需要使用抗癫痫药物，严格按医嘱用药，患者不能擅自停药或改药，以免引起癫痫发作。

5. 根据病情需要使用脑细胞营养药。

6. 必要时使用营养支持治疗，如输氨基酸、白蛋白、丙种球蛋白等。

（五）特殊指导

1. 外伤性蛛网膜下腔出血的患者，需要进行腰椎穿刺，其目的是放出血性脑脊液，了解出血的转归。腰椎穿刺后需平卧6 h（可翻身）。必要时留置腰大池引流管持续外引流以引出血性脑脊液，减轻血性脑脊液对脑和脑膜的刺激，促进脑脊液的循环和吸收，缓解脑血管痉挛，改善脑缺血状态，对减轻脑水肿、减少脑积水和脑梗死发生率有帮助。持续腰大池引流需注意以下几点：①注意严格无菌操作，防止翻身时发生引流管折断或脱落；②尽可能缩短引流管留置时间，根据脑脊液颜色和检验结果，一般在6~10天拔除，最长不超过12天；③控制脑脊液引流量，调节控制滴速4~6滴/min，或使用输液调节器调节引流量10~20 mL/h，调节24 h引流量在200~500 mL为宜；④注意患者体位和引流袋高度，需绝对卧床，可在头高位之间变动体位，但引流袋高度也要随之调整。

2. 出现脑脊液耳漏或鼻漏时应注意严禁擤鼻，避免用力咳嗽、屏气；保持大小便通畅；不可局部冲洗、填塞、滴药；抬高头部15°~30°，保持此体位至脑脊液漏停止后3~5天，以利脑组织与漏口贴合紧密，促进早日愈合。

3. 肢体感觉功能减弱或消失者，高热时用冰敷方法降温并且应用布巾包裹冰袋，避免冻伤；天气寒冷时应加盖被子，不宜用热水袋取暖，以防烫伤。

4. 对于气管切开的患者应注意进行指导。

（1）保持呼吸道通畅，避免异物进入气管内。可用单层湿生理盐水纱布覆盖气管套管口处，但不能用毛巾、纸巾等物品覆盖，以免引起人为的堵塞，导致呼吸困难。

（2）如出现烦躁不安、呼吸急促及呼吸道有痰音时应立即吸痰处理，嘱患者家属勿擅自进行吸痰，以免发生意外。如出现气管切开处出血，颈部、胸部肿胀明显及气管套脱出等情况，要立即报告医生处理。

（3）气管套管拔除前影响发音讲话，神志清醒者可用手指轻轻压在气管套管口，形成暂时性堵管，指导患者简单地发音讲话，让患者表达自己的意愿。

（4）气管套管拔除后，仍要注意呼吸情况，如有气促等情况即通知医生处理。

（六）病情观察指导

如出现以下情况应立即报告医生进行处理。

1. 意识改变，如从清醒转为烦躁等。

2. 出现头痛、头晕、恶心、呕吐。

3. 发现有清鼻涕样液体从鼻腔流出或液体从耳流出时，警惕脑脊液鼻漏或耳漏的可能，应采取半坐卧位或头侧卧位（耳漏侧卧位），避免局部滴药、填塞等，防止逆行感染。

4. 伤口有渗血或渗液，引流管不通畅或发现引流液的性质、颜色、量有异常。

5. 出现癫痫发作先兆或癫痫发作。

（七）功能训练指导

1. 肢体活动障碍者需进行肢体功能训练，每天按摩患肢6~10次，以促进局部血液循环；进行瘫痪肢体的被动活动，健侧肢体主动活动，防止肌肉萎缩；保持肢体功能位置，用"L"形夹板固定踝关节，防止足下垂。

2. 语言障碍者需进行语言功能训练，从单音开始逐渐过渡说日常用语；用听收音机、广播的形式，让患者听过去熟悉的歌曲、喜爱的节目；教育患者认读自己的姓名、简单的文字符号。

（八）出院指导

1. 宜多进食芹菜、豆制品、芝麻、香蕉等粗纤维食物，以保持大便通畅并养成定时排便的良好习惯。

2. 勿挖耳、抠鼻，也勿用力屏气排便、咳嗽、擤鼻或打喷嚏，以免鼻窦或乳突气房内的空气被压入或吸入颅内，导致气颅和感染。

3. 身体某些功能未完全恢复者继续进行功能锻炼，如有条件应转往康复科继续治疗。

4. 有癫痫病史者不能单独外出，不宜攀高、骑车、游泳等，随身携带疾病证明单，遵医嘱坚持服用抗癫痫药，勿擅自减量或停药。

5. 有颅骨缺损者，注意保护颅骨缺损区脑组织，避免碰撞，睡眠时避免压迫。

6. 出院后1个月复诊，如有剧烈头痛、眩晕、呕血等不适及时到医院就诊。出院后3～6个月入院行颅骨修补术。

（蓝海　曾晓琴　伍淑文）

二、垂体腺瘤

（一）疾病简介

垂体腺瘤是垂体细胞先发生突变，然后在内外因素的促进下突变的细胞增生，发展为垂体腺瘤。垂体腺瘤的发生缘于垂体自身病变或基因缺陷。垂体腺瘤因病理类型不同而表现不同，既可表现为肢端肥大或巨人症，也可为闭经、泌乳或性功能低下（阳痿、性欲减退）等；少数人表现为甲亢或甲低，或仅有视力、视野改变、颅内压增高等。经口鼻-蝶-窦入路切除肿瘤，是目前垂体腺瘤常用的治疗方法。

（二）饮食指导

1. 术前普食，可给予易消化、富营养、合胃口的饮食。

2. 合并有糖尿病者应遵医嘱予糖尿病饮食，必要时口服降糖药或皮下注射胰岛素，调控血糖至正常水平。

3. 术前禁食10～12 h，禁饮6～8 h，术后禁食6～12 h，无呕吐者可进流质至半流质饮食，逐渐改为普食，禁食期间患者诉口渴者可用棉签蘸温开水湿润口唇及口腔，或用温纱布覆盖口腔。

4. 术后宜少食多餐，忌大口进食和用力咀嚼，餐前餐后注意保持口腔清洁。

5. 术后如出现尿崩症，鼓励患者多饮水，特别是加盐温开水；不能摄入含糖饮料，以免使血糖增高，产生渗透性利尿而使尿量增加，并监测电解质及记录出入量，以防出现水、电解质平衡失调。

（三）作息指导

提供安静、清洁的作息环境，保证患者有充足的睡眠，利于提高食欲、增强机体抵抗力。术前有头痛不适者应卧床休息，注意保暖，预防感冒。术后麻醉清醒后摇高床头15°～30°，以减轻面部水肿。

（四）用药指导

1. 局部用药。

（1）术前1～2天用新霉素或氯霉素眼药水滴鼻，每天4次，滴药时平卧头后仰，滴药后平卧5 min，使药液充分进入鼻腔达到有效消毒的目的。

（2）术前2～3天用复方硼砂液漱口，每天3次，保持口腔清洁，预防术后口腔的伤口感染。

（3）入院后每天清洗鼻孔，术前1天剪干净鼻毛后，用生理盐水清洁鼻孔，以减少术后感染风险。

2. 全身用药。

（1）口服溴隐亭能抑制垂体前叶泌乳素的分泌，有些患者开始服用时可能会出现恶心、呕吐等反应，可在餐后或睡前服药以减少不适。

（2）如术前垂体功能低者，口服地塞米松或泼尼松，以改善垂体功能，预防术后发生垂体功能衰竭。

3. 有尿崩（即尿多，尿量>4 000 mL/d，尿密度<1.003，尿渗透压<200 OSM/L）者须口服弥凝片或皮下注射垂体后叶素。

（五）特殊指导

1. 有视力障碍者定期自查视力，以了解病情进展情况。视力障碍、视野损伤者外出时要有家人陪伴，以防发生意外。

2．术前练习张口呼吸，吸烟者应戒烟，减少对呼吸道的刺激。

3．养成定时排便的习惯，练习床上大小便。

4．进行有效的咳痰练习。

5．术前1天除剃鼻毛外，还要剃腹部或右大腿皮肤的汗毛，以备术中取小块肌肉填塞鞍底（即手术切口）之用。

6．术后痰多时，要经常更换体位，同时可采取轻拍背部、雾化吸入等方法促进痰液排出。

7．勿过早起床活动，可在床上活动四肢。一般在拔除鼻腔油纱（术后5天）后2天且无脑脊液漏者方可离床活动，开始下床时可先扶着床沿绕着走，无不适后才逐渐增加行走距离，以防跌伤。

8．注意患者个人卫生，不能用手挖鼻孔、擤鼻涕，不要大笑，不要用力咳嗽及排便，避免引起颅内高压而诱发脑脊液漏。

（六）病情观察指导

1．术后严密监测意识、瞳孔、血压、脉搏、呼吸及密切观察头颈部伤口敷料渗血、渗液情况，若意识由清醒转为嗜睡时，需警惕低钠血症。

2．若有多饮、多尿症状（尿量＞4 000 mL/d），准确记录每天入量（输液＋饮水量）和尿量。

3．术后伤口有少量渗血，可用无菌棉签吸干血滴（忌用纸巾擦拭），伤口渗血较多者及时告知值班医生。

4．术后患者会咳出暗红色血性痰，如患者咳出鲜红血性液，要报告医生处理。

5．准确记录出入量，了解有无尿崩症发生。

6．注意视力、视野的变化。

7．观察有无脑脊液漏发生，如出现脑脊液漏（自觉有带咸性液流至咽喉部或拔鼻腔油纱后有清鼻涕样液流出），严禁擤鼻，避免用力咳嗽、屏气；保持大小便通畅；不可局部冲洗、填塞、滴药；抬高头部15°～30°，保持此体位至脑脊液漏停止后3～5天，以利脑组织与漏口贴合紧密，促进早日愈合。

（七）出院指导

1．进食普通饮食。

（1）合理营养，饮食宜清淡、易消化、富含粗纤维，以保持大便通畅，如黑木耳、大蒜、茄子、丝瓜、胡萝卜、魔芋、红薯、无花果、草莓、苹果、梨、香蕉、蜂蜜、绿色蔬菜等。

（2）避免吃油炸及粗硬的食物，忌用强烈辛辣的调味品。戒烟、酒。

（3）1个月内慎用温补、活血类的食物，以免引起鼻腔出血，如人参、丹参、羊肉、狗肉等。

（4）糖尿病者须遵医嘱继续进食糖尿病饮食。

2．冬天注意保暖，预防感冒，恢复期少到公共场所。

3．3个月内尽量避免抬重物，尽量避免大笑、用力咳嗽、擤鼻涕、挖鼻孔等，保持大便通畅，以免引起颅内压增高导致脑脊液漏（鼻漏）。

4．如有不适随时就诊，无特殊情况一般术后1～3个月门诊复诊。

5．短期内可能有鼻塞、通气不良、嗅觉未能完全恢复等，但随着时间的推移会逐渐康复，如术后半年上述症状仍无改善，可到耳鼻喉科就诊。

（蓝海　曾晓琴　伍淑文）

三、颅咽管瘤

（一）疾病简介

颅咽管瘤是由外胚叶形成的颅咽管残余的上皮细胞发展起来的胚胎残余组织肿瘤，为良性先天性肿瘤,多见于儿童和青少年。主要表现为视力视野改变、颅内压增高、内分泌功能障碍和意识变化等。手术切除是目前治疗的主要手段,放疗和化疗起辅助作用。颅咽管瘤虽是良性,但位于大脑深部,周围相邻都是重要结构,肿瘤完全切除比较困难,术后并发症比较多,容易复发。

(二)饮食指导

1. 术前普食,注意补充营养,宜进高蛋白、高热量、高维生素、易消化的饮食,如豆制品、瘦肉、鱼、绿色蔬菜等。

2. 为保持大便通畅,多食粗纤维丰富的食物,如芹菜、芝麻、香蕉等。

3. 术前禁食10～12 h,禁饮6～8 h,术后第1天无呕吐者可进流质至半流质饮食,逐渐改为普食,禁食期间患者诉口渴时可用棉签蘸温开水湿润口唇及口腔,或用温纱布覆盖口腔。术后早期胃肠功能未完全恢复时,尽量少进牛奶、糖类食物,防止其消化后产气过多引起肠胀气。

4. 术后24 h持续昏迷、吞咽功能障碍者,应留置胃管鼻饲流质饮食。

5. 不能摄入含糖饮料,以免使血糖增高,产生渗透性利尿,使尿量增加。

6. 鼓励患者多喝水,低钾、低钠者喝含高钾的饮料和进食含钠高的食物,如橙汁、咸菜等。

7. 高钠者多饮温开水,利于钠离子的排出。

(三)作息指导

1. 注意保暖,防止感冒,因感冒、咳嗽可引起颅腔压力增高甚至导致脑疝发生。

2. 视力障碍、视野缺损者外出时需有家人陪伴,以防发生意外。

3. 为预防术后发生吸入性肺炎,手术前积极训练咳嗽和排痰,具体方法是吸气后轻轻咳1～2次,然后大声咳嗽促进痰液排出,早、中、晚各训练1次,每次3 min。

4. 由于手术后需卧床,因此手术前3天起开始练习卧床排尿,每天至少2次。

5. 手术前剪指(趾)甲,并将义齿、眼镜和其他贵重首饰取下,交给家属保管。

6. 手术前1天剃头后洗澡,穿干净病号服。

7. 手术前保证充足的睡眠,如失眠可遵医嘱口服安眠药物。

8. 手术后麻醉清醒后,血压平稳者可抬高床头15°～30°,以利于颅内静脉回流。

(四)用药指导

1. 有尿崩(即尿多,尿量>4 000 mL/d,尿密度<1.003,尿渗透压<200 OSM/L)者须口服弥凝片或皮下注射垂体后叶素。

2. 术后多数患者都有切口疼痛,遵医嘱使用适量的止痛剂。

(五)特殊指导

1. 术晨插尿管时指导患者深呼吸,以减轻不适感。

2. 麻醉清醒后,血压平稳者可抬高床头15°～30°,以利于颅内静脉回流。

3. 较大病变组织切除术后,局部留有较大腔隙的应禁患侧卧位,以防脑组织移位和脑水肿发生。

4. 术后进行有效的咳嗽排痰,必要时雾化吸入,以促进痰液排出。

5. 术后勿用力排便,以防止颅腔压力增高导致脑疝发生。如发生便秘,应遵医嘱使用泻药。

6. 术后长期卧床易发生褥疮、深静脉血栓等,医护人员要协助患者翻身,如病情允许,患者可在床上进行四肢活动。

7. 切口拆线后,可适当下床活动,但注意循序渐进,勿操之过急。

8. 开颅术后,头部将放置引流管,转身时注意不要用力过猛,防止引流管脱落。

9. 如病情允许,术后2～3天内就可以拔除尿管,自行排尿。如自行排尿困难,可予腹部热敷、按摩、听流水声、会阴冲洗等方法促进排尿。

(六)病情观察指导

1. 术后严密监测意识、瞳孔、血压、脉搏、呼吸及密切观察头颈部伤口敷料渗血、渗液情况,若意识由清醒转为嗜睡时，需警惕低钠血症。

2. 准确记录24 h出入量及每小时尿量，当每小时尿量超过250 mL时及时报告医生。

3. 定期检测血生化、尿常规指标和测尿密度，及早发现电解质紊乱征象。

4. 定期监测体温，了解有无出现中枢性高热。

5. 了解视力的变化。

（七）出院指导

1. 加强营养，进食高热量、高蛋白、富营养、易消化的食物，宜少量多餐。

2. 如病情允许，术后半个月可进行放疗或化疗（颅咽管瘤位于大脑深部，周围相邻都是重要结构，肿瘤完全切除比较困难），以彻底清除病变组织，促进脑功能恢复。

3. 注意休息，有视力障碍、行动不便者需有人陪伴，以防跌伤。

4. 有肢体功能障碍者，应被动活动肢体，以减轻功能障碍，防止肌肉萎缩，如有条件应转往康复科继续治疗。

5. 有继发性癫痫者不能单独外出，不宜攀高、骑车、游泳等，随身携带疾病证明单，遵医嘱坚持服用抗癫痫药，勿擅自减量或停药。

6. 出院3~6个月后定期复查，并长期随诊。

（国宁　曾晓琴　伍淑文）

四、听神经瘤

（一）疾病简介

听神经瘤起源于听神经鞘，是典型的神经鞘瘤，为常见的颅内肿瘤之一。本病属良性病变，如能手术切除，常能获得永久治愈。听神经瘤引起小脑脑桥角症候群，包括有神经前庭部及耳蜗部的功能障碍，表现有头晕、眩晕、耳鸣、耳聋及邻近颅神经的刺激或麻痹症状，以及小脑症状、脑干症状和颅内压增高症状等。手术切除听神经瘤常见的并发症是面神经损伤，切除大肿瘤时可能伤及三叉神经、舌咽神经、迷走神经或脑干等，出现暂时或永久性周围性面瘫、神经性角膜炎及吞咽困难等。术后有三叉神经损伤者，根据损伤程度将病侧眼睑做暂时性或持久性缝合，以保护角膜。

（二）饮食指导

1. 术前普食，不用戒口，可给予易消化、高蛋白、高维生素饮食，以提高机体抵抗力和术后组织的修复能力。

2. 术前禁食10~12 h、禁饮6~8 h，以免麻醉后呕吐引起窒息或吸入性肺炎。

3. 手术后如无吞咽困难及进食呛咳者，术后第1天可进食流质，逐渐向半流质、软饭、普食过渡。

4. 如术后有吞咽神经麻痹、短期不能进食者，给予留置胃管鼻饲。保持口腔清洁，可经口进食时，从糊状食物开始，逐渐向半流质、流质、清流过渡。

5. 如患者术后出现面神经损害时，需注意饮食温度，防止烫伤。

（三）作息指导

术前应保证充足的睡眠，若有头痛、呕吐等颅内压增高的症状时，可将床头抬高15°~30°，并按医嘱使用降颅压的药物。

（四）用药指导

术后使用抗生素预防伤口感染，使用止血药预防颅内继发性出血，使用甘露醇、地塞米松等脱水药减轻脑水肿，使用神经营养药则促进神经功能恢复。

（五）特殊指导

1. 由于听神经瘤患者术后常出现咳嗽反射消失，而呼吸道分泌物过多不易咳出，予雾化吸入以促进痰液排出，必要时需配合医生行气管切开术。

2．如患者术后出现面神经损伤致眼睑闭合不全，白天予滴眼药水，夜晚涂眼药膏，并用无菌纱布覆盖，预防角膜溃疡、结膜炎的发生。如果结膜红肿严重，需配合医生行眼睑缝合术。

3．如患者术后出现面神经损伤致嘴歪及吞咽困难，口腔分泌物滞留在口腔或不断从嘴角流出，易出现口腔及嘴角溃疡，应加强口腔护理，外敷口腔溃疡膜或口唇涂液体石蜡。

4．患者术后出现听神经损害而听力丧失时，护理需主动、周全。

（六）病情观察指导

术后严密监测瞳孔、意识、生命体征、肢体肌力、头部伤口敷料渗血、渗液等情况。早期发现术后出血等并发症，及时处理挽救患者生命。还需观察患者眼睑闭合情况、口角歪斜及有无后组颅神经损伤所致声音嘶哑、吞咽困难、进食呛咳、咳嗽无力等情况。

（七）出院指导

1．生活要有规律，劳逸结合，适宜地体育锻炼，合理营养以增强体质。

2．保持头部的清洁，伤口拆线后愈合良好并已脱痂者可用流动水洗头。

3．有吞咽困难、进食呛咳者，可带胃管出院，继续进行吞咽功能训练，如有条件应转往康复科继续治疗。

4．出院后3～6个月回院复查。

（国宁　曾晓琴　伍淑文）

五、椎管内肿瘤

（一）疾病简介

椎管内肿瘤也称为脊髓肿瘤，包括发生于椎管内各种组织如神经根、硬脊膜、血管、脊髓及脂肪组织的原发性和继发性肿瘤。根据肿瘤与脊髓、脊膜的关系分为髓内、髓外硬脊膜下和硬脊膜外肿瘤三大类。脊髓肿瘤对脊髓的压迫是造成一系列病理生理变化的基本原因。神经根痛为首发症状，并有感觉障碍、自主神经功能障碍、运动障碍及反射异常。

（二）饮食指导

进食高蛋白、高热量、易消化的清淡食物，以提高机体抵抗力和术后组织的修复能力。术前1～2天进食流质或半流质，以减少粪便形成，避免手术区域因麻醉后肛门括约肌松弛被大便污染。术前禁食10～12 h，禁饮6～8 h，以免麻醉时呕吐引起窒息或吸入性肺炎。术后第1天可进食流质，逐渐向半流质、软食、普食过渡。在胃肠功能未完全恢复时，尽量少进食牛奶、豆浆、糖类食物，以免引起肠胀气。术后宜多进食水果、蔬菜，以保持大便通畅。

（三）作息指导

术前应保证充足的睡眠，夜间痛和平卧痛是椎管内肿瘤较为特殊的症状，患者常被迫"坐睡"。术后卧硬板床10～14天，不能过早离床活动，以免影响手术节段脊柱的稳定性。

（四）用药指导

术前可适当使用止痛药和安眠药，术后使用抗生素预防伤口感染；使用止血药预防出血，使用神经营养药则促进神经功能恢复。

（五）特殊指导

卧床期间每隔1～2 h更换体位1次，翻身时应在护理人员协助下进行，采取"一字形"翻身技术方法，即头、颈、躯干保持一致。术后10～14天逐渐抬高床头，颈椎手术者需戴颈托，腰椎手术者需戴腰围，并逐步从床上坐起→离床坐→扶床边坐→室内行走，注意每次活动量不宜过大（以患者耐受为准）。

（六）病情观察指导

高颈段（C_{1-4}）肿瘤，术后严密监测瞳孔、意识、生命体征，尤其是密切观察呼吸、肢体肌力及感觉、头颈部伤口敷料渗血、渗液情况。严密观察四肢活动情况，早期发现脊髓术后脊髓血肿、水肿，如四肢疼痛难忍、烦躁；感觉平面上升，双下肢瘫痪加重。椎管内肿瘤患者术后常引起胃肠功能紊乱、迟缓性胃肠麻痹、严重腹胀，需注意观察患者有无腹胀和腹痛，有无大小便失禁或便秘、尿潴留等。

（七）出院指导

1. 生活要有规律，劳逸结合，适宜的体育锻炼，避免脊柱剧烈运动。合理营养以增强体质。如有条件转往康复科继续治疗。

2. 肢体活动障碍者，每天按摩肢体6～10次，以促进局部血液循环，防止肌肉萎缩，同时配合针灸、康复训练，瘫痪肢体功能可在一定程度上得以恢复；同时做缩肛训练，以锻炼骨盆肌力。如有条件应转往康复科继续治疗。

3. 伤口拆线后愈合良好并已脱痂者，可用流动水洗澡。

4. 颈椎、腰椎手术后患者配戴颈托和腰围至少3个月。

5. 四肢有麻痹、瘫痪或感觉异常者，高热时用冰敷方法降温并且应用布巾包裹冰袋，避免冻伤；不宜使用热水袋，以防烫伤。

6. 出院后3～6个月回院复查，出现大小便失禁或便秘、尿潴留、四肢有麻痹、瘫痪或感觉异常需及时回医院就诊。

（蓝海　曾晓琴　伍淑文）

六、脑 膜 瘤

（一）疾病简介

脑膜瘤是起源于脑膜及脑膜间隙的衍生物，属良性肿瘤。脑膜瘤的病因至今没有明确，可能与颅脑外伤、放射性照射、病毒感染以及合并双侧听神经瘤等因素有关。临床主要以头痛和癫痫为首发症状，依肿瘤部位不同，可以出现视力、视野、嗅觉或听觉障碍及肢体运动障碍等。脑膜瘤的治疗以手术切除为主。

（二）饮食指导

进食高蛋白、高热量、易消化的清淡食物，以提高机体抵抗力和术后组织的修复能力。术前用甘露醇者可指导进食富含钾的食物（因脱水时钾离子易随尿丢失）。不宜进食人参等补气的食物，防止术后出血。

（三）作息指导

注意规律生活，保证充足睡眠，避免过度劳累。

（四）用药指导

主要用药为抗癫痫药如丙戊酸钠，要求按时按量服药，不可擅自停药、改药及增减药量，以免诱发癫痫发作。静脉用药时要求24 h缓慢、持续滴注。

（五）特殊指导

1. 大脑凸面脑膜瘤受压明显时可有精神症状，要做好患者的看护，防止精神症状发作而发生意外事件。

2. 小脑脑桥角脑膜瘤者，术后有面神经损害时对患者饮食温度要注意，防止烫伤。注意观察吞咽情况。

3. 有运动性失语及听力丧失的患者，护理要主动、周全。

4. 对眼睑闭合不全者，要保护好双眼，防止角膜溃疡而致双眼失明。

5. 癫痫发作时应注意采取安全保护措施，床边备有开口器、压舌板、吸引器；不可用暴力压迫抽搐肢体，防止骨折；及时清理呼吸道分泌物，防止窒息、咬伤舌头等意外发生。

（六）病情观察指导

1．密切观察生命体征、意识、瞳孔和肢体活动，注意有无头痛、头晕、恶心、呕吐等高颅压症状。

2．观察伤口有无渗血或渗液，引流管是否通畅及引流液的性质、颜色、量。

3．注意抽搐情况及有无抽搐发作先兆，如幻觉、幻视等。

（七）功能训练指导

1．位于运动区附近肿瘤的患者容易出现运动性失语，做好心理护理，给予细心地解释和安慰，早期进行语言训练。从单音开始逐渐过渡说日常用语；用听收音机、广播的形式，让患者听过去熟悉的歌曲、喜爱的节目；教育患者认读自己的姓名、简单的文字符号。

2．需早期实施瘫痪肢体康复训练，通过主动运动与被动运动及针灸治疗等相结合，可明显提高瘫痪肢体的运动能力与日常生活能力。每天按摩患肢6～10次，以促进局部血液循环；进行瘫痪肢体的被动活动，健侧肢体主动活动，防止肌肉萎缩；保持肢体功能位置，用"L"形夹板固定踝关节，防止足下垂。协助患者练习行走。

（八）出院指导

1．保持积极、乐观的心态。

2．给予高蛋白、高营养、易消化饮食，以增强体质。多食蔬菜、水果促进肠蠕动，保持大便通畅，防止用力大便而增加颅内压。

3．注意休息，劳逸结合。适当锻炼，避免剧烈运动。

4．遵医嘱按时按量服药，尤其是抗癫痫药物不可擅自停药、改药及增减药量，以免加重病情。

5．定时门诊随访，了解病情的转归。

6．如患者术后出现偏瘫、失语等并发症，建议尽早转往康复科继续康复治疗。

（曾晓琴　蓝海　伍淑文）

七、脑胶质瘤

（一）疾病简介

脑胶质瘤是发生于神经外胚层的肿瘤，故亦称神经外胚层肿瘤或神经上皮肿瘤。脑胶质瘤的病因至今没有明确，可能和理化因素（化学毒物、放射线、电磁辐射）、生物学因素（致瘤病毒、细菌毒素）、遗传因素、职业因素有关。临床表现主要为颅内压增高，如头痛、呕吐、视神经盘水肿及脑组织受肿瘤的压迫、浸润、破坏所产生的局部症状。

（二）饮食指导

宜采用高蛋白质、高维生素和高热能的膳食。多吃鱼、蛋、乳及豆制品；多吃新鲜蔬菜和水果，如苹果、橘子及各种绿叶蔬菜；多吃含钾丰富的食物，如香蕉、橘子、玉米、芹菜等。保持良好的饮食规律，不要暴饮暴食，注意饮食卫生，不吃生冷、坚硬的食物，避免食用腌制品、发霉、烧烤烟熏类食物。应戒烟、戒酒。

（三）作息指导

注意规律生活，保证充足睡眠，避免过度劳累。

（四）用药指导

主要用药为脱水、抗癫痫和神经营养药如甘露醇、丙戊酸钠、醒脑静等，使用后如出现一过性头痛、头晕、视力模糊、血尿、恶心、皮疹等，应立即告诉医护人员。

（五）特殊指导

1．额叶胶质瘤术后患者常伴有精神症状的改变，注意日常生活训练，尽量让患者自己的事情自己做，如进餐、洗漱、穿着、修饰等，多给予鼓励，让其认可自己的成绩。

2. 注意保护患者的人身安全，需留家属看护，以免发生意外，如走失、跳楼、锐器伤害等。

3. 较大病变组织切除术后，局部留有较大腔隙的，应禁患侧卧位，以防脑组织移位。

（六）病情观察指导

配合观察生命体征、意识、瞳孔和肢体活动，注意头痛、呕吐的程度。

（七）出院指导

1. 加强营养，多进食高蛋白食物，保证良好的营养。

2. 按时服药，切忌自行停药，尤其是抗癫痫药物。定时门诊随访，了解病情的转归。

3. 术后放射治疗的患者，一般在出院后2周或1个月进行。放疗期间定时测血象，放疗治疗过程中出现全身不适和纳差等症状，及时与放疗医师沟通。

4. 如去颅骨骨瓣患者，术后要注意局部保护，外出要戴帽，尽量少去公共场所，以防发生意外，出院后半年可回院做骨瓣修补术。头部切口愈合良好后即可做头部清洗，一般在术后4周左右。

5. 为防肿瘤复发，一般低级别脑胶质瘤每半年复查头颅增强核磁检查，高级别脑胶质瘤需3个月复查头颅增强核磁检查，以便及时了解病情变化。

6. 如患者术后出现偏瘫、失语等并发症，建议尽早转往康复科继续康复治疗。

7. 化学治疗患者应定期行血、尿常规及肝肾功能等检查。

（曾晓琴　蓝海　伍淑文）

八、脑血管疾病

（一）疾病简介

脑血管疾病是一种先天性血管发育障碍或后天外因损伤而导致的脑血管损伤性改变。通常无明显自觉症状，患者可能在劳累或情绪紧张时出现头痛、头晕，或可能在平时头颅CT、MRI检查中被发现，并且大部分以颅内出血（特别是蛛网膜下腔出血）而住院被发现。常见的脑血管疾病有颅内动脉瘤、脑动静脉畸形、脊髓血管畸形、海绵状血管瘤、脑动静脉瘘、颈动脉海绵窦瘘、烟雾病、急性自发性蛛网膜下腔出血和脑出血等。脑血管疾病对生命最大的威胁是脑血管破裂出血，其来势凶猛，病情发展快，如果未能及时抢救处理，常危及生命或造成严重的神经系统后遗症，故应高度重视。

（二）饮食指导

1. 清醒无吞咽困难障碍者应进食高热量、高蛋白、高维生素、易消化的食物，以保证营养的供给。绝对卧床休息者宜多进食水果、蔬菜，以保持大便通畅。

2. 需行脑血管造影检查者，术前禁食、禁水4~6 h，术后4 h无不适可开始进食，多饮水以促进造影剂排出。

3. 需手术治疗时术前禁食10~12 h、禁饮6~8 h，术后第1天开始进食流质，并逐渐过渡至半流质、普食。

（三）作息指导

颅内动脉瘤和有脑血管破裂出血者，应绝对卧床休息4~6周，避免各种不良刺激，如用力咳嗽、情绪过分激动等。抬高床头15°~30°，以利于颅内静脉回流，减轻脑水肿。

（四）用药指导

1. 动脉瘤患者使用镇静药、安眠药和缓泻药，以保持情绪稳定、大便通畅。

2. 降颅压药物如20%甘露醇，要准时、快速用药，20%甘露醇125~250 mL要求在20~30 min内滴注完。

3. 血管解痉药如尼膜通速度在2~4 mL/h微泵注入，并注意血压变化。

4. 静脉用抗癫痫药如丙戊酸钠，要求24 h缓慢、持续滴注。

5. 配合使用抗生素、止血药及神经营养药物等。

6. 必要时遵医嘱使用营养支持治疗，如使用白蛋白、丙种球蛋白、氨基酸等。

7. 动脉瘤栓塞术后要求"三高"，即高血压、高灌注、高血液稀释，可用多巴胺升压；将收缩压控制在150 mmHg（20.0 kPa）左右。使用支架治疗者，为防止支架内血栓形成，可用抗凝药、抗血小板药。动静脉畸形栓塞术后为预防脑正常灌注压突破导致出血，则要求用降压药将血压控制较基础血压低20~30 mmHg（2.7~4.0 kPa）或维持收缩压在90 mmHg（12.0 kPa）左右。

（五）特殊指导

1. 行介入治疗术前需完善各项常规检查，尤其是出凝血时间的测定，术前1天行碘过敏试验，栓塞术前停留导尿管并按医嘱给予镇静剂，由股动脉插管者准备好双侧腹股沟及会阴部皮肤。术后需卧床1~2天，穿刺部位加压包扎24 h，髋关节禁屈曲12 h。

2. 栓塞治疗后2~3天会出现头痛、恶心、呕吐、发热等，这是正常反应，是由于局部和周围组织缺血，引起炎症反应所致。

3. 蛛网膜下腔出血的患者需多次进行腰穿，放出血性脑脊液及了解出血的转归。

4. 颈动脉海绵窦瘘的患者眼部充血水肿明显，白天给予抗生素类眼药水滴眼，夜间临睡前用抗生素类眼膏涂眼，眼睑闭合不全者用纱布覆盖，以预防暴露性角膜炎的发生，注意患者视力情况。

（六）病情观察指导

1. 严密监测瞳孔、意识、生命体征、肢体肌力情况，及时发现出血及再出血体征。

2. 密切观察癫痫发作的征兆、持续的时间、类型。

3. 观察头痛的性质、部位，给予对症处理。

4. 介入治疗后，穿刺部位加压包扎未解除时需观察穿刺口有无渗血、渗液，穿刺侧足背动脉搏动、皮温情况。

（七）出院指导

1. 注意安全，防止头部受撞击，避免剧烈运动及重体力劳动，可适当进行体育锻炼，如慢走、打太极拳等。

2. 保持情绪稳定，养成良好的生活习惯，保证充足的睡眠。

3. 多进食新鲜的蔬菜、水果、鱼、蛋等，保持大小便通畅；如出现便秘时，在医生指导下适量使用缓泻药物。

4. 有癫痫病史者应遵医嘱长期使用抗癫痫药，切不能私自停药、换药、减量，如有漏服，将药补服，间隔时间顺延，不能两次剂量同时服用。

5. 有肢体功能障碍者应继续坚持肢体功能锻炼，如有条件应转往康复科继续治疗。

6. 如出现头痛、呕吐、意识改变、肢体活动障碍或抽搐时应及时前往医院就诊。

7. 定时回医院复查脑血管造影。

（曾晓琴　国宁　伍淑文）

九、脑　积　水

（一）疾病简介

单纯脑积水是指脑脊液在颅内过多积蓄，其部位常发生在脑室内，也可累积在蛛网膜下腔。临床分为高压性脑积水、正常颅压性脑积水两种。高压性脑积水实际上是由于脑脊液循环通路上的脑室系统和蛛网膜下腔阻塞，引起脑室内平均压力增高产生脑室扩大，以致不能代偿。阻塞脑室系统的常见原因为脑室肿瘤。正常颅压性脑积水脑室内压力正常，有脑室扩大。

（二）饮食指导

进食高蛋白、高热量、易消化的清淡食物，以提高机体抵抗力和术后组织的修复能力，术前用甘露醇者可指导进食富含钾的食物（因脱水时钾离子易随尿丢失）。术前禁食10～12 h、禁饮6～8 h，以免麻醉后呕吐引起窒息或吸入性肺炎。行脑室-腹腔分流术后胃肠功能已恢复，即有肛门排气或有排大便者可进食流质，逐渐向半流质、软食、普食过渡，避免进食产气的食物。

（三）作息指导

术前应保证充足的睡眠，若有头痛、呕吐等颅内压增高的症状时，可将床头抬高15°～30°，并按医嘱使用降颅压的药物。

（四）用药指导

根据病情使用降颅压药物，如20%甘露醇250 mL要求在20～30 min内滴完。

（五）特殊指导

如先天性脑积水患儿的头部应给予适当支持，以防颈部受伤。

（六）病情观察指导

1. 严密监测瞳孔、意识、生命体征，及时发现颅内压增高症状，注意头痛、呕吐的性质。

2. 行脑室穿刺后，应观察引流管是否通畅和引流液的颜色、性质、量，防止扭曲、脱出、阻塞。

3. 行脑室-腹腔分流术后，抬高床头20°～30°，有利于引流。

4. 注意观察有无腹部不适，如腹胀、腹痛、腹部包块等情况，还需注意观察肛门排气、大便情况。

（七）出院指导

1. 出院后遵医嘱按时、按量口服抗癫痫药。

2. 合理营养增强抵抗力。

3. 出院后3～6个月回院复查，出现头痛、呕吐、腹痛等不适及时回医院就诊。

4. 小儿行脑室-腹腔分流术后随着年龄、身高的增长，复查时行腹部X线片检查以了解是否需更换分流管。

（曾晓琴　国宁　伍淑文）

第五节　胸外科常见疾病的健康教育

一、肺　癌

（一）疾病简介

肺癌是最常见的肺原发性恶性肿瘤，绝大多数肺癌起源于支气管黏膜上皮，故亦称支气管肺癌。肺癌的确切病因至今尚欠了解，经过多年大量调查研究，目前公认下列因素与肺癌的病因有密切关系：吸烟、大气污染、职业因素、肺部慢性疾病、人体内在因素。早期肺癌往往无任何症状，大多在胸部X线检查时发现。有的患者可有刺激性咳嗽、咳血丝痰或咯血；晚期肺癌压迫侵犯邻近器官，可出现声嘶、胸痛、后背痛等。还可有阻塞性肺炎、肺气肿、肺不张症状。肺癌治疗目前倡导多学科综合治疗，主要根据分期制订相应的综合治疗方案。治疗手段包括手术治疗、放射治疗、化学治疗、免疫治疗、中医中药治疗等，早期肺癌手术切除是最理想的治疗方法。

（二）饮食指导

进食高蛋白、高热量、高维生素、易消化食物。术后6 h可进食流质，逐渐进食半流质和普食。以进食易消化富于营养的饮食为宜。

（三）作息指导

保证充足睡眠，生活规律，避免劳累，注意保暖，防止上呼吸道感染。

（四）用药指导

遵医嘱给予抗菌药物、支气管扩张剂、祛痰剂，以改善呼吸状况。

（五）病情观察指导

1. 术前应注意有无刺激性咳嗽、咳血丝痰、呼吸困难等。

2. 手术后应观察呼吸频率、幅度及节律，注意观察双肺呼吸音以及动脉血氧饱和度等情况，有无气促、发绀等缺氧征象；注意观察痰液的量、颜色、黏稠度、气味；密切观察引流液量、颜色和性状，如引流量很多，血色不变淡，而且呼吸促、脉搏快、血压低、烦躁不安、出冷汗，应警惕有无活动性出血。

3. 全肺切除术后残腔积液机化、收缩，可引起纵隔向手术侧过度移位，造成气管、大血管扭曲，患者表现明显气急、心悸。

4. 术后发生肺不张，患者可出现气急、大汗、缺氧、反复大量咯痰、气管移向术侧及术侧呼吸音消失（或呈管性）等现象，经胸部透视即可确诊。

（六）出院指导

1. 避免重体力劳动，劳逸结合，适当锻炼，学会节省体力方法。

2. 严格戒烟，预防感冒，防止上呼吸道感染，继续锻炼呼吸。

3. 如病情允许，出院后半个月开始进行放射治疗或化学药物治疗。

4. 出院3个月后复查X线片。

5. 如出现咳嗽、咯血、头痛等应及时到医院就诊。

（谢春玲　王丽华　廖培娇）

二、胸腺瘤（重症肌无力）

（一）疾病简介

胸腺瘤病因是胚胎发育过程发生异常或后天性囊肿或肿瘤形成所致，其中20%伴有重症肌无力，重症肌无力是由于神经-肌肉传递障碍的获得性自身免疫性疾病。其特征是部分或全身骨骼肌易于疲劳，通常活动后加重，休息后减轻。最常见的症状为眼睑下垂，出现复视、吞咽困难、发音困难、四肢无力等，若侵犯呼吸肌则出现呼吸困难，也常为致死的主要原因。感染、精神创伤、过度劳累、妊娠分娩可诱发和加重病情。胸腺切除术再辅以激素治疗，可使部分患者症状缓解。

（二）饮食指导

1. 术前进食低盐、高蛋白、含钾和钙丰富的食物，以补充营养，减少糖皮质激素治疗的副作用。

2. 咀嚼无力或吞咽困难者，以软食、半流质、糊状物、流质和易消化饮食为宜，少量多餐，并调整服药时间，在餐前1 h服用溴吡斯的明，在药物生效后缓慢进食，对因吞咽困难不能进食者行鼻饲或静脉营养支持。

（三）作息指导

保证充足睡眠，生活规律，避免劳累，注意保暖，防止上呼吸道感染。

（四）用药指导

1. 使用抗胆碱酯酶药物如新斯的明、溴吡斯的明时，要遵照医嘱准确、及时服用。注意剂量，不能随意加量，多数患者使用该药的治疗剂量与中毒剂量接近。服药后应严格做到五查：查肌力情况、查有无肠鸣音、查心率变化、查唾液和呼吸道分泌物情况、查汗腺分泌情况。应用抗胆碱酯酶药物时，可能出现腹痛、呕吐、腹泻等毒蕈碱样反应，可用阿托品拮抗。

2. 忌用对神经肌肉传递阻滞药物，如链霉素、庆大霉素、阿米卡星、多粘菌素、普萘洛尔等，以免加重肌无力。

3. 使用激素大剂量冲击治疗期间，早期可能出现症状加重甚至肌无力危象，应及早发现异常，及时通知医护人员。

4. 胸腺瘤切除术后患者应禁用肌肉松弛药和中枢抑制药物，如吗啡、哌替啶、氯丙嗪和巴比妥类药物等，以免诱发重症肌无力。

（五）*病情观察指导*

1. 术前观察患者肌力情况、胃肠道症状、呼吸道情况。

2. 术后观察患者肌力情况，注意患者吞咽握拳、咳嗽、四肢是否有力，眼睑下垂程度；呼吸音，痰液量、性质、颜色；是否有腹痛、腹泻、肠鸣音亢进；瞳孔大小，有无复视。

3. 出现重症肌无力危象时表现为烦躁不安、大汗淋漓、四肢冰冷、无力咳痰、血氧饱和度下降、呼吸困难、吞咽困难、瞳孔增大、肠鸣音正常或降低。

4. 出现胆碱能危象时，患者表现为恶心呕吐、腹痛腹泻、大汗淋漓、流涎、瞳孔缩小、肠鸣音亢进。

（六）*出院指导*

1. 术后多数患者需继续服药1~2年，嘱患者出院后遵医嘱按时按量坚持服药，不可随意更改药量和用法，外出时不忘带药，不可随意停药。

2. 告知患者和家属慎用镇静药，禁用对神经–肌肉接头有阻滞作用的抗生素，如链霉素、卡那霉素、金霉素、新霉素等。

3. 减少诱因，避免过度疲劳、腹泻和上呼吸道感染等因素，避免情绪紧张，保持良好的心理状况。

4. 合理营养，增加蛋白质、维生素等的摄入，增强体质。

5. 定期复查。

6. 如出现呼吸促、呼吸无力、腹痛、腹泻、流涎等应及时到医院就诊。

（谢春玲　王丽华　廖培娇）

三、食 管 癌

（一）*疾病简介*

食管癌（esophageal carcinoma）是一种常见的消化道肿瘤，因食管黏膜慢性损伤或长期慢性感染，经过反复的上皮修复增生而发生癌变。其病因尚未明确，可能与长期进食亚硝胺含量较高食物、生物因素（如真菌能促使亚硝胺及其前体形成）、某些微量元素或维生素缺乏、嗜好烟酒、过烫和过硬的饮食、口腔不洁、炎症或创伤等慢性刺激、遗传、易感因素有关。临床表现分早、中、晚期：早期吞咽有异物感、胸骨后疼痛、闷涨不适，中晚期主要是进行性吞咽困难、呕吐、声音嘶哑、呛咳及误吸（高位癌多见），晚期可出现恶病质或明显的失水等。

（二）*饮食指导*

1. 能口服者，给予易消化、高热量、高蛋白、富含维生素的流质或半流质饮食，如蛋羹、细软面条、鱼粥、肉粥等。若患者进食时食管黏膜有刺痛，可给予清淡无刺激的食物。避免过热、过冷、生硬、油炸、咖啡、浓茶等刺激性食物，并多饮水，以清洁食管，观察其进食反应。

2. 术前3天进食流质饮食，术前1天进食清流饮食，术前晚禁食。

3. 不能进食者予静脉高营养。

4. 术后一般禁食3~4天，以静脉补充营养，待肠蠕动恢复，证实无吻合口瘘，手术后第5天开始可进食清流质50 mL，每2 h 1次，以后由清流质半量渐转至全量流质，酌情进食半流质，1个月后进食软饭，勿食过热、过硬、腌制品和刺激性强的食物。应掌握进食原则，即食物宜稀软，且应细嚼、慢咽、少食多餐，以保证安全，嘱患者饭后2 h内不要平卧，睡眠时把枕头垫高，防止食物反流、呕吐。

（三）作息指导

保证充足睡眠，生活规律，避免劳累，注意保暖，防止上呼吸道感染。

（四）用药指导

1. 应在医护人员指导下遵医嘱用药。主要用药为抗生素、祛痰、止血、营养等药物。

2. 术前1天口服抗生素，可起到局部消炎、抗感染作用。

3. 用药过程如出现皮肤瘙痒或皮疹、恶心、呕吐、头痛、腹泻等，应立即告诉医护人员。

4. 对质硬的药片需碾碎或用水融化后服用。

（五）特殊指导

1. 胃与食管颈部吻合术后，应固定头部，不要左右摆动，以利吻合口愈合。

2. 术后停留胃管3～4天，不可自行将胃管拔除，拔除胃管前应口服亚甲蓝2 mL加水到20 mL，夹闭胃管2 h，胸腔引流管无蓝色液体引出方可拔除，如发现胸腔引流液颜色浑浊，或有食物残渣应及时报告医护人员。

3. 注意口腔卫生，术后3 h内应将唾液吐出，不可咽下。

（六）病情观察指导

1. 如出现呼吸急促、胸内剧痛伴高热、胸闷、出冷汗、面色苍白等，应及时报告医护人员。

2. 若术后3～4周再次出现吞咽困难时，可能为吻合口狭窄，应及时就诊。

（七）出院指导

1. 保持良好的营养状况，多吃瘦肉、鸡蛋、牛奶、胡萝卜等食物。

2. 1个月内避免进食活血食物，如鹿茸、当归、田七、姜醋等，以免诱发出血。

3. 少量多餐，宜选择清淡、易消化半流质饮食（如粥、汤粉、汤面）等，由稀到干，逐渐增加食量，避免进食刺激性食物，如辣椒、煎炸食物和碳酸饮料，进食时避免过快、过量和粗硬食物（如花生、坚果类），以免导致吻合口瘘。

4. 质硬的药片可碾碎或用水融化后服用。

5. 餐后取半坐卧位，防止进食后反流、呕吐。

6. 建议多吃含有维生素A和维生素C的食物，如新鲜的蔬菜、水果、谷物、乳类、芝麻、花生、大枣、蘑菇、木耳、枸杞等。卷心菜、苤蓝等具有抑制癌细胞作用，可经常吃；少吃或不吃罐头等添加防腐剂、色素、味素食品；不吃发霉、腌制和熏烤食品；杜绝霉变、腐败食品。

7. 伤口拆线1周内仍需保持干燥洁净，以擦浴为宜。

8. 出院后3个月内坚持呼吸功能和术侧肢体的锻炼。

9. 养成良好的生活规律，避免劳累及精神紧张，保证睡眠充足，注意口腔卫生，预防感冒。

10. 定期复查，坚持后续治疗。

11. 如出现吞咽困难、气促、胸痛、发热、恶心等症状应及时到医院就诊。

（王丽华　谢春玲　廖培娇）

第六节　泌尿外科常见疾病的健康教育

一、压力性尿失禁

（一）疾病简介

压力性尿失禁是指咳嗽、打喷嚏、大笑、持重物、锻炼、行走、体力活动时，腹压突然升高，导致膀胱内压超过最大尿道闭合压而引起的尿液不自主经尿道漏出，但此时并无逼尿肌收缩。压力性尿失禁的发生与骨盆底肌损伤或括约肌受损有关，其中90%以上为骨盆底肌松弛导致膀胱颈阻力降低而引起。当骨盆底肌肉变得松弛不能支持膀胱时，膀胱颈便会向下移动，尿道及肛门括约肌可能会闭合不全，在咳嗽、打喷嚏、大笑、举重物时可能出现尿失禁。

（二）饮食指导

多吃富含食物纤维且易消化食物，如新鲜水果、蔬菜、薯类、豆类、胡萝卜等。多饮水，饮水量在2 000～3 000 mL，保持尿量2 000 mL/d左右。

（三）作息指导

保持充足睡眠，取舒适的体位，防止引流管受压。

（四）用药指导

应在医护人员的指导下遵医嘱用药，常用药物为头孢类和喹诺酮类抗生素。头孢类有头孢克肟、头孢地尼、头孢特仑新戊酯片等，喹诺酮类有拜复乐、悉复欢、左氧氟沙星等。

（五）特殊指导

1. 术前先控制好咳嗽、便秘等症状才能手术。

2. 术前指导患者进行骨盆底肌肉的锻炼。

（1）放松状态，排空膀胱。

（2）肛门及会阴肌肉收缩5～10 s，然后缓慢放松5～10 s，反复练习，每次15～30 s，每天3次。

3. 术前3天行阴道灌洗，每天2次，术前晚及术晨各阴道灌洗1次。

4. 保持外阴清洁。

（六）病情观察指导

密切观察会阴部皮肤情况，会阴部如果出现皮炎或湿疹及时给予治疗。术后监测生命体征，密切观察耻骨联合上方伤口及阴道出血情况、下腹部及会阴部有无疼痛及尿管引出液的颜色、量、性状。

（七）出院指导

1. 遵医嘱服用抗生素。

2. 多吃富含食物纤维且易消化食物，如新鲜水果、蔬菜、薯类、豆类、胡萝卜等。多饮水，饮水量在2 000～3 000 mL，保持尿量2 000 mL/d左右。

3. 术后2周可恢复正常活动。术后1个月内不宜做增加腹压的动作，如提重物、抱小孩、大笑等。

4. 保持大便通畅，避免用力排便。

5. 预防感冒，避免剧烈咳嗽。

6. 保持外阴清洁，术后1个月内禁止性生活。

7. 坚持骨盆底肌肉锻炼。

8. 定时复诊。

（黄小萍　陈仙　廖培娇）

二、射精管梗阻

（一）疾病简介

射精管梗阻引起的男性不育症占无精子症的5%～10%，它包括完全梗阻和部分梗阻，是少数几种可通过手术纠正的无精子症的原因之一。此病多发生在青壮年，除了不育外，可完全无症状。部分患者有射精和射精后前列腺区域疼痛，并向阴囊放射、血精、精液量突然减少、大便困难及里急后重感等。当精液量少于2 mL、精液无精子、pH低、精浆果糖无或极低、排出的精液不凝固且睾丸活检正常，就要考虑射精管梗阻。随着精浆生化检测技术和经直肠前列腺精囊超声技术等无创性检查技术的发展，临床上越来越多的射精管梗阻性无精子症患者得以确诊，近十年来微创外科技术的发展又使其治疗成为可能。病因包括创伤、感染、先天性闭锁或狭窄、Mullerian管囊肿和Wolffian管囊肿等，治疗因病因而定，大范围的炎症梗阻、一侧或双侧的射精管于中轴线前列腺囊肿相通，应行经尿道射精管切除术。该手术方法简单、安全、有效，被认为是治疗射精管梗阻的最有效手段。

（二）饮食指导

少进食刺激性食物，如可乐、咖啡、浓茶、辣椒等。多饮水，戒烟、酒。

（三）作息指导

生活规律，避免劳累，保证充足睡眠。取舒适体位，防止尿管受压。

（四）用药指导

炎症性梗阻术前常规使用喹诺酮类抗生素3周，如拜复乐、悉复欢、左氧氟沙星等。严格遵医嘱用药，以提高药物的疗效和减少药物耐药性。

（五）特殊指导

1. 心理疏导。多与患者沟通，耐心聆听患者的心声，为其讲解手术成功的病例，建立其对治疗的信心。

2. 术前备皮及清洁外阴。

3. 保持尿管固定、通畅，防止尿液反流，密切观察尿管引出液量、颜色及形状。

4. 保持会阴部清洁。

（六）病情观察指导

监测生命体征，若有发热及时处理，必要时使用抗生素。

（七）出院指导

1. 遵医嘱正确服用抗生素。

2. 少进食刺激性强的食物，如可乐、咖啡、浓茶、辣椒、腌制食品等。多饮水。

3. 注意休息，保证充足的睡眠。

4. 保持心情舒畅，3个月内禁止性生活。

5. 保持外阴清洁。

6. 定时复查精液的质量。

（马庆欢　陈仙　廖培娇）

三、泌尿系损伤

（一）疾病简介

泌尿系损伤以男性尿道损伤最多见，肾、膀胱损伤次之，输尿管损伤最少见。由于肾、输尿管、膀胱、后尿道受到周围组织和器官的良好保护，通常不易损伤。泌尿系损伤多是胸、腹、腰部或骨盆严重损伤的合并伤，因此有上述部位严重损伤时应注意有无泌尿系损伤；确诊泌尿系损伤时，也要注意有无合并其他脏器损伤。泌尿系损伤的主要表现为出血和尿外渗，大出血时可引起休克，血肿和尿外渗可继发感染，严重时导致脓毒血症、周围脓肿、尿瘘或尿道狭窄。尽早确诊，正确合理的初期处理，对泌尿系损伤的预后极为重要。

（二）饮食指导

非手术治疗者，给予清淡、易消化、少渣、适当热量的饮食；手术患者应禁食，待术后胃肠道功能恢复、肛门排气后即可给予流质饮食，慢慢过渡到普食。尿道损伤者术后低渣饮食3天，以免过早大便污染伤口。

（三）作息指导

视病情卧床休息，可采取半坐卧位，进行翻身、活动四肢、深呼吸等床上活动。

（四）用药指导

给予对症用药，如抗感染、止血、镇痛、镇静等药物治疗。尿道损伤者术后遵医嘱服用雌激素4~5天，同时使用镇静剂抑制阴茎勃起，以免引起伤口裂开。

（五）特殊指导

1. 术后一般留置尿管、膀胱造瘘、肾造瘘管、伤口引流管等，留置时间视病情而定。活动时应注意避免管道牵扯、压迫、弯折，避免引流不畅。患者离床活动时引流袋应悬挂于低于引流管出口的位置，防止逆行感染。

2. 每天2次进行会阴抹洗，保持会阴部干燥，防止泌尿系感染。

3. 行肾部分切除手术的患者要绝对卧床休息7~14天。其他术后患者应早期进行床上活动，如进行深呼吸、活动四肢、翻身拍背等，促进胃肠道功能的恢复，减少术后并发症的发生。

4. 由于尿道损伤，特别是后尿道感染的患者可能需要反复手术治疗，长期留置引流管，患者容易产生悲观心理，应多鼓励患者，做好院外自我护理的指导，并取得家属配合，帮助患者建立长期面对疾病、战胜疾病的信心。

（六）病情观察指导

术后应密切观察生命体征、伤口情况、引流液颜色、性质和量的变化，注意有无尿瘘发生，动态观察实验室检查指标。恢复期根据具体情况观察相关指标，输液、输血时观察有无不适，同时注意用药后反应。

（七）出院指导

1. 按医嘱继续用药和治疗。

2. 合理饮食，劳逸结合，保持心情舒畅。

3. 进行自我病情观察，如排尿情况、用药反应以及有无腰酸、腰痛等不适；留置引流管者，正确地进行管道自我护理，防止感染、引流管堵塞等并发症的发生。

4. 定期复诊和治疗，如二期手术等。

5. 如出现血尿、尿频、尿急、尿痛、排尿困难、引流液异常等应及时到医院就诊。

6. 尿道损伤者要留置尿管3~4周。如果出现引出大量血尿、尿道剧烈疼痛等立刻就诊。

（马庆欢　陈仙　廖培娇）

四、泌尿系结石

（一）疾病简介

泌尿系结石是肾结石、输尿管结石、膀胱结石的总称，是很常见的泌尿外科疾病之一。泌尿系结石的病因比较复杂，许多学者认为发病与性别、饮食习惯、水质、营养状况、尿流阻滞、尿路感染、异物、长期卧床、某些疾病（如甲亢、皮质醇症、痛风等）、长期大量服用某些药物（如维生素D、抗坏血酸、皮质激素、阿司匹林、磺胺、碱性药物等）有关。可根据B超、腹部平片、放射性核素肾显像、静脉肾盂造影、内镜检查等的检查结果，确定结石的位置、大小等情况。泌尿系结石的临床表现因为结石部位的差异而有所不同。

1. 上尿路结石主要的临床表现为与活动有关的肾区疼痛和血尿，其程度与结石的部位和大小、活动及有无损伤、感染、梗阻等有关，极少数患者可长期无自觉症状，直到出现感染或积水时才发现。临床表现为疼痛、血尿等。

（1）肾结石可引起肾区疼痛伴季肋区叩痛。结石大、移动小的肾盂、肾盏结石，可引起上腹和腰部钝痛。输尿管结石可出现肾绞痛，典型的肾绞痛位于腰部或上腹部，如刀割样，向小腹和会阴部放射，可至大腿内侧，伴有面色苍白、出冷汗、恶心、呕吐、血压下降，呈阵发性发作。输尿管末端结石可引起尿路刺激症状。

（2）常在活动或剧痛后出现镜下血尿或肉眼血尿。

（3）结石引起严重的肾积水时，可触到增大的肾。继发急性肾盂肾炎或肾积脓时，可以出现发热、畏寒、脓尿、肾区压痛。双侧上尿路完全性梗阻时可导致无尿。

2. 膀胱结石主要的临床表现为尿频、尿急和排尿终末疼痛等膀胱刺激症状。典型症状为排尿突然中断，并感疼痛，常放射至阴茎头部和远端尿道。常有终末血尿，合并感染可出现脓尿。

3. 尿道结石表现为排尿困难、点滴状排尿及尿痛，甚至造成急性尿潴留。常见的临床表现为血尿和腰痛，合并感染时则出现尿频、尿急、尿痛；结石阻塞输尿管时，可引起尿路积水、肾功能衰竭等严重后果。

（二）饮食指导

1. 多饮水，2 500～3 000 mL/d，除白天饮水外，睡前也须饮水500mL，睡眠中起床排尿后再饮水200mL。

2. 可根据结石成分选择食物。草酸盐结石患者，避免含钙、草酸食物的过量摄入，如乳酪、各种豆制类食品、马铃薯、巧克力、代乳粉、可可、咖啡、大黄属植物、菠菜、甜菜、红茶、草莓等。磷酸盐结石患者，采用低钙、低磷饮食，少饮牛奶，多吃酸性食物，如乌梅。尿酸盐结石患者，避免高嘌呤食物，少吃沙丁鱼及各种肉类、豆类和动物内脏，如猪肝、猪脑、猪肾等。

（三）作息指导

术后常规卧床休息24～36 h。保证睡眠充足，生活规律，避免劳累及剧烈活动。

（四）用药指导

遵医嘱用药，主要用药为抗生素、止血、解痉和利尿等药物。

（五）特殊指导

1. 以车床接送患者行术前结石定位拍片，强调患者定位后应绝对卧床，勿坐起或站立，以免结石移位。

2. 行肾造瘘术后，应卧床休息2周，并限制活动，减轻肾损伤，防止继发出血。留置肾造瘘管者，在卧床期间应避免局部管道受压，可侧卧15°～30°。在拔除肾造瘘管后，应予健侧卧位30 min，避免肾造瘘口渗液。

3. 留置内支架管（双"J"管）的患者，应取半坐卧位，防止尿液倒流。

（六）病情观察指导

1. 注意血压、脉搏、尿液的颜色、性质及量，以了解有无肾内出血情况。

2. 注意肾造瘘口周围渗血、渗液情况。

3. 保持引流管固定通畅，注意引流液的颜色、性质，准确记录各引流量。

4. 注意观察肾区有无疼痛、腹痛、发热及血尿的情况。

5. 观察双侧肾功能，应分别记录造瘘管及尿道排出的尿量，定时监测肾功能有关指标。

（七）出院指导

1. 宣教饮食结构与结石发生的相互关系，给予饮食指导。多饮水，2 000～3 000 mL/d，稀释尿液，促进尿中晶体物质排出，同时起到冲洗尿路的作用。

2. 术后1个月内避免剧烈腰部运动，如跑步、跳绳、打球等，以免引起血尿或内支架管移位。

3. 留有内支架管者，在术后8周应回院拔除内支架管。拔除内支架管后也应多饮水，保持尿量在2 500 mL以上，以起到内冲洗的作用。

4. 对于保守治疗的患者，在饮水1 000mL 30 min后，可轻轻叩击双肾区，促进结石排出。在不增加患者心肺负荷、体力能承受的情况下，适当做跳跃运动，可促进排石。

（蓝丽　陈仙　廖培娇）

五、精索静脉曲张

（一）疾病简介

精索静脉曲张是指精索内蔓状静脉丛的异常伸长、扩张和迂曲，是男性不育的首位原因。多见于青壮年，发病率占男性人群的10%～15%，以左侧多见。主要表现为患侧阴囊坠胀感、隐痛，在行走或站立过久加重，平卧休息后曲张静脉明显缩小、减轻。无症状者或症状轻者，可仅用阴囊托或穿紧身内裤。症状较重者并伴有精子异常者，应行手术治疗。手术分为开放手术和腹腔镜手术两种，开放手术通常采用腹股沟切口，在腹膜后内环上方高位结扎和切断精索内静脉，并切除阴囊内部分扩张静脉。

（二）饮食指导

应进食营养丰富和富含锌、钙的食物，如苹果、花生、牡蛎、南瓜子等，有营养精子的功效。

（三）作息指导

术后应注意卧床休息，避免过早过度活动。保证睡眠充足，劳逸结合。注意保暖，避免上呼吸道感染，咳嗽时扶住伤口，以防止腹压增高。

（四）用药指导

应在医护人员指导下遵医嘱用药，主要用药为止血、止痛等药物。

（五）特殊指导

1. 给予心理疏导，有些患者因为不育心理压力较大，要加以开导，引导患者说出自己的担心和忧虑，多鼓励患者，介绍一些治疗成功的案例，帮助患者建立战胜疾病的信心。

2. 避免久坐，以免会阴部长期受压。注意保持会阴部清洁，避免泌尿系感染。

（六）病情观察指导

密切监测患者生命体征，观察手术切口情况、有无疼痛等不适或阴囊有无水肿和胀痛等不适。

（七）出院指导

1. 劳逸结合，注意休息，避免剧烈运动。

2. 保持伤口清洁干燥。咳嗽时压住伤口，以防止腹压增高。

3. 保持心情舒畅，术后3个月内禁止性生活。

4. 术后每3个月复查1次精液分析，至少1年。

（马庆欢　陈仙　廖培娇）

六、皮质醇增多症

（一）疾病介绍

皮质醇增多症是肾上腺皮质长期分泌过量皮质醇引起的一组综合征。临床表现为满月脸、水牛背、悬垂腹、皮肤菲薄、腹部和股部皮肤紫纹、瘀斑、肌萎缩/四肢无力、腰背痛等，易发生病理性骨折。患者出现性腺功能紊乱，表现为痤疮、多毛、妇女月经失调、性功能减退。患者出现糖代谢异常、糖尿病或糖耐量异常，并出现一系列的精神症状，表现为失眠、记忆力减退、注意力分散等，也可出现忧郁或躁狂表现。可通过药物治疗和手术摘除单侧肾上腺或增生的肾上腺，达到治疗的目的。肾上腺切除术包括肾上腺次全切或全切除术，其优点是控制病情迅速并可避免复发，缺点是术后要终身补充皮质激素。

（二）饮食指导

1. 忌咖啡、可可等兴奋性饮料。

2. 忌辛辣刺激性食物。

3. 忌霉变、油煎、肥腻食物。

4. 忌辛辣、兴奋、刺激性食物，忌烟、酒。

5. 给予高蛋白、高维生素、低脂、低钠、高钾的食物。

6. 多饮水，2 000～2 500 mL/d，保持尿量在1 500 mL/d左右。

（三）作息指导

1. 保证充足的睡眠，生活规律，避免劳累。

2. 动作轻柔小心，下床活动、如厕动作宜缓慢，避免碰撞，预防病理性骨折的发生。

3. 适当卧床休息，上床栏保护，防止坠床。

（四）用药指导

1. 应在医护人员指导下遵医嘱用药，不要擅自减药或停药。

2. 主要用药为激素、止血、抗感染等药物。

3. 使用糖皮质激素（氢化可的松或泼尼松）时，应定时给药，激素应缓慢均衡地输注，注意激素使用过程中的不良反应，注意有无厌食、乏力、恶心呕吐等不适，剂量递减至停药。

4. 皮质醇增多症患者体内皮质醇分泌处于高水平，术后皮质醇水平骤降易导致急性肾上腺皮质功能不足所致的危象。其临床表现为休克、心率快、呼吸急促、发绀、恶心呕吐、腹痛、腹泻、高热、昏迷甚至死亡，故于术前、术中和术后均应补充皮质激素以预防。一旦危象发生，应快速静脉补充皮质激素，纠正水、电解质紊乱以及对症处理。

（五）特殊指导

1. 患者长期使用激素导致免疫力低下，应注意保暖，预防感染。

2. 患者皮肤薄容易破损，应保持床铺平整清洁，定时协助翻身拍背，做好生活护理，避免皮肤长期受压。

3. 保持情绪稳定，以免诱发肾上腺危象。

（六）病情观察指导

1. 监测生命体征，观察腹部症状、尿量等情况。

2. 监测血糖变化。

3. 观察激素使用的情况和患者的反应。

4. 动态监测电解质情况。

（七）出院指导

1. 保持伤口皮肤清洁干燥；穿着柔软宽松的衣物，以免损磨皮肤；注意保暖。

2. 出院后适当运动，3个月内避免重体力劳动。注意预防外伤、骨折。

3. 监测血压、血糖变化，出现极度乏力、恶心、呕吐、神志渐恍惚、深大呼吸、呼气有烂苹果味时立刻就诊。

4. 养成良好的工作、休息和饮食规律，避免劳累及精神高度紧张。保证睡眠，避免情绪波动。限制钠盐摄入，避免刺激性食物，禁烟、酒。

5. 定期复查，3个月后复查B超。

（陈仙　马庆欢　廖培娇）

七、原发性醛固酮增多症

（一）疾病简介

原发性醛固酮增多症是由于肾上腺皮质增生或肿瘤致醛固酮分泌增多，引起潴钠排钾，体液容量扩张而抑制了肾素活性，以高血压、低血钾、碱中毒为主要临床表现的一种综合征。原发性醛固酮增多症共有6种临床亚型，其中以肾上腺醛固酮瘤和特发性醛固酮增多症最为常见，可通过药物治疗和手术摘除单侧肾上腺瘤或增生的肾上腺达到治疗的目的。

（二）饮食指导

1. 限制钠盐摄入，进食低盐易消化及含钾丰富的食物，如豆豉、绿豆、慈姑、榛子、西瓜子、紫菜、莲子、海带、香菇、萝卜、冬菜、花生、香蕉、菠菜等。

2. 多饮水，2 000～2 500 mL/d，保持尿量在1 500 mL/d左右。

（三）作息指导

1. 保证充足睡眠，生活规律，适当减少活动，避免劳累。

2. 消除不良刺激，保持舒畅心情。

3. 动作轻柔，避免因低血钾出现手脚麻木、乏力而致跌倒。

（四）用药指导

应在医护人员指导下遵医嘱用药，主要使用保钾利尿、血管紧张素转化酶抑制剂、止血、抗感染等药物，如螺内酯、依那普利、卡托普利、赛庚啶、酮康唑、氯化钾缓释片等。注意定期监测血钾，调整用药。

（五）特殊指导

1. 注意观察有无肌肉抽搐、感觉异常、肌无力等症状，必要时按医嘱补充钾盐。

2. 低血钾易诱发心搏骤停，故术前应予纠正。可口服保钾利尿剂、补钾剂等，控制高血压和低血钾后再行手术。

3. 注意观察心电图有无呈低血钾表现，观察有无常发期前收缩或阵发性室上性心动过速，甚至心室颤动等心律失常。

（六）病情观察指导

1. 定期监测生命体征。

2. 密切观察伤口有无渗血和引流管引流液量、颜色、性质。

3. 动态监测电解质变化，尤其是血钾浓度。

4. 注意观察有无肌肉抽搐、感觉异常、肌无力等低血钾引起的症状。

（七）出院指导

1. 保持伤口皮肤清洁干燥，预防感染。

2. 出院后适当运动，3个月内避免重体力劳动。养成良好的工作、休息和饮食规律，避免劳累及精神高度紧张。

3. 监测血压变化，定期复查，3个月后复查B超。

4. 低钠高钾饮食，2个月后复查醛固酮浓度。如果出现乏力、神志淡漠、嗜睡、腹胀、肠麻痹、心悸等低钾血症的症状时应立刻就诊。

（陈仙　马庆欢　廖培娇）

八、肾上腺嗜铬细胞瘤

（一）疾病简介

嗜铬细胞瘤（pheochromocytoma）是起源于肾上腺髓质以及其他部位嗜铬组织的肿瘤，多见于40～50岁的成年人，女性略多于男性。嗜铬细胞瘤多为良性肿瘤，可行手术切除，90%以上的患者可经手术治愈。嗜铬细胞瘤释放过多儿茶酚胺，引起高血压及代谢紊乱等症状，若不及时治疗，可危及生命。

1. 阵发性高血压发作，占30%～50%。发作时伴剧烈头痛、心悸、气短、心前区疼痛、恶心、呕吐，同时伴体温升高、血糖升高、血及尿儿茶酚胺增多。发作终止时常大汗淋漓及极度衰弱。

2. 持续性高血压，无阵发性发作，表现为头痛、多汗、颤抖及衰弱等症状。

（二）饮食指导

1. 限制钠盐摄入，宜多吃具有利尿、降压作用的食物，比如芹菜、山楂、荸荠、海蜇、海带、紫菜、石花菜等。

2. 多饮水，2 000～2 500 mL/d，尿量保持在1 500 mL/d左右。

（三）作息指导

保证充足睡眠，生活规律，避免劳累。按时服药，避免血压骤升引起的眩晕。

（四）用药指导

应在医护人员指导下遵医嘱用药，用药目的主要是抗感染、降压。使用药物包括抗生素类药物、α-肾上腺素能受体阻滞剂（如酚苄明）、β-肾上腺素能受体阻滞剂（如普萘洛尔），按时足量用药。

（五）特殊指导

1. 送手术前测量血压、脉搏、呼吸、心率，按医嘱给予酚苄明口服。

2. 手术切除肿瘤后注意观察有无低血容量性休克、肾上腺危象、低血糖。

3. 患者血液中的儿茶酚胺含量骤降，使长期处于收缩状态的周围血管开放，有效循环血量相对不足，血压下降，尿量减少。因此护理上应注意，至少保持2条静脉通路，严密监测中心静脉压，根据中心静脉压的值来调整输液的速度和量。准确记录24 h尿量。

4. 肿瘤切除后，原来受抑制的胰岛素大量释放，可引起低血糖的发生，表现为低血糖，伴有头晕、心悸、周身乏力、大汗等症状。如出现严重低血糖情况可根据医嘱，立即给予静脉注射高渗葡萄糖，患者症状很快消失。对于有糖尿病病史的患者，应定期测量血糖和尿糖，应用胰岛素和口服降糖药物剂量要准确。

（六）病情观察指导

1. 监测生命体征，特别是血压情况。

2. 由于嗜铬细胞瘤具有分泌的肾上腺素和去甲肾上腺素的作用，易使外周血管强烈收缩，使患者处于低血容量状态。根据患者状况，术前做好扩容准备是十分重要的。了解患者的心脏、血压等情况，调整输液速度以防出现心力衰竭、肺水肿等并发症。

（七）出院指导

1. 保持伤口皮肤清洁干燥，预防感染。

2. 出院后适当运动，3个月内避免重体力劳动。

3. 养成良好的工作、休息和饮食规律，避免劳累及精神高度紧张。

4. 监测血压变化，定期复查，3个月后复查B超。

（陈仙　马庆欢　廖培娇）

九、肾 肿 瘤

（一）疾病简介

肾肿瘤是泌尿系统较常见的肿瘤之一，多为恶性，发病率仅次于膀胱癌。常见的良性肾肿瘤包括单纯性肾囊肿、肾皮质腺瘤等，恶性肾肿瘤在成人中常见的有肾细胞癌、肾盂癌等，在婴幼儿中最常见的是肾母细胞瘤。肾癌占肾肿瘤的75%～78%，是成人最常见的肾脏肿瘤，男女之比约为2∶1，可见于各个年龄段，高发年龄为50～70岁。有遗传性肾癌家族史者、肥胖者和中年以上的吸烟、酗酒、患高血压的男性为高危人群。肾盂癌较少见，而肾母细胞瘤发病率占20%以上。恶性肿瘤的治疗主要有手术、化疗和放疗、免疫等综合治疗。

（二）饮食指导

1. 应少吃煎、炸、烤、辛辣刺激性食物及腌制品。

2. 宜进食低脂、低盐食物。

3. 多饮水，少进食咖啡、浓茶、碳酸饮料等刺激尿道的液体，保持尿量在2 000 mL/d左右。

4. 戒烟、酒。

（三）作息指导

1. 保持良好的心境，养成良好的生活习惯。

2. 避免长期接触染料、皮革、橡胶、油漆等污染物。

3. 适当放松，避免劳累及精神高度紧张。

4. 选择适合自身的体育锻炼方式。

（四）用药指导

手术治疗后给予对症用药，如抗感染、止血等药物的使用。肾母细胞瘤应用化学药物治疗，化疗过程中要注意有无出现恶心呕吐、脱发、发热、心律失常等不适，及时给予相应的处理。

（五）特殊指导

1. 术后一般留置尿管、伤口引流管等，留置时间视病情而定，应注意避免管道牵扯、压迫、弯折，特别是翻身时更应注意。患者离床活动后引流袋应悬挂于低于引流管的出口位置。

2. 行肾部分切除手术者绝对卧床休息7~14天。其余术式患者血压平稳后采取半坐卧位，早期进行有效咳嗽、翻身拍背、活动四肢等床上活动以促进胃肠道功能恢复，减少术后并发症的发生。

（六）病情观察指导

1. 术后3天内应密切观察生命体征。

2. 密切观察伤口情况，观察引流液颜色、性质和量的变化。若引流液鲜红且很快凝固，引出量超过100 mL/h，同时伴有血压下降、脉搏增快，常提示有出血，应立即通知医生处理。

3. 动态观察实验室检查指标，恢复期根据具体情况观察相关指标。

4. 化疗时注意用药反应，密切观察有无药物外渗、泄露等情况，注意患者有无出现恶心呕吐、发热、心律失常等不适。

（七）出院指导

1. 按医嘱定时用药和治疗。

2. 合理饮食，劳逸结合，术后3个月内避免进行重体力劳动，术后1个月内避免剧烈腰部运动，如跳绳、呼啦圈等，以免出现血尿。

3. 保持心情舒畅，避免情绪波动较大。

4. 进行自我病情观察，如排尿情况、用药反应及有无其他特殊不适等。

5. 定期复诊B超、血液和尿液检查等。

6. 出现血尿、尿频、尿急、尿痛、排尿困难等不适随诊，出现大量血尿时应立刻就诊。

（陈仙　马庆欢　廖培娇）

十、膀　胱　癌

（一）疾病简介

膀胱癌是泌尿系最为常见的肿瘤，发病率在我国泌尿生殖系肿瘤中占第一位，男女的膀胱癌发生率约为5∶2。吸烟是导致膀胱癌的重要因素之一。膀胱癌因肿瘤的发生部位、类型（大小、发展阶段）和有无并发症或转移而表现各异。

1. 膀胱癌最常见的症状是无痛性血尿，就是小便带血，85%的患者可出现反复发作的无痛性间歇性肉眼血尿，严重时带有血块。可能是持续性的，也可能是间断出现，出血量与膀胱癌的病情轻重无关。

2. 膀胱刺激症状包括尿频、尿急、尿痛及持续性尿意感等。

3. 排尿困难：癌组织脱落或肿瘤本身以及血块阻塞膀胱内口处，可能导致排尿困难（约占7%），甚至出现尿潴留。

4. 上尿路阻塞症状如双侧输尿管口受侵，可发生急性肾功能衰竭症状。

5. 转移症状：肿瘤扩散到不同的部位引起不同的症状。比如癌肿侵及输尿管口时，引起肾盂及输尿管口扩张积水，甚至感染，而引起不同程度的腰酸、腰痛、发烧等。

临床上根据患者年龄、整体健康状况、肿瘤的类型和大小、肿瘤的分期、肿瘤是否扩散或扩散的范围等来决定治疗方案，以手术治疗为主，化疗和放疗为辅。其中，手术治疗方法包括：

（1）经尿道膀胱肿物电切术，是所有膀胱肿瘤治疗的首选方法，如果肿瘤为单发，分化较好，且属非浸润型，单纯采用膀胱肿物电切术治疗即可。

（2）膀胱切开肿瘤切除术和膀胱部分切除术适用于肿瘤比较局限，且浸润型生长，病灶位于膀胱侧后壁、顶部等，离膀胱三角区有一定的距离。

（3）全膀胱切除+尿流改道术，对肿瘤累及前列腺或膀胱颈的患者，应当同时切除尿道。尿道改流、回肠代膀胱等手术方式，提高了治疗效果，也提高了患者的生活质量。

（二）饮食指导

1. 应进食营养丰富的食物，避免吃辛辣、油煎炸和腌制食物。

2. 多饮水，2 500～3 000 mL/d，多吃新鲜水果和蔬菜，防止泌尿道感染。

3. 禁烟、酒、咖啡、可可等。

（三）作息指导

1. 保证充足的睡眠，生活规律。

2. 避免劳累及精神高度紧张。

3. 术后晚上睡觉前，可将造口袋排放口接床边尿袋，以减少晚上排放小便的麻烦。

（四）用药指导

应在医护人员的指导下遵医嘱用药。术前主要使用止血、消炎药物，术后行膀胱肿瘤电切的患者行膀胱灌注治疗，须定时检查血常规。

（五）特殊指导

1. 术后注意观察回肠乳头黏膜的颜色，正常颜色为红色与口腔黏膜的颜色一样，柔软，光滑。如果是灰暗并且发绀，可能是血液供应受阻碍，须立即通知医生处理。

2. 回肠乳头一般为圆形，直径为2～2.5 cm，突出皮肤2～3 cm，术后肠黏液比较多，一般选择两件装造口袋，每天清洁造口。

3. 造口周围皮肤黏附有白色粉末结晶（尿酸结晶），可用5%醋酸（白醋）和清水按1：3的比例稀释后清洗，再用清水清洗。

4. 选择合适的体育锻炼方式，避免一些会造成身体碰撞的运动，注意避免经常提举重物或过分使用腹压，咳嗽或打喷嚏时用手按压造口周围皮肤，防止造口旁疝。

5. 穿衣服以柔软、舒适为原则，避免穿紧身衣裤。

（六）病情观察指导

1. 密切观察伤口是否有渗液，妥善固定各引流管，保持引流管通畅，观察引流液的颜色、性质、量，记录24 h的引流量。

2. 有造口者，术后注意观察回肠乳头黏膜的颜色、高度、形状以及造口周围皮肤的情况。

3. 观察有无出血、感染、吻合口瘘等并发症发生。

4. 行膀胱灌注者，观察患者有无腹痛腹胀、排尿困难、尿频等不适。

（七）出院指导

1. 按医嘱定时用药，定时进行膀胱灌注。

2. 合理饮食，劳逸结合，术后3个月内避免进行重体力劳动。

3. 避免腹压增加，保持大便通畅，防止受凉咳嗽。

4. 进行自我病情观察，如排尿情况、用药反应及有无特殊不适等。

5. 定期复诊B超、血液和尿液检查等，每3个月复查膀胱镜1次；1年无复发者，改为6个月1次。

6. 出现血尿、尿液混浊、腰痛、发热、尿少、回肠造口回缩或膨出等不适时随诊，出现大量血尿时应立刻就诊。

7. 教会患者与家属学会人工尿袋的正确配戴方法。

（1）用温水清洗造口以及周围皮肤，保持皮肤干燥和清洁。

（2）选择合适造口的底盘。

（3）使用造口尺测量造口大小，在造口袋的粘贴胶上剪出大小合适的开口。

（4）除去粘贴保护纸，把底盘沿着造口紧密地贴在皮肤上，用手从下往上按紧粘胶。

（5）运用四点操作法。将造口袋连接环的底部与底盘扣紧（一点）；另一只手向上轻拉造口袋，并压向腹部（二点）；沿着造口袋连接环向腹部轻压（三点）；当听到"咔嗒"声，说明袋子已经扣好（四点）。

（6）两指捏紧锁扣，听见轻轻的"咔嗒"声，证明袋子与底盘已经锁好。

（7）更换造口袋：用指尖向身体方向轻压锁扣的中间部位，即可打开锁环。

（8）在确认锁扣被打开后，向上提起造口袋同时将其拉离底盘即可取下造口袋。

（9）更换底盘时，一只手按住皮肤，另一只手小心缓慢地自上而下将底盘揭掉。

（备注：一件式造口袋的配戴方法遵照二件式造口袋配戴方法中的1～4点，在配戴造口袋之前请关闭造口袋的排放口）

（陈仙　黄小萍　廖培娇）

十一、前列腺增生

（一）疾病简介

前列腺增生是老年男性常见疾病，发病与老年人性激素平衡失调有关。发病率随年龄增长而递增，年龄每增高5岁，患病率上升约5%。临床表现以尿频、尿急、下腹坠胀、尿不尽、尿线细、排尿费力、间断、滴沥、夜尿增多为主，严重时造成尿潴留。药物治疗是治疗前列腺增生的首选方法，药物治疗效果不佳后可选择手术治疗。其中，耻骨上经膀胱前列腺切除术适用于腺体超过50～75 g，合并有症状的膀胱憩室，较大、较硬的膀胱结石，合并腹股沟疝以及髋关节强直，不能取截石位者；经尿道前列腺电切除术逐渐成为前列腺增生治疗的金标准，已超过前列腺增生手术的95%以上。

（二）饮食指导

1. 宜进食粗纤维易消化食物，保持大便通畅。

2. 多吃新鲜的水果和蔬菜，多饮水，2 500～3 000mL/d。

3. 忌烟、酒。

4. 忌进食刺激性以及人参类食物，防止继发性出血。

（三）作息指导

保证充足的睡眠，生活规律，避免劳累及精神高度紧张。

（四）用药指导

应在医护人员的指导下遵医嘱用药。治疗良性前列腺增生的药物有三大类：5α还原酶抑制剂、α-受体阻滞剂作用和植物药，具有缩小前列腺体积、增加尿流率、松弛尿道和改善排尿障碍的作用。常见不良反应有体位性低血压，服药后要指导患者缓慢改变体位。

（五）特殊指导

1. 持续膀胱冲洗的原理：冲洗膀胱内的血块、异物、细菌，保持尿管引流通畅，防止血块堵塞。冲洗液一般为生理盐水，冲洗速度根据冲洗出的液体颜色决定，过慢不能及时将渗血冲洗出来，易形成血块堵塞引流管，过快又容易引起膀胱痉挛不适。严密观察冲洗液颜色，注意有无术后24 h内出血。

2．处理引流不畅时：

（1）检查引流管，离心方向挤捏；

（2）用甘油注射器抽吸；

（3）加快膀胱冲洗速度；

（4）气囊导尿管加压牵引。

3．预防并发症，膀胱痉挛表现在患者反复诉尿道外口、会阴部、耻骨上区疼痛，尿意、便意频发，间隔时间30～60 min，持续5～10 min/次，查看患者可见冲洗液不滴，膀胱内液体反流到冲洗管，随后有尿液从尿管周围流出。膀胱痉挛频繁或持续时间长，可按镇痛泵按钮增加给药量。保持导尿管通畅，持续膀胱冲洗，开始冲洗速度要快，避免血凝块阻塞，定时挤捏尿管，防止其扭曲受压，若遇血凝块阻塞，可用注射器加生理盐水进行冲洗。

（六）病情观察指导

1．妥善固定各引流管，保持引流管通畅，观察引流液的颜色、性质。

2．根据尿液颜色调节冲洗液速度。

3．观察有无出血、疼痛、膀胱区痉挛等并发症发生。

4．观察有无术后溢尿的现象，酌情进行肛门括约肌的收缩功能训练。

（七）出院指导

1．按医嘱定时用药。

2．合理饮食，劳逸结合，选择合适的体育锻炼方式，术后1～2个月内避免过度劳动、久坐、性生活，预防继发出血。

3．避免腹压增加，保持大便通畅，防止受凉咳嗽。

4．进行自我病情观察，如排尿情况、用药反应及有无特殊不适等。

5．定期复诊，出现大量血尿、高热（体温高于39 ℃）时应立刻就诊。

6．指导患者掌握提肛运动和肛门括约肌的收缩功能训练方法。术后可能会出现暂时性的尿失禁，但多数会在短期内可恢复正常。鼓励患者做提肛运动，训练肛门括约肌的收缩功能，以增强外括约肌的功能和恢复尿道括约肌功能。尿失禁期间要及时用温水清洗会阴，及时更换衣裤，保持会阴的清洁干燥。

（陈仙　蓝丽　廖培娇）

第七节　骨外科常见疾病的健康教育

一、恶性骨肿瘤

（一）疾病简介

骨肿瘤是指发生于骨骼的肿瘤，主要有骨肉瘤、软骨肉瘤、纤维肉瘤、多发性骨髓瘤、脊索瘤、网状细胞肉瘤等。骨肿瘤的症状和体征主要有贫血、乏力、营养不良和恶病质。局部疼痛和压痛为最常见，可与肿块同时出现或先出现，开始疼痛轻微，呈间歇性钝痛，继而变为持续性剧痛。浅表部位可触及骨膨胀变形及软组织肿块，皮肤呈暗红色，紧张发亮，皮温增高，短期内形成较大肿块，功能障碍，骨骼畸形及病理性骨折等。

（二）饮食指导

1．化疗时，化疗药抑制胃肠功能引起胃纳差，应鼓励患者进食，可给予清淡饮食，忌进食酸性或糖分过高的食物，以免加剧恶心、呕吐、腹胀等；摄取含有丰富的蛋白质、氨基酸、高维生素、高营养食物；多食用有利于毒物排泄和解毒的食物，如绿豆、赤小豆、冬瓜、西瓜等；多饮水，饮水量≥2 500 mL/d，保持尿量≥3 000 mL/d。

2. 手术后根据患者情况暂禁食或进食流食、半流质，之后鼓励患者高蛋白、高热量、高维生素和易消化的饮食，多吃水果、蔬菜，多饮水。

3. 忌烟、酒。忌辛辣刺激性食物，如葱、蒜、姜、花椒、辣椒、桂皮等。忌油腻食物。

（三）作息指导

1. 化疗期间或化疗间歇期以休息为主，避免过度劳累或剧烈运动，避免到公共场所及避免接触呼吸道感染人群。

2. 手术前应以卧床休息为主，避免过度劳累；患肢局部制动，减少碰撞，避免病理性骨折的发生。

3. 手术后卧床休息2~3天或遵医嘱；截肢手术患者拔除伤口引流管后，可根据身体状况扶持患者床边坐起，1周后可拐杖助行练习行走，防止摔倒，避免过度劳累。

（四）用药指导

应在医护人员指导下遵医嘱用药。主要用药为化疗药物、止痛药物、升高白细胞药物、增强免疫力药物、抗生素类药物等。化疗药物使用后注意有无出现恶心、呕吐、心率异常、骨髓抑制等并发症。

（五）特殊指导

1. 化疗后出现白细胞下降和发热时，立即通知医生，及时应用升高白细胞药物、增强免疫力药物和抗生素类药物等；注意做好保护性的隔离措施，例如患者戴口罩、减少人员流动、保持室内空气清新等。

2. 多数截肢患者术后易产生幻肢觉与幻肢痛，这是由于术前肿瘤侵袭压迫附近组织造成剧烈的疼痛，对皮层中枢刺激形成兴奋灶，术后未能一时消失，部分患者可持续数月。对于幻肢痛可采用精神疗法，多解释，指导患者自我训练，调节心理平衡，达到自我分析、自我控制、自我暗示的目的。

（六）病情观察指导

1. 化疗期间如出现头晕、心悸、胸闷，有皮肤或鼻、牙龈出血，或视力突发性模糊、重影，少尿或无尿，甚至伴有双肾区疼痛、肉眼血尿，应警惕化疗药物的毒性反应，并立即告诉医护人员，给予对症处理。

2. 手术后监测生命体征的变化，观察伤口渗血情况及引流液的颜色、量和性质，观察患肢末端血液循环情况（保肢手术患者）。

（七）出院指导

1. 按时返回医院完成化疗的疗程。

2. 在院外期间应每周门诊检查血象1~2次，如出现白细胞下降（≤3.0×10⁹/L）或发热症状时，立即通知医生并及时应用升高白细胞药物。

3. 注意保暖，防止受凉感冒；避免接触呼吸道感染的人群，少到公共场所。

4. 加强营养，增进食欲，进食高热量、高蛋白、高维生素食物。

5. 术后康复期患者注意加强肢体功能锻炼，进行残肢的主动运动、抗阻运动和残肢关节活动，以加强残肢肌力，为安装假肢做准备。

6. 保持心情开朗，树立战胜疾病的信心。

（黎小霞　肖萍　黄天雯）

二、脊柱侧弯

（一）疾病简介

脊柱侧凸（弯）是指脊柱的一个或数个节段在冠状面上偏离身体中线，向侧方弯曲，形成一个带有弧度的脊柱畸形，通常还伴有脊柱的旋转和矢状面上后突或前突的增加或减少，同时还有肋骨左右高低不平、骨盆的旋转倾斜畸形和椎旁的韧带和肌肉的异常，它是一种症状或X线体征，可由多种疾病引起。脊柱侧凸通常发生于颈椎、胸椎或胸部与腰部之间的脊椎，也可以单独发生于腰背部。侧凸的出现在脊柱一侧，呈"C"形，或在双侧出现，呈"S"形。它会减小胸腔、腹腔和骨盆腔的容积量，还会降低身高。最为常见的是原因不明的特发性脊柱侧凸（约占全部脊柱侧凸的80%），它好发于青少年，尤其是女性，常在青春发育前期发病。

（二）饮食指导

1. 手术前加强营养，进食高蛋白、高热量食物。

2. 手术后当患者无腹胀、呕吐等不适和肠鸣音恢复时，可以饮水（在术后2~3天），如果耐受，可逐步进食流质饮食，观察24 h无异常可以进普食，或根据患者个人情况而制定饮食计划。避免饮用牛奶、豆浆等容易引起胃肠道胀气的食物。

（三）作息指导

保证良好的生活规律、姿势，适度运动，避免劳累。手术后卧床休息，翻身时以"一字形"翻身技术方法进行。

（四）用药指导

手术后在医护人员指导下使用药物。主要药物有抗生素类药物、脱水药物、激素和神经营养药、消肿药等。

（五）特殊指导

1. 手术后严格按"一字形"翻身技术方法翻身［详见下页"脊柱骨折（伴脊髓损伤）"的特殊指导："一字形"翻身技术］，保持脊柱水平轴线位置。

2. 手术后配戴支架背心3~6个月或遵医嘱，卧床休息时可不需配戴支架背心，坐起、站立则需配戴支架背心。方法：患者取侧卧位，将支架后片放于背后，患者平卧，将支架前片置于胸前，扣好魔术贴或尼龙扣，协助患者侧身离床。

（六）病情观察指导

1. 术后72 h内监测意识、血压、脉搏、呼吸、血氧饱和度并记录，注意观察尿量、中心静脉压变化。

2. 因术中脊髓的过度牵拉及血肿的压迫，容易造成脊髓神经功能损伤，所以应严密观察双下肢感觉、运动功能及括约肌功能。每小时1次，8 h后每2 h 1次，24 h后每班观察1次。

3. 手术后观察伤口渗血情况、伤口引流液的颜色、量和性质。

4. 观察术后伤口疼痛程度，是否出现持续、严重的恶心、呕吐现象。

（七）出院指导

1. 出院后需要配戴支架背心至少半年，进行四肢功能锻炼，但应避免剧烈运动、负重和脊柱过度弯曲、旋转等动作，防止发生脱钩、断棍等并发症。

2. 坐、立、行、睡觉保持良好的姿势。

3. 出院半年后复诊，出现异常情况及时就诊。

（黎小霞　肖萍　黄天雯）

三、脊柱骨折（伴脊髓损伤）

（一）疾病简介

脊柱骨折多由意外（如车祸、高空下坠及重物打击等）砸压伤引起，单纯骨折一般对脊柱的稳定性影响不大，合并脊髓神经损伤却很严重，会导致截瘫，甚至终身残疾。临床表现有骨折处压痛，四肢及躯体感觉减弱或丧失，四肢活动受限或障碍，排便异常，颈椎骨折引起颈髓损伤，严重可导致呼吸骤停或呼吸频率、节律改变。

（二）饮食指导

早期适当控制饮食，预防腹胀；鼓励患者多饮水，每天2 500 mL以上，特别是每天清晨空腹饮温开水一杯；指导患者注意食物品种搭配，多吃粗纤维食物和富含维生素A、维生素C、维生素E的新鲜蔬菜、水果及含有粗纤维的糙米、豆类、芹菜、白菜、韭菜、香蕉等，以促进肠蠕动；适当进食有润肠通便作用的食物，如蜂蜜、芝麻、核桃等。少吃甜食或易产气食物，避免引起腹胀。

（三）作息指导

取舒适体位卧床休息，卧硬板床，并保持脊柱不扭曲；每2 h翻身1次，翻身时保持脊柱成一直线。

（四）用药指导

有脊髓和神经损伤者早期可用脱水剂、激素治疗5～7天。应用神经保护及营养剂如注射用甲基泼尼松龙、琥珀酸钠、单唾液酸四己糖神经节苷脂钠盐注射液等；手术后患者应用抗生素类药物、止痛药物，补充钙剂及维生素。

（五）特殊指导

1. "一字形"翻身技术（轴线翻身法）。操作者分别站立于病床两侧，患者平卧屈膝位，两手放于胸前，一名操作者扶托住患者远侧肩部及臀部，将患者躯干呈轴线翻转至自己一侧，另一操作者用枕垫抵住患者腰背部，双膝间放置软垫，翻身角度以45°～60°为宜，平卧位与侧卧位交替进行，注意要使患者四肢处于功能位置。

2. 间歇性导尿。部分尿潴留或尿失禁患者，可行间歇性导尿。一般自行导尿的次数为4～6次/d，2次导尿相隔的时间要恰当，不可让膀胱储存太多残余尿量而引起尿道感染或其他并发症。

（六）病情观察指导

1. 胸椎、腰椎骨折患者往往合并有其他脏器的损伤，因此术前应认真监测生命体征的变化，观察有无腹痛、皮肤颜色及肢体温度、尿量和尿色变化，以掌握病情变化。

2. 颈椎骨折伴颈髓损伤患者需密切观察呼吸节律、频率变化。

3. 观察患者的疼痛、感觉、四肢活动（肌力）、反射情况。

4. 手术后24 h严密观察四肢感觉、活动及肢端血循环情况，如肢端颜色、温度、感觉、足背动脉搏动。

5. 手术后密切观察引流液的量、颜色，发现异常情况及时报告医生处理。一般术后24～48 h引流量少于50 mL且色变淡即可拔管。

（七）出院指导

1. 保持居室通风良好，空气清新。

2. 卧床休息，要经常更换体位，并保持皮肤清洁、干爽，预防压疮的发生。

3. 继续积极进行主动或被动的四肢功能锻炼，预防肌肉萎缩和关节僵硬。

4. 增加营养，增加食欲，以增强机体抵抗力。

5. 鼓励胸椎、腰椎骨折患者日常生活能力训练，鼓励患者进行自我照顾、做家务等力所能及的事情。

6. 保持良好的心境及增强与疾病做斗争的信心。

（黎小霞　肖萍　黄天雯）

四、颈椎病

（一）疾病简介

颈椎病是指颈椎间盘退行性变，颈椎骨质增生以及颈部损失等引起颈段脊柱内外平衡失调，刺激或压迫颈部神经、血管而产生一系列症状。主要表现为颈肩痛、头晕头痛、上肢麻木、肌肉萎缩，严重者双下肢痉挛、行走困难，甚至四肢麻痹、大小便障碍，出现偏瘫。颈椎病的类型分神经根型（较多见）、脊髓型、椎动脉型、交感神经型、混合型。

（二）饮食指导

合理搭配膳食，不可偏食，应该以富含钙、蛋白质、维生素B和维生素C等营养素的饮食为主。另外还要做到饮食有度，不能暴饮、暴食。

（三）作息指导

睡觉时习惯枕高枕头的患者必须改成低枕头（枕头高度以8～10 cm为宜）。

（四）用药指导

根据医嘱应用止痛的非甾体类抗炎药，如对乙酰氨基酚、布洛芬、萘丁美酮、扶他林、美洛昔康、塞来昔布等。但要注意止痛药会影响胃肠功能，应配合观察有无胃部不适症状。营养神经的药物，如维生素B_1、维生素B_{12}；改善血流供应、扩张血管的药物，如烟草酸、血管舒缓素、地巴唑等。

（五）特殊指导

1. 睡眠时保持颈椎生理曲度，正确使用枕头。选择适合自己的枕头（一般8～10 cm高为宜），应特别注意枕头中间要稍微凹进去一点为好，颈部在睡眠过程中不能悬空，应当放在枕头上，以免颈部压力过大，同时保持头部后仰；避免高枕睡眠的不良习惯，不可躺着看书和看电视。

2. 颈托（围）配戴方法：协助患者侧卧位，将颈托后片紧贴患者后颈部，用一手托扶，协助患者平卧位，再将颈托前片从颈前对合，扣上尼龙搭扣（或魔术贴），再扶患者坐起；颈托松紧合适，以能张口饮食为宜。

（六）病情观察指导

1. 手术前观察四肢感觉、活动、反射情况。

2. 手术后监测生命体征，如脉搏、呼吸、血压、血氧饱和度。

3. 患者麻醉清醒后立即检查四肢活动、感觉情况，术后24 h内每2 h 1次，随后48 h内每4 h 1次，然后每班检查1次。

4. 观察伤口渗液及引流液的量和性质。

5. 颈前路手术患者观察有无出现喉头水肿症状。

（七）出院指导

1. 出院后继续颈托固定颈部2～9周或遵医嘱，卧床休息时颈托可取出。

2. 始终保持颈置于中立位，平视前方，卧床时去枕平卧，侧卧时头部垫枕，保持正常曲度，有利于康复。

3. 避免颈部剧烈转动，防止意外损伤的发生，如过度屈伸颈部、过度旋转、头颈部剧烈抖动等。

4. 加强四肢功能锻炼，如拇指对掌、握拳，然后用力伸指训练和四肢肌肉力量训练。

5. 术后2～3个月回院复诊。

（黎小霞　肖萍　黄天雯）

五、腰椎间盘突出症

（一）疾病简介

椎间盘突出是指由于退行性变化和外伤因素，致使椎间盘纤维环破裂，髓核脱出压迫神经根或脊髓，造成疼痛和神经功能障碍的一种疾病。由于腰部负重大、活动多，在各部位椎间盘突出中，以腰椎间盘突出最常见，且多发生于腰$_{4\sim5}$与腰$_5$～骶$_1$间隙，主要表现为腰痛和一侧下肢放射痛。

（二）饮食指导

1. 急性期卧床的患者，因活动减少，胃肠蠕动减慢，应注意合理安排饮食，宜少量多餐，进食富含营养、易消化的食物。特别注意多吃蔬菜及水果，促进肠蠕动，防止便秘，因排便用力，腹压增加可导致症状加重。

2. 手术后注意蛋白质的补充，最好多进食牛奶、蛋黄、酸奶等。少喝茶和咖啡。

3. 在康复期，饮食中注意补充钙、镁、维生素D以及维生素B族等；多吃含钙丰富的食物，如奶类、豆类、小虾米、海带等，并多吃新鲜的水果和蔬菜，适当补充动物肝脏，饮食多样化，少喝可乐类饮料。

（三）作息指导

卧床休息是腰椎间盘突出症患者的必要手段，以减少腰椎间盘的压力，特别是急性发作期，发病后应绝对卧床休息1周左右，一般以硬板床为宜，呈仰卧位，可在腰下垫一个软垫以维持腰椎自然的生理曲度，这样可促进血液循环，减轻疼痛。1周后可逐渐下床做一些轻微的活动，避免久坐，2周后可根据病情做一些不需要大幅度弯腰的体力活动，3~4周后可恢复正常活动，但不能干重活或剧烈运动。手术后患者卧床休息2~3天或遵医嘱卧床期间，翻身时应保持脊柱成一直线，不可扭转。

（四）用药指导

遵医嘱应用神经营养药物、消肿药物，如甲钴胺、神经妥乐平、盐酸乙哌立松片等。

（五）特殊指导

1. 进行腰背肌"五点支撑式"和"飞燕式"的功能锻炼。"五点支撑式"锻炼方法：仰卧在床上，去枕屈膝，双肘部及背部顶住床，腹部及臀部向上抬起，依靠双肩、双肘部和双脚这五点支撑起整个身体的重量，持续3~5 s，然后腰部肌肉放松，放下臀部休息3~5 s为一个周期。"飞燕式"锻炼方法：俯卧床上，去枕，双手背后，用力挺胸抬头，使头胸离开床面，同时膝关节伸直，两大腿用力向后也离开床面，持续3~5 s，然后肌肉放松休息3~5 s为一个周期。腰背肌锻炼的次数和强度要因人而异，循序渐进逐渐增加锻炼量，如锻炼后次日感到腰部酸痛、不适、发僵等，应适当地减少锻炼的强度和频次，或停止锻炼，以免加重症状。

2. 腰围的配戴方法。

（1）腰围的规格要与自身腰的长度、周径相适应，其上缘须达肋下缘，下缘至臀部。腰围后侧不宜过分前凸，以平坦或略向前凸为好。不要使用过窄的腰围，以免腰椎过度前凸；也不要使用过短的腰围，以免腹部过紧。一般可先试戴0.5 h，以不产生不适感为宜。

（2）配戴腰围可根据病情掌握时间，在腰部症状较重时应经常戴用，不要随时取下；病情轻的患者可以出外时，特别是要较长时间站立或一个姿势坐着时戴上腰围，在睡眠及休息时再取下。在症状逐渐消退、体征逐渐变为阴性以后，应去除腰围，开始逐渐恢复腰的正常活动，一般整个使用时间以4~6周为宜。

（3）配戴腰围以后应注意腰部活动，由于腰围仅是限制了屈曲等方面的活动，而不能减少重力，所以戴上腰围仍要注意避免腰部过度活动，一般以完成日常生活、工作为度。对于手术后、严重腰椎骨折、脱位等患者，腰部活动要按医嘱进行，解除腰围也应经医生同意。

（4）使用腰围期间，遵医嘱逐渐增加腰背肌锻炼，以防止腰背肌萎缩。

（六）病情观察指导

1. 严密观察生命体征，术后注意监测体温、血压、脉搏、呼吸等。

2. 注意观察患者麻醉清醒后双下肢的感觉和运动情况，以及时发现术后血肿压迫神经根导致并发症的发生。

3. 观察伤口和渗液情况，随时观察伤口有无渗血、肿胀，引流管是否通畅，引流液的颜色、量等有无异常。术后48 h可拔除引流管。

（七）出院指导

1. 减轻腰部负荷，避免过度劳累，尽量不要弯腰提重物，如捡拾地上的物品宜双腿下蹲、腰部挺直，动作要缓慢。

2. 加强腰背肌功能锻炼，要注意持之以恒。

3. 建立良好的生活方式，生活要有规律，多卧床休息，注意保暖，保持心情愉快。

4. 禁烟、酒，忌食肥甘厚味、苦寒生冷食品，多食滋补肝肾的食物如动物肝、肾和羊肉、大枣等。

（肖萍　黎小霞　王思琛）

六、臂丛神经损伤

（一）疾病简介

臂丛由颈$_{5 \sim 8}$及胸$_1$神经组成，分根、干、股、束（索）、支五部分，终支形成腋、肌皮、桡、正中和尺神经。损伤的主要病因有牵拉伤、压砸伤、切割伤、枪弹伤、产伤、药物损伤、手术伤（颈部肿块等误切）和放射性损伤等。各类型神经损伤症状及体征不同，主要表现为损伤神经所支配肌肉的运动和皮肤感觉出现异常。

1. 神经根损伤：①上臂丛神经根损伤；②下臂丛神经根损伤。

2. 臂丛神经干损伤：①臂丛神经上干损伤；②臂丛神经中干损伤；③臂丛神经下干损伤。

3. 臂丛神经束损伤：①臂丛神经外侧束损伤；②臂丛神经内侧束损伤；③臂丛神经后束损伤。

4. 全臂丛神经损伤。

（二）心理指导

1. 自卑心理。

2. 抑郁、焦虑、失眠。

护理人员加强与患者及家属的沟通，耐心讲解手术方法、医疗技术水平及医院的医疗设备。鼓励家庭力量的支持、关心，以消除患者顾虑，使其能以放松心情进入角色，积极配合治疗和护理。尽可能协助解决实际困难，耐心解释，介绍神经损伤的修复机制，使患者有充分的思想准备，增强康复的信心，使患者看到希望，主动配合治疗。

（三）饮食指导

术前8~12 h禁食、禁饮。术后鼓励患者高热量、高蛋白、高维生素饮食，少量多餐，多饮水，多进食粗纤维食物，防止便秘发生。避免进食辛辣、刺激性食物，以免导致血管痉挛。

（四）作息指导

1. 大部分患者伴有患肢烧灼性疼痛，应多休息，采用注意力转移、意念分离等方法减轻疼痛，缓解焦虑，并可辅助药物、神经节封闭等治疗手段；同时预防再损伤，用三角巾或袖带固定患肢于功能位，防止肩关节脱位和畸形的发生，协助患者经常用温水擦洗患肢，恢复皮肤温度，避免日常活动过度引起区域性炎性反应，可经常行向心性涂油按摩和未固定关节的被动活动，以促进血液循环，增加关节活动度，提高肌肉张力。

2. 神经修复手术患者术后将患肢抬高，置于功能位妥善固定。术后石膏或弹力绷带固定是为了使修复的神经断端处于松弛状态，不可随意移动或去除固定，避免牵拉患肢，否则可导致手术失败。协助调整体位时，要保证头、颈、胸、上肢相对固定。术后1~2天拔除引流管后，可下床活动，多做深呼吸运动。

3. 吻合血管的游离组织重建手术患者术后绝对卧床10~14天，术后过床时应采用3人平托法搬运，尤其注意保持患者肩、肘关节屈肘内收功能固定位，防止吻合的神经、血管、肌腱因不正确的搬运造成末梢张力过高而发生断裂。在患侧上肢石膏未干时，要用双手掌轻托石膏并放在软枕上，防止石膏变形压伤皮肤。供区的下肢抬高放在胶枕上，高于心脏水平10～20 cm，以促进静脉回流，减轻肿胀。还应注意保持头、胸、患肢弹力绷带固定的松紧度及患侧上肢全长石膏托固定是否在位，避免过松而影响吻合的神经、肌腱愈合。鼓励患者床上活动健侧肢体，减轻强迫体位导致的不适。

（五）用药指导

1. 神经营养药物治疗，如弥可保、肌苷、维生素B$_1$、维生素B$_6$、维生素B$_{12}$等，注意观察其不良反应，如弥可保可引起食欲不振、恶心、呕吐等。

2. 抗生素治疗，预防感染。

3. 抗凝、解痉挛药物。在肌皮瓣移植术后72 h内注意保持持续静脉输液，低分子右旋糖酐维持24 h持续静脉慢滴，使血液处于低凝状态。注意有无头痛、头晕、恶心、呕吐、皮肤瘙痒等不适。用罂粟碱期间除定时监测凝血时间外，应注意切口、鼻、牙龈部有无出血，观察患者皮肤有无皮疹、瘙痒不适。

（六）特殊指导

1. 神经修复手术患者术中体位训练于术前3～5天开始训练。方法：患者仰卧位，肩部垫枕，使颈部呈现后伸位并制动，开始时10～30 min/次，2～3次/d，逐渐增加训练。术后体位训练，在术中体位训练后，配戴头颈胸上肢固定手托，开始时10～30 min/次，2～3次/d，逐渐增加训练至2～4 h/次。

2. 吻合血管的游离组织重建手术患者室内严禁吸烟，室温保持在23 ℃左右，术后肌皮瓣上方用40～60 W烤灯保暖7～14天，距离30～40 cm，注意灯距离肌皮瓣不能太近，以免局部烫伤，并将无菌专科大棉垫盖于患肢上，以提高局部温度，达到恒温保暖效果。

（七）行为指导

1. 神经修复手术患者术后6 h开始，适当活动未固定的关节，以改善静脉、淋巴回流，减少肿胀。术后1周开始，关节进行被动伸屈运动，每天数次，有助于改善失神经支配肌肉的血液循环，防止肌肉萎缩，预防关节僵直。术后4周，当肌肉出现收缩时练习上肢屈伸、提肩等运动，训练时注意活动幅度由小到大，次数由少到多，被动与主动相结合，后期可给予不同形状、不同质地的物品进行感觉功能训练和作业能力训练。

2. 臂丛神经探查松解减压术后上肢固定3天，神经移植术后固定3周，有缺损的神经修复术术后固定4～6周。离床活动时用三角巾或袖带吊高患肢，保持功能位。

（八）病情观察指导

如出现下列症状应及时报告医护人员：

1. 术后石膏或弹力绷带固定松脱。

2. 引流管引流不通畅，引流量、颜色等突然改变。伤口渗出液为乳白色时多为颈部淋巴液漏。

3. 发现肌皮瓣颜色灰白或苍白，局部组织张力低、皮肤发凉；或肌皮瓣肿胀、发紫，肤色由红润变青紫或淡紫红色，甚至出现皮下小水泡，组织张力高。

4. 伤口疼痛难忍。

5. 呼吸困难。

（九）出院指导

1. 术后为防止神经吻合口拉断，应将患肢贴身固定4～6周。

2. 患者皮瓣区注意保暖。

3. 肋间神经移位患者，指导进行深吸气练习，3次/d，每次15～20 min，而健侧颈₇移位患者，指导其进行健侧上肢用力内收的练习，以加速神经再生。

4. 拆除石膏后移植肌肉重建功能，深吸气或健侧上肢内收练习的同时做意念性屈肘、屈指、伸指功能的锻炼，以逐渐建立深吸气或健侧上肢内收与意念性屈肘、屈指、伸肢功能的联系。

5. 术后3个月进行肌电图检查，以了解神经再生情况。

（黄天雯　王思琛）

七、肩关节伤病

（一）疾病简介

肩关节是全身最灵活的关节之一，关节活动度大，但稳定性差。常见的疾病包括：

1. 运动损伤，如肩袖损伤、关节盂唇损伤、韧带损伤。

2. 骨关节损伤，如肩关节脱位、肩锁关节脱位、锁骨脱位、肱骨大结节骨折、肱骨外科颈骨折。

3. 肩关节疾病，如肩周炎。

（二）心理指导

因患肢疼痛影响休息，首先要关心安慰患者及其家属，及时解决合理需要，向患者介绍分散注意力方法，告之积极配合治疗能促进康复。

（三）饮食指导

术前8~12 h禁食、禁饮。术后鼓励患者高热量、高蛋白、高维生素饮食，少量多餐，多饮水，多进食粗纤维食物，防止便秘发生。避免进食辛辣、刺激性食物。

（四）作息指导

多休息，积极配合治疗，如手法按摩、患肢肌肉收缩和放松运动等；指导患者握拳练习、体位改变练习，如如何坐起、下床等。患侧肩部抬高，用三角巾或袖带吊高患肢，保持功能位。

（五）用药指导

1. 抗感染、止痛治疗。

2. 营养支持治疗。

（六）特殊指导

涉及骨折部位的动作要根据骨折愈合情况酌情进行。

（七）行为指导

1. 用三角巾将前臂固定在胸前3~4周左右。

2. 复位或手术后1周进行如下练习。

（1）张手、握拳练习。用力张开手掌保持2 s，然后握拳至最大力量，保持2 s，放松后重复，5~10 min/h。

（2）肱二头肌等长收缩练习。患肢上臂背侧肌肉等长收缩练习，30次/组，3~4组/d。

（3）耸肩练习。耸肩至可耐受的最大力量，保持2 s，放松后重复，30次/组，3~4组/d。

（4）腕关节主动屈伸练习。尽量大范围活动腕关节，30次/组，3~4组/d。

（5）根据情况在医护人员指导下可开始肩关节"摆动练习"：患肢自然下垂，以肩为顶点做圆锥形环转运动，开始范围小，逐渐扩大画环的范围。

3. 术后第2~3周继续并加强以上练习，逐渐加大负荷和被动活动的角度。

（八）病情观察指导

1. 患肢疼痛有无加重，有无出现患肢麻木、肿胀。

2. 肩关节有无再次出现活动障碍。

（九）出院指导

术后4周后，以逐渐恢复关节活动度为主要目的。练习时患侧肢体充分放松，练习在无或微痛前提下进行，动作轻柔，稍慢。做肌力练习及关节活动度练习，如前平举、侧平举、抗阻外旋、抗阻内旋、手指爬墙和手高举摸顶锻炼等。

（黄天雯　王思琛）

八、手及腕部伤病

（一）疾病简介

人类的双手由于和外界环境接触的机会最多，因此损伤可能性也最大。处理是否及时和正确，关系到患者的生活、工作和学习能力。常见的疾病包括：

1. 骨折伤：桡骨远端骨折、腕骨骨折、掌骨骨折。
2. 脱位伤：腕骨脱位及半脱位、掌指关节脱位。
3. 腕关节创伤性滑膜炎。
4. 韧带损伤、肌腱损伤、神经卡压综合征等。

（二）心理指导

突发外伤引致损伤的患者均表现为焦虑、烦躁等不良情绪。医护人员首先要安慰患者，告之疾病的治疗护理方法，解释配合治疗护理的重要性，消除不良情绪。

（三）饮食指导

给予高钙、高营养食物，多饮水，多吃新鲜蔬菜、水果、奶制品等食物，忌辛辣、刺激性食物。

（四）作息指导

卧床休息，用手托或软枕抬高患肢，高于心脏10～20 cm，有利于血液回流，减轻肿痛。

（五）用药指导

1. 抗感染、止痛治疗。
2. 营养支持治疗。

（六）特殊指导

1. 术前患肢的皮肤护理是预防术后感染的关键之一。医护人员给予备皮后剪指甲，充分清洁患肢，特别注意手、腕部皮肤的皱褶处。
2. 术前根据病情在医护人员指导下进行患肢肌肉的收缩练习、握拳练习等，为促进患肢的血液循环及防止术后患肢肿胀做准备。

（七）行为指导

1. 皮肤损伤直接缝合术后的锻炼。

（1）术后疼痛、肿胀减轻后即可练习握拳、屈伸手指。开始练习时动作应缓慢，以不引起明显疼痛和伤口张力为度，同时做腕部的屈伸和旋转锻炼。

（2）拆线后，练习用力握拳和手的伸屈、内收、外展等活动。

2. 手部骨折和关节脱位术后的锻炼。

（1）复位后一般用石膏、铝板功能位固定3～4周。固定期间积极屈伸活动正常手指，用健肢辅助进行各关节的屈伸，活动量以不引起再损伤为限。

（2）去除外固定后，开始做缓慢的主动屈伸活动，每次争取达到最大范围，如有关节屈伸障碍可用健肢协助患指做被动活动。

3. 手部肌腱损伤的功能锻炼。

（1）肌腱松解术后一般24 h即可去除敷料，开始做患指主动屈伸活动，每天3～5次，每次10～15 min。当患指主动活动无痛、活动范围正常时，开始抗阻力活动。

（2）肌腱修复术后需用石膏托等固定，首先活动未固定关节，术后前3周不能活动患指，即使活动也要在保护下进行，可采用牵拉橡皮条的方法进行。3周后外固定解除时进行患指的主动、被动活动。

（3）伤手活动进行到一定程度，可做适当游戏或工艺，如用筷子夹豌豆、用指尖拾竹签、用手和手指捏黏土、绘画写字等。

4. 腕关节附近骨折术后的功能锻炼。

（1）术后1周，手指在疼痛耐受范围内，做握拳、伸拳、对指、对掌主动练习，另外做肩关节、肘关节活动度的练习和关节周围肌肉力量的练习。

（2）术后1~2周开始腕关节主动活动练习，3~6次/组，2组/d。动作应缓慢、轻柔，以不引起明显疼痛为度，包括腕掌屈、腕背伸、腕桡侧屈、腕尺侧屈。

（3）术后2~6周继续加强上述腕关节活动度的练习，另增加肌力练习，如橡皮筋阻力练习。

（4）术后6周后继续肩、肘、腕、手指关节的主动运动，特别是腕关节活动度的训练，可增加阻力，15~20次/组，2~4组/d。例如拧毛巾练习：双手握住毛巾，同时向相反方向转动手腕到最大范围，双手再互换方向到最大范围为1次。拧杯盖练习：患侧环状抓握杯盖，向顺时针方向转动到极限后再向逆时针方向转动为1次。

5. 涉及骨折部位的动作要根据骨折愈合情况酌情进行。

（八）病情观察指导

1. 患肢疼痛有无加重，有无出现患肢麻木感。

2. 伤口肿胀有无加重，有无出现渗血、渗液等情况。

（九）出院指导

1. 按康复训练计划加强训练。

2. 定期门诊复查。

（黄天雯　王思琛）

九、髋部伤病

（一）疾病简介

髋关节是一球窝状关节，由股骨头及骨盆上的髋臼所组成，在关节的两面都被软骨所覆盖。髋关节置换术是利用手术方法将人工关节置换被疾病或损伤破坏的关节面，包括人工股骨头置换术、全髋关节置换术、全髋关节翻修术、髋关节表面置换术等，其目的是切除病灶、消除疼痛、恢复关节的活动与原有的功能，其手术近期效果往往为其他手术所不及，但其有严格的手术适应证，适应如下：

1. 陈旧性股骨颈骨折，头臼已破坏，活动功能差。

2. 股骨头缺血性坏死。

3. 退行性骨关节炎。

4. 类风湿性关节炎及强直性脊柱炎，功能严重受限。

5. 髋关节强直。

6. 关节成形术失败的病例。

7. 股骨头颈部成臼低度恶性肿瘤。

8. 患者的全身状况能耐受手术。

（二）心理指导

因患肢疼痛影响休息，而且此病致残率高，患者担心疾病预后，易产生焦虑、紧张等情绪；医护人员首先要关心安慰患者及其家属，多巡视了解病情，及时为患者解决合理需要；向患者介绍分散注意力的方法，以缓解疼痛减轻焦虑；告之积极配合治疗的重要性，并做好家属工作，以取得配合及使其了解功能锻炼的方法，及时给予指导与纠正。

（三）饮食指导

术前8~12 h禁食、禁饮。术后鼓励患者高热量、高蛋白、高维生素饮食，少量多餐，多饮水，多进食粗纤维食物，防止便秘发生。避免进食辛辣、刺激性食物。

（四）作息指导

1. 术前多卧床休息，积极配合理疗，如手法按摩、超声波、电磁等治疗，能为手术的成功及肌肉关节功能的恢复打下良好的基础。

2. 术后卧床休息，平卧位时，患肢呈外展中立位（患肢外展30°，足尖向上），薄软枕平膝纵向放于小腿间，抬高患肢预防肿胀，足跟悬空，预防压疮。平卧、翻身时两腿之间置一个12 cm的厚枕，避免内收屈髋动作，两腿不能交叉放置，防止关节脱位。每2 h翻身、拍背，预防压疮。

（五）用药指导

1. 抗感染、止痛治疗。副作用包括胃肠道反应，如恶心、呕吐，过敏反应如发热、皮肤瘙痒、皮疹等。

2. 给予雾化吸入，2次/d，预防肺部感染。

3. 抗凝治疗。主要作用是预防血栓形成。注意观察有无胃肠道反应，有无出血倾向，如消化道出血、血尿、牙龈出血、鼻出血等。

4. 必要时静脉输液以维持体液平衡，对年龄偏大的患者应控制输注速度，切忌自行调速，以免发生危险。

5. 营养支持治疗。

（六）特殊指导

1. 术前2周开始戒烟，并练习深呼吸及有效咳嗽的方法。

2. 停用阿司匹林、活血化瘀类药物，减少术后发生出血，一般情况下停用非甾体类抗炎药至少2周才考虑手术。

3. 术后过床。采取3人平托法搬运，由1名医护人员托住患侧的髋部和下肢，使患肢始终保持外展中立位；另1名医护人员托住健侧髋部和健肢，其余人协助将患者平放于床上。

4. 术后宜卧软硬适中床垫，避免卧弹簧床或软床，以免引起臀部下陷，易造成人工关节后脱位。卧床期间进行深呼吸锻炼，注意保暖，防止受凉。

5. 使用尿壶小便和护垫大便。如使用便盆时，患肢与便盆在同一水平线上，防止内旋和内收，可在腰下垫一软枕，臀部与大腿同时上抬足够高度，从健侧取放便盆，患肢保持外展中立位。

（七）行为指导

1. 术前指导患者练习床上正确抬臀的方法（骨折者除外），训练床上翻身；训练股四头肌收缩、踝关节、足趾关节的活动。

2. 术后6 h可指导家属为患者进行患肢自足背开始的向心性按摩，待患者患肢感觉和功能恢复即可做踝泵练习、屈趾运动，每个动作保持5~10 s，然后放松，重复练习。循序渐进，每天3次，每次不超过30 min。

3. 术后1天将床头摇起，取平卧位，不宜超过30°，尽量伸直术侧肢体；指导患者行股四头肌（大腿绷紧5~10 s，放松5 s，绷紧的标准为髌骨不能推动，放松后髌骨可以活动）、臀大肌和臀中肌（进行臀肌的等长收缩练习，即把两边臀部收缩在一起5~10 s，再放松）等长收缩锻炼，每个动作保持收缩状态5~10 s，然后放松，每天4~6次，每次20~30组，由少到多，循序渐进，以不疲劳为宜。同时，指导患肢做踝关节的跖屈、背伸及内外翻练习，以促进静脉回流，维持肌张力。

4. 术后第2天可拔除引流管，患肢除继续第1天的肌肉练习外，可延长运动时间及运动量。经X线片证实假体位置后，按医嘱以下肢功能康复仪（CPM机）上进行持续被动活动，先从髋关节屈伸15°开始，循环周期5~10 min，持续0.5~1 h，1~2次/d。

5. 术后第3~4天继续患肢肌力收缩训练、踝关节活动及髋部屈曲练习，可进一步做如下锻炼。

（1）引体向上运动。

（2）抬腿的练习。

（3）直腿抬高。

6．术后第5～7天进行如下训练。

（1）指导患者上下床。除继续上述训练外，如病情平稳，经主管医生同意后可指导患者在上午和下午床边站立5～10 min，下床时需在床边坐15 min，无头晕时再下床。由医护人员或家属在旁守护以防意外，如有不适立即卧床休息。下床方法如下：患者用双手支撑床面，屈曲健肢，患肢保持伸直位，移动躯体至患侧床沿，由他人一手托住患肢足踝，另一手托住患侧腘窝部，跟随患肢的移动而移动，屈髋必须小于90°，然后再健肢离床，在床边坐稳后用健肢使力，患肢不负重，等患者健侧肢体着地后，将患肢轻轻放于地上。在协助患肢下地过程中，始终保持患肢处于轻度外展中立位。上床时，按相反方向进行，患肢先上床。

（2）站立训练。站立时间由短到长，不超过30 min，2～3次/d。站立时，两脚可稍呈外八字形分开，与两肩同宽，以增加稳定性。另外站立屈膝时把患侧的下肢向胸部方向提起，但膝部还要超过腰部，抬起时维持5～10 s，再缓慢放下。

（3）坐位训练。术后1个月内坐位时间不宜过长，以免导致关节水肿，且坐位时保持膝部在髋水平以下；坐位时身体应尽量向后靠，腿向前伸；座椅两边安装扶手，以方便坐立。

（4）行走训练。如无不适，站立与坐位训练后第2天可指导患者在室内扶助步器锻炼行走，健肢负重，患肢不负重，并始终保持患肢外展30°左右，健腿先迈，患腿跟进，助步器随后，步行距离渐延长，时间逐渐增加但每次不超过30 min为宜。

7．早期部分负重有利于软组织的生长，可给予髋部肌肉群良好的愈合环境，促进肌肉功能的全面恢复。负重量要循序渐进，使用骨水泥假体者，下床时即可负重练习或部分负重练习；使用非骨水泥假体者，术后6周患肢才可逐步负重练习。

8．术后1周在患者可以耐受的情况下，逐渐增加活动度和练习时间，使患者逐渐恢复髋关节功能，如上下楼练习、臀中肌练习等。

（八）病情观察指导

如出现下列症状应及时报告医护人员。

1．若患侧髋部突然疼痛，活动受限，患肢缩短，可能出现脱位现象。

2．出现患肢皮肤颜色、感觉、活动能力异常改变。

3．出现头晕、眼花、出冷汗、心慌等不适或短时间内引流管引出大量鲜红色液体。

4．出现咳嗽、流涕、发热现象。

（九）出院指导

1．继续进行患肢肌肉、关节的功能锻炼。功能锻炼时必须有家属陪护，下地负重及行走练习时避免摔倒。

2．合理安排饮食，尽量避免体重增加。

3．术后半年内禁止下蹲、盘腿坐、交叉腿、坐矮凳和软沙发，不要爬陡坡，前屈身不超过90°。

4．上楼时健侧先上，拐杖随其后或同时跟进，患肢最后；下楼时拐杖先下，患肢随后，健肢最后。拄拐杖时尽量不单独活动，用双拐杖至术后3个月，如无疼痛及跛形时再使用单手杖直至弃杖，必须避免屈患侧髋部下蹲。

5．如由于其他疾病需做核磁共振、CT检查，应向医护人员说明体内有金属假体。出院后于术后1个月、2个月、3个月、6个月、1年门诊随访。

（黄天雯　王思琛）

十、膝部伤病（膝关节置换术）

（一）疾病简介

膝关节由上胫骨、股骨和髌骨组成，髌骨是重要的伸膝装置。膝关节内有内侧和外侧半月板，其功能是吸收震荡、分散应力；前后交叉韧带、内外侧副韧带，其功能是稳定膝关节。膝关节置换可帮助解除膝关节疼痛，增加活动能力，重整变形的关节，获得长期稳定，包括全膝置换术、膝关节单髁置换术、膝关节翻修术等。适用于如下症状：

1. 退行性膝关节骨性关节炎（OA）。
2. 类风湿关节炎（RA）和强直性脊柱炎（AS）的膝关节晚期病变。
3. 创伤性骨性关节炎。
4. 大面积的膝关节骨软骨坏死或其他病变不能通过常规手术方法修复的病例。
5. 各种术后并发症，如感染、疼痛、假体松动、断裂等是翻修术的适应证。

（二）心理指导

患者一般对手术缺乏了解，有许多思想顾虑，如担心手术是否成功、术后是否能行走、术后会不会比术前还差、症状是否能改善等，针对患者存在的问题进行沟通交谈，讲解手术的必要性和有关手术的知识，介绍相同手术后成功的病例。类风湿关节炎患者由于长期患病，缺乏康复的欲望和要求，必要时可请医生协助指导。

（三）饮食指导

指导患者高蛋白、高维生素、高热量、易消化的清淡饮食，以增强体质及提高术后组织修复能力，忌辛辣及刺激性食物；给予富含粗纤维饮食，多饮水，预防便秘。

（四）作息指导

1. 术前多卧床休息，积极配合理疗，如手法按摩、超声波、电磁等治疗，能为手术的成功及肌肉关节功能的恢复打下良好的基础。
2. 术后卧床休息，平卧位时，患肢摆放于伸直位，枕头垫于小腿及足跟下，以抬高患肢预防肿胀。不主张腘窝下垫枕或加压包扎。患肢保持中立位，防止外旋压迫腓总神经而引起麻痹。每2 h翻身、拍背，预防压疮。

（五）用药指导

1. 抗感染、止痛治疗。副作用包括胃肠道反应，如恶心、呕吐；过敏反应，如发热、皮肤瘙痒、皮疹等。
2. 抗凝治疗，主要作用是预防血栓形成。注意观察有无胃肠道反应，有无出血倾向，如消化道出血、血尿、牙龈出血、鼻出血等。
3. 必要时静脉输液以维持体液平衡，对年龄偏大的患者，应控制输注速度，切忌自行调速，以免发生危险。
4. 营养支持治疗。

（六）特殊指导

1. 术前2周开始戒烟，并练习深呼吸及有效咳嗽的方法。
2. 停用阿司匹林、活血化瘀类药物，减少术后发生出血，一般情况下停用非甾体类抗炎药至少2周才考虑手术。

（七）行为指导

1. 术前指导患者练习床上正确抬臀的方法，训练床上翻身；训练股四头肌收缩，踝关节、足趾关节的活动和膝关节锻炼。
2. 术后待患者患肢感觉和功能恢复即可做踝泵练习、屈趾运动，每个动作保持5～10 s，然后放松，重复练习。循序渐进，每次不超过30 min，每天3次。
3. 术后1天将床头摇起，取平卧位，不宜超过30°，尽量伸直术侧肢体；指导患者行股四头肌（大腿绷紧5～10 s，放松5 s，绷紧的标准为髌骨不能推动，放松后髌骨可以活动）、臀大肌和臀中肌（进行臀肌的等长收缩练习，即把两边臀部收缩在一起5～10 s，再放松）等长收缩锻炼，每个动作保持收缩状态5～10 s，然后放松，每天4～6次，每次20～30组，由少到多，循序渐进，以不疲劳为宜。同时，指导患肢做踝关节的跖曲、背伸及内外翻练习，以促进静脉回流，维持肌张力。

4. 术后第1～2天继续进行股四头肌、臀大肌和臀中肌等长收缩锻炼及踝泵运动，如患者病情允许，可坐起练习按压膝关节，防止手术后屈曲挛缩。

5. 术后第2～3天可拔除引流管，并拍X线片复查假体位置正常后，可进行如下练习。

（1）直腿抬高练习。

（2）弯腿练习。

（3）持续被动活动器被动活动髋股关节、膝关节。

6. 手术后第4～7天行走50～100 m或更长，扶拐杖或使用助行架。持续被动活动器练习至被动达到100°以上，主动屈膝达到80°～90°，直腿抬高肌力达Ⅳ级。持双拐杖步行，1次/d，步行时患肢负重重量为体重的1/3，如果患者不习惯扶双拐杖行走，也可以用助行器行走，第1天的行走不要求患者行走多少时间及多少距离。以后逐渐增加行走的距离，行走时负重重量仍为体重的1/3，术后1周，即术后7天就可以完全负重，术后1周可以自己扶拐杖上厕所，然后自己回到病床上。

（八）病情观察指导

如出现下列症状应及时报告医护人员：

1. 出现患肢皮肤颜色、肿胀程度、感觉、动脉搏动、活动能力异常改变时。

2. 出现头晕、眼花、出冷汗、心慌等不适或短时间内引流管引出大量鲜红色液体。

3. 出现咳嗽、流涕、发热现象。

（九）出院指导

1. 继续进行患肢肌肉、关节的功能锻炼。避免干重活及剧烈体育运动，不要做跳跃和急转运动，防止关节损伤。

2. 功能锻炼顺序可遵循站、立、坐、蹲（3个月）的原则，锻炼时要有家属陪护。建议患者出院后穿防滑鞋，室内地板也应防滑，行走时不要太匆忙，上下楼梯时先扶好楼梯扶手以防止摔跤、假体松动。应避免坐矮凳，身体过胖会增加关节劳损。

3. 合理安排饮食，尽量避免体重增加。

4. 定期理疗及复诊（1个月、3个月、6个月、1～2年）。

（黄天雯　何翠环　王思琛）

十一、膝部伤病（膝关节镜术）

（一）疾病简介

近年来，关节镜技术由于具有创伤小、出血少、住院时间短、再粘连概率低、愈合后康复快的特点被广泛应用于临床。膝关节镜术是一种可直接观察膝关节内部病变的方法，适用于半月板切除、关节游离体摘除、关节滑膜切除、前后交叉韧带重建等病患。

（二）心理指导

术前耐心介绍手术室环境及手术方法，满足患者个人卫生及其他生活需要，调整患者心理状态，使其积极配合治疗措施的实施。术后大多数患者由于害怕疼痛而不愿进行早期活动，医护人员应向其解释，早期肢体活动可有利于促进血液循环，刺激感觉神经末梢，有利于患肢肿胀的消退，有效防止纤维粘连。制定护理计划，以得到患者更好地配合。

（三）饮食指导

宜高蛋白、高维生素、高热量和易消化的清淡饮食，以增强体质及提高术后组织修复能力，忌辛辣及刺激性食物；给予富含粗纤维饮食，多饮水，预防便秘。术后给予易消化、营养丰富饮食，多补充钙类食物，如牛奶、豆制品等。

（四）作息指导

术前多卧床休息，保证充足睡眠，以利于促进食欲，增强机体抵抗力。术后下肢保持中立位，在患者小腿垫枕头，患肢予抬高15°～30°。

（五）用药指导

抗感染、止血、消肿等药物治疗。

（六）特殊指导

术后保持伤口引流通畅，勿扭曲或压迫引流管，使伤口处的积血充分流出，利于伤口愈合。

（七）行为指导

1. 术后当天麻醉作用过后即可行足趾关节、踝关节旋转活动。

2. 术后第1～2天即开始进行踝关节背屈和股四头肌等长收缩运动，防止肌肉收缩。

3. 术后第3～4天可进行患肢直腿抬高练习，20～30次为1组，每天3组；同时可进行膝关节屈曲活动，每组2次，每天4组。患膝关节主动、被动伸屈训练，每组伸屈2～5次，每天4组。

4. 拔除灌洗与引流管后，在非负重状态下行患侧膝关节主动伸屈训练，每组2～3次，每天3组；同时采用下肢被动活动器进行患肢持续被动运动，关节伸屈0°～15°，选择3 min为1个周期，运动持续时间15 min，每天2次，以后根据病情好转程度每天增加关节伸屈5°～10°，通常训练1周可达90°。活动范围以患者能够耐受疼痛为度，活动量由小逐渐增大，以防止膝关节粘连，并逐渐恢复患膝关节正常的活动范围。

5. 髌骨骨折术后、前后交叉韧带及内外侧副韧带重建术后，用长腿石膏屈膝30°～45°，石膏固定4～6周。期间进行踝关节背屈活动和股四头肌等长收缩运动，防止肌肉收缩。4～6周后去除外固定，开始练习膝关节屈伸活动。刚去除外固定时，主动屈膝较困难，可多采用被动运动形式，如他人帮助屈膝，待有一定活动度后改为主动运动。患者可在卧床时主动伸屈膝关节，也可下地扶床边或门框下蹲以练习膝关节伸屈功能。压沙袋法是让患者坐在床边，将患肢伸出床沿，在踝部上压3 kg左右的沙袋，每次15 min，每天2～3次，但应注意被动活动力量要缓和，以免造成新的损伤，同时锻炼的强度应因人而异。

（八）病情观察指导

1. 观察患肢血液循环和足趾活动，有无麻木感等情况。

2. 注意局部有无血肿出现。

3. 有无出现咳嗽、流涕、发热现象。

（九）出院指导

1. 继续进行患肢肌肉、关节的功能锻炼，如进行抗阻训练及正常行走训练等，目标是继续发展肌力和增强肌肉耐力，除正常行走外，骑自行车及游泳是增强耐力的较好方法，有条件的可借助健身器械进行训练，直至关节功能完全恢复。

2. 术后3个月、6个月、1年门诊复诊。

（黄天雯　何翠环　王思琛）

十二、断肢（指）再植、游离皮瓣移植、带蒂皮瓣移植、游离足趾移植再造拇指

（一）疾病简介

断肢（指）再植是将断离的肢体彻底清创后将血管重新吻合，恢复其血液循环，并做骨、神经和肌腱及皮肤整复的手术。断肢（指）的保藏，正确的方法是将断肢（指）用无菌纱布包裹后放入小塑料袋内，扎紧袋口，再套一个大塑料袋，两袋之间放足量的冰块，或将断肢（指）放在清洁的小瓶内，再将小瓶放于冰桶内。

带蒂皮瓣（skin flap）是具有自身血供的一块皮肤和皮下组织的组织块，在形成与转移过程中，

有一部分组织与供区相连，此相连的部分称为蒂，被转移的部分称为瓣，故称皮瓣。皮瓣移植术的常见并发症有皮瓣血液循环障碍、皮瓣下血肿、皮瓣（或皮管）撕脱、皮瓣（或皮管）感染。

游离足趾移植再造拇指或手指是将患者自己的足趾经过手术（缝接血管、肌腱、神经、骨骼等）移植于手上，以代替拇指或手指。用这种方法再造的拇指或手指血供佳，感觉好，有屈伸功能，外形较满意，适用于各种不同类型的拇指或手指缺如，是目前比较理想的再造方法。

（二）心理指导

断肢（指）患者因突如其来的意外，心理上很难接受现实，往往表现为紧张、焦虑的情绪，并希望手术能尽快进行。拇指缺如需再造拇指的患者最担心的是再造指的成活与功能，游离皮瓣、带蒂皮瓣移植患者最担心的是皮瓣是否成活。对断肢（指）患者，医护人员要亲切接待，同情、关心、安慰患者，尽快做好术前准备，告知患者成功的病例与术后注意事项；对再造拇指与皮瓣移植的患者，医护人员要安慰患者，讲解手术治疗的目的和术后护理配合事项，使患者积极配合治疗及护理。

（三）饮食指导

术后3天给予高热量、高蛋白、高维生素、低纤维、易消化的饮食，多饮水。其目的是减少大便次数，减少肢体活动。3天后可给予进食高纤维食物，以保持大便通畅。不宜进食刺激性强的食物，如辣椒及辛辣调味品。

（四）作息指导

术后绝对卧床10~14天，患肢制动，以避免吻合的血管受牵拉或压迫，影响皮瓣或再植指的血液循环。患肢宜抬高至略高于心脏水平，采用平卧位或向健侧卧位。术后10天再植指及皮瓣成活后可开始离床活动，离床后上肢用三角巾或手托吊于胸前功能位。

（五）用药指导

1．抗感染药物：应用抗生素以预防和治疗术后感染。

2．抗凝及解痉药物：应用此类药物有助于避免或减少血管痉挛或血栓形成，改善微循环。但应注意其不良反应（如恶心、呕吐、头晕、心悸等）的发生以及定期复查血常规。

3．必要时留置臂丛管，定时注入0.375%布比卡因，或留置镇痛泵镇痛，以免因疼痛引起血管痉挛。

（六）特殊指导

1．术前指导。

（1）行断肢（指）再植的患者，配合做好术前准备（如备皮、配血、注射术前针等）。行皮瓣移植的患者，注意缺损处的创面和周围皮肤条件。皮瓣供区有炎症、破损、湿疹等情况应及早告知医生处理。

（2）游离足趾移植再造手指的患者，需了解足部血管的情况，必要时行血管造影。大隐静脉有切开、反复穿刺、输液或静脉炎病史应告知医生。了解手部伤情，有无严重碾压和肌腱、血管、神经有无被抽出撕脱的情况，以及骨折断端的水平等。

（3）要移植皮瓣的肢体、游离足趾移植的供区与受区，术前可用安多福、酒精或温水浸泡肢体20~30 min，每天2次。

（4）患者术前2周应戒烟。

（5）训练床上大小便，以适应术后卧床需要。

2．术后特殊指导。

（1）病房环境安静、舒适、空气清新，室温保持23~25 ℃，避免因寒冷而诱发血管痉挛。

（2）局部保温，在术区局部上方相距30~40 cm烤灯持续照射，提高局部环境温度。但警惕因置灯过近引起烫伤。

（3）戒烟。术后同病房的病友、探访人员勿吸烟，因烟中的尼古丁可引起血管持续收缩或痉挛，诱发血管危象。

（七）行为指导

1. 带蒂皮瓣断蒂前的注意事项。

（1）断蒂时间：术后3～4周。

（2）断蒂前3天进行夹管训练，方法是用皮筋或止血带或血管钳夹紧蒂部的最低端，以完全阻断血供为宜。计时的同时，观察皮瓣的血供情况，每天2次，首次从5 min开始，逐渐增加时间，直至每次2 h。如在夹管期间皮瓣血供发生障碍，应及时解除约束。

2. 再植指功能锻炼。

（1）断指再植术后、游离足趾移植再造拇指术后3周拆除石膏，4周后X线照片复查，择期去除内固定钢针。

（2）断指再植术后。拆除石膏后行固定远端的关节小范围的被动活动；去除内固定钢针后，由被动练习手指关节伸屈活动到主动功能练习。

（3）再造拇指的功能锻炼。术后3周缝合的肌腱初步愈合后，进行主动与被动屈伸掌指关节和指间关节。

①主动功能锻炼。单关节锻炼法，多关节功能锻炼法，拇指对掌运动，拇指内收、外展训练，指间关节屈伸训练。

②被动屈伸各关节，虎口开大训练：用掌压的方法在大腿上逐步撑大虎口，或用虎口牵开器进行牵引。

（八）病情观察指导

由于血管危象危及再植指或皮瓣的存活，配合观察肢体血液循环的情况：

1. 皮肤颜色。正常皮肤红润，略带微黄。

2. 皮肤温度。等同条件下，患侧皮温高于健侧皮温1～2 ℃以内为正常。若低于健侧皮温3～4 ℃，提示动脉供血不足，应立即报告医护人员，采取解救措施。

3. 毛细血管充盈反应试验是临床鉴别血管痉挛或栓塞的重要指标。正常情况下，指压皮肤后松开手指，1～2 s内皮肤毛细血管迅速充盈。血管栓塞时毛细血管回流受阻，皮肤呈现苍白。

4. 观察组织张力，即移植/再植组织的肿胀程度，是比较可靠的血液循环观察指标。一般再植肢体均有轻微肿胀，用以下符号表示肿胀程度：①Ⅰ度肿胀：皮纹变浅；②Ⅱ度肿胀：皮纹消失；③Ⅲ度肿胀：出现水泡。

5. 观察有无血管危象表现。静脉危象：皮肤暗紫，皮温正常或偏高，毛细血管充盈反应时间缩短，表面出现水泡或血泡，创面渗血为暗紫色，组织张力高。动脉危象：肤色苍白，皮温低，毛细血管充盈时间延长或反应消失，皮肤表面瘀斑，组织张力低，肢体或软组织塌陷。

（九）出院指导

1. 断指再植、再造拇指每天行患指功能锻炼。

2. 关节部位皮瓣移植术后每天行关节功能锻炼。

3. 注意保暖，避免受凉。

（何翠环 黄天雯 王思琛）

十三、下肢骨折（下肢骨牵引）

（一）疾病简介

骨的连续性和完整性断裂称为骨折，临床分为外伤骨折和病理骨折。治疗骨折的原则有三点：复位、固定和功能锻炼。而骨牵引既有复位又有固定作用，在骨科应用广泛，是一种简便有效的治疗方法。

1. 牵引的适应证。

（1）骨折，如新鲜骨折、畸形愈合骨折。

（2）关节脱位，如先天性关节脱位、新鲜关节脱位。

（3）关节及其周围的病变，如化脓性关节炎、关节结核、类风湿性关节炎等。

（4）骨骼病变，如骨肿瘤、骨髓炎、骨结核等。

2. 牵引治疗的目的和作用。

（1）使骨折复位。

（2）稳定骨折断端，有止痛和便于骨折愈合的作用。

3. 使脱位的关节复位，可防止再脱位。

4. 使患肢相对固定，防止病理性骨折。

5. 矫正和预防关节屈曲挛缩畸形。

6. 肢体制动减少了局部刺激和局部炎症扩散。

（二）心理指导

突发外伤引致骨折的患者均表现为焦虑、烦躁，甚至恐惧等不良情绪。医护人员首先要安慰患者，告之疾病的治疗护理方法，解释配合治疗护理的重要性，消除不良情绪。对于牵引时间较长、患者出现不耐烦时，应及时疏导，并提供适当的娱乐，使患者保持健康心理状态。

（三）饮食指导

多吃蔬菜、水果等含粗纤维食物，以促进肠蠕动，防止便秘；多饮水，忌辛辣食物，进食钙质丰富的食物，如牛奶、豆制品等。

（四）作息指导

卧床休息，给予头低脚高位，患肢置于布朗氏架上或弓枕垫抬高。

（五）用药指导

1. 抗感染治疗。

2. 服用抗骨质疏松药物，如阿仑膦酸钠（宜餐前服用）、双磷酸盐等。

3. 补充钙剂。

4. 应用消肿活血药物，如迈之灵、伤科接骨片、七叶皂苷钠等。

（六）特殊指导

1. 保持有效牵引要点：

（1）牵引锤质量不随意增减，不随意放松，牵引力不能间断，应由医护人员根据病情需要调整。

（2）保持牵引锤悬空、滑车灵活，牵引方向与患肢长轴平行。

（3）滑动牵引时，要保持反牵引力，可将床尾抬高15～30 cm。

（4）防止滑车托住床尾，防止牵引锤着地，防止牵引绳断裂或滑脱。

（5）牵引绳上不能放置枕头、被子等物品，以免影响牵引效果。

牵引有效指征：牵引后患肢疼痛缓解或减轻，患肢长度与健肢长度一致，X线照片示骨折对线良好。

2. 保持牵引针眼不受触碰、污染，若牵引针眼及周围皮肤出现红、肿、痛时，及时处理并给予换药，每周2次，每天滴75%酒精2次。

3. 评估患肢血液循环情况，可与健肢比较，发现异常及时处理。评估内容包括：

（1）外周动脉搏动（足背动脉搏动是否减弱或消失）。

（2）皮肤的颜色、温度（是否发凉、发绀）。

（3）毛细血管的充盈时间（是否缓慢）。

（4）感觉及活动（皮肤感觉是否异常，运动是否障碍）。

（七）**行为指导**

主要为患肢及健肢功能锻炼方法。

1. 要进行肌肉的等长收缩活动。如用力收缩和放松股四头肌，以及踝泵运动、膝关节活动、髋关节运动等，每天5～6次，每次10～20 min，逐步增加活动范围，增大活动强度，但以不出现疲劳及患肢疼痛为宜。

2. 辅以肌肉按摩及关节的被动活动，以促进患肢血液循环。

3. 便秘时多饮水（每天饮水量不少于2 000 mL），多吃粗纤维食物；每天按摩腹部3～4次，每次约50下。方法是先由右下腹→右上腹→左上腹→左下腹，呈顺时针方向。

4. 患侧肢体应做关节的被动活动，以防止肌肉萎缩、关节僵硬。

5. 严格控制不利于骨折端稳定的活动，如股骨下1/3骨折的下肢内收活动。不应急于对骨折部位行被动按摩等。

（八）**病情观察指导**

1. 患肢疼痛无减轻，或疼痛加重，或出现患肢麻木感时，应及时向医护人员反映，做出适当处理。

2. 如牵引绳断裂或滑脱，牵引锤着地，体位改变致牵引绳与患肢长轴不平行，应及时通知医护人员。

3. 如发现牵引针向一侧偏移或牵引针周围皮肤有红、肿、痛现象，应及时通知医护人员。

（九）**出院指导**

1. 继续加强肢体功能锻炼。

2. 保持居室通风、空气清新。

3. 合理饮食，增加营养，增强机体抵抗力。

（黄天雯　何翠环）

十四、四肢骨折（石膏模型）

（一）**疾病简介**

骨的连续性和完整性断裂称为骨折，引起骨折的原因有直接暴力、间接暴力、牵引暴力及骨质疾病。

骨折的判断：外伤后局部有畸形，非关节部位骨折在进行角度活动时可听到骨擦音或摸到骨擦感。

骨折的治疗原则是复位、固定、功能锻炼。而石膏固定常是骨关节损伤和骨科手术后，为了保持骨折复位或矫形术后的位置所给予的体外固定。

1. 石膏种类和适应证。

（1）石膏托：适用于四肢长管状骨折及四肢软组织损伤的暂时固定。

（2）石膏管形：适用于四肢骨折固定或四肢骨折内固定术后。

2. 石膏固定后的常见并发症。

（1）骨筋膜室综合征。

（2）压迫性溃疡。

（3）骨质疏松。

（4）化脓性皮炎。

（5）坠积性肺炎。

（6）关节僵直、肌肉萎缩。

（二）**心理指导**

无论何种原因造成的骨折，突然的创伤会使患者产生不良的心理反应，如焦虑、紧张、恐惧、愤怒等，同时因担心致残或因石膏固定时间较长，担心不适应而出现烦躁不安或抑郁情绪，所以医护人员、家属要因势利导，关心和安慰患者，耐心解释，使患者了解和认识病情，消除不良情绪，积极配合治疗。

（三）饮食指导

1. 无需卧床休息的骨折患者可给予普通饮食。

2. 需卧床休息的骨折患者应多吃蔬菜、水果等含粗纤维食物，以促进肠蠕动，防止便秘。

3. 进食钙质丰富的食物，如牛奶、豆制品等。

（四）作息指导

卧床休息时患肢予抬高，宜高于心脏水平10～20 cm，以利于患肢血液循环。

（五）用药指导

1. 抗感染治疗。

2. 服用抗骨质疏松药物，如阿仑膦酸钠（宜餐前服用）、双磷酸盐等。

3. 补充钙剂。

4. 应用消肿活血药物，如迈之灵、伤科接骨片等。

（六）特殊指导

1. 异常情况：若有继续渗血时，应立即报告医师或压迫止血，必要时上止血带止血。

2. 石膏固定注意如下：

（1）进行石膏固定前应注意：①有伤口者先换药；②患者配合摆好体位，以确保舒适、安全、保暖；③石膏包扎部位皮肤要清洁。

（2）石膏未干时，不应覆盖被物，冬天用支架支起被物，或用电风筒吹干，以加速其干固；因石膏散热差，使用电吹风时不宜过热，以免烫伤。

（3）石膏未干前，要用硬的人造革棉枕垫起凹陷部，以使凸部分悬空不受压。

（4）抬动未干的石膏时要用手掌托，避免在石膏上压出凹陷导致肢体受压。

（5）四肢的石膏固定，须将患肢抬高，以预防肿胀，下肢可用枕垫垫起，宜高于心脏15 cm，上肢可用枕垫或悬吊法。

（6）保持石膏清洁、干燥。如石膏被污染时，可用软布涂上清洁剂抹擦，再用干布擦拭干净。

（七）行为指导

主要是患肢的功能锻炼，以循序渐进为原则，活动范围由小到大，次数由少到多，锻炼以不感到疲劳及引起疼痛为宜。根据骨折愈合过程分为三期：

1. 早期康复。自伤后或手术后3～6周以内，此期主要表现为肢体肿胀、局部疼痛。

（1）抬高患肢，消除肿胀；

（2）经常活动未固定的关节；

（3）固定的肢体行收缩活动，如上肢的手指伸屈和握拳活动，下肢的踝泵运动、股四头肌等长收缩训练，每天进行多次，每次15～20 min。

2. 中期康复。自伤后或术后3～6周起至8～10周，表现为肢体肌肉萎缩明显，固定的关节僵硬，此期康复的目的是恢复肌力和关节活动。应逐渐增加肌力锻炼，增加关节活动量，但由于骨折初步愈合，故用力屈曲关节或被动屈曲关节应慎重。

3. 晚期康复。骨折愈合并除去石膏固定，上肢骨折可从轻到重提物锻炼肌力，下肢可扶拐杖负重行走，逐渐弃拐杖行走。

（八）病情观察指导

1. 与健侧皮肤相对照，注意患肢指（趾）端皮肤颜色有无苍白、发绀（呈紫色）或肿胀。

2. 注意石膏内某处或骨突部位有无疼痛或有脓性分泌物流出，嗅之有无腐臭气味。

3. 四肢骨折术后石膏固定者，注意石膏处有无渗血。

4．患肢肿胀消退后石膏固定有无松动。

（九）出院指导

带石膏外固定出院。

1．注意患肢指（趾）端血液循环情况，如出现指（趾）发绀、苍白、温度降低或不能活动和皮肤感觉减退，应立即到医院就诊。

2．如患肢骨突部位持续性疼痛，应及时到医院就诊，以防止压迫性溃疡和皮肤坏死出现。

3．保持患肢处于正确的位置，继续进行患肢功能锻炼。

4．保持石膏清洁、干燥，防断裂。

5．保证合理饮食和充足的睡眠，注意补充钙质。

6．石膏固定6～8周后回院复查。

（何翠环）

十五、踝足伤病

（一）疾病简介

踝关节的主要功能是伸及屈约70°的活动范围，在跖屈位稍松动，易扭伤。一旦发生扭伤，患者会感觉疼痛，活动受限。常见的伤病有腓骨长短肌腱断裂、腓骨外伤性脱位、跟腱断裂、踝关节骨关节病、踝关节骨折脱位、踝关节韧带损伤、运动员距后三角骨损伤、足副舟骨损伤、足趾外翻。

（二）心理指导

突然的伤病刺激会使患者产生不良的心理反应，如焦虑、紧张、恐惧、愤怒等，同时担心因伤病引起的运动障碍，或因石膏固定时间较长，担心不适应而出现烦躁不安或抑郁情绪，所以医护人员、家属要关心和安慰患者，耐心解释，使患者了解和认识病情，消除不良情绪，积极配合治疗。

（三）饮食指导

术后6 h禁食、禁水，待麻醉作用消失后可给予清淡、易消化的饮食，尽量避免进食豆类、奶类及过甜的食物，以免引起胀气。第2天胃肠功能完全恢复后，可给予普通饮食。

（四）作息指导

抬高患肢休息，可摆放舒适的位置，可经常变动，将患肢处于肌肉松弛位置，减轻疼痛。

（五）用药指导

1．抗感染治疗。

2．补充钙剂。

3．应用消肿活血药物，如迈之灵、伤科接骨片等。

（六）特殊指导

一旦发生扭伤，紧急处理是应立即休息制动，局部给予冰敷、加压包扎、抬高患肢（抬高受伤的下肢高于心脏位置20 cm），送往医院进一步诊治。注意冰敷时间不宜超过20 min，也不要直接将冰袋放在皮肤上，最好放一块干燥毛巾垫上，亦不可包扎过紧。

（七）行为指导

足踝关节属于负重关节，损伤后下肢多不能负重，直接影响到大腿、小腿的肌肉力量，易出现下肢的肌肉萎缩，因此需进行肌力训练。急性创伤后或术后初期康复不需固定患肢的患者，伤后或术后24 h开始。需用石膏、支具或棉花夹板固定的患者除外。

1．股四头肌收缩训练5 min/h，接受手术者麻醉作用消失后即可进行。具体方法：平躺在床上，绷紧大腿肌肉，膝关节伸直，并用力将膝关节向床的方向下压。感觉用力最大时，保持姿势5～10 s，然后放松5 s，重复10次，尽量做到5～10次/h。

2．直腿抬高训练。从助力直腿抬高（即外力辅助下直抬腿）过渡到主动直腿抬高，由负向抗阻力过渡至正向练习。方法：同样是伸直膝关节，将患肢由身体水平抬高至成直角，即全范围直抬腿，再回到30°位，坚持至肌肉疲劳为止，10次/h，3~4次/d。主动训练时疼痛，可采用抗阻运动法，即助力直腿抬至90°，再主动缓慢放下。

3. 腘绳肌肌力训练。俯卧位，踝后绕过橡胶条，橡胶条一端固定，做屈膝抗阻力训练，也可用器械进行训练。

4. 膝及髋关节伸屈训练。膝关节和髋关节每天伸屈练习15~20次，以保持关节正常的活动度，防止因长时间不活动而引起的关节僵硬。

5. 小腿肌群收缩及抗阻训练。是在踝关节无伸屈的前提下，进行小腿前后方肌肉的收缩训练，5 min/h。抗阻训练即固定踝关节不活动，患者主动伸屈抗阻力5 min/h。

6. 踝内外翻抗阻训练。本练习适于无踝关节骨折脱位和严重韧带损伤，无需踝关节制动者，若踝关节相对制动，可采用等长抗阻力训练。内外翻抗阻训练分等张和等长训练。等张训练即给予一定的阻力，做踝内外翻抗阻活动。等长训练即踝关节固定，给予阻力，做内外翻抗阻而不引起内外翻动作。踝关节急性损伤较严重，需减少活动者可采用等长训练，否则可采取等张训练。

7. 足踝关节屈伸训练。适用于足踝关节陈旧性损伤手术前的患者，目的是尽量恢复或保持正常的活动度，以利术后减少关节粘连。每天进行关节伸屈活动，训练次数、强度根据不同的损伤类型各异，多为1~2次/d，每次练习伸屈各一次。达到可承受的最大角度，维持20~30 min。训练后冰敷15 min，如肿胀有加重趋势，可每天增加1~2次冰敷。

（八）病情观察指导

1. 感觉、活动：麻醉作用消失后观察足趾感觉、活动是否正常，石膏包裹的部位感觉是否正常。

2. 伤口：观察伤口有无渗血、发红、肿胀等。

3. 疼痛：注意区分是伤口痛还是辅料包扎过紧引起的疼痛。

4. 体温：若体温>38.5 ℃，或5天后体温仍不降，应及时告知医护人员。

（九）出院指导

1. 继续加强患肢肌肉收缩活动及关节锻炼。骨折愈合后加强小腿三头肌力量训练，如提踵。平衡训练，如翘板练习。屈伸练习，如斜坡和深蹲练习。

2. 踝关节骨折患者术后6周复查X线片。若骨折愈合良好，经医生认可后，可部分负重行走。8~12周，复查X线片骨折愈合良好后才可负重。

3. 跟腱断裂患者术后满3周复诊，石膏可截至膝以下，开始膝关节屈伸活动。满4周开始中药洗剂或温水泡脚，每天2次，每次20 min。然后伤口局部按摩，并开始在床上练习踝关节屈伸活动。下地时一定要带石膏（或弹力绷带自行固定）并扶拐杖。满5周去除石膏，练习踝关节活动度。满9周以后穿平跟鞋练习走路，逐步由双拐杖过渡到单拐杖。满3个月后可以开始慢跑和提脚后跟练习，此时跟腱容易发生再断裂，应避免突然猛跑，防止意外摔倒，应采用循序渐进的方式。

（何翠环　黄天雯　王思琛）

十六、骨 盆 骨 折

（一）疾病简介

骨盆骨折多由直接暴力骨盆挤压所致，是一种严重外伤，多为强大的暴力直接作用于骨盆所致，其中以交通事故和房屋倒塌、高空坠落伤等高能量损伤多见。战时则为火器伤。半数以上伴有并发症或多发伤，如腹腔、盆腔脏器损伤，泌尿、生殖道损伤以及血管、神经损伤等。骨盆骨折的主要危险在于其并发症，其中骨折引起的出血性休克是导致死亡的第一位因素。

骨盆骨折临床表现如下：

1．伤后局部肿痛，活动受限。

2．骨盆压痛，骨盆分离试验阳性。

3．重者有出血性休克表现。

4．可伴有尿道、膀胱、直肠损伤的表现。

（二）心理指导

无论何种原因造成的骨盆骨折，突然的严重创伤刺激会使患者产生不良的心理反应，如焦虑、紧张、恐惧、愤怒等，同时担心致残，所以医护人员实施各项治疗护理措施应迅速、有效，严密观察病情，及时处理并发症，并与家属一起关心和安慰患者，耐心解释，使患者了解和认识病情，消除不良情绪，积极配合治疗。

（三）饮食指导

根据病情给予正确的饮食指导。不伴内脏损伤患者，给予高蛋白、高维生素、易消化食物。

（四）作息指导

卧床休息，外支架固定或无。卧气垫床，臀下垫气垫或水垫，定时按摩受压部位。

（五）用药指导

1．一般患者对症治疗，如止痛、消肿则可。

2．手术患者用抗生素防止感染，伤口3天无感染可停药。

（六）特殊指导

1．尿道膀胱损伤者。

（1）注意有无尿痛、排尿困难及会阴部血肿，发现异常应配合医生及时做好相应处理。

（2）尿道不完全断裂时，放置较细软的尿管并保留2周，妥善固定，以防脱出。

（3）留置尿管护理参考脊椎骨折患者标准护理计划中的相关内容。

2．耻骨上膀胱造瘘者。

（1）引流管长短要合适，不可扭转、折叠，保持引流管通畅。

（2）保护造瘘口周围的皮肤，每天更换敷料后外涂氧化锌软膏。

（3）造瘘管一般留置1～2周。拔管前先夹管，观察能否自行排尿。若排尿困难、切口处有漏尿，则延期拔管。

3．直肠破裂者。

（1）密切观察腹部及肛门局部情况，发现异常时应积极配合医生作相应处理，禁食，静脉输液，预防性应用抗生素（防止弥漫性腹膜炎和直肠周围厌氧菌感染），并做好急诊手术准备。

（2）直肠破裂行结肠造口术患者：①保持造瘘口周围皮肤清洁干燥，每天温开水擦洗后外涂氧化锌软膏，医护人员更换污染敷料。②经常观察造瘘口周围皮肤和组织有无感染的征象，并注意体温的变化。③高营养饮食。④肛管周围感染的患者，观察伤口引流情况，并及时更换敷料。

4．神经损伤者。

（1）观察有无肢体感觉异常情况和排便异常情况，以便采取相应措施。

（2）做抗阻力肌肉锻炼，促进局部血液循环，防止失用性萎缩。

（3）伴有足下垂时，保持踝关节功能位，防止跟腱挛缩畸形。

（七）行为指导

1．不影响骨盆环完整的骨折。

（1）单纯一处骨折，无合并伤，又不需复位者，卧床休息，仰卧与侧卧交替（健侧在下）。早期在床上做上肢伸展运动、下肢肌肉收缩以及足踝活动。

（2）伤后1周做半卧及坐位练习，并做髋关节、膝关节的伸屈运动。

（3）伤后2～3周，如全身情况尚好，可下床站立并缓慢行走，逐渐加大活动量。

（4）伤后3～4周，不限制活动，练习正常行走及下蹲。

2. 影响骨盆环完整的骨折。

（1）伤后无并发症者，卧硬板床休息，并进行上肢活动。

（2）伤后第2周开始半坐位，进行下肢肌肉收缩锻炼，如股四头肌收缩、踝关节背伸和跖屈、足趾伸屈等活动。

（3）伤后第3周在床上进行髋、膝关节的活动，先被动，后主动。

（4）伤后第6~8周（即骨折临床愈合），拆除牵引固定，扶拐杖行走。

（5）伤后第12周逐渐锻炼，并弃拐杖负重步行。

（八）病情观察指导

1. 早期观察包括生命体征、排尿情况、尿量、尿色、神志、各种引流量、颜色、性状。

2. 观察下肢血液循环、活动、麻木感等情况。

3. 牵引治疗期间牵引针有无偏移或牵引针周围皮肤红、肿、痛现象。

4. 有无出现咳嗽、流涕、发热现象。

（九）出院指导

1. 了解功能锻炼的意义与方法。

2. 功能锻炼方式依骨折程度而异。

（何翠环　黄天雯）

第八节　烧伤外科常见疾病的健康教育

一、头面部烧伤

（一）疾病简介

头面部烧伤是由于热力、某些化学物质、电流、放射线作用于头面部引起的损伤。头面部皮下组织松弛，神经血管丰富，烧伤后容易引起水肿，即导致呼吸道梗阻、休克及脑水肿，且食物、口腔分泌物及鼻腔分泌物易污染创面，引起感染。

（二）饮食指导

头面部创面水肿，影响张口及咀嚼时，应使用吸管吸入流质饮食。水肿减轻后，渐改为半流质饮食。应进食高热量、高蛋白、高维生素、易消化食物。

（三）作息指导

取半卧位休息，以减轻创面水肿，利于呼吸。

（四）保护性隔离指导

入住消毒隔离病房，限制探陪人员，做好消毒隔离。

（五）用药指导

常见药物有抗生素、祛痰、预防应激性溃疡类等药物，应在医生、医护人员指导下用药，用药过程中如出现皮肤瘙痒、皮疹、腹泻、局部不适等，应立即报告医护人员。

（六）特殊指导

1. 注意保护创面，每次进食后用棉签擦净嘴唇周围食物残渣，及时清洁五官分泌物及创面脓液，防止创面感染。接触创面要戴无菌手套。

2. 保护眼睛、耳部及口腔，防止感染，随时清除眼部分泌物，定时滴眼药水、涂眼膏，避免强光直接照射，必要时可用油纱保护眼睛，防止发生暴露性角膜炎；随时清除耳部脓液及分泌物，防止流入耳内引起中耳炎；在仰卧时，避免耳郭受压，防止耳软骨炎发生；保持口腔清洁，坚持进食后漱口，配合口腔护理。

3. 床边备气管切开包，注意呼吸情况及痰液情况。

4. 头部有烧伤者，应剃光头发。

5. 保持创面干燥，使用烧伤红外线治疗仪或暖气保持室温30～32 ℃。

（七）病情观察指导

配合监测生命体征，注意呼吸情况及痰液情况，如为重度烧伤患者，早期注意观察尿量、尿pH值、尿密度的变化；如有气管切开，注意观察气管切开是否通畅。

（八）出院指导

1. 加强营养，以增强抵抗力。

2. 保护新生皮肤，避免摩擦、抓挠，每天用清水或中性洗液清洗，防止感染。

3. 尽量避免日光照射，以免增加黑色素沉着。

4. 坚持使用抗瘢痕药物和弹力套等，以减轻瘢痕增生。

5. 如出现斜眼、眼睑闭合不良或小口畸形，应行眼睛及口部功能锻炼，必要时可行整形手术。

（谢肖霞　梁月英　王思琛）

二、吸入性损伤

（一）病情简介

吸入性损伤是热力或烟雾引起的呼吸道以致肺实质的损害，临床表现为：

1. 声嘶、喘鸣。声嘶表明喉部损伤，喘鸣则表示痉挛或水肿，气道变窄，吸气时高调的鸡鸣声。

2. 干咳、咳痰或涌出大量泡沫性痰，可呈粉红色，痰中带血或咯血。对于重度吸入性损伤患者，痰液可呈脓性、痰中带碳屑等异物。

3. 上呼吸道梗阻所致呼吸困难为吸气性呼吸困难，呼吸费力，能见鼻翼闪动。重度吸入性损伤所致的呼吸困难，如无上呼吸道梗阻症状时，呼吸浅快，可达30～40次/min，多伴哮喘音。

4. 意识障碍、烦躁不安，重者躁动、谵妄，甚至昏迷等缺氧症状。

（二）饮食指导

早期吞咽困难，可鼻饲，如吞咽功能良好，可给予高热量、高蛋白、高维生素及刺激性小的流质饮食。

（三）心理指导

吸入性损伤者因呼吸费力常伴有濒死感，应当安慰患者，为其简单介绍病情及自觉症状，告诫患者水肿严重时应减少讲话，避免咽喉充血加重。

（四）作息指导

卧床休息，避免创面受压，适当抬高床头，以减轻头面部水肿及利于呼吸。

（五）保护性隔离指导

入住隔离病房，限制探陪人员，做好消毒隔离。

（六）用药指导

常见药物有抗生素、祛痰药、预防应激性溃疡类药、血管扩张剂等。应在医生、医护人员指导下用药，用药过程中如出现皮肤瘙痒、皮疹、腹泻、局部不适等，应立即报告医护人员。

（七）特殊指导

1. 气管切开后如持续咳出血性痰或咳出血性痰较多，应通知医生，应用止血药物。

2. 吸痰前后应配合医护人员，先深呼吸，再用力咳嗽，以利于有效清理呼吸道分泌物。

3. 如自觉扁带较紧或太松，可告知医护人员，及时调整扁带松紧度。

（八）病情观察指导

配合监测生命体征，注意呼吸困难程度和咳出的痰液性质、颜色、量等，及时报告医生。

（九）出院指导

1. 进食高蛋白、高热量、高维生素、易消化食物，戒烟、酒。

2. 进行颈部功能锻炼，建议平时睡眠时去枕头后仰睡觉。

3. 坚持使用抗瘢痕药物、弹力套等。

4. 如面部色素沉着、瘢痕形成或五官、颈部功能障碍时，应就诊。

（谢肖霞　梁月英　王思琛）

三、电　烧　伤

（一）疾病简介

电烧伤是指电流通过人体引起的局部损伤。临床表现主要为：电烧伤在入口、出口处可产生多处深度烧伤，可达深层的肌腱、神经、血管、肌肉、骨骼或内脏，以入口处更严重。典型的上肢电烧伤可在腕、肘、腋产生跳跃性烧伤。早期疼痛轻，水肿不明显，在24~48 h后，周围组织出现炎症反应和明显水肿。可有意识不清、抽搐躁动、瞳孔缩小、呼吸急促而不规律、血压升高、脉搏缓慢有力或稍快等电休克表现。

（二）饮食指导

进食高热量、高蛋白、高维生素、易消化食物，避免刺激性食物，戒烟、酒，忌饮大量白开水，如伴应激性溃疡或胃肠道症状，早期可暂禁食。

（三）作息指导

卧床休息；定时翻身，避免局部创面长时间受压；垫高患肢，以利于静脉回流，减轻肿胀；早期不宜离床活动，尽量避免用力咳嗽、用力排便等动作，以防血管破裂引起创面出血。

（四）保护性隔离指导

入住消毒隔离房，限制探陪人员，做好消毒隔离。

（五）用药指导

常见药物有抗生素、祛痰药、预防应激性溃疡类药、血管活性药。应在医生、医护人员指导下用药，用药过程中如出现皮肤瘙痒、皮疹、腹泻、局部不适等，应立即报告医护人员。

（六）特殊指导

1. 床边备止血带及烧伤纱，如有出血症状，即用烧伤纱局部压迫创面，并立即通知医护人员，查看是否有活动性出血点，及时结扎处理。

2. 注意观察患肢肢端温度、色泽、感觉等，如肢端皮温低，呈发绀或肢端发黑时，则考虑肢端缺血，及时告知医护人员。

3. 保持室温28 ℃以上，可使用开暖气或局部使用烧伤治疗仪，尽量暴露创面，持续干燥治疗。

4. 做好病情观察指导，配合监测生命体征，注意观察有无呼吸困难、尿少或血尿、心率快、胸闷不适、烦躁不安、肢端湿冷等情况，立即报告医生处理。

（七）出院指导

1. 坚持家庭康复治疗，如功能锻炼、抗瘢痕药物使用等。

2. 合理饮食，继续进食高蛋白、高热量、高维生素食物，忌进食刺激性食物。

3. 适当锻炼身体，增强抵抗力。

（谢肖霞　梁月英　王思琛）

四、糖 尿 病 足

（一）疾病简介

糖尿病合并肢体坏疽是一种慢性进行性波及大、中、小微血管病变的严重血管神经并发症，多数发生在四肢末端手足部位，其中足部占全部病变的90%以上，称为糖尿病足。糖尿病足是一种慢性进行性并发症，病因多由患者血糖控制不稳定、足部微循环障碍以及足部外伤未及时处理而引起。血糖稳定（空腹微量血糖≤7.1 mmol/L，餐后微量血糖≤11.1 mmol/L）、感染控制后给予清创植皮术。感染严重、下肢血管栓塞患者可能行截肢术。

（二）饮食指导

建议患者由医院提供饮食，每餐按营养师及医生规定的热量进食。每天监测四段血糖，每天三正餐，餐后血糖不高的情况下可适当进食小点或含糖分低的水果，不随意加减。每天的食谱尽量包含谷类、蔬菜、肉类及奶类，选用含粗纤维多的食品，如糙米、全麦面包、麦片等，忌食香蕉、西瓜、梨等含糖分高的水果。多饮水，预防便秘。

（三）作息指导

卧床休息，养成良好的生活习惯，保证睡眠充足。

（四）用药指导

1. 磺脲类口服降糖药如格列齐特应在餐前半小时服用，注意观察患者有无低血糖反应。

2. 双胍类口服降糖药如美迪康、格华止在进餐时或餐后服用，注意观察患者有无恶心、呕吐、腹泻等胃肠道反应。

3. 胰岛素治疗。糖尿病足患者多采用注射胰岛素控制血糖，根据医嘱及胰岛素类型每天准时注射。当患者出现微量血糖过高（≥16.7 mmol/L）或过低（≤3.9 mmol/L），应及时通知医生处理并做好记录，患者出现心慌、大汗淋漓等低血糖反应时测微量血糖一次，根据血糖情况嘱患者进食或输液。

（五）特殊指导

1. 糖尿病足治疗是一个缓慢的过程，患者多要经过一次或多次手术，住院时间长，严重者可能会截肢。鼓励患者积极面对现实，树立战胜疾病的信心。

2. 常规行患肢血管彩色B超检查，血管栓塞严重者应及时接受截肢手术，防止感染蔓延引起脓毒血症。

3. 卧床时患肢抬高15°~30°，利于静脉回流。减少下地行走，避免过度活动患肢。

4. 如需进行伤口负压治疗者，注意观察伤口引流管是否通畅和伤口敷料情况，如伤口敷料膨隆，提防负压引流无效或创面出血较多，应及时告知医护人员处理。

（六）病情观察指导

指导自我观察，有无酮症酸中毒及低血糖反应的临床表现，如"三多一少"症状有无加重，出现恶心、呕吐、头痛、呼吸深快、呼气中带烂苹果味以及心慌、出汗、头昏、眼花等症状应及时处理。

（七）出院指导

1. 做好足部护理，正确处理鸡眼及足部小伤口。

2. 坚持降糖药治疗、饮食控制及运动治疗。

3. 定期自我监测微量血糖，防止发生低血糖性休克。

4. 糖尿病足截肢患者可安装合适的义肢，以提高生活质量。

5. 定期门诊随访。

6. 使用胰岛素注射控制血糖的患者，出院前教会患者自行注射胰岛素。

（谢肖霞　梁月英　王思琛）

五、手 烧 伤

（一）疾病简介

手烧伤包括手掌、手背、手指、上臂、前臂烧伤，致伤原因有电烧伤、烫伤、火烧伤及化学烧伤。手掌烧伤多见于接触电引起的电烧伤，临床少见。手背部暴露易受损伤，临床比较多见。手背部除较显露外，背部皮肤薄，皮下脂肪少，深筋膜下即为伸肌腱、关节囊和关节韧带，因此手背烧伤较深者往往累及深层组织，造成严重的功能障碍、畸形。手指的环形烧伤可致指端坏死。

（二）饮食指导

进食高热量、高蛋白、富含纤维易消化食物，如牛奶、肉粥、鸡蛋、汤水等。

（三）作息指导

卧床休息，保证充足睡眠。

（四）用药指导

遵医嘱予抗感染、镇静止痛治疗，用药过程中注意观察有无皮疹、寒战等不良反应。

（五）特殊指导

1. 抬高患肢15°～30°，防止肢体下垂，定时更换体位防止一个部位长期受压，起床活动时用绷带悬挂于胸前。手术后保持手的功能位：腕背屈30°或中立位，各手指分开，拇指外展，第二至第五掌指关节屈20°，指间关节伸直。

2. 观察创面包扎情况，感觉手部胀痛、麻木或创面出血时及时告知医护人员。

3. 修剪指甲，防止抓挠创面。

4. 早期进行功能锻炼，受伤部位周围关节伤后即可开始进行主动功能锻炼，如肘部的伸、屈；肩部的外展、内收；受伤部位可进行静力收缩运动。创面水肿及疼痛明显消退后加大活动量。指导患者手腕烧伤进行拍球运动、手指烧伤进行对指训练。卧床休息时用绷带抬高手腕15°～30°，防止瘢痕挛缩。

（六）病情观察指导

配合监测生命体征，注意观察手指甲床的颜色、指端皮温、颜色和有无肿胀等。

（七）出院指导

1. 定制、使用支架或弹力套，防止瘢痕增生挛缩。

2. 坚持功能锻炼，持续3～6个月。

3. 定时复诊，出现瘢痕挛缩、关节活动受限，可于6个月后行整形手术治疗。

（谢肖霞　梁月英　王思琛）

六、烧 伤 休 克

（一）疾病简介

患者烧伤后由于大量体液渗出，导致有效循环血容量不足。烧伤休克的特点为低血容量性休克，休克发生的时间及严重程度与烧伤的面积及烧伤的深度有关，面积越大、深度越深，休克发生的时间越早、越严重、持续时间越长。临床抗休克的重点是补液及早期手术治疗。一般而言，成人烧伤面积＞30%和小儿烧伤面积＞10%时均可能发生烧伤休克。

（二）饮食指导

患者无腹胀、应激性胃溃疡可进食高热量、高蛋白、易消化流质或半流质食物，如牛奶、汤水、粥水。有胃肠道症状患者予禁食并留置胃管。口渴时不宜饮大量白开水，每天根据患者的血钠情况调节饮食中的含盐量。

（三）作息指导

保证充足睡眠，手术后或换药后患者疼痛可按医嘱给予止痛药。清醒的成人患者使用翻身床时从晚上10时至翌日早上6时应采用仰卧位，保证患者有一个舒适的休息体位。

（四）用药指导

根据医嘱使用抗感染、抗休克、镇静止痛、祛痰及预防应激性溃疡等药物治疗，观察有无皮疹、寒战等药物不良反应。休克期烦躁不安者，在补液量充足的情况下才可使用冬眠Ⅰ号。

（五）特殊指导

1. 入住隔离病房，做好保护性隔离，限制探视人员，预防感染。

2. 小儿烧伤使用人字床，成人使用翻身床时配合做好保护措施，防止坠床。

3. 注意保护创面，接触创面要戴无菌手套，患者的用物注意消毒，体温计、听诊器等专人使用。

（六）病情观察指导

配合监测生命体征，观察尿量、尿pH、尿密度、中心静脉压等。气管切开患者注意痰液颜色、性质及量，观察气道是否通畅、扁带松紧度是否适宜。

（七）出院指导

1. 3个月内勿在太阳下曝晒，尽量少到公众场合。

2. 瘢痕部位做好清洁，每天用清水或中性洗液清洗。

3. 保护新生皮肤，避免碰伤、抓伤，瘢痕瘙痒时禁用手抓挠，有水泡时在无菌操作下抽吸，忌摩擦以防水泡破溃发生感染。

4. 坚持关节部位的功能锻炼及预防瘢痕增生治疗，持续3～6个月。

5. 必要时6个月后行整形手术治疗瘢痕。

（梁月英　谢肖霞　王思琛）

七、小儿烧伤

（一）疾病简介

小儿烧伤是指12岁以下儿童烧伤，由于小儿发育未成熟，动作不协调，回避反应迟钝，故易发生烧伤、烫伤，特别是1～5岁小儿最易受伤。小儿烧伤多为生活烧伤，其中以热液烫伤最多，火焰烧伤次之。电烧伤多为小儿持握或赤足碰到电线而触电烧伤，也有少数较大儿童因攀爬变压器、高压电线杆而致高压电烧伤。

（二）饮食指导

重视小儿喂养，除注意饮食卫生外，饮食的选择应注意营养丰富、易消化和适合小儿的消化功能。如无胃肠道症状，根据不同的年龄选用该年龄段的正常饮食，可进食高热量、高蛋白、易消化的流质或半流质食物，如牛奶、汤水、粥水。口渴时不宜饮大量白开水，每天根据患者的血钠情况调节饮食中的含盐量。

（三）作息指导

保证充足睡眠，手术后或换药后患者疼痛可按医嘱给予止痛药。如伴有躯干环形烧伤者予小儿人字床治疗，使用小儿人字床时从晚上10时至翌日早上6时多采用仰卧位，保证患儿有一个舒适的休息体位。

（四）用药指导

根据医嘱使用抗感染、祛痰、镇静止痛及预防应激性溃疡等药物。重度以上烧伤早期注意抗休克补液治疗。用药过程中如出现皮肤瘙痒、皮疹、腹泻、局部不适等，应立即报告医护人员。

（五）特殊指导

1. 入住隔离病房，做好保护性隔离，限制探视人员，预防感染。

2. 小儿烧伤使用人字床时注意配合做好保护措施，防止坠床。

3．如伴有特殊部位的烧伤（如头面部烧伤、会阴部烧伤、手部烧伤），注意做好特殊部位的护理。

4．注意保护创面，接触创面要戴无菌手套，患者的用物注意消毒，体温计、听诊器等专人使用。

（六）病情观察指导

配合监测生命体征，观察尿量、尿pH、尿密度、意识、末梢循环等。特重烧伤患儿注意监测中心静脉压的情况，有气管切开者注意观察痰液的颜色、性质和量，以及气道是否通畅、扁带松紧度是否适宜等。

（七）出院指导

1．加强营养，增强抵抗力。

2．3个月内勿在太阳下曝晒，尽量少到公众场合。

3．瘢痕部位做好清洁，每天用清水或中性洗液清洗。

4．保护新生皮肤，避免碰伤、抓伤，瘢痕瘙痒时禁用手抓挠，有水泡时在无菌操作下抽吸，忌摩擦以防水泡破溃发生感染。

5．坚持使用抗瘢痕药物、弹力套等，以抑制瘢痕增生。

6．功能部位烧伤者早期介入功能锻炼，防止瘢痕挛缩畸形。

7．必要时6个月后行整形手术治疗瘢痕。

8．如色素沉着、瘢痕形成或关节功能障碍时，应就诊。

（梁月英　谢肖霞　王思琛）

八、烧伤创面植皮术

（一）疾病简介

植皮术是治疗Ⅲ度烧伤创面最基本的方法之一，能促进创面的愈合和减少瘢痕增生。皮肤移植的分类可分为自体皮移植、同种异体皮移植、异种皮肤移植3种。皮肤移植的方式有皮片移植和皮瓣移植。皮片移植是烧伤最常用的移植方法，按其厚薄可分为刃厚皮片、中厚皮片、全厚皮片和真皮下血管网皮片。按皮片的大小又可分为大张皮片（按创面大小和形状切取的皮片，多用于功能部位）、网状皮片（为了扩大皮片覆盖面积，将大张皮片经拉网机或用手术刀制成网状）、邮票皮片（将切取的自体皮片剪成邮票大小移植于受皮区，为烧伤植皮的常用方法）、小皮片（将皮片剪成0.5 cm×0.5 cm左右大小，移植时小皮片间隔一定的距离或用异体/异种皮移植时嵌植自体皮用）、微粒皮移植（将切取的刃厚皮剪成1 mm×1 mm左右大小，用盐水漂浮或直接涂抹于大块异体皮内面移植）。

（二）饮食指导

如为面颈部植皮，术后禁食3天，3天后开始流质饮食，然后从半流质逐渐过渡到软食。10天内避免进食坚硬食物，避免过度咀嚼运动，以免影响皮片的固定和成活。其他部位的植皮，在麻醉完全清醒后，给予饮少量开水，无呕吐、腹胀等不适后，逐渐高蛋白、高热量、高维生素、易消化饮食。

（三）作息指导

保证充足睡眠，手术后疼痛可按医嘱给止痛药。

（四）用药指导

根据医嘱使用抗感染、营养、扩血管、祛痰、镇静止痛等药物，用药过程中如出现皮肤瘙痒、皮疹、腹泻、局部不适等，应立即报告医护人员。

（五）特殊指导

1．供皮区适当的压力包扎和妥善的固定，是防止供皮区出血和促进早期愈合的必要条件。

2．受皮区（移植部位）适当的压力、妥善的固定、制动是移植皮片与受皮区创面建立血液循环的必要条件，利于皮片的成活。包扎时的压力一般以30～50 mmHg为宜，过大则皮片与基底压迫过紧不利于毛细血管的生长，引起皮片的坏死；过小则皮片容易在创面上移动，其与创面的血液循环无法建立，导致皮片失活。

3．四肢末端不宜包扎过紧，以防出现手指、足趾的缺血性坏死。注意观察肢体末端的皮温、感觉、皮肤颜色以及肢体运动等情况。

4．颈部、全身各大关节、会阴、腋窝等特殊部位的植皮应用夹板、自粘绷带、石膏等妥善固定制动；面颊、颈部植皮后禁食3天，然后开始流质饮食2～3天，从半流质饮食逐渐过渡到软食，尽量少说话或吞咽，以免皮片移动影响血液循环重建。

5．四肢手术后注意保持患肢抬高15°～30°，定时更换体位，防止一个部位长期受压，避免植皮区受压。

6．下肢取植皮手术后2周内避免下床活动。

7．注意供皮区及受皮区有无活动性出血、皮下血肿等情况。

8．注意观察头部取皮区渗血、渗液情况，及时更换渗湿及松脱的敷料。

9．烧伤植皮后注意避免受皮区长时间受压，定时更换体位，更换体位时避免拖、拉等动作，避免皮片移位。

10．面颈部手术后做好口腔护理。

（六）病情观察指导

配合监测生命体征，注意观察植皮区及供皮区的伤口渗血、渗液情况及有无异味，注意观察肢体末端的皮肤颜色、肢端皮温、感觉、有无肿胀等。重度以上烧伤者还应注意观察尿量、尿pH、尿密度、中心静脉压，有气管切开者注意气道通畅情况。

（七）出院指导

1．加强营养，增强抵抗力。

2．瘢痕部位做好清洁，每天用清水或中性洗液清洗。

3．保护新生皮肤，避免碰伤、抓伤，瘢痕瘙痒时禁用手抓挠，有水泡时在无菌操作下抽吸，忌摩擦以防水泡破溃发生感染。

4．坚持使用抗瘢痕药物、弹力套等，以减轻瘢痕增生。

5．功能部位烧伤者早期介入功能锻炼，防止瘢痕挛缩畸形。

6．如色素沉着、瘢痕形成或关节功能障碍时，应就诊。

（梁月英　谢肖霞　王思琛）

九、瘢痕切除植皮术

（一）疾病简介

植皮术是治疗瘢痕常用的方法之一，能一定程度地修复瘢痕，改善关节的活动情况。瘢痕切除后常用的皮肤移植的种类有自体皮移植和同种异体皮移植两种。皮肤移植的方式有皮片移植和皮瓣移植。皮片移植术是瘢痕切除后最常用的移植方法，按其厚薄可分为刃厚皮片、中厚皮片、全厚皮片和真皮下血管网皮片。按皮片的大小常用的方法又可分为大张皮片（按创面大小和形状切取的皮片，多用于功能部位）、网状皮片（为了扩大皮片覆盖面积，将大张皮片经拉网机或用手术刀制成网状）、邮票皮片（将切取的自体皮片剪成邮票大小移植于受皮区）。皮瓣移植分为随意型皮瓣、轴型皮瓣和游离皮瓣三类。

（二）饮食指导

如为面颈部植皮术后禁食3天，3天后开始流质饮食，然后从半流质逐渐过渡到软食。10天内避免进食坚硬食物或过度咀嚼而影响皮片的固定和成活。骶尾部植皮术后3天内禁食，然后开始流质饮食，术后1周开始半流质饮食，术后2周改为普通饮食。其他部位的植皮，在麻醉完全清醒后予饮少量开水，如无呕吐、腹胀等不适后，逐渐高蛋白、高热量、高维生素、易消化饮食。

（三）作息指导

保证充足睡眠，手术后疼痛可按医嘱给予止痛药。

（四）用药指导

根据医嘱使用抗感染、营养、扩血管、祛痰、镇静止痛等药物，用药过程中如出现皮肤瘙痒、皮疹、腹泻、局部不适等，应立即报告医护人员。

（五）特殊指导

1. 供皮区适当的压力包扎和妥善的固定，是防止供皮区出血和促进早期愈合的必要条件。

2. 受皮区（移植部位）适当的压力和妥善的固定、制动，是移植皮片与受皮区创面建立血液循环的必要条件，利于皮片的成活。植皮区常加压包扎，包扎时的压力一般以30～50 mmHg为宜，过大则皮片与基底压迫过紧不利于毛细血管的生长，引起皮片的坏死；过小则皮片容易在创面上移动，其与创面的血液循环无法建立，导致皮片失活。

3. 四肢末端不宜包扎过紧，以防出现手指、足趾的缺血性坏死，肢体关节部位植皮后常予石膏托外固定。注意观察肢体末端的皮温、感觉、皮肤颜色、肿胀、肢体运动等情况。如有克氏针固定，则应每天2次在克氏针处滴酒精。如出现肢端发绀、皮温低等情况，应及时报告医生处理。

4. 颈部、全身各大关节、会阴、腋窝等特殊部位的植皮应用夹板、自粘绷带、石膏等妥善固定制动；面颊、颈部植皮后禁食3天，然后开始流质饮食2～3天，再从半流质饮食逐渐过渡到软食，尽量少说话或吞咽，以免皮片移动影响血液循环重建。

5. 四肢手术后注意保持患肢抬高15°～30°，保持功能体位，定时更换体位，防止一个部位长期受压；变换体位时注意避免拖、拉等动作，避免力度过大引起皮片移位；了解植皮的部位，避免植皮区受压。

6. 下肢取植皮手术后2周内避免下床活动。

7. 注意供皮区及受皮区有无活动性出血、皮下血肿等情况。

8. 注意观察头部取皮区的渗血、渗液情况，及时更换渗湿及松脱的敷料。

9. 面颈部手术后做好口腔护理。

（六）病情观察指导

配合监测生命体征，注意观察植皮区及供皮区的伤口渗血、渗液情况及有无异味，注意观察肢体末端的皮肤颜色、肢端皮温、感觉、有无肿胀等。

（七）出院指导

1. 加强营养，增强抵抗力。

2. 瘢痕部位做好清洁，每天用清水或中性洗液清洗。

3. 保护植皮区，避免碰伤、抓伤，瘢痕瘙痒时禁用手抓挠，有水泡时在无菌操作下抽吸，忌摩擦以防水泡破溃发生感染。

4. 坚持使用抗瘢痕药物、弹力套等，以减轻瘢痕增生。

5. 坚持功能锻炼3～6个月，防止瘢痕挛缩畸形。

6. 必要时6个月后再行整形手术治疗瘢痕。

（梁月英　谢肖霞　王思琛）

第九节　整形修复外科常见疾病的健康教育

一、淋　巴　水　肿

（一）疾病简介

淋巴水肿是指各种因素致使淋巴回流受阻反流所引起的肢体浅层软组织内体液积聚，继发纤维结缔组织增生、脂肪硬化、筋膜增厚、整个患肢变粗的病理状态，也称象皮肿病。继发性淋巴水肿的病因在我国最常见的是丝虫病性、链球菌感染性肢体淋巴水肿和乳腺癌根治术以及放射治疗后产生上肢淋巴水肿等。

（二）饮食指导

予高热量、高蛋白、高维生素、低脂饮食，忌油腻食物，有贫血者可口服铁剂类药物。

（三）作息指导

保持充足睡眠，卧床时抬高患肢。

（四）用药指导

部分患者术前需做淋巴管碘油造影，造影前需行造影剂过敏试验皮试，试验时如果出现过敏反应，如恶心、呕吐、心悸、胸闷、头晕、头痛等应立即告诉医护人员；术后使用扩容、抗凝及解痉药物有助于避免或减少血管痉挛或血栓形成，改善微循环。扩容、抗凝药物常用低分子右旋醣酐、肝素，易诱发出血及胃肠道反应、头晕等；解痉药物常用妥拉唑啉、罂粟碱，妥拉唑啉可引起中枢兴奋而发生恶心、呕吐、烦躁不安、心悸、体位性低血压等，罂粟碱可引起恶心、呕吐、嗜睡等不良反应。出现以上药物不良反应时，应告诉医护人员。

（五）特殊指导

1. 丝虫病者夜间入睡后需抽血送检微丝蚴，连续3天，阴性后方可手术。
2. 乳糜尿者配合做乳糜试验。

（六）病情观察指导

监测生命体征，观察患肢肿胀程度，注意伤口情况，有伤口感染及淋巴漏时即报告医生；乳糜尿者术后注意观察尿液颜色、性质，并与术前对比有无好转。部分患者术后尿液转澄清透明，无白色浑浊或絮状物；但部分患者症状改善较缓慢，甚至因为吻合口血液倒流，个别患者会出现血性尿，如出现大量血尿，应及时报告医生。下肢淋巴水肿者术后卧床1～2周，患肢予石膏外固定、抬高并制动，以促进淋巴回流，注意观察局部血液循环，防止石膏压迫骨突处致损伤。加强基础护理，预防褥疮。

（七）出院指导

1. 患肢经常做肌肉收缩及各关节部位的活动及按摩，以利淋巴回流。
2. 避免过度疲劳、受凉，以免诱发炎症。
3. 保持患肢皮肤清洁，经常清洗患肢，并避免皮肤损伤。
4. 指导患者患肢予弹力绷带加压包扎。

（严凤娇　李敏宜　伍淑文）

二、面部烧伤整形

（一）疾病简介

面部烧伤后其形态与功能往往受到不同程度的破坏，常致瘢痕形成，面部瘢痕会严重影响人的容貌，因此许多人要求对面部瘢痕进行美容整形。常见手术方法有局部整形术、局部皮瓣转位术、组织扩张术、皮片移植术、远位皮瓣或游离皮瓣移植等。

（二）饮食指导

口周整形手术后当天可以饮水、牛奶、果汁等饮品，次日开始可以吃温凉的粥、面条和软的饭菜，第3天后可以正常吃饭，但1个月内避免吃较硬的及辛辣刺激性食物。注意口腔卫生，可以用稀释的复方硼砂溶液餐后漱口，多饮水。

（三）作息指导

术后当天可床上活动，抬高床头及健侧卧位，第2天可下床正常活动，2周内避免头部剧烈活动。

（四）用药指导

术后按医嘱用抗生素防止感染，用低分子右旋糖酐扩容治疗，用药过程如有皮疹、头晕、胃肠道反应及时告知医护人员。

（五）特殊指导

保持敷料干洁，特别是口周的敷料，若敷料渗湿，及时告知医生更换。手术前后戒烟，保持病房环境安静、舒适、空气新鲜，室温保持25~28℃。

（六）病情观察指导

1. 保持呼吸道通畅。

2. 注意局部有无血肿，皮瓣移植者观察皮瓣的肤色、毛细血管充盈反应、皮温和肿胀程度。

（严凤娇　李敏宜　伍淑文）

三、面神经瘫痪

（一）疾病简介

面神经瘫痪简称面瘫，是以面部表情肌群运动功能障碍为主要特征的一种常见病。面瘫的病因很多，常见有疾病、外伤、手术等。它是一种常见病、多发病，不受年龄和性别限制。主要表现为患侧前额皱纹消失、眼裂扩大、鼻唇沟平坦、口角下垂，露齿时口角向健侧偏歪，患侧不能做皱额、蹙眉、闭目、鼓气和噘嘴等动作。

（二）饮食指导

饮食要清淡而富于营养，维生素和蛋白质的摄入要充足，补充钙及维生素B族元素。排骨、深绿色蔬菜、蛋黄、海带、芝麻、胡萝卜、西瓜子、奶制品等都富含钙质，香菜、番茄、冬瓜、黄瓜、木瓜、苹果、菠萝、梨、桃、西瓜、杏、柿子、葡萄等富含维生素。忌辛辣刺激及发性食物，如辣椒、花椒、公鸡、鲤鱼、老鹅等。进食的食物勿过烫或过冷。

（三）作息指导

保证充足的睡眠，每天至少8 h，最好有10 h。因为损伤的神经纤维在睡眠状态下的修复速度几乎是清醒时的一倍。

（四）用药指导

遵医嘱用药，病因不同，用药处理也不同。主要用药为激素类、营养神经类、抗炎抗病毒类药物，如弥可保、维生素B_1和维生素B_{12}、地塞米松、阿昔洛韦。用药过程中如出现胃部不适、便血、皮肤瘙痒等症状时，应即告知医护人员。

（五）特殊指导

1. 避免寒冷刺激，患侧面部不宜直接吹风、冷水洗脸。

2. 保护角膜。由于眼睑闭合不全或不能闭合，瞬目动作及角膜反射消失，角膜长期外露，易导致眼内感染而损害角膜。因此宜减少用眼，外出时戴墨镜保护，同时滴润滑、消炎、营养作用的眼药水，睡觉时可戴眼罩或盖纱块保护。

（严凤娇　李敏宜　伍淑文）

四、头皮撕脱伤

（一）疾病简介

头皮大片自帽状腱膜下撕脱称为头皮撕脱伤。头皮撕脱伤常见原因有机器暴力拉伤、动物咬伤、交通事故、砸伤等。特点是失血多、易感染，治疗不及时可危及生命或致颅骨感染坏死。主要治疗是行头皮撕脱再植术。

（二）饮食指导

术前禁食，术后6 h可进食流质，多饮水，补充血容量，防止血栓形成。宜高蛋白、高热量、高维生素饮食，不宜进食刺激性强的食物，如辣椒、辣椒油及辛辣调味品。

（三）作息指导

患者术后6 h完全清醒后改为半坐卧位或端坐位，背部用枕头支撑，头部尤其是枕部皮肤防止受压，以免影响血液循环，此卧位有利于静脉淋巴回流，预防和减轻头面部组织肿胀。卧床1～2周。

（四）用药指导

术后行抗炎、抗凝、扩容、解痉等治疗，用药过程中如出现皮肤瘙痒、皮疹、冒冷汗、头晕、胃肠道反应、皮肤和牙龈有出血点等不适及告知医护人员。如发生感染，取炎性分泌物或脓液作细菌培养和药物敏感试验，以选择有效抗生素。注射破伤风抗毒素。

（五）特殊指导

1. 室温保持20～28 ℃，湿度50%～60%，防止温度过低导致血管痉挛。
2. 绝对禁烟，防止烟草中的尼古丁引起血管痉挛。

（六）病情观察指导

监测生命体征，保持呼吸道通畅，防止休克，及时补充血容量。注意有无感染发生，术后观察再植头皮血液循环变化（肤色、皮温、肿胀程度、毛细血管充盈时间）。

（严凤娇　李敏宜　伍淑文）

五、小　乳　症

（一）疾病简介

小乳症是乳房体积过小，与全身体形不成比例。发育不全和内分泌影响是引起小乳症的主要原因，乳房因各种疾病做部分切除者也会使乳房过小。小乳房因患者胸部皮肤完整，有弹性，可扩展，无需补充皮肤量，因此可行隆乳术。隆乳术是将乳房假体埋置于胸大肌深面，达到增大乳房体积的目的。

（二）饮食指导

隆乳术后饮食宜清淡，不宜进食辛辣刺激性、海鲜类食物。

（三）作息指导

隆乳术后休息2～3天。腋下切口隆乳手术后3周内避免双臂上举和外展、提携重物、剧烈运动和性行为，以免假体移位。

（四）用药指导

隆乳术后使用抗生素防止感染，服用维生素E连续6个月有助于预防胸部包膜组织挛缩硬化。

（五）特殊指导

胸部按摩，在手术后7～10天伤口拆线后开始进行，方法是将乳房尽量向上、内、外三个方向推挤，保持位置10 s，左右乳房各做5 min。第一个月早晚2次，每次持续10～20 min，第二个月开始每晚1次，维持一年，一年后改为不定时按摩。乳部按摩可将假体周围的包膜纤维组织拉松，有效地减少包膜挛缩的发生。

（六）病情观察指导

隆乳术后注意并发症的发生，如血肿、感染、假体破裂、纤维囊挛缩、乳房变硬等。其表现为乳房剧痛，术区肿胀。

（七）出院指导

1. 隆乳术后首月按医嘱穿着合身柔软胸围或特制束胸衣。

2. 隆乳术后6个月内不能穿着有钢丝的胸围，以防胸部变形及引致包膜挛缩的包膜纤维硬化的发生。

3. 如准备怀孕，最好在手术6个月后，待乳房形状稳定才怀孕。隆乳术一般不会影响哺乳能力。

4. 定期回医院进行复查，时间间隔为3个月、6个月。

（严凤娇　李敏宜　伍淑文）

六、瘢痕与瘢痕疙瘩

（一）疾病简介

瘢痕组织是人体创伤修复过程中的一种自然产物。瘢痕疙瘩具有与增生性瘢痕类似的组织学特征，但它具有独特的生长特性，表现为超过伤口边缘、持续性的瘢痕增生，一般不能自行消退。

（二）饮食指导

进食富含维生素的食物，不宜进食生鱼。

（三）作息指导

保证充足睡眠，生活规律，避免劳累。

（四）用药指导

术后可使用类固醇抑制胶原的合成，增进胶原酶的活力，加速胶原纤维降解。常用曲安奈德40 mg瘢痕内注射每周1次，6～8次为1个疗程。

（五）特殊指导

1. 术前特别要注意皮肤的清洁，彻底清洁瘢痕皮肤。瘢痕在毛发区时要预防发生毛囊炎，如发生毛囊炎要及早处理，炎症消退后方可手术。

2. 增生性瘢痕使用类固醇药物时，药物应注射在增生的瘢痕内或涂擦在增生的瘢痕上，如注射到瘢痕以外可造成皮下组织萎缩或色素改变。

3. 术后患肢在功能位对抗挛缩位置加压包扎，抬高患肢，减轻水肿。创面愈合后，有挛缩倾向的患者应继续保持功能位或抗挛缩位固定，有增生倾向的患者应继续用弹性绷带加压包扎。

4. 增生性瘢痕手术后辅助放射疗法可起到预防瘢痕增生的作用，对早期病变也有一定作用，应用放疗的患者，应注意对放疗局部皮肤的保护。

（严凤娇　李敏宜　伍淑文）

七、唇颊部畸形与缺损

（一）疾病简介

引起唇颊部畸形与缺损的因素可分为先天性和后天性。先天性因素有口裂及面裂等畸形，后天性因素见于外伤、肿瘤术后及少见的坏疽性口炎后遗症等造成的畸形。

（二）饮食指导

术后3天内予高热量、高蛋白的温凉流质饮食，如牛奶、米汤、瘦肉水等，3天后逐步改为半流质过渡到普食。

（三）作息指导

手术清醒后可予抬高床头30°或半坐卧位。

（四）用药指导

术后使用抗生素。

（五）特殊指导

术后每天2次口腔护理，饭后予生理盐水漱口。若患儿年龄较小，嘱勿大声哭闹，防止碰撞及跌伤。正确使用唇弓。

（六）病情观察指导

1．术后即用小块油纱布及纱布覆盖术口，胶布减张粘贴。术后第2天采用暴露疗法，防止术口受口鼻分泌物污染。

2．采用唇弓，减少伤口张力。

3．及时去除伤口表面污物，保持清洁。

4．禁止吸奶头，勿用吸管饮水及食物，可用勺子喂饲。

5．一般术后5～6天拆线。

（李敏宜　严凤娇　伍淑文）

八、鞍　　鼻

（一）疾病简介

鞍鼻主要指鼻根部低于正常人，鼻梁平塌，鼻尖及鼻孔上翘，造成面中部缺乏个性特征的外鼻畸形，一般无功能障碍，可分为单纯性和复杂性2种类型。

（二）饮食指导

手术后应进食营养丰富的流质或半流质，如牛奶、蛋羹、鱼粥、瘦肉粥、面条等。避免硬、油炸类食物。

（三）作息指导

术后保证充足睡眠，并予抬高床头位30°或半坐卧位。

（四）用药指导

术后按医嘱使用抗生素。

（五）特殊指导

术后鼻腔内放置支架管，均匀抵御外部压力以防止继发畸形，一般放置5～7天，每天取下支架管清洁消毒1次，注意保持鼻腔清洁。外鼻固定10天，1～3个月内避免外鼻受外力。

（李敏宜　严凤娇　伍淑文）

九、手 术 减 肥

（一）疾病简介

手术减肥主要有脂肪抽吸术、开放减肥术、联合术式3种方式。

（二）饮食指导

予清淡低脂饮食。

（三）作息指导

术后患者需卧床休息24 h，第2天可下床活动，但活动量不可过大，第3周后可恢复正常活动量。术后3周内术区穿特殊的弹性压力服加压，3个月内每天至少应穿弹性压力服4 h，以防术区水肿。

（四）**特殊指导**

指导患者避免阳光暴晒。

（五）**病情观察指导**

1. 脂肪抽吸术最严重的并发症为脂肪栓塞，其症状可在术后24 h内或2～3天内发生，表现为患者发热、烦躁不安、心动过速、呼吸窘迫、定向障碍和颈部、胸部及腋窝可出现瘀斑，如发生脑栓塞时可出现昏迷危及生命，故术后24 h内应严密观察患者生命体征的变化，特别是呼吸和血氧值。

2. 注意观察术区有无渗血、渗液及血肿等情况，如有上述情况，应在敷料外做标记，观察其发展情况，并通知医生处理。

（李敏宜　严凤娇　伍淑文）

第十节　器官移植的健康教育

一、胰肾联合移植

（一）**疾病简介**

胰肾联合移植是国际公认1型糖尿病伴终末期肾功能衰竭的标准适应证，一般选择尿毒症已在透析的糖尿病患者，也有的中心选择血清肌酐达300～500 μmol/L的透析前期患者。胰肾联合移植分胰肾同期移植和分期移植两类。胰肾同期移植（simultaneous pancreas and kidney transplantation，SPK）即供胰和供肾来自同一供体，胰腺和肾脏在同一次手术施行；分期移植亦称肾移植后胰腺移植（pancreas after kidney transplantation，PAK），即先行肾移植纠正尿毒症，待患者情况好转后，再行胰腺移植。

（二）**饮食指导**

1. 在等待移植期间，患者应进高维生素糖尿病饮食，建议每天104.6～209.3 J/kg（25～30 kcal/kg），其中碳水化合物50%、蛋白质20%（摄入量每天1.3～1.5 g/kg）、脂肪30%。若有严重的消耗性并发症，如败血症，最好能进行肠道外营养治疗。及时纠正低蛋白血症，治疗贫血，对严重的营养不良患者，可在透析过程中补充营养物质，如在血透时静脉内补充氨基酸，使用含氨基酸的腹透液等措施。嘱患者严格控制水、盐摄入，严格控制血糖，胰岛素的需要量应个体化，根据血糖值进一步调整胰岛素用量，血糖控制的目标值是空腹血糖7.1 mmol/L（140 mg/dL），餐后血糖11.1 mmol/L（200 mg/dL）以下。

2. 成功的胰腺移植术后能像生理性胰岛素分泌那样使受者24 h内血糖都稳定在一个生理范围，不必控制饮食，总的原则是低盐、低糖、低脂肪、高维生素饮食，适量的优质低蛋白和限制胆固醇。但胰腺功能尚未恢复期间，患者应行糖尿病饮食，根据血糖水平调节胰岛素用量。

（1）术后半年恢复期内给予低盐饮食，食盐为3～4 g/d，最多不超过6～8 g/d，腹泻时给予高钠饮食，防止低钠血症。

（2）蛋白质的供给应以优质蛋白质为主。优质蛋白质主要是动物性蛋白，如鱼、禽、蛋、瘦肉等，最好以鱼、禽、蛋为主，鱼、禽肉又称为"白肉"，猪、牛肉等又称为"红肉"，"红肉"较"白肉"含有更多的胆固醇和脂肪，因此"白肉"更利于身体健康。肾移植术后即使肾功能正常，蛋白质的摄入仍需注意不宜过高，过量摄入蛋白质会增加肾脏的负担。一般成人蛋白质摄入量每天为1～1.2 g/kg即可，儿童每天为2～3 g/kg。

（3）控制糖的摄取，水果每天150～200 g，一般不超过每天250 g为宜。免疫抑制药、糖皮质激素等可引起血糖升高，若进食过量糖容易诱发糖尿病。一些中药如板蓝根、茵陈、复方联苯双酯等亦应慎用。

3. 限制胆固醇摄入，饮食宜清淡，防止油腻，不食用油煎、油炸食品，减少食用动物内脏、蛋黄、蟹黄、鱼子、猪蹄膀、软体鱼、乌贼鱼等，同时多食用新鲜蔬菜和水果。脂类以植物油为主，动物性油脂尽量少用，蛋黄宜每天不超过1个（前提是胆固醇值正常），可适当增加食物纤维的供给，如燕麦片等。

4. 限制豆制品摄入，术后3~6个月内尽量不用豆类及豆制品，对于肾功能稳定，血红蛋白、肝功能稳定没有明显感染、排斥、健康状况良好者，可在半年后根据病情适当给予。

5. 慎用提高免疫功能的食物及保健品，如白木耳、黑木耳、香菇、红枣、蜂蜜、蜂王浆及人参等，以免降低免疫抑制剂的作用。

6. 注意补钙，肾功能下降本身会引起钙质吸收的减少，免疫抑制剂的使用也会抑制钙质吸收和增加排出，时间长了就会导致骨质疏松，表现为腰痛、骨关节痛、手足抽搐等。因此需要注意补钙，钙的食物来源以奶制品为最好，不但含钙高，吸收率也高。其他含钙丰富的食品有鱼罐头、鱼松、虾皮、浓骨头汤及绿叶蔬菜等。在烹调鱼、排骨等食品时，可放些醋，有利于钙的溶解。补钙的同时注意补充维生素D，多进行户外活动。

7. 防止体重过重，一般术后2个月增长较快，消瘦者如术后体重大于标准体重10%时，主食需控制，蛋白质要减量，以免短期体重增长过快，影响体内药物浓度而需增加药物用量。术后理想体重维持在标准体重（100±5）%的范围内。

8. 注意饮食卫生，选择食品一定要新鲜，烹调时要烧熟煮透，避免外熟里生，不吃外买绞碎的肉，餐具要消毒，生吃瓜果要洗净，避免食用生或半熟的动物肉类食物；饭菜煮熟烧透，不吃变质食物，一定要忌烟忌酒。

（三）用药指导

移植患者出院后将长期服用多种药物，应根据医嘱，掌握服用药物的方法和剂量、注意事项及不良反应的观察，不能随意增减服药剂量。出现不良反应时，及时就诊；有些药物可增加免疫抑制剂不良反应，或本身具有肾脏毒性，绝对不能使用未经允许的药物。环孢素A（CsA）和他克莫司（FK506）主要的毒副作用为肝、肾、神经毒性和血压升高。定期监测肝肾功能，定时测血压，血压过高时，应报告医生根据情况处理。激素类可诱发或者加重溃疡及糖尿病，因此应定时测血糖，必要时遵医嘱使用胰岛素，并根据血糖值调节使用量。

1. 环孢素A（CsA）（剂型有水剂和胶囊）与他克莫司（FK506）相似，主要的副作用有肝毒性、肾毒性、神经毒性、牙龈增生、汗毛增多、痤疮。

2. 硫唑嘌呤副作用主要为骨髓抑制、脱发、肝损害。

3. 吗替麦考酚酯副作用主要为胃肠道症状、神经系统症状及白细胞或血小板减少。

4. 皮质类固醇药物急性不良反应包括中枢神经系统改变，如躁狂或抑郁、失眠等，另有水钠潴留、高糖血症、高血压等。长期不良反应包括多毛症、儿童发育迟缓、白内障、感染等。

（四）特殊指导

1. 血糖的监测。血糖检测可判断患者移植胰腺功能恢复情况，术后观察血糖的变化，注意有无出虚汗、心慌、头晕等低血糖的症状，血糖控制在5~10 mmol/L。

2. 预防感染。

（1）外出戴口罩，防止着凉感冒，流感季节尽可能少到公共场所，尽可能不与有传染性疾病的患者接触。

（2）维持良好的个人健康卫生水平，有助于降低感染的危险。饭前、便后要洗手，用指甲刷彻底清洁指甲。勤换内衣裤，注意外阴清洁，遵从安全的性行为准则。出现严重或者感染的痤疮应该接受皮肤科医生的治疗。使用柔软的牙刷，避免损伤牙龈。饭后立即刷牙，并且应用抗菌漱口液漱口，无论接受移植多久，在接受任何牙科手术前都要预防性使用抗生素。

3. 预防外伤，发生任何皮肤或黏膜破损时应予以清洗消毒包扎。如果发现伤口有任何异常，例如红肿或者有液体渗出，请通知医生。

4. 保持家居清洁，通常不建议在家里饲养宠物，在康复过程中，与宠物交流并照顾它们有助于提高生活质量，但饲养宠物如打扫猫窝、鸟窝及鱼缸都会增加病毒感染的机会。种植盆栽植物可能会感染土壤中的微生物，因而也不建议种植盆栽植物。比较理想的是水生植物，但不应该放置在厨房或者卧室中。

5. 不能接种活疫苗。不应接触婴儿和近期（1个月内）接种活疫苗的人的体液。所有移植患者都可以接受灭活疫苗：流感疫苗（不能手术后立即接种，因为此时免疫抑制处于最强的水平，应隔2～3个月，每年10月中旬最好）、肺炎疫苗（每5～6年重新接种），还有白喉-破伤风、结核、甲/乙肝疫苗。前往需要预防疟疾或接种疟疾疫苗的地区，应告诉医生，咨询意见。

（五）行为指导

1. 术前应做好呼吸道准备：有吸烟习惯的患者应在手术前1～2周停止吸烟，以减少呼吸道的刺激和分泌物；进行深呼吸运动和有效咳嗽（即深吸气后再咳嗽）练习，以增加肺活量。术后将患者置于温暖床铺上进行保暖、复温、去枕平卧位、头偏向一侧，24 h内轻轻翻动躯干或使用自动控制气垫床。麻醉清醒、血流动力学稳定后，可抬高床头30°，有利呼吸及引流。一般的移植患者术后第2天即可半卧位及主动床上活动，避免移植侧下肢过度屈曲，并避免输液以防感染和栓塞。注意保护移植器官，移植胰腺、肾一般被置于髂窝内，距离体表较近，由于没有了正常解剖位置时的脂肪囊，缺乏了缓冲作用，在外力挤压时很容易受到损伤，宜穿宽松衣裤，避免压迫。

2. 移植患者术后可以选择的运动方式一般为有氧运动、伸展运动。常见的有氧运动如行走、慢走、交替走跑、自行车（肾移植患者注意上身姿势，避免对移植肾压迫）、游泳（要注意游泳场所的清洁和卫生情况，不宜到人多拥挤的游泳场所）、跳绳、上下台阶、步行车、划船器、室内功率自行车、运动平板、滑冰等。伸展运动如各类广播体操、太极拳、五禽戏、八段锦、跳舞、各种医疗体操、气功等。运动应该从小运动量（运动后心率达到108次/min左右）开始，逐渐增加最多到中等运动量（运动后心率达到126次/min）。一般合适的运动量在运动结束后10～15 min基本恢复到运动前水平。3 min内恢复则运动量偏小，15 min后仍不恢复说明运动量偏大。停止运动不能太突然，如跑步后，先慢走2 min再停下来。运动持续时间为20～30 min，同时要规律性锻炼，每周3～4次最佳。活动限度以心跳加快、呼吸加深，不出现过度疲劳、影响睡眠、肌肉酸痛、发热、骨关节疼痛为宜。患者要注意3个月内避免剧烈运动，6个月后可在承受范围内增加负重，但不能参加重体力劳动。

（六）病情观察指导

1. 胰腺功能异常主要表现为胰腺内、外分泌功能受损，胰腺肿胀和压痛，可伴腹痛，主要从以下几方面判断移植胰腺的功能。

（1）有无急性胰腺炎的临床表现，移植胰腺区有无不适、肿胀等。

（2）胰周引流液的量和性质，正常胰周引流液应逐渐减少，颜色清。

（3）监测胰腺内、外分泌功能，术后早期每天查血糖、血清C肽、胰岛素、血、尿、腹腔引流液、十二指肠引流液淀粉酶等指标。

2. 胰腺发生排斥反应的观察。排斥反应时主要表现为胰腺功能受损、胰腺肿胀和压痛，但需与移植胰腺的胰腺炎进行鉴别。急性胰腺炎表现主要为胰腺移植区的压痛、感染乃至脓肿、血及尿淀粉酶的升高。注意观察十二指肠减压管、空肠造瘘管等引流液的颜色、性质，保持引流管的通畅，术后早期每天送检引流液。

3. 胰肾双器官排斥的特点是肾排斥在先，胰排斥在后，肾排斥易早期出现。排斥反应的临床症状有移植区胀痛、体温、血压升高，尿少，尿pH呈酸性，尿淀粉酶减少、血尿、尿混浊等，结合血尿素氮、肌酐、血糖升高应该考虑排斥反应的发生，应予以冲击治疗。胰排斥早期为胰外分泌功能减退，在临床上表现为尿pH和尿淀粉酶明显低于正常，血糖升高。

4. 抗凝治疗指导。血栓形成是胰腺移植术后导致移植器官功能丧失的主要并发症之一，充分保证胰腺的血供是减少移植胰血管栓塞的关键。术后需给予抗凝治疗，用药期间监测出凝血时间，维持部分凝血活酶时间（APTT）在40 s左右，注意观察血压变化和有无出血倾向，如鼻、牙龈有无异常出血等。

（七）出院指导

1. 自行观察和记录每天日尿量、夜尿量、24 h尿总量，以协助判断移植肾功能。因尿量变化对维持和调节水的平衡起主要作用，移植患者一天尿量应在2 000 mL左右，如果24 h尿量比以往明显减少，应及时来院诊治。

2. 监测体温变化，发热既可能是排斥，也可能是感染的表现。急性排斥经常表现为看起来无关紧要的感冒样症状和上呼吸道感染。发热患者应行胸片和血培养检查。患者通常需再次住院或门诊密切随访，第1个月的感染通常是伤口、泌尿道和呼吸道的细菌感染。巨细胞病毒（CMV）感染可酷似急性排斥，肾移植后1～6个月CMV感染的发生率是20%～30%，需要考虑其出现的可能。

3. 测量血压与脉搏，血压增高、脉搏加快往往是排斥反应的信号之一，这就要求患者及家属必须掌握血压测量方法，有头痛等不适要注意有无血压的变化。

4. 每天准确测量体重1次，最好在早餐前或大小便后。患者体重最好控制在一个相对稳定的水平，因大多数免疫制剂用量与体重相关。

5. 注意移植肾局部变化，如移植肾大小、有无肿胀或触痛，有无自发疼痛等，有无头晕、乏力、精神欠佳、食欲差、移植胰腺肿胀压痛或伴有腹部疼痛等。出现以上情况立即到医院就医。

6. 了解自己的用药，定时服药。

7. 复查频率一般为术后第1个月每周复查2次，第2个月每周复查1次，第3个月每2周复查1次，术后半年每月复查1次，若病情有变化，随时与手术所在移植单位联系。复查项目有血常规、肾功能、肝功能、他克莫司或环孢素A浓度、血脂、尿常规、移植胰肾彩超、血尿淀粉酶、血糖、胰岛素、血清C肽实验。

8. 移植后大多数人均可恢复工作的能力，通常术后半年左右就可以参加工作，最好先从事半天工作，慢慢适应工作环境2～3个月后再改为全天。对于已婚患者，移植术后随着身体状况的改善可以逐步恢复性生活，开始正常的性生活应该在术后3个月以上，早期性生活不宜频繁，以次日精神好、身体无疲劳感，以及无腰酸等症状为适度。另外，性生活过程中要注意避孕，以防不必要的怀孕；性生活中建议使用安全套，防止性传播性疾病如艾滋病、梅毒、淋病、肝炎、乳头状病毒等感染。

（叶海丹　罗新春　廖培娇）

二、肾　移　植

（一）疾病简介

慢性肾功能衰竭是各种慢性肾脏疾病进行性发展的最终结局。主要表现为肾功能减退，代谢废物潴留，水电解质、酸碱平衡紊乱，以致不能维持机体内环境的稳定，严重影响了人们身体健康和劳动能力。肾移植是把一个健康的肾脏植入患有慢性肾功能衰竭的患者身上，代替已丧失功能的肾脏。同种异体肾脏移植，一年存活率在95%以上。急性肾功能衰竭发展到终末期经过治疗无明显效果，如晚期的慢性肾炎及慢性肾盂肾炎、两侧多囊肾、肾严重积水、孤立肾损伤或切除均可做肾移植。其手术方式一般是左侧供肾移植至右侧髂窝，右侧供肾移植至左侧髂窝，供肾动脉与髂内动脉端侧吻合，或供肾动脉与髂外动脉行端侧吻合，供肾静脉与髂外静脉端侧吻合，血液循环恢复后再将输尿管下端通过膀胱黏膜下隧道与膀胱黏膜吻合。手术时间为2～3 h。

（二）饮食指导

1. 术前鼓励患者进食优质低蛋白、高碳水化合物、高维生素、低盐食物，术前禁食8 h、禁水4 h。

2. 术后胃肠功能恢复后可半流质饮食，3～4天后可进食普食。饮食的限制视所移植肾脏的功能而定，如果移植的肾脏功能发挥缓慢，要继续透析治疗时的饮食，限制的程度及时间视肾脏发挥功能情况及血液化验结果而定。移植后的食物选择是足够分量的优质蛋白质，包括肉类、鸡蛋及奶类；多吃利尿食物，如薏苡仁、冬瓜、鲫鱼等；多吃含钙高的食物，如牛奶、贝壳类食物，但须禁食提高免疫功能的食物和保健品，如木耳、香菇、红枣、蜂王浆、人参等，以免引起排斥反应；当新肾脏完全恢复正常功能后，不再需要依靠饮食来控制血液的化学成分。不过，注意饮食仍然非常重要，均衡饮食有控制高血压和控制体重2个主要目的。

（1）控制高血压。皮质类固醇激素可使体内积聚过量的盐分，过多的盐分会引起过多的水分存留于体内，从而使血压增高。如果普通饮食未能控制血压，需要口服利尿剂、抗高血压药物，并应低盐饮食。

（2）控制体重。皮质类固醇激素会刺激食欲，使食欲大增。这种药物所引起的饥饿感是难以满足的，暴食会带来更多不良后果，应试行一些分散注意力的办法，例如运动、娱乐、进食低热量的食物、工作或依靠自我节制。大部分接受肾脏移植后的患者都需要增加体重，但不能操之过急，体重应慢慢增加，每周最多可增加0.5 kg，使身体能恢复因肾脏丧失功能而导致失去的肌肉组织。保持标准体重是非常重要的，因为预防排斥药物的剂量是按体重而定，体重越重，需要的剂量便越大，如果体重增加太快，药物剂量未随体重增加而及时调整，会导致排斥反应的发生。另外，体重增加过剧，脂肪组织增加并积聚更多水分，导致血压上升及其他并发症。

（三）用药指导

1. 术前根据血压情况酌情使用降压药，注意用药的剂量和效果；贫血要适当纠正，肝功能异常给予护肝治疗；术前24 h内透析1次，透析中使用速避凝、鱼精蛋白等。

2. 服用免疫抑制药物，认识服药的时间、用量、用法，了解药物可能出现的副作用。

（1）环孢素A（CsA）剂型有针剂、橄榄油溶液口服液和胶囊。主要的副作用有肝毒性、肾毒性、神经毒性，如手颤、牙龈增生、汗毛增多、痤疮。

（2）他克莫司（FK506）副作用比CsA稍轻，可代替CsA，临床上用得比较多，但要注意有无血糖升高。

（3）皮质类固醇副作用有激素样作用、感染，诱发溃疡。

（4）吗替麦考酚酯副作用为胃肠道症状及白细胞或血小板减少。

（5）硫唑嘌呤副作用为肝功能损害及骨髓抑制引起白细胞减少（现在比较少用）。

3. 移植术后服用胃黏膜保护剂及抗酸药物。

4. 术后禁止使用活疫苗。

5. 定期监测血药浓度及肝、肾功能。

（四）特殊指导

1. 由于术后大剂量激素及免疫抑制的应用，不但抑制了排斥反应，也抑制了机体对感染的免疫力，使机体抵抗力下降，易导致细菌、真菌、病毒感染，影响移植效果，甚至使移植失败。设置隔离病房，做好消毒隔离十分重要。

2. 10天内必须严格隔离，24 h有专人护理，不准家属陪护，并限制探访，每次只准1人，每人不超过10 min。

3. 探访者必须洗手、戴口罩、帽子和穿隔离衣，换鞋后方能入病房，感冒者不能进入隔离病房。

4. 隔离病房要定时通风，空气消毒2次/d，隔离病房门口放脚垫，脚垫每天用消毒溶液浸泡2

次，隔离病房每天用消毒溶液拖地2次，每月空气细菌监测1次。

5. 给予口腔护理2次/d，清洁尿道口2次/d，以预防感染。

6. 术后10天至3个月住清洁干净的房间，定时通风，用0.02%过氧乙酸喷雾消毒2次/d；避免到人多的公共场所，避免接触呼吸道感染患者，到室外活动时需戴口罩。

7. 伤口如有渗血、渗液，应及时更换敷料；保持各引流管通畅，防止扭曲、折叠，并妥善固定，注意引流液的颜色、性质和量，如发现异常及时通知医护人员。

（五）行为指导

1. 术前保持心情舒畅和充足的睡眠时间，避免劳累，适当劳动，如散步等。

2. 术后6 h取平卧位，血压平稳后可取斜坡卧位。术后1周内要安静卧床休息，保持肾血流量供应。3～5天后视病情可下床活动。1周后可戴口罩到室外散步。早期移植侧肢体不要过度屈曲髋关节，不要过度弯腰以避免压迫移植肾，避免移植肾受碰撞，防止移植肾破裂。内瘘侧肢体及移植侧下肢禁穿刺和测量血压，因为内瘘侧肢体穿刺易导致内瘘堵塞，内瘘侧肢体及移植侧下肢禁穿刺和测量血压是为防止穿刺及测量血压时血流的不稳定及冲击造成对移植肾的影响。术后3天开始每天测量体重，1周内体重增加不应超过2 kg，如增加过快，提示水钠潴留，易导致心力衰竭。起床速度不宜过快，特别是老年人需先坐起，再起床站立，以免忽然站起发生体位性血压低而昏倒。经常保持大便通畅，避免因腹压过大而造成移植肾的不适。

（六）病情观察指导

1. 术后密切观察体温、脉搏、呼吸、血压及尿量变化，记录每小时及每天出入量，做到量出而入，每天入量＞出量500～700 mL，每小时入量＞出量20～30 mL。补液速度根据尿量调节，切忌骤快骤慢。

2. 观察伤口渗血、渗液情况，保持引流通畅；注意无菌操作；观察记录引流液的颜色、性质及量。如伤口渗血多、伤口引流血性液增多、血压下降、切口疼痛、多尿转少尿，应警惕出血发生。

3. 伤口引流管一般3～5天拔除，尿管10～14天拔除。病情允许时鼓励患者多饮水、多排尿。如拔除尿管后伤口渗液多并有尿味、尿量减少、发热或放置腹腔引流管有较多黄色液体抽出，应警惕尿漏发生；如拔尿管后突然少尿或无尿、移植肾区肿胀，应警惕输尿管梗阻，并及时报告医护人员处理。

4. 如出现寒战、高热、血压升高、移植肾区疼痛、尿量减少，应警惕急性排斥反应，需及时报告医生，应用抗排斥药治疗。

5. 术后因应用大剂量免疫抑制剂，患者容易感染，应做好消毒隔离，卧床患者要定时翻身、拍背，外出要戴口罩，防止着凉。如出现咳嗽、咳痰、胸痛、发热等不适，及时报告医生处理，给予检验血常规、巨细胞病毒抗体等，应用有效抗病毒、抗感染药物。

6. 注意控制高血压、高血糖，如出现头晕、头痛、恶心、呕吐，需及时报告医生并应用降压、降血糖药物。

7. 注意尿量、尿色的观察，定期监测尿蛋白、尿密度、血红蛋白及肾功能，注意有无慢性排斥的发生。

8. 做好自我保护，预防肝炎、消化道溃疡等发生，定期复查肝肾功能。

（七）出院指导

1. 每天自我监测体温、脉搏、血压、体重、尿量，记录24 h饮水量。

2. 进食营养丰富的食物，但注意不要喝参汤，以免引起排斥反应。

3. 禁饮酒、吸烟。

4. 全休3个月，注意劳逸结合，运动以不感到疲劳为宜。3个月内不可提举重物或做仰卧起坐，亦不要做对抗性运动，例如踢足球、打篮球等。半年后根据病情的恢复情况可参加体力劳动。

5. 术后1个月可恢复性生活。如果移植后想要怀孕，可预先向移植医生咨询。

6．按时按量服用抗排斥药，若有呕吐并将药物吐出，需重新服药并随诊。

7．使用其他药物时需经移植医生同意，以免出现药物配伍禁忌，影响抗排斥药物的疗效。

8．定期复查，3个月内每周1次，3～6个月每2周1次，半年后每月1次。

9．每小时尿量少于100 mL或尿量显著减少，移植肾区疼痛、发热，血压增高，舒张压达到100 mmHg或以上，出现水肿及体重骤增，应及时就诊。

（罗新春　叶海丹　廖培娇）

三、肝 脏 移 植

（一）疾病简介

无论什么原因引起的肝脏疾病，发展到晚期危及生命时，采用外科手术方法切除已经失去功能的病肝，然后把一个有生命活力的健康肝脏植入体内，从而挽救濒危患者的生命，这个过程就是肝脏移植。肝脏移植目前已用于治疗60多种肝脏疾病。包括有：肝实质性疾病，如肝炎后肝硬化、酒精性肝硬化；先天性代谢障碍性疾病，如肝豆状核变性；胆汁淤积性疾病，如先天性胆管闭锁、原发性胆汁性肝硬化、硬化性胆管炎；肝脏肿瘤，如原发性肝癌不能做肝叶切除但无广泛转移者、多发性肝腺瘤病、巨大肝血管瘤等。手术7～8 h。

（二）心理指导

1．肝移植患者因病情重、手术创伤大、治疗费用高，容易产生紧张、恐惧、无助的情绪。医护人员讲解治疗方式和效果，让患者及家属有充分的心理准备，以取得理解和配合，增强患者治疗疾病的信心。

2．告知患者精神因素能影响治疗和康复，积极向上和乐观的态度能提高人体的应激能力。学会转移、放松、宣泄和调节不良情绪，遇到挫折时（如感染、排斥）不要悲伤，要乐观面对现实，积极配合治疗。

（三）饮食指导

1．术前进食营养丰富、易消化、清淡、低脂的食物。如有腹水，应低盐饮食。

2．移植术后，胃肠功能恢复前禁食，3天后胃肠功能恢复者根据情况给予清流质、流质、半流质，再到普食。饮食以低糖、低脂肪、高维生素和适量的优质蛋白为原则。优质蛋白主要是指动物性蛋白，如鱼、禽、蛋、瘦肉，蛋白质摄入不宜过高，过量摄入会增加肝脏负担。忌用提高人体免疫功能的食物和保健品，如人参、木耳、香菇、红枣、蜂蜜、蜂王浆，以免降低免疫抑制剂的作用。多吃新鲜蔬菜和水果，不吃柚子、葡萄，因为柚子和葡萄会影响肝脏对免疫抑制剂的代谢。严格控制含糖及高胆固醇的食物摄入。同时注意饮食卫生，早期食物须消毒后才可进食，每次进食后均用消毒液漱口。

（四）活动指导

1．术前保持心情舒畅和有充足的睡眠时间，避免劳累，适当活动，如散步等。

2．术后24 h取平卧位，血压稳定后可取斜坡卧位。3～5天后根据病情可下床活动，7天后可戴口罩到室外活动。术后主动进行深呼吸、咳嗽、排痰、协助翻身和早期下床活动，保证充分休息和睡眠。避免剧烈运动，防止腹压增加而造成腹痛和移植肝破裂。

（五）用药指导

1．术前遵医嘱输入葡萄糖、维生素K、白蛋白、新鲜血浆等，以增加营养，改善肝脏功能。

2．为了减少排斥反应发生，必须强调坚持终身服用免疫抑制剂的重要性，遵医嘱服药，不得随意增减药量，并定时检测血药浓度和肝、肾功能。常用免疫抑制剂及其副作用如下。

（1）环孢素A主要副作用是肝毒性、肾毒性、神经毒性、高血压、高胆固醇血症、高糖血症、牙龈肥大、毛发增生。

（2）他克莫司副作用比环孢素A稍轻，可以代替环孢素A，临床上用得比较多。其主要副作用是肾毒性、神经毒性、高糖血症，术后应密切观察精神症状及有无血糖升高。

（3）吗替麦考酚酯副作用是呕吐、腹泻和白细胞或血小板减少。

（4）皮质类固醇副作用是水肿、高糖血症、肌肉萎缩、行为异常、白内障和骨质疏松、感染、诱发溃疡等。

（5）硫唑嘌呤副作用是肝功能损害及骨髓抑制引起白细胞减少等（现在比较少用）。

3. 患者要掌握药物的作用和副作用，出现副作用时要及时报告医生，做好防治，不能因为副作用和经济原因而自行停药、减药。

4. 当患者处于高凝状态，如血小板、血红蛋白过高，术后需给予抗凝治疗。术后需要定时化验凝血酶原时间，及时调整用药量。要向患者说明抗凝治疗的重要性，教会患者自我观察是否有出血倾向，如牙龈出血，女患者月经增多，皮肤广泛青紫、瘀斑，大便呈黑色，伤口有渗血或引流管引出血性液增多，如有这些情况，应即报告医护人员，给予减量或停药处理。

5. 控制葡萄糖的摄入量，减低机体的糖负荷，使用胰岛素治疗，控制血糖在12 mmol/L以下，并监测四段血糖变化。

6. 术后服用胃黏膜保护剂及抗酸药物。

7. 术后禁止使用活疫苗。

（六）**特殊指导**

1. 练习有效咳嗽排痰、胸式呼吸。

2. 重视消毒隔离。

（1）肝移植的患者手术创伤大，且长期使用免疫抑制剂和激素等抗排斥药，抵抗力下降，易发生感染，导致移植的失败，因此要做好保护性隔离。

（2）术后住单人房或双人房，10天内必须严格隔离，24 h有专人护理，不准家属陪护，并限制探访，每次只准1人，每人不超过10 min。避免到人多的公共场所，避免接触呼吸道感染患者，到室外活动时需戴口罩。

（3）探访者必须洗手，戴口罩、帽子，穿隔离衣，换鞋后方能入室，感冒者不能进入隔离病房。

（4）隔离病房要彻底清洁消毒，定时通风，每天空气消毒2次，病房门口放脚垫，脚垫每天用消毒溶液浸泡2次，每天用消毒溶液拖地2次，每月空气细菌监测1次。

（5）每天为患者用消毒液护理口腔2次，消毒棉球清洁尿道口2次，以预防感染。

（6）患者用的被单、衣物、布垫、卫生纸等均需要消毒。

（7）如伤口有渗血、渗液，应及时更换敷料；保持各引流管通畅，防止扭曲、折叠，并固定好，注意引流液的颜色、性质和量，如发现异常及时通知医护人员。

（七）**行为指导**

1. 特殊的体位训练，如半侧卧位。

2. 呼吸功能训练器进行呼吸训练，预防术后肺不张。

3. 使用呼吸机期间切勿自行拔管，应与呼吸机同步呼吸。

4. 术后引流管多，翻身时要在医护人员协助下进行。

（八）**病情观察指导**

配合监测生命体征变化，如出现发热（体温超过38 ℃）、寒战、发冷、全身不适或软弱无力、恶心、呕吐、腹痛、腹胀或肝区疼痛、咳嗽、呼吸困难、视物模糊、血压升高（超过140/90 mmHg）、尿少、皮肤巩膜黄染、大便颜色变浅变白等异常情况，应及时就医。

（九）**出院指导**

1. 严格按医嘱服药，掌握自己的用药、用量、方法等，准时按量服用免疫抑制剂，定时检测血液浓度，及时与移植中心医生联系，调整用药剂量，不能随意加药、换药、停药，如偶尔漏服一次应尽快补服，注意下次服药间隔时间不能少于8 h，另需与医生联系。掌握各种药物的副作用，避免用肝肾有损害的药物。

2．饮食宜少吃多餐，注意饮食卫生，多食用口味适宜、营养丰富的食物，严格控制含糖及高胆固醇的食物摄入。忌用提高免疫功能的食物和保健品，如人参、木耳、香菇、红枣、蜂蜜、蜂王浆，以免降低免疫抑制剂的作用。

3．术后3个月内尽量不去公共场所及人多的地方，非去不可时，应戴口罩，并减少逗留时间，少接触花粉及泥土，不接触猫、狗等小动物，不吸烟、不饮酒，讲究个人卫生，饭前便后洗手。勤洗澡、勤换衣服，依气温高低及时增减衣服。预防呼吸道感染，注意口腔卫生，防止皮肤损伤和感染。居室经常通风，有条件可定期用紫外线消毒房间，如带T管出院，指导妥善固定引流管，保持通畅，防止受压、扭曲、脱落，定期更换引流袋（每周2次），伤口敷料可回当地医院更换，操作时注意无菌，防止感染，并学会管道周围皮肤的护理。

4．合理安排生活起居，保持心情舒畅，进行适当户外活动，避免剧烈运动，3个月内不要拿重于2.5 kg的东西。3个月后，无特殊情况可参加轻体力劳动（如办公室工作、家务等）和一些体育运动（如散步、慢跑、打太极拳、游泳、骑自行车等），以活动后无气促、疲倦为宜，养成生活规律，劳逸结合，避免劳累。

5．长期频繁的复查会增加患者的经济负担，并影响工作安排，但不按时复查，会对患者的健康产生不可估量的危害。必须定时、规律复查，若病情有变化应随时复诊。复诊的频率为术后1个月，每周2次；术后2个月每周1次；术后3个月每2周1次；术后4～6个月每月1次；术后7～12个月每2个月1次；术后13～24个月每3个月1次；术后＞24个月，每6个月1次。复查内容包括血压、脉率、体重、血液、尿液及粪便常规、肝功能、肾功能、凝血功能、血脂、血糖、血电解质、环孢素A浓度或他克莫司浓度，必要时复查胸部X线片、肝脏彩色B超、肝脏CT、肝穿刺活检等。

6．建立完整的家庭病历，及时了解自己病情变化，为复诊提供第一手资料，记录内容包括：体温、体重、尿量、血压、用药的名称、剂量及自觉病状等，检查结果按日期顺序张贴在病历上，保持家庭病例的完整性。如出现发热（体温超过38 ℃）、寒战、发冷、全身不适或软弱无力、恶心、呕吐、腹痛、腹胀或肝区疼痛、咳嗽、呼吸困难、视物模糊、血压升高（超过140/90 mmHg）、尿少、皮肤巩膜黄染、大便颜色变浅变白等异常情况，应及时就医。

7．肝移植术后1个月内严禁性生活。性生活应适度，术后早期一般每周1～2次比较合适，以后可根据实际情况自行调整。若有病毒性肝炎患者，就必须进行"安全的性生活"，患者及伴侣必须使用避孕套，同时患者的伴侣应接种相应的疫苗。

8．生育方面，肝移植后，服用某些免疫抑制药物，如硫唑嘌呤可以使男性精子数量减少，但仍能正常生育。对于女性患者则必须慎重考虑，向医生咨询。

（叶海丹 罗新春 廖培娇）

第十一节 小儿外科常见疾病的健康教育

一、胆管闭锁

（一）疾病简介

胆管闭锁，目前认为可能与感染或先天畸形有关，许多资料表明此病是一种炎性病变的结果。可能母亲是肝炎病毒（乙肝）携带者，或母亲孕期感染了巨细胞病毒，经胎盘传给胎儿或分娩时吸入母血或经口感染，使胆管周围纤维性变和进行性胆管闭塞。此病最突出的症状是阻塞性黄疸，患儿出生后几天或1~2周出现轻度黄疸，以后黄疸进行性加重，皮肤、巩膜呈金黄色，大便开始为淡黄，随着黄疸加深，转为灰白色或陶土色，尿液的颜色也随着加深如浓茶，黄疸出现后不再消退。其次腹胀、肝肿大显著，部分患者伴脾大，晚期病例出现腹水。手术是唯一的治疗方法，确诊年龄最好在6~10周，应在出生后60天内进行手术，最迟不超过3个月。因为超过这个时期，胆汁性肝硬化多极为严重，手术预后差。晚期病例可行肝移植手术。

（二）饮食指导

1. 术前鼓励母乳喂养，术前4 h禁奶禁水。

2. 术后指导。术后2~3天，待胃肠功能恢复，肛门排气、排便后可拔除胃管，进食母乳或牛奶，宜少食多餐，不宜过饱，喂毕，轻拍患儿背部，排出胃内气体，以防止呕吐引起窒息，并予左侧卧位，防止食物反流，引起上行性胆管炎。

（三）作息指导

1. 注意保暖，预防感冒。夜晚患儿烦躁不能入睡时，不宜使用镇静药物，以免加重肝脏负担。白天应保持安静的环境，让患儿入睡，以保证充足的睡眠。

2. 术后6 h患儿心率、呼吸平稳后，给予翻身、拍背，每1~2 h 1次，防止肺部感染及褥疮，术后第3天可定期抱起患儿。

（四）用药指导

1. 由于胆汁排出障碍，影响胃肠道吸收脂溶性维生素，术前3天应给予维生素K_1，以增加凝血物质合成和预防术后出血。维生素A和维生素D亦应酌情补给，防止夜盲症和缺钙。

2. 术前静脉滴注护肝药物，以改善肝功能。

3. 本病术后需使用多种抗生素，患儿易出现二重感染，表现为口腔鹅口疮及会阴部、腹股沟区、颈部皮肤皱褶处出现白色点状皮疹或溃烂，所以应注意加强口腔护理，保持口腔清洁；鹅口疮患儿按医嘱服用提高免疫力药物如妈咪爱，给予抗真菌药物（如制霉菌素）多次涂搽口腔；其他部位的真菌感染，可予消毒液体如0.5%安多福浸洗，每天1~2次，并予抗真菌药物如制霉菌素加入薄荷炉甘石溶液中摇匀，涂搽患处，每天多次。

（五）特殊指导

1. 如患儿高热可采用物理降温，松解衣服和盖被，温水擦浴、冰敷，慎用药物降温，因药物在肝脏代谢，可加重肝脏的负担。

2. 患儿因肝功能减退，凝血功能障碍而易出血，抽血或拔静脉穿刺针后局部应按压5 min以上，以防出现血肿。

3. 皮肤及巩膜黄染程度及大便的颜色是观察术后疗效的重要指标，应保留每次大便，以便于医护人员观察。

4. 保持伤口清洁干燥，伤口渗液多时及时通知医生更换敷料，以防止伤口感染。

（六）病情观察指导

1. 如患儿高热（常表现为施张热），皮肤巩膜黄染加深，大便颜色变浅或陶土色大便。在上述症状出现前2~3天，患儿多有出现无诱因的哭闹、烦躁、呻吟、腹胀的前兆症状，术后10~15天是胆管炎发生的高峰期。

2. 如患儿出现发热、腹痛、腹腔引流管引出黄绿色或黄褐色液体、伤口渗出较多黄绿色液体，则提示胆瘘的发生，立即报告医护人员处理。

3. 如出现尿少、厌食、乏力、嗜睡、氮质血症，则提示病儿出现肝肾综合征，应密切观察每小时尿量，配合记录24 h尿量。如在无失水的情况下，尿量小于3mL/（kg·h）即为少尿，应及时报告医护人员处理。

4. 注意伤口渗血、皮下出血点等出血倾向。

（七）出院指导

1. 注意保护性隔离，勿到人多的公共场所，预防感染。

2. 提倡母乳喂养，如无母乳可给予营养丰富、易消化的母乳化奶粉喂养；适当添加辅食，4个月后开始加鸡蛋黄、菜汤、果汁、米糊等，6个月后添加鱼类、肉类，注意营养均衡；进食宜少量多餐，于进食后应抱起患儿，轻拍背部，排出胃内气体，以防止呕吐引起窒息，并予左侧卧位，防止食物反流引起上行性胆管炎；多晒太阳，适当补充钙剂。

3. 注意观察皮肤、巩膜、大便情况，如出现高热、烦躁不安、不明原因哭闹、皮肤及巩膜黄疸加深、大便颜色变浅或陶土色等情况，应回院就诊。

（黄利娥　李雪雁　王思琛）

二、先天性肾积水

（一）疾病简介

先天性肾积水是由于各种输尿管梗阻如肾盂输尿管连接处狭窄，肾盂输尿管连接处瓣膜、高位输尿管、输尿管起始部扭曲或折叠，肾动脉过早分支或血管压迫肾盂输尿管连接处形成梗阻等，引起不能将肾盂内尿液推向输尿管及进入膀胱，导致肾积水。临床表现为腹部囊性肿物，少数患儿肿物于排尿后明显缩小，部分患儿还会出现腰腹部疼痛、尿路感染、镜下血尿、食欲不振、反复的恶心、呕吐，晚期可出现尿毒症（双侧肾积水或孤立肾合并积水），暴力外伤可导致肾破裂。

（二）饮食指导

1. 给予高热量优质蛋白，易消化食物，多饮水。

2. 术前禁食6～8 h，禁水4 h。

3. 术后应在胃肠功能恢复后才进食，进食的种类应由清流逐渐过渡到半流、普食。

（三）作息指导

1. 术前要保证充足睡眠，以增进食欲，提高机体抵抗力，减少术前患呼吸道感染的机会，避免剧烈运动或碰撞、挤压腹部，以免引起肾破裂。

2. 术后去枕平卧6～8 h，头侧向一边，清醒后可斜坡卧位。早期尽量让患儿安静休息，避免剧烈哭闹或躁动，后期（6～7天后）可进行适当床上活动。

（四）用药指导

遵医嘱使用对泌尿系统敏感的抗生素，一般静脉给药5～7天，合并口服或静脉点滴碳酸氢钠，以增加抗生素的抗菌效果，减少肾小管的结晶。注意用药期间多饮水。患儿疼痛、烦躁影响睡眠时常按医嘱使用镇静药物如异丙嗪、地西泮等，使患儿减轻疼痛，安静入睡。

（五）特殊指导

1. 保持各引流管固定、通畅，避免受压或堵塞，不合作的患儿固定四肢，必要时使用镇定药物，翻身或更衣时勿拉脱引流管，引流管应低于伤口处，以防逆行感染。

2. 注意引流液的量、性状、颜色，如有异常随时与医生、医护人员联系，及时处理。

3. 肾周引流管可引流肾周围的积液、积血，以防感染，术后3天左右拔管。

4. 留置输尿管支架管可起支撑输尿管的作用，以防输尿管吻合口的狭窄，术后12～14天拔管。

5. 肾盂造瘘管可使肾盂、输尿管吻合口未愈合前转流尿液，在拔除输尿管后2～3天证实吻合口通畅后才能拔管。

（六）病情观察指导

术后要注意保持吻合口通畅，保护好肾造瘘管。术后2～4周暂时夹闭肾造瘘管，迫使尿液经吻合口流过，如夹管后出现腹胀、发热或伤口渗液渗尿，表示吻合口不通畅，应配合重新开放肾造瘘管，以后再夹闭。吻合口通畅后拔除肾造瘘管。

（七）出院指导

1. 宜进食优质蛋白、高热量、高维生素食物。

2. 多饮水，注意排尿情况，如出现腰痛、腹胀、发热、尿少应该回院检查、治疗。

3. 保持会阴部清洁，避免过分憋尿，预防逆行感染。

4. 避免服用对肾脏损害的药物。

5. 定期复查尿常规及腹部B超。

（黄利娥　李雪雁　王思琛）

三、先天性胆管扩张症

（一）疾病简介

先天性胆管扩张症是由于先天性原因，使胰管、胆管的共同通道变短，管壁失去张力及后天病毒感染等原因影响胆管正常发育，使近端胆管发生狭窄或闭锁造成胆管囊性扩张而形成。临床表现为右上腹或脐部钝痛、胀痛或绞痛，剧烈疼痛常提示继发胆管感染，此时伴有发热和呕吐，右上腹可触及肿块，大部分患儿可有黄疸，间歇性发作，严重时可出现完全梗阻性黄疸，伴大便灰白，尿液呈浓茶色。囊肿穿孔是本病的严重并发症，可出现腹腔积液和胆汁性腹膜炎。病情反复发作可致肝功能下降、肝硬化。

（二）饮食指导

1. 宜进食清淡、易消化的食物，忌食肥肉、煎炸等高脂食物。

2. 如有呕吐，应注意观察患儿有无脱水、电解质紊乱等现象。

3. 术前禁食8 h、禁水4 h；术后应待胃肠功能恢复后方可进食流质，逐渐过渡至半流质、普食。

（三）作息指导

1. 术前避免剧烈运动或碰撞腹部，以免引起囊肿穿孔。

2. 术后第1天始取半坐卧位，有利于腹腔引流或减少对横膈的压迫，改善呼吸；术后应避免过早下床活动，一般卧床休息3～5天，可在床上活动下肢及做翻身活动。

3. 术后早期让患儿安静休息，避免哭闹和躁动，以利于伤口愈合。

（四）用药指导

1. 使用经肝、胆管排泄浓度高的广谱抗生素及抗厌氧菌药物。

2. 静脉滴注护肝药物如肝太乐、肌苷以促进肝细胞再生、解毒。

3. 低蛋白血症的患儿可滴注人体白蛋白。

4. 使用维生素K_1以预防出血。

（五）特殊指导

1. 做好检查指导，经内镜胰胆管逆行造影、腹部B超检查前禁食8 h，腹部核磁共振检查前禁食4 h。行造影检查的患儿还需要行碘过敏试验，并需在基础麻醉下进行。

2. 术前晚及术晨清洁灌肠。

3. 做好引流护理。

（1）腹腔引流管主要引流腹腔内渗液、渗血。如引流出绿色胆汁样液体，提示有吻合口瘘的可能；如引流出无色、清亮的液体，应立即报告医生，进行引流液淀粉酶检测，如淀粉酶＞342 U，提示胰漏的可能。

（2）胆管支架管引流胆汁，利于吻合口的愈合，防止吻合口瘘及狭窄。应保持引流通畅，妥善固定，防止脱出。术后2周行造影检查证实吻合口通畅后拔除。

（3）少数患儿合并严重感染，胆管完全梗阻，转氨酶高，不能进行囊肿切除时，可行胆总管囊肿外引流术。留置胆总管囊肿引流管期间应注意观察，如胆汁较多，应予监测生化情况，及时补充水电解质，防止脱水及水电解质紊乱。

（六）病情观察指导

1. 术前注意观察患儿有无发热、腹痛、呕吐、黄疸等感染征象，注意保护腹部，防止囊肿穿孔。

2. 术后注意保持引流通畅，观察引流液的颜色、性质及量。注意有无发生吻合口瘘、感染等并发症。

（七）出院指导

1. 养成良好的饮食习惯，以清淡、易消化、少脂肪为宜，勿暴饮暴食。

2. 如出现腹痛、呕吐、黄疸，应立即回院检查。

3. 定期复查腹部B超，了解有无胆管结石、胆管癌等肝内胆管病变。

4. 带胆总管囊肿引流管出院的患儿应注意，若发现胆汁引流量突然增多或减少、引流物浑浊或血性、伴有腹痛，应及时回院检查。

5. 遵医嘱定期回院复查。

（黄利娥　李雪雁　王思琛）

四、先天性肛门闭锁

（一）疾病简介

胚胎期生殖、泌尿系统及直肠、肛门在4～5周开始发育，并于胚胎期8周完成。若在此前受到某些不利因素（如药物、机械刺激、供血障碍等）影响及发育障碍即可形成多种类型的直肠肛门畸形，常见直肠、肛门闭锁。主要表现为大部分患儿正常肛门位置没有肛门，有些闭锁合并有瘘管，瘘管可与膀胱、尿道及生殖道相通；无瘘管、小部分瘘口小的患儿出生后早期出现完全性低位肠梗阻症状，如呕吐、腹胀、无胎粪或少量胎粪排出。若未及时诊断治疗，6～7天即可死亡。瘘管粗或肛门直肠狭窄患儿，几周或几个月后出现部分肠梗阻排便困难、腹胀、腹部可扪及粪块等症状。

（二）饮食指导

1. 有瘘管与外界相通患儿，选择维生素丰富、低渣食物，以免大便过多过硬，影响排便。

2. 高位肛门闭锁患儿，术后开放人工肛后有大便排出，腹胀缓解，即可拔除胃管，先试喂葡萄糖水，次日可予母乳或奶粉喂养，并按月龄增添辅食。

3. 有瘘管行肛门成形患儿，术前3天予低渣半流饮食，关闭人工肛患儿术前24 h禁食、4～6 h禁水。

（三）作息指导

卧床休息，保证患儿睡眠充足。保持患儿衣着清洁、体位舒适，并注意保暖。

（四）用药指导

治疗采取综合性措施：

1. 按医嘱抗感染治疗，选择有效抗生素。

2. 禁食患儿予24 h持续输入液体，防止脱水及低血糖发生。

3. 必要时给予营养支持治疗。

（五）特殊指导

1. 做好特殊检查指导。

（1）倒立侧卧位X线摄片可以明确直肠与盲端间距离，并据此确定手术方式，了解骶骨是否发育正常。患儿须出生后24 h，空气吞咽到达直肠盲端方可摄片，否则影响测量结果。摄片时注意会阴部皮肤凹陷处的金属标志物有良好固定，否则亦会使测量结果出现误差。患儿俯卧及倒立位时间要足够，使空气到达直肠盲端顶点，此时应注意观察患儿呼吸情况。如有异常，应立即通知医护人员。

（2）瘘管造影可通过造影显示瘘管的行走方向、位置、长度，以及与直肠的关系。

（3）膀胱尿道造影可确定直肠泌尿系瘘，造影剂可以显示出瘘管进入直肠的位置，提示有无膀胱输尿管反流。

2. 做好胃肠道准备。

（1）高位闭锁无瘘管患儿，应禁食，停留胃管胃肠减压，准备急诊手术。

（2）合并瘘管患儿术前每天经瘘管回流洗肠1次。

（3）二期肛门成形患儿术前3天每天经造瘘口远端回流洗肠1次。

（4）三期关闭造瘘口患儿术前3天经造瘘口近、远端及肛门各回流洗肠1次，并用肠道易吸收的抗生素经瘘口远端及肛门保留灌肠。

3. 做好皮肤准备，对于肠造瘘准备关瘘患儿，术前3~5天暴露人工肛，检查造瘘口周围皮肤有无湿疹、潮红、破溃、糜烂。一旦发现，应及时处理。可用生理盐水、消毒棉球清洁局部，并外用氧化锌软膏或造口粉。必要时给予红外线灯照射10~15 min，每天2次。

4. 做好体位及活动指导。

（1）肛门成形术后第1天取侧卧位或俯卧位，给予桥式保护架充分暴露肛门，注意保暖，清洁及护理方法同人工肛。

（2）随时用消毒棉球清洁肛门伤口，操作须动作轻柔，清洁时棉球应由四周向中心方向清洁。

（3）做好人工肛护理指导，人工肛于手术后48~72 h开放，开放后用凡士林纱铺垫围绕瘘口肠管一周，并予桥式保护架暴露，有粪水流出时可用消毒棉球如0.5%安多福棉球清洁；清洁时应注意观察瘘口肠管颜色，有无活动性出血，肠管是否回缩、嵌顿，同时观察患儿有无腹胀、腹泻以及人工肛有无大便排出，如有异常，及时报告医护人员；对于新生儿及较小婴儿，因体温中枢发育不完善，要注意保暖；如瘘口周围皮肤出现潮红、破溃，可予外用氧化锌软膏或造口粉；对于年龄稍大患儿，活动时可戴合适的人工肛袋。

（六）病情观察指导

1. 肛门狭窄表现为大便呈线状或排便困难，原因多为括约肌纤维化产生瘢痕引起，或括约肌先天发育不良。护理要点是指导术后2周开始扩肛，持续半年至1年，狭窄严重者可在第1次手术后6个月行瘢痕切除肛门成形术。

2. 直肠黏膜脱垂原因可能为肛门皮肤切口过大、括约肌功能受损或因瘢痕挛缩使肛门不能完全闭合。护理要点包括：每天予温水坐盆，使瘢痕软化好转；保持大便通畅，勿突然用力排便，如脱垂肠管过多，则需手术治疗。

3. 瘘管复发表现为原瘘口重新有大便挤出或局部皮下红肿等感染症状。原因多数为瘘管缝扎不牢固或术后局部感染，缝线脱落后瘘管重新开放。护理要点为保持局部皮肤清爽干洁，防止继发感染。如一旦发现瘘管复发，需重新手术治疗。

4. 肛门失禁症状轻者表现为腹泻时有肛周污粪，重者排便失控。部分是由于先天性发育缺陷，有感觉和运动功能障碍引起，部分为手术并发症。家长应注意保持患儿肛周皮肤清洁、干燥，有大便污裤时及时清理，并择期施行臀大肌移植肛门成形术。

（七）出院指导

1. 保持肛门、会阴部皮肤清洁、干燥，防止感染发生。

2. 预防性扩肛（常规）手术后2周开始教会家属自行帮助患儿扩肛。可选择8~14号扩肛棒，涂上润滑油，从最小号8号开始，每天1次，每次10~15 min，逐渐加大扩肛棒号数，持续3个月到半年。

3. 进食维生素丰富、优质蛋白食物，多吃蔬菜、水果，防止便秘。

4. 培养患儿养成定时排便习惯，可予每天坐便器2次，逐渐形成条件反射，即到时间点排便，以锻炼肛门括约肌功能。

5. 注意排便情况的观察，如发现排便困难或失禁，应及时回院复诊；如发现肛周皮肤红、肿、痛也应及时回院治疗。

（黄利娥 李雪雁 王思琛）

五、先天性巨结肠

（一）疾病简介

先天性巨结肠是由于胚胎第12周时消化道神经发育停顿所致。发病机制是乙状结肠和直肠肌间和黏膜下层神经丛内的神经节细胞完全缺如或有变性，病变肠管呈痉挛状态，丧失蠕动功能，形成非器质性狭窄，粪便郁积在结肠内，从而发生肠管继发性扩张，肠壁肥厚，形成巨结肠。主要表现为胎粪排出延迟，出生后24~48 h无胎粪排出，或只有少量，往往在生后2~4天后仍便秘，需要灌肠或开塞露塞肛、服泻药，且便秘愈来愈顽固。此外，还出现呕吐、腹胀，严重者全身抵抗力下降，易发生感染如肺炎、败血症。由于肠梗阻、喂养困难，继发营养不良、贫血、低蛋白血症和全身浮肿。

（二）饮食指导

1. 术前宜进食高蛋白、高维生素、高热量、低纤维食物，以补充营养，并减少粪渣的形成，以免阻塞肛管，影响灌肠效果。术前3天进食半流，术前2天进食全流，术前1天禁食不禁水，1岁以内术前4 h禁食禁水，1岁以上术前6~8 h禁食禁水。

2. 术后予高蛋白、高维生素、易消化食物。进食宜少量多餐，勿暴饮暴食。忌吃刺激性食物，如辣椒、浓茶、雪糕等，切忌进食不洁食物。

（三）作息指导

使患儿保持安静，衣着、体位舒适，术后麻醉清醒后可翻身拍背，防止肺部感染及褥疮。术后第1天，予侧卧位或平卧两腿分开成"人"字形体位，充分暴露肛门，必要时使用镇痛剂止痛，保证足够睡眠。

（四）用药指导

遵医嘱用药，根据病原菌药物敏感试验，选择有效抗生素抗感染。给予输液以维持体液平衡，纠正酸碱失衡。在输液过程中，应遵循医护人员控制点滴速度原则，不能随意加快输液速度，必要时营养支持治疗。

（五）特殊指导

1. 钡灌肠X线拍片检查前、后应予清洁回流灌肠，防止钡剂残留，形成坚硬的钡石。

2. 术前晚及术晨行清洁回流灌肠及肠道注入消炎药物。

（六）病情观察指导

1. 观察有无腹胀、呕吐、肛门停止排便排气等肠梗阻症状。

2. 小肠结肠炎是最常见、最严重的并发症，表现为腹泻、腹胀、呕吐、大便恶臭、胃纳差，常伴有失水症状，如前囟、眼眶下凹、尿少、皮肤弹性差、反应淡漠。严重者可有脱水性高热，甚至有个别病例因延误治疗导致死亡。出现上述症状时，应及时接受回流灌肠；补充水电解质，维持体液平衡；按医嘱应用抗生素。如术后2周内需回流灌肠，应由医生放置肛管，以免穿破吻合口。

3. 注意有无吻合口瘘的发生，如有高热、反应差、腹痛、腹肌紧张等腹膜炎症状，即通知医护人员处理。

4. 注意有无肛门周围红、肿、热、痛，或有波动感等，以及肛门、直肠周围炎症或脓肿形成的表现。

5. 观察腹部及肛门区伤口渗血、渗液情况，保持伤口干燥。

6. 保持胃管及尿管通畅，妥善固定，注意观察引出液体的颜色、性质及量，防反流以免引起逆行感染。

（七）出院指导

1. 注意饮食卫生，不要进食生、冷、肥腻及难以消化吸收的食物。

2. 养成良好的饮食习惯，勿暴饮暴食。

3. 进食高蛋白、高维生素食物，如肉类、蛋类、鱼类、蔬菜、水果等，有助于手术后康复及提高机体抵抗力。

4. 训练患儿定时排便，以形成条件反射，并锻炼肛门括约肌功能。

5. 注意排便情况，若发现腹胀、腹泻、排便困难、呕吐等情况，随时回院复查。

（李雪雁　黄利娥　王思琛）

六、先天性尿道下裂

（一）疾病简介

胚胎尿道沟的发育受垂体和睾丸激素的影响，在腹侧从后向前闭合，如发育过程中，尿道沟闭合时于中途停顿而形成尿道下裂。临床上以尿道外口的位置为原则分为四型：冠状沟型、阴茎体型、阴囊型、会阴型。其主要临床表现为尿道口位置异常、阴茎下弯、包皮的异常分布、腹侧包皮缺乏及系带缺如、背侧包皮过多呈帽状堆积，生理、心理功能受到严重影响故而必须进行手术治疗。经手术矫正后可达到痊愈，术后不影响生育。

（二）饮食指导

1. 术前6~8 h禁食、4 h禁水。

2. 术后6 h可进食流质，术后第1天可进食半流质（如粥、面制品）等。

3. 选择食物应遵循高热量、易消化的原则。多饮水，多吃蔬菜、水果，以保持膀胱造瘘管通畅及大便通畅。避免进食含草酸钙高、刺激性或煎炸难消化食物，还应避免吃过多的生鱼，以免引起组织过度生长，影响尿道的通畅。

（三）作息指导

麻醉未清醒前去枕平卧头侧位，防止呕吐或误吸。未拔引流管前应卧床休息，鼓励患儿进行床上活动，以促进胃肠功能的恢复，每2 h翻身拍背，防止肺部感染及褥疮。白天应尽量分散患儿的注意力，如看书、讲故事、玩玩具等，以保证夜间入睡。但当患儿晚上因疼痛而睡眠不足时，应恰当增加白天睡眠时间，以保证有充足的睡眠。

（四）用药指导

选择对泌尿系统敏感的抗生素，同时口服碳酸氢钠，以改变尿液pH，减少感染，鼓励患儿多饮水。口服雌激素如雌二醇，其目的是防止阴茎勃起而造成伤口疼痛及出血，服药时可能出现呕吐和食欲不振等不良反应，一般停药后，反应随之消失。

（五）特殊指导

1. 清洁手术部位，术前3天可用消毒液，如0.05%优可适棉球清洁会阴部及阴茎，尤其是皮肤皱褶处。

2. 当引流的尿液减少、膀胱区肿胀、患儿诉尿急，应通知医护人员检查膀胱造瘘管是否堵塞，可配合医护人员用注射器注入生理盐水缓慢分次冲洗管道。

3. 如患儿不断啼哭，自诉腹痛，想排尿、排便、尿急、尿频等膀胱刺激症状，可通知医护人员予调整管道的位置或从管中注入利多卡因以缓解症状。

4. 如患儿自诉肛周瘙痒不适或烦躁不安，啼哭，不断改变体位或不自觉地摸、抓肛门等，家属可用温水抹洗肛周皮肤、肛门或用棉签在肛周皮肤来回地扫动，抚摸大腿皮肤等来进行心理安慰或分散患儿的注意力。会阴部伤口应用红外线灯照射，每天2次。

（六）病期观察指导

1. 支架管应固定妥当，特别是早期不能脱出，保持引流通畅，管腔内有血性液或尿液溢出是正常现象，应用注射器将抗生素如氯霉素眼药水0.5~1 mL每天从支架管注入冲洗1~2次。

2. 膀胱造瘘管引流的目的是转流尿液，防止尿液过早通过新形成的尿道而影响其愈合，要保持膀胱造瘘管通畅，防止过早脱落。停留14天后开始夹管，由新形成的尿道试排尿，观察是否通畅及射程情况，夹管1天后，排尿情况良好可拔除造瘘管，拔管后保持伤口干燥，及时更换湿敷料。

（七）出院指导

1. 坚持多饮水，每天饮水量不少于1 500 mL，预防泌尿系感染。

2. 出院带抗生素及苏打片口服1周。

3. 出院2周回院复查及做预防性尿道扩张术，防止尿道狭窄。

4. 穿着宽松、柔软的衣裤，3个月内避免剧烈运动如骑车等，防止新建尿道受伤。

5. 注意患儿排尿情况，如尿线变细或射程变短应考虑为尿道口狭窄，及时回院行尿道扩张术。

6. 指导患儿站立排尿。

（李雪雁　黄利娥　王思琛）

七、先天性小肠闭锁

（一）疾病简介

先天性小肠闭锁是一种较常见的新生儿消化道畸形，该病的死亡率仍较高。其病因是在胚胎第2~3个月中，如胎肠发育停止，即形成闭锁。闭锁形成的原因，是由于胎儿肠道局部血液循环发生障碍，结果使胎肠发生坏死、断裂或缺失，可归纳为以下几种因素：

1. 机械性作用如肠扭转、肠套叠。

2. 血管分支畸形、缺如。

3. 胎儿期炎症，如胎粪性腹膜炎、胎儿坏死性小肠炎。出生后无排胎粪是肠闭锁的重要表现。呈完全性肠梗阻，其主要症状为呕吐、腹胀和便秘。十二指肠和高位闭锁呕吐出现较早，呕吐物为奶块，多含有胆汁；而回肠、结肠等低位闭锁多在出生后2~3天出现呕吐，时间较晚时呕吐物可呈粪便样并带臭味。手术治疗是唯一挽救生命的方法。

（二）饮食指导

1. 术前应禁食、持续胃肠减压，观察胃液的颜色、量及性质。注意有无呕吐，防止呕吐物吸入气管，以免引起肺炎和窒息。

2. 术后有大便排出、腹部症状消失，给予胃管拔除后，先予糖水试喂，每次15~30 mL，6~8次后，患儿无腹胀、呕吐等不适，可予牛奶或母乳喂养。乳母应忌油腻、刺激性食物。

（三）作息指导

营造安静的环境，房间灯光柔和。使患儿保持安静，衣着、体位舒适。喂养完毕后予斜坡卧位，注意保暖。

（四）用药指导

治疗采取综合性措施。

1. 给予抗感染治疗，选择有效抗生素。

2. 给予补液维持体液平衡，纠正酸碱平衡紊乱。

3. 给予营养支持治疗，输入白蛋白及静脉高营养。

4. 禁食期间，持续24 h输入液体，防止脱水、低血糖发生。

（五）特殊指导

1. 术前患儿应禁食、停留胃管胃肠减压，以准备急诊手术。

2. 在胃肠减压期间，注意保持负压引流通畅。多数小肠闭锁患儿胃液浓稠，且新生儿胃管管腔相对狭小，极易发生管腔堵塞。应密切观察患儿腹胀情况，一旦发现患儿胃液量骤减，或患儿出现呕吐，应立即检查胃管有无堵塞。胃管堵塞后可用少量（2~3 mL）生理盐水进行缓慢冲洗，必要时重新置入。

3. 手术前后均将患儿置于温箱内或保暖床，保持恒定的温度和湿度，以防止体温不升和硬肿症的发生。

4. 定时为患儿翻身拍背，按摩头枕部及双侧耳郭，预防皮肤长时间受压后出现压疮、皮损，且患儿住院卧床时间长，应防止患儿头左偏或右偏，导致头颅变形影响美观。

（六）病情观察指导

1. 观察患儿有无腹胀、呕吐。如患儿频繁呕吐绿色胃液，应检查胃管是否堵塞或脱出。

2. 如患儿出现皮肤干燥、弹性差、前囟及眼眶下陷、尿量少等，应及时调整补液速度。

3. 观察患儿术后第1次大便排出时间，并做好记录。

4. 观察伤口渗血渗液情况。由于患儿需长时间禁食，当营养补给不足时，易发生伤口感染或裂开。

5. 观察有无肠瘘发生。肠瘘多发生在术后1周和患儿进食后，可见患儿腹胀明显，有持续发热、恶心、呕吐等。因新生儿腹肌薄弱，炎症刺激后，腹壁呈红色发亮。腹部伤口处可见红肿，逐渐有较多液体流出并伴有粪臭味，应即刻报告医生进行处理。

（七）出院指导

1. 小肠闭锁患儿多数远端小肠发育不良，管腔相对狭小，甚至呈小鸡肠样，肠道恢复缓慢。出院后，在1~2年内，仍应注意营养补充，才能保证患儿正常生长和发育，故耐心喂养是关键。

2. 喂奶时应用斜坡卧位（抱起或卧床均可），喂奶后将患儿身体扶直，或竖起伏在抱者肩部，轻拍背部，使胃内空气排出，以免吐乳。喂奶时应注意少量多餐，不宜过饱。小肠闭锁患儿，在术后进食早期，因远端小肠发育不良，食糜通过相对正常儿慢、少，可呈现特殊表现，即吃一点、吐一点、排一点。致生长缓慢，体重无明显增加。此时，家人应更加耐心细致，不要轻言放弃，掌握患儿进食及排泄规律，科学喂养，慢慢度过这一困难时期。

3. 注意患儿每餐的进食情况，如有拒食、恶心、呕吐，并伴腹胀、无排大便或腹泻等，应立即求医。或虽有进食，但量少，并出现精神萎靡，前囟及眼眶下陷，尿量少，此为脱水征象，也应就医。

4. 定期为患儿测量体重（建议1岁以内每月1次），动态掌握患儿生长发育状况。

（李雪雁　黄利娥　王思琛）

八、小儿肠套叠

（一）疾病简介

肠套叠是指肠管的一部分及其相应的肠系膜套入邻近肠腔内的一种肠梗阻。该病是婴幼儿时期最常见的急腹症，常见于2岁以下幼儿，尤其是4~10个月婴儿最多见。肠套叠如经时过久会导致套入部逐渐发生坏死、穿孔。主要表现为阵发性腹痛、呕吐、腹部包块、果酱样大便。主要治疗方法为非手术治疗（空气灌肠）和手术治疗（手法复位和肠切除吻合术）。

（二）饮食指导

1. 入院后即禁食、停留胃管、补液。

2. 术后2~3天（如行肠切除手术，则进食时间延长至手术后3~5天），有肛门排气后予流质饮食，再过渡到半流饮食，忌食辛辣强刺激性食物，也不能突然改变饮食习惯，添加辅食宜少量开始，逐渐过渡。

（三）作息指导

1. 在腹痛间歇期不随意改变患儿体位。

2. 手术后患儿未清醒时予去枕平卧位，清醒后取斜坡卧位，减轻伤口张力，利于引流。手术后早期避免患儿剧烈哭闹或躁动。术后第3天可适当活动。

（四）用药指导

1. 在空气灌肠前需适量使用镇静剂，明确诊断后，如疼痛剧烈可适当使用解痉镇静剂。

2. 保守治疗空气灌肠复位后，常规口服活性炭6~8 h后，如果肠套叠复位，则6~8 h后炭末可从肛门排出。

3. 使用广谱抗生素及肠道难吸收的抗生素。

（五）特殊指导

空气灌肠适用于病程不超过48 h，全身情况尚可的病例，注气前先做腹部正、侧位全面透视，操作时为减少X线照射，患儿臀部应置于放有含铅橡皮的台上，遮住整个盆骨（保护性腺），嘱家长做相应的配合。

（六）病情观察指导

口服活性炭后，每次排便，家长要注意观察大便颜色，如已复位，则6~8 h后炭末可从肛门排出。空气灌肠后患儿如很快入睡，不再有阵发性哭闹，则预示可能复位成功。手术后1~2天密切观察患儿腹部情况，如有压痛、反跳痛或肛门排血性便等，则提示可能出现吻合口瘘出血。

（七）出院指导

1. 宜进食易消化、少刺激性食物，短期内避免过硬、难消化食物。

2. 注意有无呕吐、腹痛、腹胀及大便情况，发现异常就及时就诊。

3. 非手术治疗复位后，叮嘱家属仍要观察患儿腹部情况，及早发现特殊病例反复多次肠套叠的发生，以及早处理。

（李雪雁 黄利娥 王思琛）

第十二节 介入治疗常见疾病的健康教育

一、原发性肝癌介入治疗

（一）疾病简介

原发性肝癌（primary carcinoma of liver）是指肝细胞或肝内胆管细胞发生的癌。病因和发病机制尚未完全明确，可能与多种因素的综合作用有关，与病毒性肝炎、肝硬化、黄曲霉素、饮用水污染、亚硝胺类、有机氯农药、华支睾吸虫感染、嗜酒等有关。起病隐匿，早期缺乏典型症状，自行就诊患者多属于中晚期，常有肝区疼痛、食欲减退、乏力、消瘦和肝大等症状。

（二）饮食指导

应进食清淡、低脂肪、低胆固醇、高糖类、丰富维生素饮食，避免刺激性食物。鼓励患者多饮水，排解毒素。有肝性脑病倾向患者宜采用优质蛋白饮食，有腹水者应采用低盐饮食。

（三）预防指导

注意食物和饮水卫生，做好粮食保管，防霉去毒，保护水源，防止污染，注射病毒性肝炎疫苗（乙型和丙型）预防肝炎，对原发性肝癌的预防起积极作用。

（四）作息指导

保证充足睡眠，生活规律，避免劳累。

（五）用药指导

主要用药为护肝、增强免疫力的药物。应在医护人员指导下遵医嘱按时、按量服药。

（六）术前指导

1. 协助完成血常规、血液生化、出凝血时间等检查及心、肝、肾等重要器官的功能检查。

2. 冬天注意保暖，预防感冒，戒烟，注意休息，加强营养。

3. 为患者讲解手术的详情及术后注意事项。术前1天签署手术知情同意书。

4. 术前1天配合医护人员备皮、配血，并练习床上使用便器，下午洗头、理发、剪指甲、洗澡、更换清洁衣服、男患者剃胡须。皮肤清洁可减少伤口感染。保证良好的睡眠。

5. 所有贵重物品请交由家人保管。

6. 手术一般采用局部麻醉方式，手术当天可进食，但早餐不宜过饱，以免术中出现恶心、呕吐等。

（七）术后指导

1. 术后当天予卧床休息，术侧下肢禁屈24 h，但可翻身，翻身时应保持术侧下肢伸直状态，术后第2天可下床活动，取舒适体位。

2. 伤口疼痛时告之医护人员，医护人员按医嘱给予适当治疗。

3. 手术后初期可能会有恶心、呕吐，可用柠檬切片放在鼻旁，可起到缓解作用，必要时可用药物预防。

4. 伤口有敷料覆盖直至愈合，请勿自行更换，如有沾湿或松脱随时通知护理人员。加压包扎第2天医护人员会负责解除。

5. 多饮水，饮水量在2 500～3 000 mL/d，以促进造影剂的排出，减轻药物的毒性。

6. 术后3天内体温有可能升高至38℃左右，为介入术后栓塞热，可不必特别用药，若体温过高时行冰敷、温水擦浴、酒精拭浴等物理降温，及时更换汗湿衣服，必要时按医嘱使用药物降温。

（八）病情观察指导

密切观察患者的神志、生命体征，观察患者的穿刺部位有无出血，如有异常及时告知医护人员，观察穿刺侧下肢皮肤温度、颜色，防止因穿刺点压迫过度而引起下肢血液循环障碍和血栓形成。

1. 恶心、呕吐。柠檬切片放在鼻旁，适当给予止吐药物。

2. 纳差、上腹痛。适当调节饮食、放松疗法，必要时按医嘱使用止痛药。

3. 黄疸。定时检查肝功能并予护肝治疗。

4. 间断发热。按发热常规处理。

（九）出院指导

1. 进食优质蛋白，以动物蛋白为主，如瘦肉、鸡肉、蛋类、鱼类等并避免辛辣刺激性的食物。

2. 注意休息，劳逸结合，避免重体力劳动，适当参加的体育活动，如散步、打太极拳等。

3. 注意保暖，预防感冒，恢复期少到公共场所，保持心情愉快，利于健康。

4. 定时检查肝功能、甲胎蛋白、血常规等。

5. 术后1个月回院复查。如有发热、肝区疼痛加剧、黑便等随时就诊。

（陈玉花　唐碧英　王思琛）

二、布加综合征介入治疗

（一）疾病简介

布加（Budd-Chiari）综合征是由于肝静脉或（和）下腔静脉阻塞导致肝静脉或（和）下腔静脉

血液回流障碍而产生的门静脉高压或（和）下腔静脉高压的一系列临床症状和体征。病因尚未明确。单纯的肝静脉阻塞者，以门静脉高压为主，主要表现为腹胀、腹水和脾大并伴有不同程度的脾功能亢进和黄疸。下腔静脉阻塞者，则可以出现下腔静脉阻塞综合征，患者表现为胸、腹部静脉扩张扭曲、双下肢明显水肿、色素沉着及浅静脉曲张，甚至经久不愈的溃疡、双小腿呈树皮样改变。由于肝静脉和下腔静脉血液回流障碍，腹部、盆腔器官和组织处于瘀血状态，女性患者可以出现月经失调、原发性或继发性不孕、习惯性流产。肾静脉瘀血可以出现血尿和蛋白尿。

（二）饮食指导

应进食营养丰富、易消化食物，禁烟、酒，少喝咖啡、浓茶，避免进食粗糙、干硬、带骨渣或鱼刺、油炸及辛辣食物，预防上消化道出血；少食含钠食物，如咸肉、酱菜、酱油、罐头和含钠味精等，以减少腹水的形成。

（三）作息指导

生活要有规律，注意休息，避免劳累。

（四）用药指导

遵医嘱服用阿司匹林、双嘧达莫抗凝治疗3～6个月，以防血管再狭窄或闭塞。

（五）术前指导

1．协助完成血常规、血液生化、出凝血时间等检查及心、肝、肾等重要器官的功能检查。

2．每天记录出入量、测腹围、磅体重，以了解患者的动态病情。

3．介入治疗前1～2天，遵医嘱口服阿司匹林、双嘧达莫等药物，预防血栓形成。

4．冬天注意保暖，预防感冒，要尽早戒烟，注意休息，加强营养。

5．会为患者讲解手术的详情及术后注意事项。术前1天签署知情同意书，术前1天家属与医生约定时间按要求签字。

6．术前1天配合医护人员备皮、配血，并练习床上使用便器，下午洗头、理发、剪指甲、洗澡、更换清洁衣服、男患者剃胡须。皮肤清洁可减少伤口感染以保证良好的睡眠。

7．所有贵重物品交由家人保管。

8．手术一般采用局部麻醉方式，手术当天可进食，但早餐不宜食得太饱，以免术中出现恶心、呕吐等。

（六）术后指导

1．术后当天予卧床休息，术侧下肢禁屈24 h，但可翻身，翻身时应保持术侧下肢伸直状态，术后第2天可下床活动，取任意体位。

2．伤口疼痛时告之医护人员，医护人员按医嘱给予适当治疗。

3．手术后初期可能会有恶心、呕吐，可用柠檬切片放在鼻旁，可起到缓解作用，必要时可用药物预防。

4．伤口有敷料覆盖直至愈合，请勿自行更换，如有沾湿或松脱请随时通知护理人员。加压包扎第2天医生会负责解除。

5．记录每天小便的次数和量，术后第2天起应每天测体重。

6．术后应严格按医嘱抗凝治疗，告知患者抗凝治疗的重要性，抗凝期间要定期监测凝血功能，如发现异常及时通知医生，调整药物用量，密切观察皮肤、黏膜有无出血点和大小便颜色。

（七）病情观察指导

密切观察患者的神志、生命体征，观察患者的穿刺部位有无出血和下肢皮肤温度、颜色，防止因穿刺点压迫过度而引起下肢血液循环障碍和血栓形成。观察心力衰竭症状、体征，氧气吸入，控制输液量和速度，观察用药疗效并记录。

（八）出院指导

1．生活要有规律，注意休息，劳逸结合，避免劳累和较重的体力劳动，参加适当的体育活动，如散步、打太极拳等，增强机体抵抗力。

2. 饮食应营养丰富，易消化，禁烟、酒，少喝咖啡、浓茶。

3. 注意保暖，预防感冒，恢复期少到公共场所，保持心情愉快，注意个人卫生，利于健康。

4. 定时检查肝功能、血常规、出凝血时间等。

5. 按时回院复查，术后1、3、6个月，1年和2年各复查1次，了解身体恢复情况，并指导患者遵医嘱服用阿司匹林、双嘧达莫。

6. 抗凝治疗3～6个月，以防血管再狭窄或闭塞。

（陈玉花　唐碧英　王思琛）

三、腰椎间盘突出症介入治疗

（一）疾病简介

腰椎间盘突出症（herniation of lumbar intervertebral disc）是由于椎间盘变性、纤维环破裂后致使髓核突出压迫及刺激神经根或马尾神经而出现的一种综合征。腰椎间盘突出症是一种常见病，青、中、老年人均可发病，多发于体力劳动者。其表现为呈持续性或反复发作的腰背部疼痛或伴下肢疼痛，劳累后加重，可伴坐骨神经痛或下肢麻木等表现，CT或磁共振可协助早期诊断。腰椎间盘突出症的介入治疗方法是患者取俯卧位或健侧卧位时，在局部麻醉、X线透视下确定穿刺腰椎间盘平面，脊突旁为穿刺点，穿刺进入病变椎间盘，然后进行各类介入手术治疗，术毕穿刺点压迫数分钟，最后用消毒纱布盖上即可。

（二）饮食指导

多进食易消化、少刺激的食物，不宜进食辛辣及油腻食物；多进食高纤维食物，如蔬菜、水果（大蕉、橙子、提子等），以预防便秘，防止腰肌负重。

（三）作息指导

应使用硬板床平卧休息，体位要舒适，避免久站；要保证适当的休息，避免过度劳累。

（四）用药指导

遵医嘱用药。主要用药为肌肉松弛药、营养神经药、术后3～5天内用抗生素预防感染和使用甘露醇及地塞米松等对症药物，以达到减轻神经根外水肿的目的，必要时应用止痛药，如出现恶心、呕吐、胃部不适、头晕、皮肤瘙痒等不适，应立即告诉医护人员。

（五）术前指导

1. 完善各项检查，保持良好的心理状态。

2. 戒烟、酒。

3. 卧硬板床休息。

（六）术后指导

1. 预防呼吸道感染。

2. 避免弯腰动作，特别是弯腰提重物，并应养成曲膝下蹲拾物的习惯。

3. 保证足够营养，保持大便通畅，必要时使用缓泻剂，预防便秘，避免加重腰肌负担。

4. 尽量卧硬板床休息1周以上，至少1～2 h轴线翻身1次，除卧床外，起床后均使用弹力腰带护腰，注意绑腰带的方法（绑腰带的位置一般在第4～5腰椎之间，腰带不能绑得太低或太高，松紧适宜），如无疼痛不适，可绑腰带起床吃饭、大小便。

5. 掌握正确的起床或睡下的方法及姿势：患者起床或睡下时最好先侧身并用手扶撑，不要平起平躺下，以免增加腰肌负担。

6. 转身或在床上翻身时均不可只扭转腰部，应同时移动整个躯体。

（七）病情观察指导

1. 术后定时配合测量体温，观察伤口周围皮肤的颜色及伤口有无渗血等。

2. 术后观察腰腿痛及坐骨神经痛有无减轻或加剧等。

（八）出院指导

1. 注意保暖，防止受凉，保持居室通风良好，避免上呼吸道感染。

2. 继续卧硬板床休息2~3周，并进行适当的活动，尽量减少腰部的活动和负重。

3. 避免腰肌负重运动，如打球、跑步、开摩托车、骑自行车等。

4. 弹力腰带的使用时限：1~2个月内继续使用弹力腰带护腰，感觉到用不用腰带的效果都一样时，可停止使用。

5. 禁烟酒及保持大便通畅。

6. 腰腿痛加剧或行动障碍、发热随时就诊。

（陈玉花　唐碧英　王思琛）

四、子宫肌瘤介入治疗

（一）疾病的简介

子宫肌瘤（myoma of uterus）是女性生殖系统器官中最常见的良性肿瘤，是由于子宫平滑肌增生形成，多见于30~50岁妇女，多无症状，其症状取决于肌瘤生长部位、大小和生长速度有关，少数表现为月经周期缩短、月经量增多，经期延长、继发性贫血、下腹扪及肿物、腰酸、下腹坠胀、腹痛等，若肿瘤压迫膀胱可出现尿频、排尿障碍、尿潴留等；压迫输尿管可致肾积水；压迫直肠可致排便困难，如发生蒂扭转或其他情况时可引起急性疼痛。传统治疗方法采用肌瘤切除术或子宫切除术，而子宫肌瘤的介入治疗具有操作简便、不开腹、创伤小、手术安全、疗效显著、能完整保留子宫及其功能的优点，尤其适用于希望保留子宫、保全生育能力的中青年妇女。

（二）饮食指导

高蛋白、高维生素、高热量、易消化、含铁高的食物，如瘦肉、鸡蛋、紫菜、动物血、芝麻、黑木耳、海带等，以防缺铁性贫血。

（三）作息指导

保证充足的睡眠，防止过度疲劳，经期尤须注意休息，可采取各种舒适的体位。

（四）用药指导

主要为补血、止血、营养药及抗生素等，如有明显的恶心、呕吐、头晕、胃部不适、腹泻等不适应及时通知医护人员处理。

（五）术前指导

1. 完善各项检查，保持良好的心理状态。

2. 术前须取避孕环。

3. 若有阴道炎者应使用阴道药栓控制炎症。

4. 术前晚12点起禁食、禁水。

5. 术日晨留置尿管及术前30 min注射术前针。

（六）术后指导

1. 术后6 h后可进食，根据食欲进食半流或普食。

2. 术后注意硬膜外镇痛管及尿管妥善固定，翻身以及起床时注意预防脱出，管道勿受压及扭曲，并保持其通畅。

3. 术后禁屈手术侧髋关节24 h，可侧卧、翻身，但需保持穿刺术侧髋关节伸直，尽量在床上大便。

4. 术后第2天拆除绷带后若没有头晕症状应尽量下床活动，并多喝水和补充水果，如大蕉、葡萄、橙等，以预防发生便秘。

（七）病情观察指导

1. 术后配合监测如体温、血压等生命体征，有发热、发冷、头晕、下腹部疼痛、肢体疼痛和麻木、恶心、呕吐等不适症状，或者出现阴道流血、尿管引出红色尿液等情况应通知医护人员处理。

2. 术侧髋关节穿刺点，即用绷带包扎加压处如有渗血、绷带松脱或过紧、疼痛，应及时通知医护人员处理。

（八）出院指导

1. 适当休息，劳逸结合，避免剧烈运动，保持心情舒畅，术后1个月复诊。

2. 注意个人卫生，保持外阴清洁、干燥，内裤宜宽松。

3. 术后1个月内不宜同房及盆浴，以预防泌尿生殖系统感染，有生育要求的妇女1年内应避孕。

4. 不要额外摄取雌激素，绝经以后尤应注意，以免子宫肌瘤长大。

5. 如出现月经过多、腹痛、发热等症状应及时就诊。

（陈玉花 唐碧英 王思琛）

第十三节 微创外科常见疾病的健康教育

一、手 汗 症

（一）疾病简介

手汗症是一种原因不明、由外分泌腺引起的多汗疾病，紧张兴奋时手掌排汗增加，可分为原发性与继发性。原发性手汗症常自幼发病，至青春期加重，给工作、学习、生活带来诸多不便，也可继发于内分泌失调、贫血、肥胖、中枢神经系统疾病、焦虑性疾病或遗传性疾病。主要症状为手掌、足底、腋下多汗，严重时呈滴珠状。胸腔镜胸交感神经链切断术是目前治疗手汗症唯一有效而且持久的方法，其治疗机制主要是通过切断或切除胸交感神经链，阻断其发出的节后纤维随神经分布到上肢支配皮肤汗腺，从而达到治疗双手多汗的目的。

（二）饮食指导

术前普食。术后给予高蛋白、高维生素、高热量半流或普食。

（三）作息指导

1. 术后6 h可在床上活动肢体，术后第1天可下床活动，循序渐进，逐渐加大活动量，以不感到疲劳或气促为原则。

2. 代偿性多汗是手汗症患者交感神经切除术后最常见的并发症，表现为背部、胸部、下腹部和大腿内侧等处多汗，是患者术后最焦虑的问题。代偿性多汗无须特殊处理，多数在1~3天逐渐缓解，出汗期间应保持床铺的清洁干燥，及时更换患者衣裤并注意保温，防止受凉。鼓励患者饮水，防止短期出汗太多引起口渴、头晕等低血容量症状。

（四）用药指导

术后伤口愈合后不需要用药。

（五）特殊指导

代偿性多汗是手汗症患者交感神经切除术后最常见的并发症，表现为背部、胸部、下腹部和大腿内侧等处多汗，是患者术后最焦虑的问题。代偿性多汗无需特殊处理，多数在1~3天逐渐缓解，出汗期间应保持床铺的清洁干燥，及时更换患者衣裤并注意保温，防止受凉。

鼓励患者饮水，防止短期出汗太多引起口渴、头晕等低血容量症状。

（六）病情观察指导

1. 定时测量生命体征。
2. 注意切口周围有无皮下气肿，切口有无活动性出血，观察切口敷料情况。
3. 密切观察呼吸情况，保持呼吸道通畅。
4. 观察汗液增减情况，做好心理护理。

（七）出院指导

半个月内避免做上臂上抬、扩胸活动，1个月内避免重体力劳动。

（凌励　陈芸梅　廖培娇）

二、胆囊结石（息肉）

（一）疾病简介

胆结石合并胆囊炎为常见急腹症。胆囊黏膜受胆囊内结石的刺激而发生慢性炎性反应，嵌顿在胆囊颈部或胆囊管的结石，因继发感染而导致胆囊发生炎症。在治疗上常见的是腹腔镜下胆囊切除术。胆囊息肉实际上是胆囊隆起样病变，可分为非肿瘤性息肉及肿瘤性息肉。大部分为非肿瘤性息肉，包括胆固醇息肉、炎性息肉、胆囊腺肌增生，其中胆固醇息肉占胆囊息肉的40%以上；少部分为肿瘤性息肉，如腺瘤性息肉、腺癌。通常患者可以没有任何症状，常在体检中发现；也有部分表现为慢性胆囊炎的症状，如右上腹隐痛，进食后不适等。可选择消炎利胆药物治疗。若发现息肉有增大或恶变的可能，应立即手术切除。腹腔镜下胆囊切除术以其损伤小、患者痛苦少、恢复快、住院周期短、并发症少等优点得到了广泛的认可和普及。

（二）饮食指导

1. 术前宜低脂饮食，特别是胆囊息肉有40%以上为胆固醇息肉，故应通过饮食对脂肪及胆固醇进行控制，少吃动物内脏、骨髓、肥肉、奶油等高脂高胆固醇食物。
2. 术后当天禁食，肛门排气后可进流质，少食多餐，1周后可进普食，宜进低脂易消化的食物，禁食产气的食物。忌暴饮暴食，忌高脂饮食，忌吸烟、饮酒及喝咖啡等，忌不吃早餐；少进食胆固醇含量高的食物，如蛋黄、鱼卵、家禽类皮及动物的内脏。改变烹调方式，忌食油炸食品，避免食用花生、核仁类食品及减少食油用量。

（三）作息指导

麻醉清醒后可在床上活动，次日可在室内活动。术后15天内忌剧烈活动及重体力活。

（四）用药指导

1. 术前合并慢性胆囊炎，常出现右上腹疼痛不适，影响工作或生活，则需服药治疗，常用药物有消炎利胆片、金胆片。如一种药物效果不好或不适应，可按医嘱选择另一种药，但不宜同时服用多种药物。
2. 术后常见药物有抗生素、止血药，应在医生或医护人员指导下静脉点滴用药。用药过程中如出现皮肤瘙痒、皮疹、腹泻、胃部不适，立即通知医护人员。

（五）特殊指导

1. 宜低脂饮食，通过饮食中对脂肪及胆固醇的控制，可消除促进胆石行程和引起疼痛的因素，达到减少诱发因素，同时辅以高碳水化合物、高维生素饮食，可维持机体能量需要，促进肠蠕动，保持大便通畅，减少疾病发作。但是，急性发作期应禁食，以防诱发胆源性胰腺炎，并为手术做好准备。术前2天进食半流、少纤维素饮食，术前1天晚餐进食流质，餐后禁食。术后当天禁食，单纯胆囊切除患者术后第2天即可进食流质，而行胆管引流或胆肠吻合等手术患者待有肛门排气、拔除胃管后才可进食流质，以后渐进半流、普食，应进食低脂饮食。
2. 患者应注意休息，避免过度疲劳，睡觉最好以侧卧位为好，以防诱发胆绞痛。因为平卧时，胆囊底便朝上，胆囊颈朝下，处于最低位置，胆囊内结石由于重力关系，容易滚到胆囊颈部被卡住而引起胆绞痛。

3. 黄疸患者常出现皮肤瘙痒，是由于胆汁排泄正常途径受阻，胆汁淤积回流入血中致血液中胆盐增高，刺激皮肤末梢神经所引起。指导患者应剪指甲，勿抓破皮肤，使用温和的溶液及温水洗浴，不可用肥皂或碱性溶液，必要时应用药物，如炉甘石洗剂。

4. 指导患者术后6 h血压稳定后可改为半坐卧位，有利于呼吸及腹腔引流，并可减轻腹壁张力，缓解疼痛。鼓励术后尽早开始床上活动，多做翻身、活动四肢、勤做深呼吸及咳嗽，可减少手术后并发症的发生。

5. 手术后初期可能会有恶心、呕吐，可用柠檬切片放在鼻旁。可起到缓解作用，必要时可用药物帮助。

6. 由于胆囊切除后，从肝脏分泌的胆汁未经胆囊浓缩及无规律性排入肠道，肠道受刺激而使肠蠕动增加，影响脂肪食物的消化，故出现腹泻、腹痛不适等消化不良症状，此时应保持肛周皮肤清洁，进行低脂饮食，口服药物如洛哌丁胺、小檗碱或普鲁苯辛等，经过1周至1个月，胆总管可代偿胆囊功能，即可痊愈。

7. 注意伤口有无渗血、渗液，配合医生进行换药，保持伤口敷料清洁干燥，若伤口有胆汁渗出，应报告医生，立即换药，必要时采取氧化锌保护伤口周围皮肤以防皮炎发生。

（六）病情观察指导

1. 观察有无黄疸出现。患者术前有肝硬化、慢性肝炎或肝功能损害者，术后可能出现黄疸，一般术后3~6天黄疸减退，如术前有较重的肝功能损害、胆管狭窄，术后黄疸时间较长，应及时配合抽血监测胆红素的变化。

2. 观察有无出血发生。术后严密观察生命体征变化以及切口敷料情况。留置腹腔引流管者，若引出血性液>100 mL/h，持续3 h以上，应立刻报告医生处理，若出现血压下降，面色苍白、脉搏细速等休克征象要保持镇静、配合抢救。

3. 观察有无胆瘘发生。观察并记录切口敷料渗流情况。留置腹腔引流管引流者若出现腹痛、腹腔引流管引出黄褐色或黄绿色液体则提示发生胆瘘的可能。伤口有大量胆汁漏出者，应及时配合医生给予患者补充水电解质。若胆汁流出伤口皮肤处，要及时换药，保持局部清洁，必要时予氧化锌软膏保护。

4. 急性胰腺炎。由于部分患者的奥狄氏括约肌受手术影响常并发急性胰腺炎，术后2~3天应密切观察有无发热，剧烈腹痛、腹胀，有无出血及腹腔引流液中淀粉酶升高，若出现上述情况，要立即禁食，配合持续胃肠减压并做处理。

（七）出院指导

1. 指导患者养成良好的饮食习惯，宜清淡、易消化、低脂、高维生素、高热量饮食，忌暴饮暴食，少吃动物内脏、豆腐等易致结石食物，多饮水，每天饮水在2 000 mL以上。

2. 如感上腹饱胀、消化不良可服多酶片、消炎利胆片等。忌烟酒。

3. 若切口愈合好，出院1周后可淋浴。

4. 指导患者对异常现象的观察，胆囊切除后常有大便次数增多现象，数周或数月后逐步减少，如持续存在或腹胀、恶心呕吐、黄疸、白陶土样便、茶色尿液、全身不适或伤口红、肿、热、痛等症状，应及时到医院检查。

5. 定期复查B超。肥胖者应适当减肥，糖尿病者遵医嘱坚持治疗。

（凌励 陈芸梅 廖培娇）

三、特发性血小板减少性紫癜

（一）疾病简介

特发性血小板减少性紫癜（idiopathic thrombocy-topenic purprua，ITP）是由于免疫紊乱，血小板在网状内皮系统尤其在脾脏破坏，引起血小板减少，皮肤与黏膜出血等症状，成人ITP多呈慢性，反复发作，ITP首选激素治疗，60%~80%患者病情改善，但仅30%患者长期缓解。脾切除是治疗ITP有效方法，脾切除有效缓解率为70%~90%。腹腔镜下脾切除安全可行，疗效确切，已成为脾切除术的标准术式。其具有腹腔切口小、术后胃肠功能恢复快、疼痛轻、美观、住院时间短等优点而在临床上广泛应用。

（二）饮食指导

1. 术前给予高蛋白、高热量、高维生素饮食，适当补充静脉营养液。

2. 术后患者肛门排气后方可少量饮水，之后从流质逐步过渡为正常饮食，并给予高蛋白、营养丰富饮食，多吃新鲜水果和蔬菜，补充维生素，保持大便通畅。

（三）作息指导

麻醉未清醒者去枕平卧，头偏向一侧，术后6 h改半卧位，术后鼓励患者早期活动四肢，在术后当日可行四肢被动按摩，以促进血液循环，防止血栓形成。次日可下床活动。

（四）用药指导

术前不停用激素，继续按内科医生指导用药；术后第1天开始服用术前剂量的泼尼松，以后逐渐减量至停用泼尼松，减量的速度根据血小板的数量决定，一般为每周将激素减量5 mg。血小板数大于500×10^9/L时应高度警惕并应用抗凝剂如双嘧达莫、华法林等治疗。

（五）特殊指导

1. 指导患者应剪指甲，勿抓破皮肤，使用温和的溶液及温水洗浴，不可用肥皂或碱性溶液。

2. 指导患者防碰撞，避免皮肤损伤而引起出血。

3. 长期服用激素的患者，注意有无消化道出血、骨质疏松、股骨头坏死等并发症。

4. 指导患者注意保持口腔清洁，使用软毛牙刷刷牙。

5. 指导患者自我观察皮肤有无瘀血、瘀斑，有异常情况，立刻通知医护人员。

6. 术后疼痛护理方面应注意，医护人员向患者解释疼痛的原因及可能持续的时间，做好心理护理，必要时遵医嘱适当给予止痛剂，并观察止痛效果。

7. 各种穿刺、注射后，需要延长按压穿刺部位。

（六）病情观察指导

1. 术后应密切观察患者生命体征及伤口渗血、渗液情况。有留置切口引流管者，需加强观察引流管情况，妥善固定引流管，防止脱落、扭曲；保证引流通畅；观察引流液的颜色、性质和量，及早发现出血征象。

2. 注意保持床铺及衣物整洁，如有污染及时更换，如术后3~5天患者仍有剧烈疼痛应观察切口有无感染迹象。

3. 保持呼吸道通畅，防止误吸。

4. 准确记录出入量。

5. 注意查血常规，尤其是血小板变化。

（七）出院指导

1. 预防脾切除术后的感染：脾切除术后患者的抵抗力低容易感染，爆发性感染75%发生在术后2年以内，其致病菌50%为肺炎双球菌。

2. 积极预防上呼吸道感染，避免多去公共场所，以免增加感染机会，冬季注意保暖，防止感冒。

3. 进行体育锻炼以增强机体抵抗力。

4. 定期复查血常规、血小板，定期门诊随访。

（凌励　陈芸梅　廖培娇）

四、结 直 肠 癌

（一）**疾病简介**

结直肠癌是消化道常见的恶性肿瘤。结肠癌的病因虽未明确，但其相关的高危因素逐渐被认识，如过多的动物脂肪及动物蛋白饮食，缺乏新鲜蔬菜及纤维素食品，缺乏适度的体力活动。腹腔镜下结直肠癌切除术具有腹壁创伤小、术后疼痛轻、肛门排气早、恢复快、住院时间短等优点。

（二）**饮食指导**

1. 术前进食高维生素、易消化、易吸收的饮食。其次，根据血糖值选择口服肠内营养液，保持水电解质平衡，以增强患者手术的耐受性。术前3天开始进半流质饮食，术前1天进流食。

2. 术后饮食指导术后肛门排气后即可进食，饮食多从流质开始，应多食高蛋白、高碳水化合物、丰富维生素及低脂肪饮食，禁食煎炸和辛辣刺激性食物，少量多餐，忌暴饮暴食。

（三）**作息指导**

全麻未醒时去除枕头将其平卧，头偏向一侧。麻醉清醒，生命体征平稳后，采取半卧位。鼓励下床活动，促进肠蠕动的恢复，避免腹胀，同时还可减少卧床引起的全身并发症如肺部感染、肠梗阻、深部静脉血栓等，对老年人尤其重要。

（四）**用药指导**

1. 术前3天开始口服诺氟沙星、甲硝唑或新霉素，抑制肠道菌群的生长，防止术后感染。术前晚口服硫酸镁或恒康正清等泻药，做好肠道准备。

2. 术后常用药物头孢类抗生素、肠外营养。

（五）**特殊指导**

1. 直肠癌根治术患者除备腹部皮肤外，还要准备会阴及肛门周围皮肤。

2. 给予肠道准备，术前3天给流质饮食并酌情补液。术前2天开始口服庆大霉素或链霉素以抑制肠道细菌，同时给予维生素K和甲硝唑。术前晚服清泻剂并清洗灌肠，手术日早上再行清洁灌肠一次。

3. 手术日晨留置胃管、尿管。

（六）**病情观察指导**

1. 保持胃肠减压通畅并观察引流液性质，准确记录引流量。

2. 严密观察血压、脉搏的变化，注意伤口有无渗流渗血现象。

3. 直肠癌手术后，常因骶丛神经损伤并发尿潴留。一般留置尿管3～7天，保持尿管通畅，多饮水，勤翻身，防止泌尿系结石。

4. 观察排气、排便情况，防止粪便堵塞造瘘口而造成梗阻。

（七）**出院指导**

1. 戒烟酒。

2. 出院前，指导患者自理人工肛袋，并做好生活和饮食卫生宣教工作。

3. 注意休息，避免劳累，术后1～3个月内避免重体力劳动，防止增加腹压造成结肠外翻。如有腹壁造口，应避免提举重物，防止引起腹壁造口周围疝气的发生，但要进行适当的体育锻炼。

4. 保持大便通畅，合理调配饮食，多喝水、多吃蔬菜和水果。

5. 定期到医院复查，如有发热、腹痛、腹胀、恶心、呕吐、纳差、停止排便排气等症状随时就诊。

（熊伟昕　陈芸梅　廖培娇）

五、腹 股 沟 疝

（一）疾病简介

腹股沟疝是最为常见的腹外疝疾病之一，其发病原因和腹内压过高以及正常组织强度下降有关，一般需要手术才能彻底治愈。现在广泛使用的腹腔镜下无张力腹股沟疝修补术，由于具有复发率低、损伤小、疼痛轻、恢复快、并发症少、不易损伤神经等优点，是治疗腹股沟疝安全有效的新方法。

（二）饮食指导

1. 术前3天饮食以清淡为主，禁食糖、奶等产气食物，以防止增加腹压，也可适当增加患者饮水量，保持大小便通畅。

2. 术后当天禁食，以防止呕吐物误吸。待患者肛门排气、肠蠕动恢复可进食。指导进清淡、易消化的食物，避免产气的食物，如牛奶、大蒜等。选择高蛋白和高维生素的食物，以刺激消化液的分泌和肠蠕动，保持大便通畅。

（三）作息指导

麻醉清醒后，协助取半卧位，术后24 h指导下床活动，2~3天逐渐恢复日常生活，1~2周后可恢复正常工作。禁止吸烟，预防感冒，做好保暖工作，以避免患者咳嗽。

（四）用药指导

术后常用药物为抗生素，如头孢类。

（五）特殊指导

1. 麻醉清醒后，协助取半坐卧位，术后24 h指导下床活动，2~3天逐渐恢复日常生活，1~2周后可恢复正常工作。

2. 禁止吸烟，预防感冒，做好保暖工作，以避免患者咳嗽。

（六）病情观察指导

1. 严密观察血压、脉搏的变化。

2. 注意切口有无渗液渗血现象，切口有渗血、渗液，通知医生及时更换敷料，以免伤口感染。

3. 观察有无腹痛、腹胀、发热及伤口愈合情况。

4. 密切观察阴囊有无水肿、血肿，如发生者嘱抬高阴囊，局部给予热敷，注意避免烫伤。

（七）出院指导

1. 戒烟。

2. 3个月内避免重体力劳动或提举重物。

3. 注意避免腹内压增高的因素，如剧烈咳嗽、用力排便等。

4. 伴有前列腺肥大者应积极治疗。

5. 若疝复发，及早诊治。

（熊伟昕　陈芸梅　廖培娇）

第五章　外科重症监护患者的健康教育

一、急性呼吸衰竭

（一）疾病简介

急性呼吸衰竭是各种原因引起的肺通气或换气功能严重障碍，以致不能进行有效的气体交换，导致缺氧或二氧化碳潴留，而引起的一系列病理生理改变及临床表现，其病因有上呼吸道梗阻、肺部病变、胸腔畸形、创伤、手术、神经系统或呼吸肌病变、中毒、意外、呼吸窘迫综合征等。急性呼吸衰竭原来肺功能正常，因突发的病因引起呼吸衰竭，如不及时抢救，将危及生命。主要表现：呼吸困难、发绀、急性呼吸衰竭可迅速出现精神错乱、躁狂、昏迷、抽搐等症状。早期血压升高、脉压增高、心动过速，严重低氧血症、酸中毒可引起心肌损害，也可引起周围循环衰竭、血压下降、心律失常、心搏停止。二氧化碳潴留时出现皮肤充血、温暖多汗、血压升高、心排血量增多而导致脉搏洪大，搏动性头痛等。

（二）饮食指导

急性期机械通气时采用全胃肠外营养或静脉营养加鼻饲等营养支持措施，拔除气管插管后逐步过渡半流、软食；半流饮食可选择用面条、馄饨、羹类等。康复后可予营养丰富、易消化、高热量、高蛋白、高维生素饮食，多吃新鲜水果、蔬菜，多饮水，增加纤维素，控制糖类，预防便秘。第一次进食应先试饮水，不出现呛咳者方可进食。对气管切开连接呼吸机的神志清醒的患者进流质或半流质饮食，进食前将气囊维持充气状态，床头抬高45°以防止食物反流，减少误吸发生。

（三）作息指导

急性期绝对卧床休息，可在床上活动四肢，定时翻身拍背，加强皮肤护理，避免发生压疮和形成下肢静脉血栓，保证充足的睡眠。缓解期可坐起并在床边活动，逐渐增大活动范围。

（四）用药指导

使用抗生素时，为了保证疗效，一定浓度的药液应在要求时间内滴入，用药后密切观察药物疗效及不良反应。如出现恶心、呕吐、烦躁、面部抽搐、皮疹、皮肤瘙痒、心律失常等应立即告知医护人员。使用肾上腺皮质激素时，注意口腔等二重感染或消化道出血等情况发生。

（五）特殊指导

1. 配合接受氧疗，Ⅰ型呼吸衰竭可予鼻导管或加用面罩高流量吸氧，但PO_2达到9.3 kPa（70 mmHg）时应逐渐降低氧浓度，以防氧中毒。Ⅱ型呼吸衰竭应低浓度吸氧（氧浓度在30%~35%）。室内严禁明火及防油、防震、防热。

2. 配合接受血气分析等抽血检查。

3. 必要时配合接受气管插管及呼吸机辅助呼吸。由于患者对通气治疗过程不了解，易出现紧张、恐惧等。应耐心向患者介绍操作过程、通气目的及指导患者行深而慢的有节律的呼吸，以触发呼吸机送气。当患者感觉使用不舒服或与呼吸机不协调人机对抗时，及时寻找原因，通知医生及时调整呼吸机参数。插管后患者不能讲话，可以使用写字板进行沟通。吸痰时会引起剧烈呛咳。必须注意导管固定，为了防止意外拔管导致缺氧和重新插管造成的痛苦，必要时予双手约束。

4. 注意保持呼吸道的通畅，配合定时翻身拍背或进行机械排痰治疗。

（六）出院指导

1. 吸烟是诱发呼吸衰竭的一个重要原因，患者出院后应做到戒烟、酒及刺激性食物。

2. 增强机体免疫力，提高机体抵抗力，积极预防上呼吸道感染和消除对呼吸道的刺激因素。保证充足睡眠，加强锻炼，尽量避免去交通拥挤及多雾的地方，减少有害气体吸入。注意保暖预防感冒等发生，及时治疗各类感染。

3. 咳嗽锻炼指导，指导患者进行有效的咳嗽锻炼。方法一：身体向前倾斜，采取缩唇式呼吸方法做几次深呼吸，最后一次深呼吸后，张开嘴呼气期间用力咳嗽，同时顶住腹部肌肉。方法二：做2次深呼吸后屏住气，用力自肺的深部发出，做2次短而有力的咳嗽。

4. 呼吸肌锻炼指导，非特异性呼吸肌锻炼可以通过行走、慢跑、游泳、登梯运动来实现；特异性呼吸肌锻炼可以通过增加呼吸负荷的方法来达到，如吹蜡烛、吹气球、缩唇呼吸以及全身性呼吸体操锻炼。全身性呼吸体操锻炼在腹式呼吸练习的基础上进行，即腹式和扩胸、弯腰、下蹲等动作结合在一起。

5. 必要时定时专科门诊复查，如出现发热、气促、发绀等请即就医。

（李彩云　王越秀　廖培娇）

二、急性左心衰竭

（一）疾病简介

急性左心衰竭是指由于左心室病变或负荷增加引起的心力衰竭，通常是由于心室重塑致左心室进行性扩张和收缩功能进行性降低所致，临床以动脉系统供血不足和肺瘀血甚至肺水肿为主要表现。临床表现主要为急性肺水肿。患者突发严重呼吸困难，端坐呼吸有窒息感，口唇发绀，大汗淋漓，极度烦躁不安，咳嗽，咳粉红色泡沫样痰。听诊心率加快，心尖部可闻及奔马律，双肺对称性布满湿啰音和哮鸣音，可有晕厥、休克及心脏骤停等。其诱发因素为心肌梗死、高血压危象、肺部感染、劳累、精神刺激、输液过快等。可因严重缺氧和心排血量下降而导致昏迷、休克甚至死亡。

（二）饮食指导

急性期予禁食，限制钠盐的摄入量，以防导致水肿和心脏负担加重。使用利尿药时要注意低钠低氯问题，定时检查，适度补充。限制钠盐一般每天摄入量5 g以下，其程度应根据心力衰竭的程度和利尿药治疗的效果而定。患者病情稳定，血流动力学平稳时予低盐，限水饮食，食物以高蛋白、多维生素、易消化为宜，保持大小便通畅。注意总量控制，种类不限，宜少食多餐，不宜过饱，宜进食七分饱。冠心病、高血压心脏病和肥胖者宜用低脂及低胆固醇饮食，严禁烟酒和刺激性食物。嘱患者少饮水及少进食含水量较多的食品和水果，以保持每天出入量的平衡。指导患者多食香蕉、菠菜、苹果、橙子等含钾高的食物。

（三）休息指导

心功能Ⅳ级的患者，必须绝对卧床，避免任何体力活动，进餐、大小便及其他的生活料理应由他人帮助完成。协助患者采取坐位或倚靠坐位，双腿下垂（急性心肌梗死、休克患者除外），必要时四肢轮扎止血带，每侧20 min，以减少静脉回流，减轻心脏前负荷，改善肺通气。长期卧床者，定时翻身拍背，加强皮肤护理，避免发生压疮和形成下肢静脉血栓。对于严重水肿的患者，在治疗时要注意保护皮肤，避免形成破溃。缓解期可坐起并在床边活动，逐渐增大活动范围；并保持病室安静、舒适、整洁、空气新鲜；保证睡眠时间。心功能Ⅲ级的患者，尽可能卧床休息，并以半坐卧位为宜。轻度心力衰竭时可适当卧床休息，嘱患者尽量减少体力劳动，随时注意病情变化，并教会患者放松疗法如局部按摩、缓慢有节奏的呼吸或深呼吸等。

（四）用药指导

若无哮喘、呼吸抑制、房室传导阻滞等禁忌证，应迅速按医嘱给予吗啡液缓慢静脉推注，推注过程和过后必须严密监控患者呼吸和心率变化，注意有无呼吸抑制；血管扩张剂使用过程应严密观察血压、心率、心律变化，随时调整速度；使用强心药物当出现洋地黄中毒性反应如食欲不振、恶心、呕吐、腹泻，头痛、头晕、视觉改变（黄视、绿视）及可引起各种心律失常等，应立即告知医护人员；应用利尿药后应观察利尿效果和不良反应，准确记录尿量。

（五）特殊指导

1. 配合氧疗。予鼻导管或加用面罩吸氧，床头抬高35°～45°，即予患者取坐位或半坐卧位，两腿下垂；对于急性肺水肿患者必要时配合酒精湿化氧气吸入，须注意吸入时间为30 min，避免时间长而引起酒精中毒；病情严重者必要时配合接受气管插管呼吸机辅助通气治疗，并注意防脱管，头部转动应轻柔及逐步进行，同时应调整呼吸机管道位置，注意勿用手自行拔管，必要时予约束肢体。

2. 配合接受血气分析等抽血检查。

3. 病情严重、血流动力学紊乱者配合留置导管进行主动脉球囊内反搏（intra-aortic balloon pump，IABP）、体外膜式氧合（extracorporeal membrane oxygenation，ECMO），或持续血液净化（continuous renal replacement-therapy，CRRT）治疗。治疗过程注意导管固定防脱管，予抗凝治疗，以防静脉血栓形成及预防感染。

（六）出院指导

在病情好转并稳定后对患者及其家属进行相关知识宣教，如积极控制高血压、合理膳食。饮食要清淡，肥胖者应减轻体重，降低基础代谢率，减轻心脏负担，有冠心病者应低盐、低脂饮食，戒烟、戒酒，注意营养搭配，少食多餐。积极控制各种感染，预防感冒。注意休息和合理活动，适度运动以有氧运动为标准。增强自身抵抗能力，保持乐观，稳定情绪，家庭成员之间要和睦相处，精神上要避免给患者刺激。教会患者出院后病情的自我观察，知道什么情况可能是心衰发生或加重，让患者知道所用药物是什么、副作用的表现和自我观察的方法，学会数脉搏和掌握脉搏节律的特点。定期复诊，监测各项心肺功能指标。同时，建立患者健康档案，定期电话随访，给予各种指导。

（李彩云　王越秀　廖培娇）

三、低血容量性休克

（一）疾病简介

低血容量性休克是指各种原因引起的循环容量丢失而导致的有效循环血量与心排血量减少、组织灌注不足、细胞灌注不足、细胞代谢紊乱和功能受损的病理生理过程。低血容量性休克为最常见的休克类型，由于有效循环血量的丢失所致，如创伤性大失血、内脏破裂出血、手术失血、感染、烧伤、呕吐、腹泻、利尿、大量抽胸、腹水等，同时伴有水及电解质紊乱。

（二）作息指导

患者一般采取休克体位，抬高床头30°～45°，绝对卧床休息，吸氧，镇静避免患者的躁动，减轻患者的恐惧。

（三）饮食指导

1. 消化道出血期间禁食、禁饮。

2. 出血停止24～48 h，肠道有功能开始进行肠内营养。肠内营养不能满足需要或不能耐受的患者需加用肠外营养。肠内营养时要注意营养液的速度、浓度及温度，并注意观察胃排空及肠道耐受情况，并注意床头抬高30°～45°，降低反流和误吸的风险。肠外营养注意观察有无过敏、代谢并发症以及相关感染的发生。

（四）心理指导

1. 对清醒患者给予心理安慰。

2. 解释配血、输血等治疗的重要性。

3. 及时清理血性排泄物减轻恐惧的心理，取得配合。

（五）用药指导

1. 准确使用抑酸药物，包括H_2受体阻滞剂和质子泵抑制剂两大类。质子泵抑制剂静脉使用时需现配现用；口服抑酸药中H_2受体阻滞剂餐前餐后服用均可，质子泵抑制剂的吸收容易受到胃内食物的干扰，故应在餐前空腹状态下服用。口腔抗酸药必须在胃内容物排进小肠后，胃内较空时服用，才能充分发挥药物的抗酸作用，故餐后及临睡前服用最佳。

2. 准确使用血管活性药物。

（1）血管活性药（vasoactive drugs），通过调节血管舒缩状态，改变血管功能和改善微循环血流灌注而达到抗休克目的的药物。包括血管收缩药和血管扩张药。

（2）血管收缩药仅作应急用，尽量低浓度、小剂量、短时间，以维持收缩压为12 kPa（90 mmHg）左右即可。停药时，要逐渐减量，不宜骤停。血管收缩药在微血管强烈痉挛期不宜应用，原有高血压、动脉硬化、无尿的患者应慎用。

（3）有低血容量所致严重低血压者，必须充分补充血容量（扩容）后再考虑应用扩张药，高排低阻型休克及有血管扩张者忌用。

（4）血管活性药物要求做到精确、安全、有效，需使用微量泵将药物精确、定量、均匀、持续地泵入体内。

（5）对末梢循环差的患者，应用血管活性药物时，宜选择粗大静脉，必要时选择中心静脉穿刺。选择外周静脉时避免同一部位多次、长时间输液，使用留置针时，妥善固定，一旦发生外渗及时处理，冷敷、热敷或硫酸镁湿敷。使用血管活性药物的通道时避免同时输液、推药及抽血。

（6）加强巡视，报警时及时找出原因，做出相应处理。每个微量注射泵上注明药名、浓度，避免混淆。观察用药反应，根据病情及时调整用量。

（7）严禁不抽回血就直接封管或换其他液体输注，以免留置管内存留的血管活性药物快速注入体内引起血流动力学变化。

3. 准确使用止血。常用止血药按其作用机理可分为3种，第1种是直接作用于血管的药物，第2种是改善和促进凝血因子活性的药物，第3种是抗纤维蛋白溶解的药物。直接作用于血管的药物如生长抑素类药物需严格准确输入剂量，维持有效的血药浓度。

（六）特殊指导

1. 消化道或呼吸道出血注意防止窒息和误吸。

2. 注意保暖。进行有效咳嗽，防止肺部感染。

3. 注意观察出血情况，出血部位明确，存在活动性出血的患者应积极配合医生准备手术止血。

4. 注意观察患者的休克改善情况，如血压、心率、尿量、乳酸等指标。

5. 迅速建立静脉通路，迅速补充血容量，同时积极寻找失血原因及时纠正。补充血容量同时注意有心力衰竭病史的患者应行有创监测以指导补液。

（七）转出ICU的指导

1. 避免剧烈活动。

2. 消化道出血者继续按医嘱使用制酸药物。

3. 消化道出血者的饮食、出血的预防及就诊指证。

（李彩云　王越秀　廖培娇）

四、急性胰腺炎

（一）疾病简介

急性胰腺炎（acute pancreatitis，AP）是指胰腺被激活胰酶自身消化的化学性炎症。其病因有胆管疾病、胰管阻塞、大量饮酒和暴饮暴食等。主要表现：急性上腹痛、恶心、呕吐伴发热，血、尿淀粉酶增高为特点，多数预后良好，出血坏死型可发生腹膜炎、休克等并发症，死亡率高。本病多见于青壮年。

（二）饮食指导

急性期严禁进食和饮水，胃肠减压。禁食时间根据病情而定，轻中度患者一般需3～5天，重度患者需7～10天。当患者腹痛消失，淀粉酶降至正常时，指导患者进食少量无脂、低糖、高碳水化合物流质，如米汤、菜汤、藕粉等，限制脂肪类及蛋白质，禁食牛奶、肉汤、豆浆。5～7天后无不适可过渡到半流质，再逐渐到普食。病愈后相当长时间内禁烟酒、脂肪类及刺激性食物。

（三）作息指导

绝对卧床休息，可在床上活动四肢，保证充足的睡眠，减少体力消耗。协助患者取弯腰、屈膝侧卧位，以松弛腹肌，减轻疼痛。剧痛辗转不安者应防止坠床，保证安全。

（四）用药指导

主要由医护人员给予药物（如生长抑素、抗生素等），使用药物过程中如出现头晕、头痛、恶心、呕吐加重、手足抽搐、寒战发冷、皮肤瘙痒、腹泻等立即告诉医护人员。

（五）特殊指导

1. 缓解疼痛的指导。指导患者学会疼痛评分，如视觉模拟评分法，根据疼痛强度做出镇痛处理，一般5分以下的疼痛可教育患者用非药物止痛法来控制疼痛，5分以上强度的疼痛应用药物止痛。非药物止痛法包括认知和行为治疗、放松疗法、按摩、转移注意力等。药物止痛在严密观察病情下才可使用，不推荐应用吗啡或胆碱能受体拮抗剂，如阿托品、山莨菪碱等，因前者会收缩奥狄括约肌，后者则会诱发或加重肠麻痹。

2. 降温的指导。指导患者用冰袋冰敷，用38～40℃的温水或50%酒精全身擦浴，尤其颈部、腋窝、腹股沟处，直至局部皮肤发红。

3. 配合抽血化验。

4. 必要时配合接受气管插管及呼吸机辅助呼吸。插管后患者不能讲话，可以使用写字板沟通。吸痰时会引起剧烈呛咳。头部不能过度活动，双手不能拔气管插管和连接的管道，防止意外拔管导致缺氧和重新插管造成的痛苦，如不能忍受会给予双手约束。

（六）出院指导

教育患者应积极治疗胆管疾病，注意防治胆管蛔虫。正确用药，保持良好的进食习惯，忌暴饮暴食。避免刺激强、产气多、高脂肪和高蛋白的食物，戒除烟酒，注意休息，劳逸结合，增强体质，定期复查。

（王越秀　李彩云　廖培娇）

五、感染性休克

（一）疾病简介

休克（shock）是指机体内有效循环血量减少、组织灌注不足、细胞代谢紊乱和功能受损的病理生理过程，它是一个由多种病因引起的综合征。1972年Hinshaw与Cox率先根据血流动力学特点进行休克分类。共分4种类型：低容量性休克、心源性休克、心外阻塞性休克、分布性休克。分布性休克又包括按病因学分类的感染性休克和过敏性休克。感染性休克（septic shock）亦称中毒性休克，以血管容积扩大、微循环淤滞为特征，通常由革兰阴性杆菌、革兰阳性球菌、厌氧菌、真菌、病毒等微生物感染所致。治疗原则为早期液体复苏，维持组织灌注，控制感染，保护器官功能，同时针对病因进行治疗，最终控制原发疾病。

（二）营养指导

胃肠道功能存在或者部分存在，但不能经口正常摄食或者摄食不足的重症患者，应尽可能和尽早予肠内营养，有明确禁忌证者除外（如严重的腹腔内感染）。肠内营养不能满足需要或不能耐受的患者需加用肠外营养。肠内营养时要注意营养液的速度、浓度及温度，并注意观察胃排空及肠道耐受情况，并注意床头抬高30°～45°，降低反流和误吸的风险。肠外营养注意观察有无过敏、代谢并发症以及相关感染的发生。

（三）作息指导

急性期绝对卧床休息，休克体位，鼓励患者在床上活动四肢，预防深静脉血栓和关节功能丧失。鼓励多翻身，以防皮肤受损。创造良好的环境，保证充足的睡眠。

（四）用药指导

主要使用的药物为抗生素、抗真菌药物和血管活性药物，遵医嘱安全用药，注意观察药物的副作用，尤其是肝肾功能损害的患者，必要时检测血药浓度；注意纠正因抗生素引起的胃肠道的菌群失调。

（五）心理指导

向患者解释病情，给予心理支持，鼓励患者战胜疾病。解释相关治疗和检查的必要性，争取患者和家属配合。强调管道对重症患者的意义，必要时行肢体约束。

（六）特殊指导

1. 标本的留取。为了有效抗感染，要连续3天留取各种标本进行细菌及真菌培养，血标本采集宜在寒战、高热（体温38.5℃以上）或使用抗生素前采集，以提高细菌培养阳性率；痰标本留取要注意先清洁口腔，咳出气管深处的痰液吐入无菌培养皿内，有气管插管或气管切开者用吸痰管在无菌操作下吸痰，然后将痰液放入无菌培养皿内；尿标本留取在无菌操作下留取尿液。

2. 密切监测生命体征，高热时及时采取降温措施。

3. 注意消毒隔离，防止发生交叉感染。

4. 保持各引流管道的通畅。

5. 密切监测血气分析，纠正酸中毒。

6. 监测心功能，改善心功能

（七）转出ICU的指导

1. 注意各管道固定、通畅，防止脱落。

2. 有效咳嗽，注意保暖，预防感冒。

3. 及时治疗原发感染灶。

（王越秀　李彩云　廖培娇）

第六章　外科各专科常见疾病健康教育护嘱单

1. 外科胃肠疾病健康教育护嘱。

姓名：　　　　　　　病区：　　　　　　床号：　　　　　　住院号：

序号	护 嘱 内 容	执行日期	教育形式				对象		执行者签名	质控者签名
			讲解	资料	示范	录像	家属	患者		
	入院介绍（主管医护人员，病区环境，病区宣传资料，对讲机使用，医院的作息、探陪、饮食、卫生、安全、请假等制度，穿患者服）									
	标本检验（血、大小便等）的目的及注意事项									
	心电图、胸透、胸片、钡餐、CT、B超的目的及配合事项									
	术前戒烟、戒酒的目的									
	胃镜检查的目的、配合事项									
	肠镜检查的目的、配合事项									
	术前饮食指导									
	自我病情观察指导									
	注意保暖，避免感冒，保证睡眠									
	术前摘去耳环、戒指、手表、饰物、义齿及隐形眼镜，交给家属自行保管									
	配血、备皮、洗肠、洗胃、术前禁食、术晨注射术前针的目的及注意事项									
	停留胃管、尿管的目的及配合事项									
	有效咳嗽、咳痰的目的及方法									
	术前练习床上大小便									
	术前家属注意事项（签字、术后陪护、费用准备等）									
	术前手术室、SICU环境介绍									
	术前后心理辅导									
	翻身方法及注意事项									
	术后疼痛护理									
	保护引流管的注意事项									
	并发症的预防									

续表

序号	护嘱内容	执行日期	教育形式				对象		执行者签名	质控者签名
			讲解	资料	示范	录像	家属	患者		
	各种体位（平卧、半坐卧位）的目的									
	氧气吸入的目的及注意事项									
	雾化吸入的目的及注意事项									
	保持大小便通畅的目的									
	术后活动的时间与方法									
	术后饮食									
	定时夹闭尿管的目的与方法									
	人工肛护理									
	出院指导（办理出院手续，服药、饮食、运动、保健、心理卫生、复诊等）									

2. 眼科疾病健康教育护嘱。

姓名：　　　　　病区：　　　　　床号：　　　　　住院号：

序号	护嘱内容	执行日期	教育形式				对象		执行者签名	质控者签名
			讲解	资料	示范	录像	家属	患者		
	入院介绍（主管医护人员，病区环境，病区宣传资料，对讲机使用，医院的作息、探陪、饮食、卫生、安全、请假等制度，穿患者服）									
	标本检验的目的及注意事项									
	心电图、胸透、胸片、CT、MRI、视力、裂隙灯、眼压、眼底镜、视野、房角镜、眼部A超与B超、角膜曲率等检查的目的及注意事项									
	注意安全，避免跌倒									
	注意保暖，避免感冒									
	饮食指导									
	术前配血、禁食、注射术前针、滴眼药水的目的及注意事项									
	剪睫毛、泪道冲洗、外眼冲洗、包眼的目的及配合									
	有效咳嗽、咳痰的目的及方法									
	术前家属注意事项（签字、术后陪护、费用准备、人工晶体选择等）									

续表

序号	护 嘱 内 容	执行日期	教育形式				对象		执行者签名	质控者签名
			讲解	资料	示范	录像	家属	患者		
	手术室环境介绍									
	头部、眼部制动的目的及方法									
	疼痛的原因及处理方法									
	各种体位的目的									
	保持大小便通畅的目的									
	保持情绪稳定的目的									
	术后活动的时间与方法									
	主要用药的目的、作用及注意事项									
	滴眼药水、涂眼膏的目的、方法及注意事项									
	自我病情观察指导									
	保持眼部及其周围皮肤清洁的目的及方法									
	出院指导（办理出院手续，用药、饮食、运动、保健、心理卫生、复诊等）									

3. 外科整形患者健康教育护嘱。

姓名：　　　　　　　病区：　　　　　　床号：　　　　　　住院号：

序号	护 嘱 内 容	执行日期	教育形式				对象		执行者签名	质控者签名
			讲解	资料	示范	录像	家属	患者		
	入院介绍（主管医护人员，病区环境，病区宣传资料，对讲机使用，医院的作息、探陪、饮食、卫生、安全、请假等制度，穿患者服）									
	病者及家属勿擅自使用热水袋									
	标本检验的目的及注意事项									
	心电图、胸透、胸片、MRI、CT、PCT、B超的检查的目的及配合事项									
	促进睡眠的方法									
	注意保暖，避免感冒									
	术前摘去耳环、戒指、手表、饰物、义齿及隐形眼镜，交给家属自行保管									
	术前戒烟、戒酒的目的及注意事项									

续表

序号	护 嘱 内 容	执行日期	教育形式				对象		执行者签名	质控者签名
			讲解	资料	示范	录像	家属	患者		
	术前配血、备皮、禁食、术晨注射术前针的目的及注意事项									
	停留引流管、尿管的目的及注意事项									
	有效咳嗽、咳痰深呼吸目的及配合要求									
	术前练习床上大小便的目的、方法									
	术前家属注意事项（签字、术后陪护、费用准备等）									
	术前手术室、环境介绍									
	术前心理辅导									
	卧床患者定时翻身的目的及方法									
	术后疼痛的原理及处理方法									
	引流管的目的及注意事项									
	各种体位的目的及要求									
	主要用药的目的及注意事项									
	自我病情观察指导									
	术后心理辅导									
	氧气吸入的目的及注意事项									
	雾化吸入的目的及注意事项									
	肢体功能训练的目的及方法									
	术后饮食指导									
	局部烤灯保暖目的及注意事项									
	出院指导（办理出院手续，用药、饮食、运动、保健、心理卫生、复诊等）									

4. 外科肝胆疾病健康教育护嘱。

姓名：　　　　　　　病区：　　　　　床号：　　　　　　住院号：

序号	护 嘱 内 容	执行日期	教育形式				对象		执行者签名	质控者签名
			讲解	资料	示范	录像	家属	患者		
	入院介绍（主管医护人员，病区环境，病区宣传资料，对讲机使用，医院的作息、探陪、饮食、卫生、安全、请假等制度，穿患者服）									
	患者及家属不擅自使用热水袋									
	抽血检验的目的、采集大小便标本的方法及注意事项									

续表

序号	护 嘱 内 容	执行日期	教育形式				对象		执行者签名	质控者签名
			讲解	资料	示范	录像	家属	患者		
	胸透、胸片、B超、心电图等检查的目的及注意事项									
	特殊检查的目的及注意事项（ERCP、PTC、其他）									
	低脂等饮食指导									
	特殊药物的用法及注意事项									
	自我病情观察方法									
	皮肤瘙痒的护理									
	术前戒烟、戒酒的目的									
	术前配血、备皮、卫生的目的及注意事项									
	术前胃肠道准备的方法及注意事项（禁食、洗肠、洗胃、口服肠道抑菌药、服用泻药）									
	深静脉穿刺的目的及配合事项									
	指导相关技巧（深呼吸、有效咳嗽、翻身叩背、床上使用便器、颈仰伸体位）									
	停留胃管、尿管的目的及配合事项									
	注射术前针的目的及注意事项									
	术前摘去耳环、戒指、手表、饰物、义齿及隐形眼镜，交给家属自行保管									
	术前家属配合事宜（签字、陪护、费用准备等）									
	心理辅导									
	卧床患者定时翻身的目的及方法									
	各种体位的目的及方法（平卧、侧卧、半坐卧位）									
	氧气吸入的目的及注意事项									
	雾化吸入的目的及注意事项									
	停留各种管道的目的及注意事项（T管、支架管、腹腔引流管、胰管、U管）									
	术后休息及活动的方法和注意事项									
	术后疼痛的护理									
	术后发热的护理									
	术后饮食指导及排泄指导									
	出院指导（办理出院手续，服药、饮食、运动、保健、心理卫生、复诊等）									

5. 外科血管疾病健康教育护嘱。

姓名：　　　　　　　病区：　　　　　　床号：　　　　　　住院号：

序号	护嘱内容	执行日期	教育形式				对象		执行者签名	质控者签名
			讲解	资料	示范	录像	家属	患者		
	入院介绍（主管医护人员，病区环境，病区宣传资料，对讲机使用，医院的作息、探陪、饮食、卫生、安全、请假等制度，穿患者服）									
	患者及家属不擅自使用热水袋									
	标本（血及大小便）检验的目的及注意事项									
	心电图、胸透、胸片、钡餐、CT、B超、胃镜、肠镜等检查的目的及配合事项									
	动脉、静脉造影的目的，配合事项									
	特殊药物的注意事项如碘剂、降压药、降糖药、抗凝药									
	自我病情观察指导									
	指导使用手语、图表、写字与患者交流									
	注意保暖，避免感冒									
	术前摘去耳环、戒指、手表、饰物、义齿及隐形眼镜，交给家属自行保管									
	术前戒烟、戒酒的目的及注意事项									
	配血、备皮、洗肠、洗胃、术前禁食、术晨注射术前针的目的及注意事项									
	停留胃管、尿管的目的及配合事项									
	有效咳嗽、咳痰、深呼吸的目的及方法									
	术前练习颈仰伸体位的目的及方法									
	术前练习床上大小便的目的									
	术前家属注意事项（签字、术后陪护、费用准备等）									
	术前手术室、SICU环境介绍									
	术前心理辅导									
	卧床患者定时翻身的目的及方法									
	术后疼痛的原理及处理方法									
	引流管的护理									
	并发症的护理									
	各种体位（平卧、半坐卧位）的目的									
	氧气吸入的目的及注意事项									
	雾化吸入的目的及注意事项									

续表

序号	护 嘱 内 容	执行日期	教育形式				对象		执行者签名	质控者签名
			讲解	资料	示范	录像	家属	患者		
	术后活动的时间与方法									
	术后饮食指导									
	化疗期的饮食与保健方法									
	出院指导（办理出院手续，服药、饮食、运动、保健、心理卫生、复诊等）									

6. 显微关节外科疾病健康教育护嘱。

姓名：　　　　　　病区：　　　　　　床号：　　　　　　住院号：

序号	护 嘱 内 容	执行日期	教育形式				对象		执行者签名	质控者签名
			讲解	资料	示范	录像	家属	患者		
	入院介绍（主管医护人员，病区环境，病区宣传资料，对讲机使用，医院的作息、探陪、饮食、卫生、安全、请假等制度，穿患者服）									
	标本检验的目的及注意事项									
	肌电图、心电图、胸透、胸片、MRI、CT、B超的目的及注意事项									
	术前戒烟、戒酒的目的									
	术前配血、备皮、清洁、禁食、注射术前针的目的									
	术前心理辅导									
	术前练习床上大小便的目的									
	有效咳嗽、咳痰的目的及方法									
	停留尿管的目的及注意事项									
	停留引流管的目的及注意事项									
	各种体位的目的（平卧、半坐卧位、垫高手术/创伤部位、手术部位固定）									
	术前、术后饮食指导									
	主要用药的作用及注意事项									
	术后心电监护、血氧饱和度监测的目的及注意事项									
	术后疼痛的原理及处理方法									
	留置镇痛泵或臂丛管镇痛原理及注意事项									
	术后活动的时间与方法（移动、离床、转移、步行）									

续表

序号	护 嘱 内 容	执行日期	教育形式				对象		执行者签名	质控者签名
			讲解	资料	示范	录像	家属	患者		
	肢体功能训练的方法									
	卧床患者定时翻身的目的及方法									
	定时夹闭尿管的目的与方法									
	保持大小便通畅的目的									
	石膏固定的目的、固定的时间、常见不适及缓解方法									
	氧气吸入的目的及注意事项									
	雾化吸入的目的及注意事项									
	局部烤灯保暖的目的及注意事项									
	保持有效牵引的目的及注意事项									
	假体置入术前后护理注意事项									
	辅助器具使用方法及注意事项									
	防跌倒安全指导									
	出院指导（办理出院手续，服药、饮食、运动、家庭环境设置、预防保健、心理卫生、复诊等）									

7. 骨显微外科疾病健康教育护嘱。

姓名：　　　　　　　病区：　　　　　　　床号：　　　　　　　住院号：

序号	护 嘱 内 容	执行日期	教育形式				对象		执行者签名	质控者签名
			讲解	资料	示范	录像	家属	患者		
	入院介绍（主管医护人员，病区环境，病区宣传资料，对讲机使用，医院的作息、探陪、饮食、卫生、安全、请假等制度，穿患者服）									
	标本检验的目的及注意事项									
	肌电图、心电图、胸透、胸片、MRI、CT、B超的目的及注意事项									
	术前戒烟、戒酒的目的									
	术前配血、备皮、清洁、禁食、注射术前针的目的									
	术前心理辅导									
	术前练习床上大小便的目的									
	有效咳嗽、咳痰的目的及方法									
	术前滴眼、漱口的目的及方法									

续表

序号	护嘱内容	执行日期	教育形式				对象		执行者签名	质控者签名
			讲解	资料	示范	录像	家属	患者		
	停留尿管的目的及注意事项									
	停留引流管的目的及注意事项									
	各种体位的目的（平卧、半坐卧位、垫高手术/创伤部位、手术部位固定）									
	术前、术后饮食指导									
	主要用药的作用及注意事项									
	术后疼痛的原理及处理方法									
	术后活动的时间与方法									
	肢体功能训练的方法									
	卧床患者定时翻身的目的及方法									
	定时夹闭尿管的目的与方法									
	保持大小便通畅的目的									
	石膏固定的目的、固定的时间									
	石膏固定常见不适及缓解方法									
	氧气吸入的目的及注意事项									
	雾化吸入的目的及注意事项									
	局部烤灯保暖的目的及注意事项									
	留置镇痛泵或臂丛管镇痛原理及注意事项									
	保持有效牵引的目的及注意事项									
	假体置入术前后护理注意事项									
	肿瘤化疗时的一般反应及处理方法									
	出院指导（办理出院手续，服药、饮食、运动、预防保健、心理、复诊等）									

8. 外科神经系统疾病健康教育护嘱。

姓名：　　　　　　病区：　　　　床号：　　　　　住院号：

序号	护嘱内容	执行日期	教育形式				对象		执行者签名	质控者签名
			讲解	资料	示范	录像	家属	患者		
	入院介绍（主管医护人员，病区环境，病区宣传资料，对讲机使用，医院的作息、探陪、饮食、卫生、安全、请假等制度，穿患者服，防跌倒）									

续表

序号	护　嘱　内　容	执行日期	教育形式				对象		执行者签名	质控者签名
			讲解	资料	示范	录像	家属	患者		
	患者及家属不擅自使用热水袋（患者/家属签名：　　　）									
	标本（血、大小便等）检查的目的及注意事项									
	心电图、胸片、MRI、CT、DSA的目的及配合事项									
	饮食指导									
	自我病情观察的指导									
	特殊用药的使用方法及注意事项									
	术前戒烟、戒酒的目的									
	配血、备皮、术前禁食、术晨注射术前针的目的									
	停留尿管的目的及注意事项									
	有效咳嗽、咳痰的目的及方法									
	术前练习床上大小便的目的、方法									
	术前家属注意事项（签字、术后陪护、费用准备等）									
	患者及家属的心理辅导									
	术前滴鼻、漱口的目的及方法（经蝶入路手术）									
	介绍脑外ICU环境及探视制度									
	导航手术头皮标志物的保护方法									
	卧床患者定时翻身的目的及方法（脊髓手术一字形翻身的方法）									
	治疗性体位的目的（平卧、胎高床头15°～30°、头低脚高位等）									
	氧气吸入的目的及注意事项									
	雾化吸入的目的及注意事项									
	保持大小便通畅的目的									
	术后活动的时间与方法									
	术后饮食指导									
	鼻饲的目的和注意事项									
	定时夹闭尿管的目的与方法									
	语言/肢体功能训练的方法									
	心电监护使用注意事项									
	约束患者的目的及注意事项									
	办理转科手续指导									
	出院指导（办理出院手续，服药、饮食、运动、预防保健、心理卫生、复诊等）									

9. 外科小儿疾病健康教育护嘱。

姓名：　　　　　　　病区：　　　　　床号：　　　　　住院号：

序号	护 嘱 内 容	执行日期	教育形式				对象		执行者签名	质控者签名
			讲解	资料	示范	录像	家属	患者		
	入院介绍（主管医护人员，病区环境，病区宣传资料，对讲机使用，医院的作息、探陪、饮食、卫生、安全、请假等制度，穿患者服）									
	患儿及家属勿擅自使用热水袋									
	留取血、大小便等标本的注意事项									
	各种检查：胸透、胸片、CT、MRI、B超、造影、核素的地点，检查前后注意事项									
	术前饮食指导									
	特殊用药的使用方法及注意事项									
	指导家属配合观察病情变化									
	术前配血、备皮、术前禁食、术晨注射术前针的目的，配合方法									
	手术前心理辅导									
	停留胃管、尿管灌肠的目的及配合方法									
	术前预防感冒的目的									
	术前训练有效咳嗽、咳痰、深呼吸的目的及方法									
	预防引流管脱出的注意事项、固定方法									
	烦躁患儿约束固定四肢的目的及方法									
	卧床患儿定时翻身、拍背的目的及方法									
	特殊体位（俯卧、侧卧、半坐卧位）的目的									
	氧气吸入的目的及配合方法									
	雾化吸入的目的及配合方法									
	特殊治疗（电桥、红外线灯照射、PP液坐盆）的注意事项									
	术后早期活动的作用及方法									
	术后饮食指导									
	指导人工肛护理									
	预防臀红的方法及注意事项									
	化疗患儿的饮食指导									
	出院指导（办理出院手续，服药、饮食、运动、预防保健、心理卫生、复诊等）									

10. 外科胸科疾病健康教育护嘱。

姓名： 病区： 床号： 住院号：

序号	护 嘱 内 容	执行日期	教育形式				对象		执行者签名	质控者签名
			讲解	资料	示范	录像	家属	患者		
	入院介绍（主管医护人员，病区环境，病区宣传资料，对讲机使用，医院的作息、探陪、饮食、卫生、安全、请假等制度，穿患者服，戴上手带，优质护理服务）									
	标本检验的目的及配合方法									
	心电图、食管吞钡、胸片、B超、CT、肺功能、支气管造影等的目的及配合事项									
	戒烟、戒酒的目的									
	术前摘去耳环、戒指、手表、饰物、义齿及隐形眼镜，交给家属自行保管									
	术前配血、备皮、禁食、术晨注射术前针的目的及注意事项									
	术前练习床上大小便									
	术前家属注意事项（签字、术后陪护、费用准备等）									
	术前手术室、ICU环境介绍									
	停留胃管、尿管的目的及注意事项									
	术前心理辅导									
	术后心理辅导									
	主要用药的作用及注意事项									
	术后饮食指导									
	患者各种体位的目的及配合要求									
	镇痛泵的作用及注意事项									
	氧气/雾化吸入的目的及注意事项									
	有效咳嗽、咳痰的目的及方法									
	呼吸功能训练器的操作方法及目的									
	停留胸腔、纵隔引流管的目的及注意事项									
	术后肢体功能训练的时间与方法									
	胸腔穿刺、胸腔闭式引流术的目的及配合									
	冰敷的目的及注意事项									
	保持大、小便通畅的目的及注意事项									
	深静脉穿刺置管的目的及注意事项									
	心电监护使用注意事项									
	出院指导（办理出院手续，出院后服药、饮食、运动、预防保健、复诊等）									

11. 外科烧伤疾病健康教育护嘱。

姓名：　　　　　　　病区：　　　　　床号：　　　　　　住院号：

序号	护 嘱 内 容	执行日期	教育形式				对象		执行者签名	质控者签名
			讲解	资料	示范	录像	家属	患者		
	入院介绍（主管医护人员，病区环境，病区宣传资料，对讲机使用，医院的作息、探陪、饮食、卫生、安全、请假等制度，穿患者服）									
	勿擅自使用热水袋									
	消毒隔离的目的、方法									
	心电图、胸片、抽血等检查目的及配合要点									
	加强营养等饮食指导									
	特殊药物的使用方法及注意事项									
	自我病情观察的指导									
	术前戒烟、戒酒的目的									
	术前皮肤准备的目的、方法、范围									
	术前配血、术前禁食、术晨注射的目的									
	有效咳嗽、咳痰、深呼吸的方法									
	心理指导									
	停留尿管、胃管的目的及配合方法									
	术前摘去耳环、戒指、手表、饰物、义齿及隐形眼镜，交给家属自行保管									
	术前练习床上大小便的目的、方法									
	卧床患者床上活动的目的及方法									
	术后疼痛的处理方法									
	翻身床、人字床使用的目的、方法、注意事项									
	四肢垫高的方法和注意事项									
	保持大小便通畅的目的									
	氧气吸入的目的及注意事项									
	雾化吸入的目的及注意事项									
	术后活动的时间、方法及体位要求									
	肢体功能锻炼的方法及配合要求									
	浸泡疗法、暴露疗法、包扎疗法、半暴露疗法的目的、方法和注意事项									
	膀胱冲洗的目的及注意事项									
	糖尿病足保护双脚的方法									
	糖尿病患者控制血糖的目的和方法									

续表

序号	护　嘱　内　容	执行日期	教育形式				对象		执行者签名	质控者签名
			讲解	资料	示范	录像	家属	患者		
	心电监护使用注意事项									
	静电治疗的目的及注意事项									
	红外线照射的目的及注意事项									
	出院指导（办理出院手续，服药、饮食、运动、预防保健、心理卫生、复诊等）									

12. 外科泌尿系统疾病健康教育护嘱。

姓名：　　　　　　病区：　　　　　　床号：　　　　　　住院号：

序号	护　嘱　内　容	执行日期	教育形式				对象		执行者签名	质控者签名
			讲解	资料	示范	录像	家属	患者		
	入院介绍（主管医护人员，病区环境，病区宣传资料，对讲机使用，医院的作息、探陪、饮食、卫生、安全、请假等制度，穿患者服）									
	宣传病房禁止吸烟、使用明火及使用外插电源，不擅自使用热水袋									
	术前饮食指导									
	特殊药物的注意事项，如坦洛新、酚苄明									
	询问患者心理感受，给予相应指导									
	自我病情观察指导									
	标本采集的注意事项									
	术前检查的配合事项（CT、MRI、B超、膀胱镜、直肠穿刺、尿流动力学检查）									
	讲解备皮、配血的目的、方法、范围									
	讲解肠道准备的目的，术前禁食、禁水12 h									
	禁烟、深呼吸、有效咳痰的目的及方法									
	改善睡眠的方法									
	注意保暖，预防感冒									
	术前练习床上大、小便的目的及方法									
	术前摘去耳环、戒指、手表、饰物、义齿及隐形眼镜，交给家属自行保管									
	讲解停留尿管、停留胃管、灌肠的目的及配合方法									

续表

序号	护　嘱　内　容	执行日期	教育形式				对象		执行者签名	质控者签名
			讲解	资料	示范	录像	家属	患者		
	术后更换体位活动的方法和注意事项									
	氧气吸入的目的及注意事项									
	雾化吸入的目的及配合方法									
	减轻术后疼痛的方法									
	保护引流管的注意事项及体位要求									
	术后饮食指导									
	膀胱冲洗的目的及注意事项									
	戴人工尿袋的方法									
	并发症的护理									
	出院指导（办理出院手续、服药、饮食、运动、预防保健、心理卫生、复诊等）									

13. 器官移植患者健康教育护嘱。

姓名：　　　　　　　　病区：　　　　　　　床号：　　　　　　　住院号：

序号	护　嘱　内　容	执行日期	教育形式				对象		执行者签名	质控者签名
			讲解	资料	示范	录像	家属	患者		
	入院介绍（主管医护人员，病区环境，病区宣传资料，对讲机使用，医院的作息、探陪、饮食、卫生、安全、请假等制度，穿患者服）									
	患者及家属不擅自使用热水袋									
	主要检查的目的及配合事项									
	术前饮食指导									
	主要用药介绍，免疫抑制剂使用指导									
	自我病情观察的指导									
	心理指导									
	皮肤准备：目的、范围、方法									
	呼吸道准备：戒烟、深呼吸、有效咳嗽									
	肠道准备：目的，禁水、禁食时间									
	必要体位训练									
	停留胃管、尿管及灌肠的配合									
	改善睡眠的方法									

续表

序号	护嘱内容	执行日期	教育形式				对象		执行者签名	质控者签名
			讲解	资料	示范	录像	家属	患者		
	注意保暖，预防感冒									
	消毒隔离的目的和方法									
	入室前更衣及物品保管									
	术后体位与皮肤护理方法									
	疼痛的应对方法									
	术后饮食和排泄指导									
	管道护理的注意事项									
	翻身的意义和方法									
	肢体功能训练的方法									
	运动的方式、方法									
	出入量统计的方法									
	预防感染，家属消毒隔离的方法									
	氧气吸入的目的及注意事项									
	雾化吸入的目的及注意事项									
	心电监护使用注意事项									
	出院指导（办理出院手续，服药、饮食、运动、预防保健、心理卫生、复诊等）									

（叶海丹）

第七章　外科健康教育处方的举例

一、肾移植术后患者的运动

（一）运动的益处

1. 控制体重，避免过胖。
2. 改善社交，增加自信。
3. 减轻压力，避免抑郁症。
4. 改善睡眠质量，减少失眠。
5. 提高耐力和肌肉的力量，锻炼心肺功能。
6. 有助于预防、控制高血压、高血糖和高血脂。
7. 增强体质，修身养性，陶冶情操。

（二）适合的运动

1. 适当的家居运动如热身运动，热身运动可改善神经肌肉功能、提高体温。热身运动应以伸展运动作为基础，每个动作须保持8~10 s，以达到肌肉柔和舒缓地伸展，使肌肉能充分地适应进一步的运动量；提高神经、肌肉及心脏血管系统的功能。一般而言，全套热身运动所需时间为5~10 min，但也须配合当时的气温而适当调节，务求能使体温轻微上升。另外，热身运动需要顾及颈部、肩膀、手腕、腿部等关节。移植患者要特别注意避免弯腰下蹲、踢腿运动。

2. 适当的户外运动。

（1）散步对于肾病患者而言是绝佳的有氧运动，既无场地和设施的限制，亦较其他运动温和，是改善肾友身体机能的好开始，有助于慢慢养成运动的习惯。

（2）缓慢跑是指在平坦的路上缓慢跑2~3 min，休息一会再开始，如此反复跑约30 min。可视乎身体状况，慢慢延长跑步的时间、加快步伐或减少休息时间，以达到最佳的锻炼效果。

（3）跳舞是一种较有趣的有氧运动，除了运动本身的好处和控制体重外，亦提供了社交接触机会，可以与他人分享运动的乐趣。

（4）太极拳结合了传统引导、吐纳的方法，着重练身、练气、练意三者之间的紧密协调。练习时一方面可锻炼肌肉、舒筋活络，另一方面又能透过呼吸和动作间的配合，提高心肺功能，达到强身健体的作用。

（三）运动的守则

1. 活动强度及方式不对可对移植肾脏产生不良影响，术后早期通常有移植肾肿胀，且移植肾一般置于髂窝内，距体表较近且无脂肪囊保护，缺乏缓冲能力，在受外力挤压时极易使移植肾破裂或挫伤。

（1）术后早期应避免动作过大或突然变化体位。

（2）避免弯腰超过90°或移植侧髋关节屈曲超过90°。

（3）避免突然咳嗽、用力排便、爆笑、大声喊叫等致腹压突然增高的动作。

（4）术后第3天起可起床适当活动，活动过程中应注意对移植肾脏的保护，避免挤压、碰撞移植肾区。

（5）出院后外出活动时不骑快车，乘车时注意选择位置，不靠近座位扶手站立，以防在车辆急转弯或急刹车时铁扶手碰到腹部而挫伤移植肾。

2. 与一般外科手术术后活动原则一致。活动幅度应适宜，活动幅度过大可导致伤口裂开、出血、移植肾破裂、拉脱管道等，而活动幅度过小或不活动可导致血栓形成、肠粘连、腹胀、便秘、褥疮、坠积性肺炎等。

3. 肾移植术后运动遵循循序渐进的原则，在移植术后的3个月内，应避免进行剧烈运动。从最简易的运动开始，一些简单的有氧运动是不错的选择，例如散步、慢跑、爬山、打太极拳等，切记要持之以恒。

4. 如出现肌肉扭伤、腹痛呕吐、发热、血压比平常高或低很多，有感冒的感觉、腹泻等暂停运动。

5. 移植患者运动时应注意的事项。

（1）运动时保持畅顺均衡的呼吸。

（2）穿着舒适宽松的衣物及运动鞋。

（3）运动应在空气流通的地方进行。

（4）运动前应做热身，运动后应做放松的运动。

（5）应避免一些容易发生碰撞或令肾脏受伤的运动。

（6）运动前，先检查血压及脉搏，身体状况不佳时，要立即停止。

（7）运动后，如出现关节疼痛、胸口痛、体温过高或呼吸困难，应立即求诊。

（8）将运动融入日常生活，每周进行3次或以上的轻量运动，每次20~30 min。

（9）在太饿、太饱、太冷、太热的情况下，以及身体疲劳、盛怒及心情太差时，都应避免运动。

（10）如有不适，应立即停止运动，在运动停止后一段时间，不适的感觉仍持续不止或加剧时，应立即求医。

（四）其他

1. 运动前未做适当的热身运动、未能渐进地增加运动量或者未能协调呼吸，便可能会有眩晕、恶心等不适。

2. 有部分移植患者在运动时，心跳不会随运动量加快，这是因为患者正服用降血压的药物，令心跳减慢，与运动量没有关系。

（陈锷　叶海丹　廖培娇）

二、肾移植术后饮食

肾移植术后由于免疫抑制剂的长期使用，不同程度地影响着机体的代谢。肾移植术后良好的饮食控制不仅可以预防和减少免疫抑制剂带来的副作用，还可以提高患者的生活质量、延缓移植肾功能减退、减少抗排斥药物所致的并发症。

肾移植术后应遵循低盐、低糖、低脂肪、低胆固醇、高维生素和适量的优质蛋白（动物蛋白）的原则。

1. 遵从"量出为入"的原则适量饮水。水是"生命之源"，是人类生存必不可少的条件，水可以帮助人体排出代谢产物、冲洗泌尿道、预防和治疗泌尿系感染和结石，可以补充血容量、降低血液黏稠度、调节体温等。肾移植患者，如移植肾功能正常，每天饮水量应超过2 000 mL，以保证正常的生理需要。可长期食用冬瓜、薏米、玉米须、鲫鱼、墨鱼等具有逐水利尿功能的食品。如移植肾功能延迟恢复的患者建议适当限制水的摄入。一般每天的饮水量应为500~700 mL加上前24 h总尿量，即"量出为入"原则，保持出入量的平衡。

特别提醒　肾移植患者早期应每天记录24 h尿量。尿量可直接反应移植肾功能，对调节水的平衡甚为重要。如果24 h尿量比平常明显减少（至原来的1/3），请及时与移植医生联系。

2. 低盐低钠饮食。钠是自然存在于食物中的一种矿物质。我们平时所食用的食盐主要由钠和氯两种矿物质组成。钠与人体内的水钠潴留有关，严重的水钠潴留可导致高血压。对于正常的人，机体可以排除多余的钠，而不会导致水钠潴留和高血压。然而，对于心、肝、肾功能不全者或长期服用免疫抑制剂者，机体无法清除过多的钠。多余的钠积存在组织间隙，导致水肿、高血压及其他疾病。为了避免此类情况发生，应控制食物中的钠含量，每天盐的摄入在3～4 g、酱油12～15 mL。肾功能不佳时更加要注意。咸菜、泡菜、咸蛋、松花蛋、腌肉、海味、腐乳、咸鱼等应慎用或忌食。少食含盐高的食物，如挂面、油面筋、咸饼干、咸蜜饯等。肾移植后的患者如无高血压、水肿、尿少时则不必严格限制食盐，可每天少于6 g（计算方法：普通的牙膏盖每盖约为6 g）。在腹泻、多尿或夏天多汗时可适当增加食盐，防止低钠血症。可参考抽血检查结果的情况调整摄入钠盐的量。

3. 进食低脂肪食物，限制胆固醇的摄入。由于长期服用免疫抑制剂，术后发生高脂血症的可能性远高于正常人。因此特别注意限制饮食中的胆固醇和脂肪的摄入。在平常的饮食中宜清淡，忌油腻、油煎、油炸食品，减少食用动物内脏、肉皮、鸡皮、蛋黄、蟹黄、猪蹄、鱼子、软体鱼、乌贼鱼等，同时须增加食物纤维的供给，做到粗、细粮搭配，粗粮（玉米、高粱、荞麦、薯类等）既含有大量的维生素B，又含有大量的食物纤维，可以促进胃肠蠕动。南瓜、土豆、山芋和山药等有助于降低胆固醇。少食用高嘌呤类食品如海鲜。每天食物中含脂肪和烹调用油不超过20～23 g，烹调方法以清蒸、清炖为主。

4. 碳水化合物包括谷类、米饭和面包等。推荐碳水化合物摄入量为150～250 g/d。

5. 严格控制糖的摄取。长期服用免疫抑制剂容易导致糖尿病，影响移植肾的功能，增加排斥的概率。合并糖尿病的患者则应避免食糖，用餐应有规律，避免暴饮暴食，饮食均衡。

6. 进食适量优质蛋白。免疫抑制剂能加速蛋白质的分解，抑制合成，从而使蛋白质消耗增加，故宜适量增加优质蛋白质的供给，主要是动物性蛋白，如鱼、禽、蛋、瘦肉等。植物性蛋白如大豆、花生，代谢后会产生大量胺，加重肾脏的负担，宜少食用。在动物性蛋白里，最好以鱼、禽、蛋为主，鱼、禽肉又称为"白肉"，猪、牛、羊肉等又称为"红肉"，红肉较白肉含有更多的胆固醇和脂肪，因此白肉更利于身体健康。肾移植术后，一方面要补充优质蛋白，另一方面即使肾功能正常，仍需注意蛋白质的摄入不宜过高，以免增加肾脏的负担。一般成人每天摄入蛋白质1～1.2 g/kg即可（感染和排斥反应者除外），营养不良及其他消耗性疾病可增加到1.5～2 g/kg，儿童为每天2～3 g/kg，慢性移植肾功能损害者，每天蛋白质摄入量宜控制在0.5～0.6 g/kg。

计算方法：300 mL牛奶或2个鸡蛋或瘦肉50 g可以供给优质蛋白9 g。

7. 注意补钙。免疫抑制剂的使用会抑制钙质吸收，增加排出，易导致骨质疏松，因此要注意补钙，可间歇进食含钙丰富的食品如高钙低脂牛奶、排骨汤、虾米等。另外，补钙的同时要补充维生素D，但维生素D每天不宜超过800国际单位。

8. 多吃蔬菜、水果。宜多吃富含维生素、纤维素和多种矿物质的新鲜蔬菜水果，如胡萝卜含有丰富的胡萝卜素；白菜含多种维生素和无机盐；茄子含糖及多种维生素，有清热、润肠效果；西兰花富含维生素和铁、钙，能预防贫血、抗癌；西红柿富含维生素及铁、钙、镁等矿物质，能抗癌和预防心脏病。建议人们多吃新鲜蔬菜，每天吃200 g以上的绿色蔬菜。水果富含维生素和矿物质，可有效地降低心血管疾病和某些癌症的发病率，还具有抗老化的作用。但不能吃柚子、葡萄、杨桃，因为会影响肝脏对免疫抑制药物的代谢。吃水果还应注意：①最好在餐前30～40 min吃；②要洗净和削皮；③不要和海鲜同吃；④如果肾功能还没有完全恢复，化验结果显示血钾高时，避免食用含钾高的蔬果，如香蕉、橘子、橙子、甜瓜、南瓜等颜色深的蔬菜和水果。

9. 忌用提高免疫功能的食物及保健品，如参类、菇类、鹿茸、黄芪、木耳、灵芝、蜂王浆、红枣等，这些食物可能会降低免疫抑制剂的作用。

10. 关于冬虫夏草食用问题。冬虫夏草及其制品，具有免疫双向调节功能，既可增强机体对疾病的抵抗能力，又有一定的免疫抑制作用，可适当食用。

合理的饮食促进健康，需要持之以恒。

（陈锷　叶海丹　廖培娇）

第八章　眼科、口腔颌面外科常见疾病的健康教育

第一节　眼科常见疾病的健康教育

一、青　光　眼

（一）疾病简介

青光眼是以眼压异常升高，视功能减退和眼组织的损害，引起视神经凹陷性萎缩、视野缺损为特征的眼病。青光眼是主要致盲眼病之一。其急性发作的诱因为情绪激动、精神刺激、过度疲劳、气候突变、饮食不节、在光线过暗处停留过久等。临床表现为头痛、眼痛、雾视、虹视、视力下降，严重病例可出现视力急剧下降，常降到指数或手动，可仅有光感。常合并恶心、呕吐，甚至寒战、发热等症状。

（二）饮食指导

进食清淡、高维生素、多纤维素、易消化、少刺激性食物，忌烟、酒、浓茶、咖啡，不宜暴饮，一次饮水量不超过300 mL，保持大便通畅。

（三）作息指导

1. 急性发作期卧床休息，保持环境安静，保证充足睡眠。

2. 术后卧床休息1~2天，尤其是长期高眼压或有动脉硬化者。减少头部活动，勿碰撞术眼，以防出血。有前房积血者，取半卧位或头部高枕位。

（四）用药指导

1. 应用缩瞳药，常用1%~2%毛果芸香碱滴眼，发作期应频繁滴眼，1次/5 min连续滴3次，改为1次/ 15 min连续滴3次，再改为1次/30 min连续滴3次后改为4次/d滴眼，注意观察瞳孔和眼压，滴药后用棉签压迫泪囊区2~3 min，避免药物吸收致中毒。若使用高浓度制剂频繁滴眼，注意观察胃肠道反应、头痛、出汗等中毒症状。

2. 应用房水抑制剂，常用乙酰唑胺，可抑制房水生成，降低眼压。使用时注意有无口周及四肢末端麻木、针刺感等神经末梢反应及少尿、血尿、结石等泌尿系副作用。

3. 应用高渗剂，常用甘露醇，使用时应快速静脉点滴，注意观察血压、脉搏、呼吸变化及有无头痛、恶心等表现，防止发生意外。

4. 原发性闭角型青光眼患者，术前禁用阿托品、去氧肾上腺素、托品卡胺等扩瞳眼药水，以免诱发青光眼急性发作；慎用安定、颠茄酊类药物，以免引起眼压升高。

（五）特殊指导

1. 预防眼压升高。保持心情舒畅，避免劳累、精神紧张和情绪激动，生活有规律，保证充足睡眠，睡眠时适当垫高枕头，避免剧烈运动或重体力劳动，保持大便通畅，衣领不宜过紧，勿在暗处停留过久，勿长时间低头弯腰。

2. 注意保暖，预防上呼吸道感染，以免引起咳嗽而影响手术。术前学会控制咳嗽的方法。

3. 术后避免用力咳嗽及打喷嚏，咽部发痒时尽量做深呼吸或吞咽动作。

4. 按时点滴眼药，特别是对于一眼已手术，另一眼未手术者，滴眼药水后应保持平卧，以免眼药水相互流入而起反作用。

（六）病情观察指导

观察患眼的视力、视野、瞳孔、眼压变化，并做好记录。如有头痛、眼痛或不慎碰伤眼部，应即

报告医护人员。观察所用药物的副作用。

（七）出院指导

1. 注意用眼卫生，勿用力揉擦双眼，不在暗处长时间停留，不宜过久阅读，少看电视，最好不要戴墨镜。

2. 进行适当的有氧运动，避免举重、倒立等增加张力的运动。

3. 每周回院复查一次，视具体情况连续1~4个月，如出现眼痛、视力下降或碰撞术眼时，应立即回院检查。

（严凤娇　何金云　伍淑文）

二、白　内　障

（一）疾病简介

白内障是晶体混浊致视力下降的一种眼病。视力障碍与晶状体混浊程度和部位有关。其发病与先天性因素、遗传、代谢障碍、中毒外伤、全身疾病等有关，临床上以老年性白内障最常见。表现为渐进性无痛性视力减退，常有眼前固定不动的黑影，亦可有单眼复视或多视症状。

（二）饮食指导

术前进食易消化食物，全麻者术前晚10时后需禁食；术后予易消化、高纤维素、高维生素食物。糖尿病性白内障患者饮食以控制总热量为原则，予低糖、低脂、高纤维素、高维生素、适当蛋白质饮食，定时定量。

（三）作息指导

术后当天卧床休息，宜仰卧或健侧卧位，减少头部活动，尽量避免低头活动，以防出血及眼压升高。第一次下床时要小心扶持，防跌倒。

（四）用药指导

术前按医嘱使用抗生素眼药水滴眼或涂眼膏；必要时使用降眼压药物，如乙酰唑胺、甘露醇等；术前0.5~1 h给予散瞳剂散瞳；术后按医嘱使用抗生素眼药水、眼膏及散瞳剂。

（五）特殊指导

1. 术前配合检查眼压、角膜曲率、眼部B超，购买符合型号的人工晶体。

2. 练习眼向鼻上方转动并固视不动，以配合手术。

3. 吸烟患者术前1周应戒烟；注意保暖，以免术中咳嗽或打喷嚏影响手术进行。

4. 指导患者学会在术中出现咳嗽的应对方法，如张口呼吸或舌尖顶向上腭。术中如出现上述情况，应即告知医护人员，暂停手术，以免发生意外。

5. 保持大便通畅，预防因大便用力使眼压升高。应多进食蔬菜、水果等粗纤维食物，必要时使用缓泻剂。

6. 术眼疼痛时要告知医护人员处理，以防术后眼压增加损害视力。

（六）病情观察指导

观察术眼及全身反应，注意有无感染、前房积血、伤口裂开虹膜脱出、继发青光眼等并发症，若出现发热、剧烈头痛、眼痛、视力急剧下降、眼前黑影等症状时，应即报告医护人员，及时处理。

（七）出院指导

1. 学会自行滴眼药水、涂眼药膏的方法，糖尿病性白内障患者学会血糖监测、注射胰岛素的方法和饮食护理。

2. 注意眼部卫生，勿用力揉擦双眼。禁止用手或不干净物品揉眼，洗头洗澡时不要让脏水流入眼睛。

3. 人工晶体植入术者，3个月内避免长时间低头活动及重体力劳动。

4．定期复查。人工晶体植入术后1周回院复查，单纯白内障摘除者应在术后3个月回院验光配镜。若剧烈眼痛或不慎碰伤术眼即回院就诊。

（严凤娇　何金云　伍淑文）

三、眼　外　伤

（一）疾病简介

眼外伤是指眼球或其附属器官因外来的机械性、物理性或化学性伤害，发生各种病理性改变而损害其正常功能者。眼外伤包括眼球、眼附属器的机械性或非机械性损伤。以眼球表面异物伤、眼挫伤、眼球穿通伤、眼化学伤为常见。眼外伤是眼科的急危病症，是致盲的主要病因之一。

（二）饮食指导

宜进食易消化、高维生素、高纤维素食物，忌刺激性食物。

（三）作息指导

眼外伤后注意安静休息，限制头部震动及眼球活动；有前房积血时，包扎双眼，取半坐卧位及绝对卧床休息，以避免继续出血及利于血液吸收。

（四）用药指导

注射破伤风抗毒素。按医嘱使用抗生素眼水或眼药膏。视具体情况予镇静、止痛、止血、散瞳、抗感染、维生素、激素等药物，注意及时正确给药并注意观察用药反应。应用激素时注意观察消化道不良反应，如胃部不适、出血等，如出现上述不良反应要及时告知医护人员。

（五）特殊指导

1．眼球破裂穿孔时，禁忌剪眼睫毛及结膜囊冲洗，以免对眼球增加压力和增加感染概率。血污及异物可用等渗盐水棉棒轻拭或用小镊夹取，尽量避免低头动作，防止眼内容物脱出。有眼内容物脱出时，不要强行塞回眼内，以免引起眼内感染。

2．表面异物伤可用冲洗法，可用无菌棉签擦掉或异物针剔除，操作要稳、准、轻，严禁损伤健康角膜，严格无菌操作。

3．化学伤应彻底冲洗伤眼。首先就地用干净清水反复冲洗，亦可将面部浸入水中作瞬目动作，到医院后选择中和冲洗液冲洗。冲洗时翻转上下睑，嘱患者转动眼球，充分暴露穹隆部，彻底冲洗化学物质，如有块状化学物质紧贴或嵌入眼部组织内，可用棉签擦除，必要时剪开结膜，冲洗时间在15 min以上。

4．伤眼清洁后涂抗生素药膏，盖消毒眼包包扎；眼球穿通伤、严重眼球挫伤者应行双眼包扎，限制眼球活动。

5．眼挫伤24 h内予冷敷防再出血，24 h后予热敷以促进血液吸收。

6．应防止眼压增高加重眼外伤，如避免喷嚏、咳嗽、擤鼻、便秘及长时间低头弯腰等。

7．眼外伤多为意外损伤，直接影响视功能和眼部外形，患者多有焦虑心理，应给予心理疏导，使患者情绪稳定。

（六）病情观察指导

注意观察伤眼视力、眼痛、眼压等变化；观察伤口有无分泌物、出血、感染、溃疡及愈合情况；眼球穿通伤者应注意健眼有无交感性眼炎发生。如出现上述情况，及时告知医护人员予以处理。

（七）出院指导

1．对视力下降或失明者，指导其掌握生活自理的方法。

2．指导患者或家属学会自我病情观察，如出现眼痛加剧、视力改变、虹视、健眼视力急剧减退等症状时，应及时就诊。

3．眼球摘除后，坚持戴合适义眼，防止结膜囊畸形。

4. 有外伤性白内障，急诊手术时未予抽吸者，应在 3～6 个月内行白内障摘除术。

5. 定期复查，以了解伤眼康复情况，防止并发症发生。

6. 介绍眼外伤的防治常识，如改善劳动条件，增强安全意识，做好强、酸、碱等化学药品的管理。

（严凤娇　何金云　伍淑文）

四、睑外翻

（一）疾病简介

睑外翻是指睑缘向外翻转离开眼球，睑结膜不同程度的暴露在外，常合并睑裂闭合不全。常见病因有眼睑皮肤炎症、烧伤、创伤或手术之后遗留瘢痕，不正确揩拭泪液的方法以及各种原因所致的面神经麻痹。主要表现为溢泪、畏光、疼痛，结膜充血、角膜溃疡等导致不同程度的视力障碍。

（二）饮食指导

全麻者术前8 h禁食、禁水。术后宜进食易消化、高维生素、高纤维素食物，忌刺激性食物。

（三）作息指导

保证充足睡眠，宜仰卧或健侧卧位，包眼下床时要小心扶持，防跌倒。

（四）用药指导

按医嘱使用抗生素眼水或眼药膏。合并睑裂闭合不全者，结膜内涂大量抗生素眼膏，再以眼垫遮盖。

（五）特殊指导

指导家庭护理时，正确揩拭泪液的方法是用手帕由下眼睑往上揩，以免向下揩拭导致睑外翻。

（赵晓霞　严凤娇　伍淑文）

五、上睑下垂

（一）疾病简介

上睑下垂是指上睑部分或全部不能提起所造成的下垂状态，即在向前方注视时上睑缘遮盖角膜上部超过角膜的1/5。常见病因有先天性动眼神经上支发育不良以及上睑炎症肿胀或肿瘤导致动眼神经麻痹、开睑运动障碍。主要表现为有视力障碍、弱视、常抬头仰视。先天性上睑下垂者可伴有睑裂狭小、内眦赘皮及眼球震颤等眼睑发育异常。

（二）饮食指导

全麻者术前8 h禁食、禁水。术后宜进食清淡易消化、高维生素食物，忌刺激性食物。

（三）作息指导

保证充足睡眠，宜仰卧或健侧卧位，包眼下床时要小心扶持，防跌倒。

（四）用药指导

按医嘱使用抗生素眼水或眼药膏。

（五）特殊指导

术后当天遵医嘱使用冰袋敷眼睑周围24～48 h，以减轻肿胀。

（赵晓霞　严凤娇　伍淑文）

第二节　口腔颌面外科常见疾病的健康教育

一、口　腔　癌

（一）疾病简介

口腔癌是发生于口腔颌面部的恶性肿瘤，以舌、颊、牙龈、腭、上颌窦为常见。多发生于40～60岁的成人，男性多于女性。发病与长期慢性炎症，机械性刺激，过度的烟、酒嗜好以及营养、代谢障碍有关。表现为牙龈局部出现溃烂或乳突状凸起，易出血、牙痛；口底肿物可妨碍咀嚼功能；可见颌面部肿块或舌面溃疡久治不愈等。严重时出现吞咽困难，说话含糊不清，进食及吞咽障碍。治疗上采用手术切除为主的综合治疗。

（二）饮食指导

1. 术前进食高热量、高蛋白、高维生素、易消化的清淡饮食，忌辛辣、刺激性食物，戒烟酒。保持口腔清洁，术前3天用漱口液漱口，每天3～4次，术前8～10h禁食禁饮。

2. 术后当天禁食，术后第1天予停留鼻胃管接受鼻饲流质，留置时间5～7天，拔管后进食半流质并过渡至普食。

（三）作息指导

术前保证充足睡眠，失眠者酌情使用安眠药。术后全麻未清醒前取平卧位，头偏向一侧，清醒后取半坐卧位，以减轻颌面部的充血水肿，利于分泌物引流。

（四）用药指导（术后）

吸烟时因烟碱作用使罂粟碱的疗效降低。指导患者及探视人员不要在病房吸烟。

（五）特殊指导

1. 口底、舌部手术后5～7天内不宜漱口、刷牙，以免刺激伤口引起出血。给予口腔护理2次/d，每天含漱口液3～4次，以保持口腔清洁，预防伤口感染。

2. 注意伤口有无活动性出血，口腔内分泌物尽量吐出，勿咽下，利于观察伤口渗出情况及避免胃部不适。

3. 行舌下肿物切除术后3～5天内尽量少讲话，以减少舌部活动，防止伤口出血。

4. 密切观察呼吸情况，应用稀释痰液、促排痰药物。教会患者掌握有效咳嗽、咳痰的方法，分泌物多时要配合及时吸出，保持呼吸道通畅。

5. 固定好胃管及伤口负压引流管，保持引流管通畅，防止扭曲、受压，注意观察负压瓶内的引流量及性质，发现异常，及时告知医护人员。

6. 需取骨植骨者，取骨部位用沙袋压迫48～72h或加压包扎，以防出血。

7. 配合定时测量生命体征。

（六）病情观察指导

1. 定时测量生命体征。

2. 注意切口有无活动性出血，观察切口敷料情况。

3. 密切观察呼吸情况，保持呼吸道通畅。

4. 做好引流管等管道护理。

（七）出院指导

1. 戒除烟、酒等不良嗜好，适当锻炼，增强体质。

2. 术后半个月，病情允许者可行放疗或化疗。

3. 出院后1、3、6个月回院复诊，以后视具体情况定期回院复诊，随访3～5年。出现不适时随时就诊。

4．掌握自查淋巴结的方法，发现淋巴结肿大应立即就诊。

5．指导患者做伸颈、摇头、抬臂等动作，防止瘢痕收缩、粘连，多练习吞咽动作，减少流涎。

（李晨丝　凌励　廖培娇）

二、口腔颌面部外伤

（一）疾病简介

口腔颌面部是人体暴露部位，易受外界损伤，其外伤原因和类型很多，临床上以软组织损伤、牙和牙槽骨损伤及颌骨骨折为常见。因口腔颌面部血运丰富，窦腔多与颅脑相邻，损伤后除受伤部位出现肿胀、疼痛、出血、功能障碍和相应的全身反应外，还常易并发颅脑损伤、窒息、大出血、感染和颜面畸形，严重时威胁生命。因此，治疗上除给予局部清创、止血、缝合、手术复位等处理外，应全面观察有无其他并发症，分清轻、重、缓、急，及时进行急救处理。

（二）饮食指导

根据伤情，选择流质、半流或软食。颌面部骨折，咀嚼困难时应予流质饮食，采用小量多餐制；颌面部肿胀严重、吞咽困难或颌间固定者，可给予鼻饲流质，饮食应予高热量、高蛋白、高维生素食物，以保证营养供给，提高机体修复能力。

（三）作息指导

保证充足休息与睡眠，可取半坐卧位以利于伤口渗出物的引流及减轻颌面部的充血、肿胀。疑有颅脑损伤者，应绝对卧床休息，保持安静，尽量减少搬动。

（四）用药指导

应用消炎、止血、止痛、镇静等药物，注意疗效及毒副作用。疑有颅脑损伤者慎用镇静药。

（五）特殊指导

1．保持口腔清洁，给予口腔护理2次/d，每天进食后用漱口液漱口，以清除口腔内食物残渣、异物及血块等，防止感染。

2．尽量将口腔内分泌物、血凝块吐出，勿咽下，避免误吸引起窒息及吸入性肺炎和胃部不适。

3．床边准备舌钳、金属压舌板、呼吸机、气管切开包等物品。保持呼吸道通畅，配合医护人员及时清除口腔异物、血块及分泌物，有舌后坠致呼吸困难者，应使用舌钳将舌夹住固定，必要时配合气管切开。

4．配合观察伤口的出血情况，根据出血部位、性质分别给予指压止血，加压或填塞后加压包扎。对持续大量出血者，注意有无休克情况，并做好配合输血等抢救准备。

5．面、口腔软组织贯通伤或下唇、颊部等组织缺损时，常形成涎瘘而致皮炎、湿疹，局部应涂氧化锌软膏保护皮肤。

6．配合定时测量生命体征。

（六）病情观察指导

1．定时测量患者生命体征，密切观察神志变化。

2．注意患者有无频繁吞咽动作，观察伤口出血情况。

3．密切观察呼吸情况，保持呼吸道通畅。

4．注意倾听患者主诉，做好心理护理。

5．指导家属配合观察患者有无烦躁不安、恶心、喷射状呕吐、剧烈头痛、意识障碍、流清涕等颅脑损伤情况，发现异常，即告知医护人员予处理。

（七）出院指导

1．下颌骨骨折复位后3周复查，余视具体情况定期回院复查。

2．进行张口度训练。下颌骨骨折切开钢板固定者术后第3周、单纯骨折颌间结扎者术后第6周始训练。训练方法：将 T 形开口器放入第3磨牙间慢慢张开，张口度应逐渐增大，不可操之过急，练习至可张口3.5 cm左右，两指在张口处可转动时即可。

3. 注意合理饮食，勿进食粗硬食物，勿咬碰患牙。

（李晨丝　凌励　廖培娇）

三、唇　裂

（一）疾病简介

唇裂为颌面部常见的先天性畸形，上唇自唇红处裂开。根据裂开的程度，分为三度（Ⅰ、Ⅱ、Ⅲ）。常见病因有营养缺乏、遗传因素、感染与损伤、内分泌失调、某些药物（安眠药等）等致病因素。临床表现为面部畸形，吸吮、吞咽、发音功能障碍。治疗方法为手术整复。单侧唇裂者宜出生后3～6个月行手术修复，双侧唇裂应推迟到6～12个月。

（二）饮食指导

1. 术前注意合理喂养，保证营养供给，提高机体抵抗力和组织修复能力。可予高蛋白、高热量、高维生素、易消化饮食；不进食辛辣、刺激性食物；术前3天训练用汤匙喂养，勿用奶嘴吸吮，防术后致伤口裂开；术前晚10 h开始禁食，婴幼儿术前6 h禁奶、4 h前禁水。

2. 术后清醒后6 h可用汤匙喂流质饮食，少量多餐，禁用奶嘴和吸管，1周后改半流至软食。禁粗硬、辛辣、刺激性食物，防止伤口裂开、出血或影响伤口愈合。

（三）作息指导

术后麻醉未清醒前取平卧位，头偏向一侧，防误吸和窒息，尽量保持安静休息，减少患儿啼哭，减少伤口张力，有利于伤口愈合。

（四）日常护理

1. 不刺激患儿，防大声哭闹、用手搔抓及碰撞上唇，可戴特殊手套或适当约束。

2. 及时擦净鼻涕，防止污染伤口致感染。医护人员每天用过氧化氢（双氧水）及生理盐水清洗伤口1～2次，用四环素或金霉素眼膏外涂伤口2～3次。

3. 勿牵拉鼻腔内成形管，如管道自行脱出要告诉医护人员，不得随意塞回或扯出，以防止伤口感染。

4. 配合定时测量生命体征。

（五）特殊指导

1. 术后麻醉未清醒前取平卧位，头偏向一侧，防误吸和窒息。尽量保持安静休息，不刺激患儿，减少患儿啼哭，减少伤口张力。指导家属注意不要让患者用手搔抓及碰撞上唇，可戴特殊手套或适当约束，以有利于伤口愈合。

2. 及时擦净鼻涕，防止污染伤口致感染。医护人员每天用双氧水及生理盐水清洗伤口1～2次，用四环素或金霉素眼膏外涂伤口2～3次。

3. 勿牵拉鼻腔内成形管，如管道自行脱出要告诉医护人员，不得随意塞回或扯出，以防伤口感染。

4. 配合定时测量生命体征。

（六）病情观察指导

1. 定时测量生命体征。

2. 注意切口有无活动性出血及裂开，观察切口敷料情况。

3. 密切观察呼吸情况，保持呼吸道通畅。

4. 观察鼻腔内成形管有无松动、脱落。

（七）出院指导

1. 注意口腔清洁，防止碰撞伤口。

2. 伤口处可适当外贴瘢痕贴。

3. 术后1个月回院复查，了解伤口愈合情况及效果。

4. 父母应培养孩子养成良好的生活及卫生习惯，纠正自卑心理。

（凌励　陈芸梅　廖培娇）

四、腭　裂

（一）疾病简介

腭裂为颌面部常见的先天性畸形，腭部自悬雍垂处裂开。根据裂开的程度，分为三度（Ⅰ、Ⅱ、Ⅲ）。常见病因有营养缺乏、遗传因素、感染与损伤、内分泌失调等致病因素。临床表现为面部畸形，吸吮、吞咽、发音功能障碍。治疗方法为手术整复。腭裂者在1~2岁修复较好。伴有牙槽突裂者在9~10岁修复。

（二）饮食指导

1. 术前注意合理喂养，保证营养供给，提高机体抵抗力和组织修复能力。可予高蛋白、高热量、高维生素、清淡、易消化饮食；不进食辛辣、刺激性食物；术前3天训练用汤匙喂养，勿用奶嘴吸吮，防术后致伤口裂开；术前8~10 h禁食禁饮。

2. 术后清醒后6 h可用汤匙喂流质食物，少量多餐，禁用奶嘴和吸管。2周后改半流，4周后改软食再至普食。禁粗硬、辛辣、刺激性食物，防止伤口裂开、出血或影响伤口愈合。

（三）作息指导

术后麻醉未醒前取平卧位，头偏向一侧，防误吸和窒息，尽量保持安静休息，尽量减少患儿啼哭，减少伤口张力，有利于伤口愈合。

（四）日常护理指导

1. 保持呼吸道通畅，口内分泌物吸出应轻柔，防止碰伤伤口。

2. 注意保暖，防止感冒咳嗽致增加腭部伤口张力。

3. 医护人员每天用双氧水及生理盐水清洗伤口1~2次，每天用促表皮生长因子喷伤口。

4. 医护人员每天做口腔护理两次，叮嘱患者每天进食后用漱口液漱口，保持口腔清洁。

5. 勿牵拉口腔内填塞纱包，如纱包松脱出要告诉医护人员，不得随意塞回或扯出，以防止伤口感染或出血。

6. 配合定时测量生命体征。

（五）特殊指导

1. 术后麻醉未清醒前取平卧位，头偏向一侧，防误吸和窒息。尽量保持安静休息，不刺激患儿，减少患儿啼哭，减少伤口张力，以利于伤口愈合。

2. 保持呼吸道通畅，口内分泌物吸出应轻柔，防止碰伤伤口。

3. 注意保暖，防止感冒咳嗽致增加腭部伤口张力。

4. 医护人员用双氧水及生理盐水清洗伤口1~2次/d，每天用促表皮生长因子喷伤口。

5. 给予口腔护理2次/d，指导保持口腔清洁。

6. 勿牵接口腔内填塞纱包，如纱包松脱出要告诉医护人员，不得随意塞回或扯出，以防止伤口感染或出血。

7. 配合定时测量生命体征。

（六）病情观察指导

1. 定时测量生命体征。

2. 注意切口有无活动性出血及裂开，观察口腔内填塞纱包有无松动、脱落。

3. 密切观察呼吸情况，保持呼吸道通畅。

（七）出院指导

1. 注意口腔清洁。

2. 术后 1 个月回院复查，了解伤口愈合情况及效果。

3. 腭裂术后1～2个月开始进行语音训练。可按照先训练腭咽闭合功能，如吹口琴、吹气球等，而后按发音读书讲话的顺序进行语音康复训练。

4. 父母应培养孩子养成良好的生活及卫生习惯，纠正自卑心理。

（凌励　陈芸梅　廖培娇）

五、混　合　瘤

（一）疾病简介

混合瘤又名多形性腺瘤，是涎腺肿瘤中最常见的一种，90%的涎腺肿瘤为混合瘤。腮腺是最多见的部位，其次是颌下腺，舌下腺较少见。可发生于任何年龄，但以30～50岁为多见，男女发病无明显差别。早期为无痛性肿块，生长缓慢，可位于腺体的浅面、腺体内或腺体的深部。肿瘤周围边界清楚，可活动，与深部及浅部组织都无粘连，但位于腮腺深部者可不活动。

（二）饮食指导

1. 术前3天用漱口液漱口，每天3～4次，术前8～10 h禁食禁饮。

2. 术后6 h进流质或半流饮食，避免酸性食物，以免口腔分泌唾液多而影响伤口愈合，2～3天后改软食，餐前30 min使用抑制涎腺分泌的药物，医护人员予肌内注射阿托品或东莨菪碱或口服阿托品片。

（三）作息指导

术前保证充足睡眠，预防上呼吸道感染，术后取平卧位，头偏向健侧，防止口腔分泌物污染伤口及保持呼吸道通畅。

（四）日常护理指导

1. 术后保持口腔清洁，医护人员做口腔护理每天两次，进食后用漱口液漱口。

2. 术后24 h内口腔分泌物应及时吐出，以利观察伤口有无渗血及防止引起胃部不适，并防止分泌物污染伤口以致感染。

3. 伤口有引流者，妥善固定引流管，指导保持引流通畅的相关注意事项。

4. 伤口疼痛时，使用放松方法及酌情应用镇静剂。

5. 禁止随意扯拉加压包扎的敷料，如敷料松脱及时告诉医护人员处理。

6. 婴幼儿注射餐前针后脸色会有些泛红是正常现象

7. 配合定时测量生命体征。

（五）特殊指导

1. 术后取平卧位，头偏向健侧，防止口腔分泌物污染伤口及保持呼吸道通畅。

2. 术后24 h内口腔分泌物应及时吐出，以利观察伤口有无渗血及防止引起胃部不适，并防止分泌物污染伤口以致感染。

3. 术后保持口腔清洁，给予口腔护理2次/d，进食后用漱口液漱口。

4. 伤口有引流者，妥善固定引流管，指导保持引流通畅的相关注意事项。

5. 伤口疼痛时，使用放松疗法及酌情应用镇静剂。

6. 禁止随意扯拉加压包扎的敷料，如敷料松脱及时告诉医护人员处理。

7. 婴幼儿注射餐前针后脸色会有些泛红是正常现象。

8. 配合定时测量生命体征。

（六）**病情观察**

1. 定时测量生命体征。

2. 注意切口出血情况下，配合加压包扎，注意防止敷料松脱、移位，以免手术区出现积液、涎瘘及感染。

3. 注意有无面瘫、出汗、局部发红、涎液潴留等，一旦发现，应及时告知医生并配合处理。

（七）**出院指导**

1. 忌食酸性食物及刺激性食物1个月，勿抽烟、饮酒。

2. 术后1个月回院复查。

（李晨丝　凌励　廖培娇）

参 考 文 献

[1] 李乐之，路潜. 外科护理学 [M]. 5版. 北京：人民卫生出版社，2012.

[2] 陈孝平，汪建平. 外科学 [M]. 8版. 北京：人民卫生出版社，2014.

[3] 詹文华. 胃癌外科学 [M]. 北京：人民卫生出版社，2014.

[4] 王深明. 血管外科学 [M]. 北京：人民卫生出版社，2011.

[5] 诺斯特兰，等. 解读甲状腺癌 [M]. 关海霞，吕朝晖，译. 沈阳：辽宁科学技术出版社，2014.

[6] 邵志敏，沈镇宙，徐兵河. 乳腺肿瘤学 [M]. 上海：复旦大学出版社，2013.

[7] 吴承远，刘玉光. 临床神经外科学 [M]. 2版. 北京：人民卫生出版社，2007.

[8] 梅骅，陈凌武，高新. 泌尿外科手术学 [M]. 3版. 北京：人民卫生出版社，2008.

[9] 蔡威，孙宁，魏光辉. 小儿外科学 [M]. 5版. 北京：人民卫生出版社，2014.

[10] 杨宗城，汪仕良，周一平. 实用烧伤外科手册 [M]. 北京：人民军医出版社，2008.

[11] 许红璐，肖萍，黄天雯. 临床骨科专科护理指引 [M]. 广州：广东科技出版社，2013.

[12] 何晓顺，成守珍. 器官移植临床护理学 [M]. 广州：广东科技出版社，2012.

[13] 杜克，王守志. 骨科护理学 [M]. 北京：人民卫生出版社，2000.

[14] 吕青，王爱兰，丁自海. 现代创伤显微外科护理学 [M]. 北京：人民军医出版社，2001.

[15] 郭启勇. 介入放射学 [M]. 3版. 北京：人民卫生出版社，2010.

[16] 李世荣. 整形外科学 [M]. 北京：人民卫生出版社，2009.

[17] 赵淇兴，杨培增. 眼科学 [M]. 8版. 北京：人民卫生出版社，2013.

[18] 张志愿. 口腔颌面外科学 [M]. 7版. 北京：人民卫生出版社，2012.

[19] 席淑新. 眼耳鼻咽喉口腔科护理学 [M]. 3版. 北京：人民卫生出版社，2012.

[20] 陈利芬，成守珍. 专科护理常规 [M]. 广州：广东科技出版社，2013.

[21] 彭刚艺，刘雪琴. 临床护理技术规范：基础篇 [M]. 2版. 广州：广东科技出版社，2013.

[22] 张振路. 临床护理健康教育指南 [M]. 广州：广东科技出版社，2002.

[23] 方海云. 临床常见疾病健康教育路径 [M]. 广州：广东科技出版社，2006.

第二编　内科健康教育指南

第一章　内科常规检查及健康教育

第一节　血液检查

（一）常见血液检查的项目

1. 血常规指红细胞计数、白细胞分类计数、血小板计数、血红蛋白测定、网织红细胞计数、红细胞比容等。常用于诊断贫血、感染等疾病，也可通过血小板计数，以确定病因，协助诊断出血及凝血疾病；在化疗后骨髓抑制高峰期每天验血常规可随时了解各项指标的数值。

2. 血沉即红细胞沉降率。用于判断结核病，风湿病；区分组织损伤及坏死程度（如心肌梗死后1周左右血沉升高，心绞痛血沉则正常，大手术后或重创伤血沉下降）；鉴别良、恶性肿瘤。

3. 生化11项包括血钾、血钠、血糖、肌酐、尿素氮、渗透压等11项。用于了解电解质糖代谢情况及肾功能。

4. 生化28项包括转氨酶、血脂等28项。用于了解肝功能、血脂等。

5. 血淀粉酶、心肌酶、甲功5项、免疫7项、风湿10项等分别了解胰腺、心脏、甲状腺及免疫系统的功能，对疾病的诊断和治疗起辅助作用。

6. 凝血3项、凝血酶原时间、出凝血时间等用于协助诊断出血及凝血疾病和手术前检查。

7. 溶血10项包括热溶血试验、酸溶血试验、红细胞包涵体等10项可用于各种溶血性疾病（如G6PD、地中海贫血、自身免疫溶血性贫血等）的诊断。

8. 血气分析了解氧的供应及酸碱平衡状况。测定血液中氧分压、二氧化碳分压、酸碱值及血氧饱和度等。用于判断有无缺氧和二氧化碳潴留，客观反映呼吸衰竭的性质和程度，判断有无酸碱平衡失调，指导氧疗等临床治疗。

9. 血细菌、真菌培养+药敏用于检测血中是否有细菌或真菌及种类，做药敏试验，指导临床应用抗生素。

10. 血β_2-微球蛋白测定反映近端肾小管重吸收功能，当肾小球滤过功能受损，可见于IgA肾病、恶性肿瘤、肝炎、类风湿关节炎等。

（二）采血途径及适用范围

1. 静脉采血用于生化、甲状腺功能等项目，血常规也可静脉采血。

2. 动脉采血用于血气分析，多在股动脉、肱动脉、桡动脉、足背动脉等浅表动脉处采血。

3. 末梢小血管采血（扎手指）适用于血常规、出凝血时间测定等，过去门诊多采用此法，但对结果影响较大，已不提倡，仅对特殊患者（如严重烧伤、3岁以下小孩或需外周细胞形态检验）采用。

（三）注意事项

1. 根据要求空腹或非空腹抽取血液标本。

2. 采血后穿刺部位应正确按压5 min，如血小板减少者延长按压时间。

3. 血培养宜在寒战、高热（体温>38.5 ℃）或使用抗生素前采集，以提高细菌培养阳性率，血量在5～10 mL。

4. 血气分析抽血后应用两根棉签按压穿刺处10 min，以防出血。

（林芳宇　梁碧宁）

第二节　尿 液 检 查

（一）尿常规

包括尿液颜色、透明度、密度、酸碱度、尿糖定性等。主要用于泌尿系统疾病或全身性疾病、其他系统疾病的协助诊断及疗效观察和安全用药的监护。正常尿液为黄色或淡黄色透明，呈弱酸性（成人：pH5 ~ 6，新生儿：pH5 ~ 7），24 h尿密度为1.015 ~ 1.025，蛋白定性为阴性，尿糖定性为阴性；显微镜检查为白细胞＜5个/高倍镜视野，红细胞无或偶见，一般无管型，但可见上皮细胞。

（二）24 h尿标本检查

目的在于留尿进行各项化学定量测定（如17羟类固醇、17酮类固醇、尿肌酐、尿肌酸、尿葡萄糖定量、尿蛋白定量等），以了解肾功能，协助诊断各种类型的肾炎、泌尿系统结石及肿瘤等疾病；也可协助诊断内分泌系统疾病。

（三）尿培养标本检查

目的在于收集未污染的尿标本进行细菌培养，以协助诊断泌尿系统感染。正常的培养结果为阴性。

（四）注意事项及收集方法

1. 将晨起第一次尿液排出一部分后迅速留取50 mL装入标本瓶内；标本瓶要清洁。
2. 女性患者先用干净纸巾拭去白带，不要将白带混入尿液中。
3. 大便不能混入标本中，以免污染尿液影响结果。
4. 女性患者月经期内不宜留取尿标本。
5. 如尿培养，尿液应在膀胱内停留4 ~ 6 h。

（林芳宇　梁碧宁）

第三节　常规粪便检查

（一）目的

了解消化道及通向肠道的肝、胆、胰腺等器官有无病变，间接地判断胃肠胰腺、肝脏系统的功能状况，如有无出血、寄生虫感染、恶性肿瘤等，也可了解肠道菌群是否合理，有无致病菌，以协助诊断肠道传染病。

（二）方法

用棉签取一小块（蚕豆大小）放于纸盒或小瓶内。

（三）标本采集注意事项

1. 标本采集应清洁，避免混杂尿液。
2. 标本采集后应及时送检。

（林芳宇　梁碧宁）

第四节　心电图检查

（一）目的

心电图是相应心电向量在有关导联轴上的投影，构成一种有正向波及负向波的波形曲线可以显示在心电示波器上，或用描笔将图形在印有方格坐标而横向运行的记录纸上描绘出来，可用于诊断各种心律失常等心脏疾病。

（二）注意事项

1. 入院后常规安排到心电图室做心电图；重症或有病情变化时做床边心电图。
2. 进行心电监测时患者应平卧、全身放松，勿随意乱动及用力呼吸，以免产生干扰。
3. 运动、饮酒、饱餐后需休息20～30 min后做心电图，以免影响结果。

（林芳宇　梁碧宁）

第五节　X 线 检 查

（一）原理

X线是波长很短的电磁波，对物质有很强的穿透力。人体组织具有密度和厚度的差别。当X线穿过人体各种不同组织的时候，后者可吸收不同量的X线，从而到达荧光屏或胶片上的X线量有差异，形成黑白阴暗对比不同的影像。可用于临床的协助诊断。

（二）目的

胸部X线检查的目的是发现肺部疾病、心脏肥大等疾病，同时还能检查出纵隔疾病等。具体来说，像肺炎、肺结核、肺癌、肺脓肿、胸膜炎、心脏肥大、胸腺肿瘤等疾病都可通过X线检查发现。

（三）方法

透视、摄片和电子计算机X线断层扫描（CT）。CT检查价钱昂贵，但精确、安全。

（四）X线检查的注意事项

1. 除去影响透视的衣物（如有金属纽扣、文胸扣）、发卡、项链等装饰物。
2. 嘱患者深呼吸，以观察肺透明度，膈动度及病变形态的改变。
3. 常用的摄片体位：①后前位；②侧位；③前后位；④前弓位；⑤侧卧水平与向后前位。

（五）CT检查的注意事项

1. 检查前行碘过敏试验，阳性者不能注射造影剂。
2. 腹部检查于检查前4～6 h禁食。
3. 带相关X线片、B超及有关检查结果。
4. 检查时不可乱动，对不合作者或小孩可酌情使用镇静剂。
5. 检查后可正常进食。

（梁碧宁　林芳宇）

第六节 超声波检查

（一）目的及原理

运用超声波的物理特性和人体器官组织声学性质上的差异，以波形、曲线或图像的形式显示的记录，从而对人体组织的物理特性、形态结构、功能状态作出判断而进行疾病诊断的非创伤性的检查方法，有A超、B超、M超、D超4种方法。临床最常用的为B超，操作简单，无特殊禁忌和无放射性损伤等优点。可用于肝、胆、泌尿系统等方面的协助诊断和治疗。

（二）注意事项

1. 腹部超声检查前准备。

（1）肝脏、胆囊、肾静脉，需禁饮、禁食8 h。

（2）检查双肾、膀胱、前列腺者，需憋尿，可于1 h前适量喝水。

（3）如做肝脏、胆囊、胰腺、腹部检查，同时做膀胱、前列腺检查者，检查前禁饮、禁食8 h以上，1 h前不要排尿。

（4）妇科腹部检查者，请提前喝水憋尿。

（5）腹部检查2天内应避免行胃肠钡剂造影和胆系造影，因钡剂可干扰超声检查。

2. 泌尿生殖系统检查前准备。

（1）肾脏检查前勿大量饮水，以免造成肾积水假象。

（2）肾上腺检查前最好空腹进行，以胆囊作为检查标记。

（3）经腹壁检查膀胱时，膀胱应充盈，故在检查前1 h嘱患者饮水500～700 mL，在患者有尿感时进行。如经直肠检查的，患者检查前应排便，必要时清洁肠道后进行。

（林芳宇 梁碧宁）

第七节 电子计算机X线断层扫描（CT）检查

（一）目的

CT检查是一项较新的放射影像诊疗技术，可发现传统X线检查难以发现的病变，具有精确、安全、无痛苦、迅速、方便等特点。对脑、肝、胰、肾、腹膜后及腹腔包块的诊断具有独特的参考价值，也可用于胸部、盆腔、脊柱及四肢疾病的辅助诊断。

（二）注意事项（包括检查前的准备）

1. 一般准备。

（1）患者须携带有关的病史资料，如病史、超声检查、化验、放射性核素、MRI和已做过的各种影像检查资料，以备参考。

（2）头部、颈部、胸部及四肢CT检查前尽量除去检查部位的金属物品，无须其他特殊准备。

（3）患者家属尽量陪同患者检查。婴幼儿应在睡眠状态下进行检查，必要时需使用镇静剂。

（4）需做增强扫描的患者，提前做好碘过敏试验。请家属或患者本人在"CT增强检查同意书"上签字，以履行必要的手续。

（5）预先让患者了解检查过程，教会患者均匀呼吸时屏气的方法。

2. 腹部检查肠道准备。

（1）腹部CT检查前，禁食4 h。肝、胆、胰腺部位检查的患者，检查当天禁食早餐。检查前遵医嘱口服甘露醇溶液。

（2）1周内不服含重金属的药物，不做胃肠钡剂检查。已做钡剂检查的患者，须待钡剂排空后检查；急于做检查者，应在给予清洁灌肠或口服缓泻药使钡剂排完后，再行CT检查。

（3）盆腔检查前请憋尿以便充盈膀胱。

（林芳宇　梁碧宁）

第八节　血压测定

人体内的血液由心脏排出，通过血管被输送到身体的各个组织，并在心脏强有力的搏动下，血液不停地在血管内流动，流动的血液对于血管壁产生一定的侧压力，这种侧压力就是血压。

（一）目的

血压是生命体征监测的一个重要标志，它可以了解患者全身各大脏器的功能。高血压常见于肾脏疾病、血管疾病、颅脑病变、肾上腺皮质和髓质肿瘤、妊娠及药物方面等；低血压常见于休克、心肌梗死、心功能不全及肾上腺皮质功能减退等疾病。

（二）正常值

正常成人在安静时，收缩压为12～18.67 kPa（90～140 mmHg），舒张压为8～12 kPa（60～90 mmHg），脉压差4～5.33 kPa（30～40 mmHg）；而动态血压一般白天男性<18.1/10.8 kPa（136/81 mmHg），女性<17.5/11.5 kPa（131/86 mmHg），夜间平均血压值与白天平均血压值之比<10%或<1.33 kPa（10 mmHg）。

（三）测量的方法

血压的测量方法有直接法和间接法，直接法已不使用，间接法又分为触诊法和听诊法。

听诊法：将气袖带（宽12～14 cm）展平，中部对着肱动脉，缚于上臂，气袖带下缘距肘窝2～3 cm，松紧程度以能伸进1～2个手指为宜；将听诊器胸件放于肘部肱动脉搏动最明显处（听诊器不要接触气袖带，更不能塞在气袖带下），然后向气袖带打气，待肱动脉搏动消失，再将汞柱升高2～6 kPa（15～45 mmHg）后，缓慢放气使汞柱慢慢下降，以0.267 kPa/s（2 mmHg/s）为宜，以使正确读出结果。当听到第一声搏动时所示压力为收缩压，继续放气至声音消失或变音时所示压力为舒张压，而儿童的舒张压应以变音为准，一般应连续测2～3次，取其平均值。

（四）注意事项

1. 测压前应安静休息10～15 min，环境要安静，温度要适宜。测压前30 min不能进食或抽烟。

2. 进食后、运动后也应休息15～30 min后再测量。

3. 被检查者手臂应放在与右心房同一水平（坐位时平第四肋软骨，仰卧位时平腋中线），把衣袖卷至肩部或脱去一侧衣袖，手掌向上，不要握拳，并外展45°。

4. 一次测完后应将气囊完全放空，安静2 min后再次测量。

（林芳宇　梁碧宁）

第九节　神经科常见检查及治疗

一、卧床患者便盆放置

（一）目的

医护人员通过对卧床患者排便情况的评估，帮助患者准确放置便盆，使患者在床上能够舒适地排便，及时解决和满足患者的生理需求。

（二）注意事项

1. 操作前准备。

（1）评估患者是否有便意、是否需协助在床上排便、是否有在床上排便的经历、患者的配合程度如何、骶尾部皮肤的情况。

（2）向患者说明床上排便的目的和技巧，提供安静隐蔽的环境，注意保护患者的隐私，用屏风或拉帘遮挡。

（3）根据患者的奢求以及患者的身体状况等因素选择不同的便器。

（4）物品准备包括便盆、尿壶、一次性垫巾、一次性乳胶手套、卫生纸、湿纸巾、毛巾被、湿毛巾、空气清新剂、屏风、快速抹手消毒液。

2. 操作中护理。

（1）双下肢肌力正常的患者取平卧位，松裤带，脱裤，让患者屈膝，抬起臀部，再放便盆，确认便盆的上缘放在臀裂处，患者无不适。患者为女性时，应将卫生纸折叠成细长条放置在耻骨联合上，覆盖会阴部，防止尿液飞溅，嘱患者用手扶住床栏协助轻轻用力。

（2）瘫痪、肥胖患者取侧卧位，将便器轻轻紧贴患者的臀部，便器的上缘放在臀裂上方处，固定便器的位置，协助患者缓慢恢复仰卧位，观察患者排便情况，嘱咐患者安心排便，切勿强行用力排便。

（3）将呼叫铃置于患者方便取用的位置。在排便过程中如有不适，随时告知或呼叫医护人员。

3. 操作后护理。

（1）确认患者已完成排便，戴上手套协助患者擦拭肛周污物，擦拭时应从会阴部向肛门方向擦拭，力度以患者感觉舒适为宜，宜选用柔软的纸巾或湿纸巾。

（2）协助患者抬起臀部，瘫痪患者应先固定便器，然后协助缓慢侧卧，再轻轻取出便器。

（3）操作者洗手或用快速抹手消毒液抹手，协助患者穿好裤子，询问患者的需要及有无不适感觉。

（4）观察大便的颜色、量、性质，有异常及时留取标本送检。

（5）将呼叫铃放置在患者易取用的位置，指导患者应急时使用。

（6）撤走屏风，开窗，通风，必要时喷空气清新剂。

（张小燕　吴婉玲　苏永静）

二、良肢位（卧位）摆放

（一）目的

良肢位是指为脑卒中痉挛期患者防止或对抗痉挛模式的出现，保护肩关节以及早期诱发分离运动而设计的一种治疗性体位。卧位主要包括患侧卧位、健侧卧位、仰卧位。

（二）患侧卧位注意事项

1. 操作前准备。

（1）评估患者的意识状态、病情、肢体肌力、年龄、心理状况、患者及其家属对良肢位摆放的认知程度。

（2）取平卧位（以患者右侧偏瘫为例）。

（3）准备翻身枕2个、翻身卡、抹手消毒液。

2. 操作中护理。

（1）医护人员站于患者健（左）侧，将患者枕头移至近侧（左）床边。

（2）搬动患者头部靠近床边，医护人员右手臂置于患者肩下，左手臂置于患者腰下，移动患者上半身靠近床边；再将患者膝部屈曲，右手臂置于患者臀上，左手臂置于患者腘窝，移动患者下半身靠近床边；左手扶住双膝，右手扶住患者健侧肩轻轻转向患侧，使躯干与床面成直角或略小于90°，背后垫一翻身枕，头部居中。

（3）将右手置于患者肩胛部，向前向上轻推患者肩部，使其肩部向前伸展，保持患侧上肢提高60°～90°。

（4）患侧肘关节伸直，前臂旋后，腕关节背屈，手心向上，手指伸开，患侧髋关节保持垂直，膝关节微曲，踝关节放松。

（5）健侧上肢放在患者身体上部，放松置于舒适体位，健侧髋关节及节屈曲置于翻身枕上。

3．操作后护理。

（1）体位为患侧在下，健侧在上，头部居于身体正中，患者感觉舒适，避免后伸、前曲等。

（2）患者体位舒适，良肢位摆放正确，床单位整洁。

（3）翻身卡填写翻身时间、受压部位皮肤情况、卧位方向，并签名，做好记录，特别是皮肤有异常的患者做好书面与床边交接班。

（4）操作者合理应用人体力学，达到省力的目的。

（5）将呼叫铃放置在患者易取用的位置，指导患者应急时使用。

（6）患者或家属能了解良肢位的目的及重要性，并掌握基本知识，主动配合变换体位。

（三）健侧卧位注意事项

1．操作前准备。

（1）评估患者的意识状态、病情、肢体肌力、年龄、心理状况，患者及其家属对良肢位摆放的认知程度、目的、重要性及注意事项的了解程度。

（2）准备支撑枕、翻身枕、翻身卡、快速消毒液。

（3）取平卧位（以右侧偏瘫为例）。

2．操作中护理。

（1）医护人员站于患者患侧（右）。

（2）将枕头移至近侧（右）床边。

（3）搬动头部靠近床边。

（4）医护人员左手臂置于患者右肩下，右手臂置于患者腰下，移动上半身靠近床边，同时屈曲膝部；左手臂置于患者臀部，右手臂置于患者腘窝，移动下半身靠近床边；左手从背部托住健侧肩部，右手扶住直立双膝向健侧转身，使躯干与床面成直角或略小于90°；面向健侧，头部居中。

（5）患者胸前置一支撑枕，将患侧上肢平放于支撑枕上，保持患侧上肢向上提高90°～100°；健侧上肢主动位。

（6）将患肘伸直，前臂旋后，腕关节背屈，手心向下，手指自然伸开。

（7）患侧下肢置于翻身枕上，髋关节保持垂直，膝关节微曲，踝关节放松。

（8）健侧下肢膝关节微曲平放于床上。

3．操作后护理。

（1）患者体位舒适。

（2）保持健侧在下，患侧在上，肩部前伸，前臂旋前，腕关节背伸（手掌向下）。

（3）患侧髋关节自然半屈曲位，健侧髋关节伸直。

（4）将呼叫铃放置在患者易取用的位置，指导患者应急时使用。

（5）填写翻身卡，记录翻身时间、受压部位皮肤情况、卧位方向并签名，做好护理记录并交接班。

（四）仰卧位注意事项

1．操作前准备。

（1）评估患者的意识状态、病情、肢体肌力、年龄、心理状况，患者及其家属对良肢位的认知程度、良肢位的目的、重要性及注意事项的了解程度。

（2）准备软枕2个、小枕1个、翻身卡、快速抹手消毒液。

（3）取平卧位（以右侧偏瘫为例）。

2. 操作中护理。

（1）医护人员站于（右）患侧。

（2）头部仰卧于枕头中央。

（3）抬高患侧肩关节，肩下垫一软枕（比躯体略高），患肢置于枕上，肘关节伸直，掌心向上，手指伸展。

（4）患侧臀部及大腿外侧置一软枕，使下肢保持中立位；膝关节下垫一小枕，轻度屈曲。

3. 操作后护理。

（1）胸椎与床面平直，拇指外展，下肢保持在中立位。

（2）将呼叫铃放置在患者易取用的位置，指导患者应急时使用。

（3）填写翻身卡，记录翻身时间、受压部位皮肤情况、卧位方向并签名，做好护理记录并交接班。

（苏永静　张小燕　吴婉玲）

三、日常生活能力训练

（一）目的

日常生活能力训练（ADL）是帮助患者由依赖他人的护理，通过指导、训练，以维持、促进和改善健康状况，最终达到恢复自理能力和提高生活的质量。包括进食、个人卫生、入浴、穿衣、床上转移和如厕等。

（二）进食注意事项

1. 进食前。

（1）评估患者的全身状况，意识清楚，对自我护理有一定的认识；能主动配合，上肢能抓握、动作协调，可以掌控食物和餐具，床单位及周围环境整洁和安全。

（2）根据患者口腔功能状态，呼吸的状况、吸力、上肢功能，选择适当的餐具、食物，床旁备吸痰用物。

（3）选择半坐位或坐位，保持体位稳定。

2. 进食中。

（1）保持环境安静，避免干扰，进食前取下活动义齿。

（2）饮水时使用吸管，但吞咽困难患者避免使用吸管。

（3）进食时固定餐具，食物和用具放在便于使用的位置上；帮助患者用健手把食物放在患手（肌张力过高除外）；健手协助患手将食物放于口中，尽量放在舌后部；一口进食完毕后再进食，并检查口腔。

（4）进食过程动作要稳慢，偏盲患者用餐时将食物放在健侧；吞咽障碍患者先做吞咽训练后再做进食训练，先用浓汤或半固体食物，每次3～4 mL。

（5）进食过程如出现呛咳、窒息应及时处理。

3. 进食后。

（1）进食完毕，抬高床头30°～45°，维持30～60 min。

（2）检查患者口腔有无残存食物。

（3）指导患者及其家属掌握正确和安全的进食方法。

（三）个人卫生、入浴注意事项

1．操作前。

（1）评估患者的全身状况，坐位平衡和转移能力；能否坐在轮椅上坚持30 min以上；健侧肢体肌力可自行洗澡；患者及其家属对自我护理的认知程度及主动意识；周围环境的整洁、安全情况。

（2）准备脸盆、毛巾、热水、淋浴设施、四方椅子、长柄洗擦用具。

（3）协助患者取舒适的体位。

2．操作中。

（1）洗脸、洗手时取坐位，将脸盆放在患者前方中间；用健手试水温度；将毛巾绕在患侧前臂上，用健手捏干洗脸、洗手；洗健侧手时固定脸盆，患手贴在脸盆边放置，擦皂后，健侧手及前臂在患手（或毛巾）上搓洗。

（2）刷牙时两膝夹住牙膏，健手拧开牙膏盖。指导者站在患者患侧，注意观察，及时协助，保证患者安全。

（3）盆浴时备水，健手试水温38～42 ℃，患者坐在盆浴外椅子上，盆内放四方小椅（最好是木制椅子）；用健手把患腿置于盆内；健手握住盆沿，健腿撑起身体前倾，移至盆内椅子上；健腿放于盆内。

（4）淋浴时患者坐在椅子或轮椅上，先开冷水，后开热水，调节水温为38～42 ℃；用健手持毛巾擦洗，长柄洗擦用具擦后背；湿毛巾用腿夹住健手捏干，擦干全身，穿衣。

（5）注意椅子高度与浴盆边缘相等，用物放置便于使用的位置。严格控制水温，防止烫伤。出入浴室穿防滑拖鞋，要有专人在旁保护。浴缸内的水不宜过满，洗澡时间不宜过长。

3．操作后。

（1）将患者安置在舒适的体位，并询问所需。

（2）指导患者及家属掌握安全的个人卫生、入浴的注意事项。

（3）指导患者及家属应急处理的方法。

（4）将呼叫铃放置在患者易取用的位置，指导患者应急时使用。

（四）穿脱衣裤注意事项

1．操作前。

（1）评估患者的坐位和控制平衡的能力、健侧肢体的活动能力、协调性和准确性，评估患者及其家属对自我护理的认知程度和主动配合意识。

（2）准备衣裤1套。

（3）取卧位或坐位。

2．操作中。

（1）穿衣时健手拿住衣领并将衣领朝前平铺在双膝上，患侧袖子垂直于双腿之间；协助患手伸入袖内，将衣领拉到肩上；健手转到身后将另一侧衣袖拉到健侧斜上方穿入健侧上肢；系好扣子。

（2）脱衣时先将患侧袖子脱至肩以下，拉健侧衣领到肩上；两侧自然下滑甩出健手；脱患侧。

（3）穿套头上衣时患手穿好袖子拉到肘关节以上后再穿健手侧的袖子，最后套头。

（4）脱套头上衣时先将衣身脱至胸部以上后用健手将衣服拉住，在背部从头脱出，再脱出健手，最后脱患手。

（5）穿裤子时患腿屈膝、屈髋放在健腿上；先将患腿套上裤腿拉至膝以上后放下患腿；健腿穿裤腿拉至膝以上；站起来向上拉至腰部后整理。

（6）脱裤子方法与穿裤子顺序相反（先脱健侧，再脱患侧）。

（7）穿、脱袜子和鞋时患者双腿交叉抬起，健腿在下，患腿在上，将患腿置于健腿上；健手为

患足穿袜子或鞋；患侧下肢放回原地，全脚掌着地，重心转移至患侧；将健侧下肢放在患侧下肢上方后穿健侧的袜子和鞋，脱袜子和鞋，与穿袜子和鞋的顺序相反。

（8）环境要安全，衣裤要宽松，穿脱方便、舒适；不可用力拉扯患肢，防止关节脱位和拉伤；要有人在旁保护，起立的动作不要太快，防止意外伤害，上衣纽扣可改用尼龙搭扣或按扣，裤带可用松紧带，鞋带可改成尼龙搭扣或是带环的带。

3. 操作后。

（1）将患者安置在舒适的体位，并询问所需。

（2）指导患者及其家属能掌握正确的ADL方法，注意事项，配合操作。

（3）将呼叫铃放置在患者易取用的位置，指导患者应急时使用。

（4）指导患者注意起立的动作不要太快，袜子和鞋应放在身边易于拿到的地方，位置固定。

（谢小兰　张小燕　苏永静）

四、甲基硫酸新斯的明试验

（一）目的

甲基硫酸新斯的明试验是判断重症肌无力患者的一种抗胆碱酯酶药物试验，协助确诊是否为重症肌无力。

（二）注意事项

1. 操作前护理。

（1）评估患者的病情、肌无力的程度、身心情况、合作程度。

（2）说明试验的目的，取得患者的配合。

（3）询问患者是否进餐，是否已排空大小便。根据病情决定取坐位、侧卧位或半坐卧位，幼儿需家属陪护，避免其哭闹及活动。

（4）准备药物（甲基硫酸新斯的明1 mg、硫酸阿托品0.3 mg）、治疗盘、消毒治疗巾、2 mL注射器、5 mL注射器、安尔碘、棉签、砂轮、弯盆。

2. 操作中护理。

（1）两人核对医嘱，给予患者肌内注射或皮下注射甲基硫酸新斯的明0.3～1 mg。记录注射时间、肌无力症状，嘱患者勿离开病房（门诊患者坐在候诊区），以便观察。

（2）注射后20 min观察患者症状，若肌无力症状无改善，继续观察肌力变化情况，直至1 h结束。

（3）判断。注射后20～30 min，患者肌力明显好转，为阳性，可诊断为重症肌无力。注射1 h后，患者肌无力无改善，为阴性。

3. 操作后护理。

（1）协助患者取舒适体位。

（2）观察病情及肌无力表现，询问患者自觉症状。若出现新斯的明过量反应，如胸闷、气促、恶心、呕吐、腹痛、脉缓等，根据病情及医嘱给予硫酸阿托品0.3 mg皮下注射。

（3）将呼叫铃放置在患者易取用的位置，嘱咐患者有紧急情况或不适时随时报告，并及时做相应的处理。

（4）整理床单位，用物归类放置。

（张小燕　黄永青　谢小兰）

五、亚低温降温治疗

（一）目的

亚低温降温治疗是指用冬眠药物或物理降温的方法使机体处于亚低温状态的一种治疗措施。其目的是减轻或消除外界不良因素侵袭而引起机体的各种反应，保护机体免受过多的消耗，防止疾病的发生与发展。

（二）注意事项

1. 治疗前护理。

（1）评估患者的病情、年龄、意识状态、生命体征、心理状态、对亚低温降温治疗的了解程度。

（2）向患者介绍亚低温降温治疗的目的、过程及注意事项。

（3）物品准备包括氧气、吸痰器、血压机、听诊器、降温机、降温毯或大冰袋、降温帽、中单、冬眠药物、呼吸机、抢救药物、监护设备。

（4）环境准备要求安静、光线宜暗的监护室或单人病房内，室温保持在18～20 ℃。

（5）患者体位取平卧位或侧卧位。

（6）根据医嘱执行静脉输液及静脉用药，根据疗程建立静脉通道（留置套管针）。按医嘱首先使用适量的冬眠合剂，使自主神经受到充分阻滞，肌肉松弛，消除机体御寒反应，使患者进入睡眠状态。

（7）低温治疗的患者按医嘱设置温度下限。

（8）持续监测患者意识、瞳孔、颅内压、心率、血压、呼吸、体温、血氧饱和度，并同时记录和严格做好交接班。

（9）观察患者的皮肤颜色和完整性，询问患者对冷刺激的耐受程度。

2. 治疗中护理。

（1）每1～2 h予患者翻身、拍背、活动肢体，按摩受压周围皮肤，同时做好肢端保暖工作，注意翻身枕置于降温毯下。

（2）每天给予床上浴1～2次。

（3）遵医嘱将降温毯温度调至10 ℃以上，避免引起人体冷冻伤。

（4）降温以肛温维持在30～34 ℃，当患者颅内压降至正常范围，继续维持24 h后，即可终止亚低温降温治疗，疗程一般不超过10天。

（5）采用自然复温法使患者体温恢复至正常，若室温低时可采用空调辅助复温，复温速度以24 h回升2 ℃为宜，防止复温过快引起复温休克。

3. 治疗中病情观察。

（1）严密观察患者的意识、瞳孔、生命体征、血氧饱和度，特别是体温的变化。定时监测出凝血功能、生化等指标。

（2）观察患者背部、臀部皮肤的颜色和温度、感觉等，及时记录。

（3）记录降温毯或降温帽使用的时间和降温的效果。

（4）观察患者在接受亚低温降温治疗和复温过程中是否发生寒战，按医嘱给予肌肉松弛剂和镇静剂。

4. 并发症的观察及护理。

（1）预防肺炎，保持呼吸道通畅，给予雾化吸入，湿化气道。每次吸氧前予吸纯氧1～2 min，并叩击背部；吸痰后听诊肺部，评价吸痰效果，给予吸纯氧1～2 min。遵医嘱进行痰培养，药物敏感试验，调整抗生素。

（2）观察有无心律失常，亚低温可引起心率减慢，血压降低，并伴有心电图改变，严重时可以出现心律失常、房颤、室颤等，要严密观察生命体征，发现异常及时通知医生处理。

（3）预防低血压，复温过程中注意血压下降而发生低血容量性休克，即复温休克。因此，降温应缓慢、轻稳；复温速度不宜过快。

（4）减少局部皮肤受压，低温区皮肤血液循环不良，防止冻伤或褥疮。

（5）观察有无消化道应激性出血，密切观察是否有消化道出血，观察胃液及大便颜色，遵医嘱行潜血检查，定时、小剂量、多次胃管内滴注混合奶及营养液。遵医嘱给予止血药物及保护胃黏膜药物，直至患者大便潜血转阴。

5. 治疗后的护理。

（1）密切观察患者的意识状态、生命体征、机体自然复温皮肤等情况。当体温升至36 ℃时可适当应用些降温措施来保持这一温度，以防止复温后反应性高热。

（2）按医嘱补充液体和水分，防止复温后出现低血压。

（3）询问患者的需求，将呼叫铃放置在患者易取用的位置，嘱咐患者紧急情况或不适时随时报告，并及时做相应的处理。

（4）加强巡视，协助生活护理。

（张小燕　黄永青　吴婉玲）

六、血清铜、血铜蓝蛋白检查

（一）目的

血清铜、血铜蓝蛋白检查常作为确诊肝豆状核变性的重要诊断依据之一。但应注意在慢性活动性肝炎、原发性胆汁性肝硬化等也可以出现类似的铜生化检查异常。成人血清铜正常值为14.17～20.46 mol/L，血铜蓝蛋白正常值为0.26～0.36 g/L。

（二）注意事项

1. 操作前护理。

（1）评估环境清洁、采光好。评估患者病情、年龄、意识状态、生命体征；穿刺部位皮肤情况：有无水肿、结节、瘢痕、水肿、伤口及静脉状况（解剖位置、充盈程度、弹性及滑动度）；患者心理状态及需求；患者的沟通、理解及合作能力。

（2）向患者解释静脉采血的目的和配合方法及采血前后的注意事项。

（3）准备的物品包括注射托盘、止血带、小垫枕、常规消毒物品1套、棉签、相应的采血容器（或真空采血试管）、检验申请单、采血针头、持针保护套（视个人习惯配备）、手套、弯盆。

（4）操作者洗手，戴口罩。

2. 操作中护理。

（1）查对医嘱，核对化验申请单，打印电子条形码竖贴在真空试管上，避免掩盖试管的刻度，写上核对的时间并签名。

（2）做好两人床边核对，同时核对患者姓名、床号、腕带信息，化验项目、执行时间、清醒患者自述姓名。

（3）选择合适的静脉（按需置小垫枕）、穿刺点，在穿刺点上方约6 cm处系止血带，常规消毒皮肤，消毒直径＞5 cm，嘱患者握拳。

（4）戴手套使用安全型采血针进行穿刺，见回血套入促抗凝管使针头紧贴管壁，使血液沿管壁缓慢流入，减少溶血；待血流缓慢或自动停止时拔出试管及拔出针头，拿起试管前后轻轻摇晃3～4次，使抗凝剂与血液充分混合，避免血液发生凝固。

3. 操作后护理。

（1）嘱咐患者拔针后用棉签继续按压穿刺点10 min，以免发生皮下血肿或皮肤瘀斑。

（2）观察患者的面色及询问患者感觉，观察抽血局部的皮肤情况。

（3）嘱患者及时进食或饮水，并及时取下禁食标识。

（4）送检前再次查对试管条形码上的内容是否与验单一致。

（5）协助生活护理，将呼叫铃放置在患者易取用的位置，嘱咐患者紧急或不适时随时报告，并及时做相应的处理。

（张小燕　吴婉玲　黄永静）

七、24 h尿铜标本留取

（一）目的

检测24 h尿铜可作为肝豆状核变性的一种辅助诊断，也可作为临床排铜药物剂量调整的一个参考指标。尿铜正常值为0～100 μg/24 h。

（二）注意事项

1．操作前护理。

（1）评估患者的病情、身心情况、意识状态、生命体征、合作程度，是否做过该项检查等。

（2）向患者介绍留置尿铜标本的目的、过程及注意事项，取得患者的配合。

（3）协助患者清洁会阴，女性患者应避开月经期。

（4）准备容器（清洁干净的1 000 mL塑料/玻璃储尿瓶1～2个）、瓶盖上贴标签（床号、姓名、留取标本的起止时间）、量杯1个、干燥试管1支、手套1副、化验单1张、笔1支。

2．操作中护理。

（1）两人同时核对医嘱、患者姓名、床号、化验项目、执行时间、粘贴验单在储尿瓶盖上，签名。

（2）指导患者在留取标本当天晨起8：00把第一次尿液弃去后开始收集，每次将尿液排在干净的容器中，直到次天晨起8：00最后一次排尿为止，把24 h尿液收集在一起（一般是当日早上8：00至次日早上8点）。嘱患者中途大便、沐浴前应先将尿液收集在尿瓶内。

（3）将24 h尿液轻轻摇匀混合后，用量杯准确量尿液的总量，并在验单上记录，同时取尿液标本10 mL放入干燥试管。

3．操作后护理。

（1）及时送检尿标本。

（2）清洗、消毒尿瓶和量杯。

（3）将呼叫铃放置在患者易取用的位置，嘱咐患者紧急情况或不适时随时报告，并及时做相应的处理。

（张小燕　谢小兰　吴婉玲）

八、脑　电　图

（一）目的

脑电图（EEG）是借助脑电图扫描仪将脑自身微弱的生物电放大记录成的曲线图。在头皮上放置10～21个电极，应用单极和双极的连接方法，电极经导线通过由几级放大器组成的EEG仪，将脑部微弱的电活动放大106倍左右，经记录装置描记在纸上。根据EEG的波幅、波形、发作性发放及位相关系来确定是否异常。

（二）注意事项

1．操作前。

（1）评估患者的病情和身心状况、合作程度。

（2）向患者解释检查的目的、过程、方法，与医护人员配合的要点。

（3）检查前1天按医嘱停服安眠药和抗癫痫药、洗头，确实不合作者按医嘱使用镇静药。

（4）检查前嘱患者进食，避免因低血糖影响检查。

2．操作中。

（1）协助患者取坐位，不配合者取仰卧位，并协助固定好头部。

（2）向患者讲解做睁闭眼、闪光刺激、过度换气等诱发试验时，需要配合的方法，检查需在较暗而安静的屏蔽室内进行，不必紧张，与医护人员配合。

（3）观察患者有无不适表现及能否配合检查，如有发作或影响检查的事项要及时配合处理并做好相应的记录。

3．操作后。

（1）继续观察患者病情变化或询问有无不适感。

（2）嘱咐患者休息和适当的活动。

（3）嘱患者清洗头发，及时表达需求。

（张小燕　谢小兰　苏永静）

九、长程视频脑电图监测

（一）目的

长程视频脑电图监测，是通过脑电图扫描仪将脑自身微弱的生物电放大记录成的一种曲线图，它是从颅外头皮或颅内记录到的局部神经元电活动的总和，并在长程脑电图监测的基础上增加1~2个摄像镜头，同步拍摄患者的临床情况。

（二）注意事项

1．监测前。

（1）评估患者的意识、身心状况与合作程度，询问身体是否带有电子装置等仪器。

（2）向患者解释监测的目的、过程、方法、注意事项，与医护人员配合的要点。

（3）嘱患者检查前1天洗头，小儿及不合作者剃光头。

（4）检查仪器运作是否正常。

2．监测中。

（1）根据患者病情取坐位或卧位安放电极，电极放置完毕，取舒适体位进行监测。

（2）观察患者有无发作，仪器运作是否正常，电极有无松脱，是否在拍摄范围内，发现异常，及时处理。

（3）患者出现癫痫发作，需做如下处理：①在保证患者安全的前提下，避免对患者进行不必要的搬动或其他操作，避免遮挡仪器的摄像镜头。②患者全身充分暴露，呼唤患者名字或要求其执行一些简单命令，观察患者意识及其反应性，如轻轻活动患者肢体，观察肌张力情况和有无轻微的局部抽动；观察患者的意识和瞳孔、运动症状、自动症及发作演变过程。③发作结束后观察意识恢复情况，有无Todd麻痹，询问患者对发作的记忆和感受。④再次向患者及家属强调检测中注意事项，配合要点，以保证监测质量及监测过程的顺利完成。

3．监测后。

（1）检查结束询问患者的感受及需求。

（2）用丙酮清除电极周围及头发的火棉胶，嘱患者及时洗头。

（3）告知取报告的时间。

（4）整理清洁用物，按要求分类处理。

（张小燕　谢小兰　吴婉玲）

十、经颅多普勒超声

（一）目的

经颅多普勒超声（TCD）是一种非损伤性颅内血流动力学检查，是将脉冲多普勒技术与低发射频率相结合，超声声束能够穿透颅骨较薄的部位，直接探得脑底动脉血流的多普勒信号。TCD检查主要是了解脑血管有无病变以及病变的部位、性质与程度。探测脑血管有无狭窄、闭塞、变形、痉挛，了解Willis环侧支循环功能及脑血管舒缩反应及储备能力。

（二）注意事项

1. 检查前。

（1）评估患者病情，解释检查的目的、配合、注意事项等。

（2）嘱咐患者检查前1天避免饮茶、晚上洗头，洗头后勿用发胶、摩丝、啫喱；检查前进食早餐或午餐，避免空腹检查，排空大小便，取舒适体位，检查时禁止吸烟。

（3）遵医嘱停用当天口服或静脉用药，尤其是扩血管药物，以免低血糖或血管扩张、血流速度降低而影响检查结果的准确性；对不能停药者，应说明药物名称、剂量、用药方法和最后一次用药时间。

（4）危重患者需准备急救物品，尽量安排床边检查。

（5）对有精神症状、小儿和需做特殊机能试验的患者应有专人陪同。

2. 检查中。

（1）清醒合作的患者，嘱其保持安静，全身放松配合医生检查。

（2）对不合作的儿童及有精神症状的患者可按医嘱应用镇静剂或快速催眠药物，并记录所用药物名称、剂量和时间。

（3）观察生命体征，如发现异常，及时告知医生，进行相应处理。

3. 检查后。

（1）观察患者有无不适，询问患者的需求；跟进检查结果。

（2）专人护送危重、有精神症状的患者回病房。

（3）将呼叫铃放置在患者易取用的位置，嘱咐患者紧急情况或不适时随时报告，并及时做相应的处理。

（张小燕　苏永静　谢小兰）

十一、肌　电　图

（一）检查目的

肌电图（EMG）是通过同心圆针电极插入肌肉，检测神经或肌肉受刺激时各种电生理特性，从而有助于诊断神经肌肉疾病的检查方法。包括常规的EMG、神经传导速度（NCV）、重复神经电刺激（RNS）、F波、单纤维肌电图（SFEMG）、运动单位计算（MUNE）、肌电图及扫描肌电图等。

（二）注意事项

1. 检查前护理。

（1）评估患者的病情、意识、身心状况与合作程度。

（2）向患者解释监测的目的、过程、方法、注意事项。告知检查过程及检查中可能出现的反应，如检查时针刺皮肤患者可有不同程度的痛感，让患者做好心理准备，配合检查。

（3）患者更换干净、宽松的衣服，嘱检查前排空大、小便。

（4）帕金森病、重症肌无力患者检查前1天停服相关药物。

（5）指导患者学会深呼吸运动。

2. 检查中护理。

（1）根据检查部位需要，取坐位、平卧位或俯卧位。

（2）检查过程中指导患者全身肌肉放松，做深呼吸运动。

（3）高血压等心脑疾病患者在检查过程中如有不适，及时告诉检查者暂停检查。

（4）针刺时严格遵守无菌操作。

3. 操作后护理。

（1）消毒并按压插针部位2~3 min，观察插针部位有无出血。

（2）患者48 h内不宜采血做血中肌酶谱测定。

（3）将呼叫铃放置在患者易取用的位置，嘱咐患者紧急情况或不适时随时报告，并及时做相应的处理。

（黄永青　张小燕　苏永静）

十二、肌肉组织活检术

（一）目的

肌肉组织活检术是指切取患者病变部位肌肉组织，经过特定处理和染色，在光学和电子显微镜下观察，以了解肌肉情况，明确肌肉病变的性质和程度，协助诊断神经肌肉性疾病，鉴别单纯的肌源性疾病和神经源性肌肉疾病。

（二）注意事项

1. 操作前准备。

（1）评估患者的病情和身心情况、合作程度。

（2）评估患者肌肉组织活检的适应证，肌肉组织活检的禁忌证。

（3）向患者介绍肌活检的目的，术中和术后可能出现的情况，手术配合要点，患者确认后签知情同意书。

2. 术前准备。

（1）准备肌肉活检包、无菌手套、5 mL注射器1~2个、麻醉剂（2%利多卡因1支）、消毒液、棉签、砂轮、弯盆、标本器皿（内盛福尔马林）、鹅颈灯。

（2）环境安静整洁，床单位舒适，治疗室紫外线消毒30 min。

（3）医护人员给患者剃去活检部位毛发，清洁皮肤，做好皮肤的准备；按医嘱进行药物过敏试验并记录。

（4）嘱患者排大小便。

3. 操作中护理。

（1）充分暴露活检部位的皮肤，但冬天应做好保暖措施。

（2）根据肌肉活检部位选择体位，常选择上臂肱二头肌、三角肌、股四头肌和腓肠肌等部位取材。但应注意避免近期肌电图检查或有损伤和反复注射、肌肉萎缩严重的部位。

（3）观察患者意识、面色、生命体征的变化，如有异常应立即协助处理。

（4）协助术者把取出的组织放入备好的器皿内，核对检查单的床号、姓名，立即送检。

4. 操作后护理。

（1）患者手术侧肢体制动3天，抬高患肢，以减轻术后疼痛，下肢手术者术后2天内不宜过多走动，以防止切口裂开。

（2）伤口部位保持清洁、干燥，术后3天伤口换药，10~14天拆线。

（3）观察患者生命体征及切口情况，观察伤口有无渗血、渗液、肿胀、疼痛等，复查血象，术后4~5天患者仍有疼痛时，考虑是否发生感染，并做好相应处理。

（4）预防并发症的发生，如切口疼痛、切口感染、切口裂开、切口愈合延迟和切口周围皮肤肿胀，并进行相应处理。

（5）协助生活护理，将呼叫铃放置在患者易取用的位置，嘱咐患者紧急情况或不适时随时报告，并及时做相应的处理。

（张小燕　苏永静　吴婉玲）

十三、溶栓治疗

（一）目的

动脉及静脉溶栓术是缺血性脑血管病超早期治疗措施，是急性缺血性脑血管病患者在发病后6 h以内经头颅CT平扫排除脑出血，在选择性全脑血管造影术后，在发生闭塞的血管部位动脉或静脉内注射重组的组织型纤溶酶原激活剂（r-tPA）、尿激酶进行治疗，溶解血栓，迅速恢复梗死区血流灌注，减少梗死面积，减轻神经元损伤，改善脑功能。

（二）注意事项

1. 操作前准备。

（1）评估患者的病情、年龄、意识状态、生命体征、心理状态、对溶栓治疗的了解程度。

（2）评估患者溶栓治疗的适应证和禁忌证。适应证：①年龄18~75岁。②发病6 h以内。③脑功能损害体征持续存在超过1 h，且比较严重。④脑CT平扫排除颅内出血，且无早期脑梗死低密度改变及其他明显早期脑梗死改变。⑤患者或家属签署知情同意书。禁忌证：①既往有颅内出血，可疑蛛网膜下腔出血，近3个月有头颅外伤史，近3周内有胃肠或泌尿系统出血，2周内进行过大的外科手术，1周内有不易压迫止血部位的动脉穿刺。②近3个月有脑梗死或心肌梗死史，但陈旧小腔隙性梗死未遗留神经功能体征者除外。③严重的心、肝、肾功能不全或严重糖尿病患者。④体检发现有活动出血或外伤（如骨折）的证据。⑤已口服抗凝药，且INR>1.5，48 h内接受过肝素治疗（APTT超过正常范围）。⑥血小板计数<100×10^9/L，血糖<2.7 mmol/L（50 mg/dL）。⑦血压收缩压>180 mmHg，或舒张压>100 mmHg。⑧妊娠者。⑨不合作者。

（3）观察患者意识、测量生命体征，迅速对患者进行CT检查。

（4）根据医嘱完成治疗前检查血常规、血型、出凝血常规、血糖。

（5）向患者及其家属说明溶栓治疗的目的、过程及注意事项。取得患者及其家属知情同意并签署知情同意。

（6）立即建立静脉通道。

（7）给予心电监护。

2. 操作中护理。

（1）重组组织型纤溶酶原激活物（rt-PA）溶栓。梗死后4.5 h内：用量每次为0.9 mg/kg（最大用量≤90 mg），其中10%在1~2 min内立即静脉推注，其余加入液体持续静脉滴注（1 h以上），输注完毕用生理盐水冲管。

（2）尿激酶（UK）溶栓。梗死后6 h内，每次100万~150万U，加入100 mL生理盐水中静脉滴注，30 min内滴完。

3. 操作后护理。

（1）溶栓后患者绝对卧床休息24 h，评价溶栓效果。

（2）测血压每15 min 1次，连续2 h；其后测血压每30 min 1次，连续6 h；其后测血压每1 h 1次，连续16 h；维持血压低于180/105 mmHg。

（3）测量生命体征每1 h 1次，连续12 h；其后测量生命体征每2 h 1次，连续12 h。

（4）神经功能评分（NIHSS）每1h 1次，连续6h；其后神经功能评分每3h 1次，直至72h。

（5）血常规、出凝血常规检查：溶栓后1h、2h、4h及24h后复查头颅CT。24h内不得使用静脉肝素和阿司匹林，24h后复查CT未发现出血，可以开始使用阿司匹林和（或）肝素。

（6）并发症观察。①继发脑出血，出现严重头痛、急性高血压、恶心和呕吐，应考虑出血并发症，迅速通知医师，及时复查CT；备好6-氨基己酸以对抗纤溶酶的作用。②用药后45 min时检查舌和唇，判定有无血管源性水肿，如果发现血管源性水肿立即停药，并遵医嘱给予抗组织胺药物和糖皮质激素。③观察有无出血倾向，并对症处理。④瘫痪肢体保持功能位，视病情给予按摩或被动运动。

（苏永静　张小燕　谢小兰）

第二章　内科常见专科诊断性检查及健康教育

一、纤维支气管镜检查

（一）目的

纤维支气管镜检查常用于诊断肺部肿瘤、原因不明的咯血及其他肺部疾病，也可利用支气管镜进行选择性支气管造影、注入药物或收集下呼吸道分泌物做细菌学检查等，还可以用于治疗黏液阻塞性肺不张、某些感染抽吸脓液或取小异物等。纤维支气管镜具有管径细、导光强、视野广、操作方便等优点，是目前呼吸系统疾病诊断和治疗的主要方法之一。

（二）注意事项

1. 检查前。

（1）应签署知情同意书。

（2）禁食6~8 h，以防检查时胃内容物反流进气管。

（3）备好胸部X线片，鼓励家属陪同。

（4）应排空大小便，有义齿者先取下。

2. 检查后。

（1）静卧10~15 min，禁食禁水1~2 h，以防食物误入气管，痰与分泌物须咳出，待麻醉药作用消除后，试以温水吞咽，无呛咳才可以进食流质或半流质食物。

（2）观察有无并发症，如有胸痛、气促、少量咯血无须紧张，是正常现象，轻轻将血咳出而不用做特殊处理；如出现呼吸困难、大咯血、发热等不适，应立即告知医生。

（成守珍　林芳宇）

二、胸腔穿刺术

（一）目的

胸腔穿刺术是一种常用的诊疗技术，可通过抽取胸膜腔内积液进行检验，区分漏出液或渗出液，同时寻找病因，以协助疾病的诊断及治疗。抽取胸积液可减轻压迫症状、避免纤维蛋白沉着、胸膜粘连增厚、肺功能损害等后果。另外，胸腔穿刺术还可用于胸腔内给药及抽气体治疗自发性气胸等疾病。

（二）注意事项

1. 胸腔穿刺术前应签署知情同意书。

2. 穿刺前排空大小便，带备X线片及超声波等检查结果前往检查室。

3. 穿刺时患者一般取坐位，可反坐在靠背椅上，两臂搁在椅背上缘，头伏于臂上。不能起床者可取半卧位，稍转向一侧。穿刺时如是抽气者，应取仰卧位或半卧位。

4. 穿刺过程身体不可乱动，不要咳嗽或深呼吸，以防针头移动而刺破肺泡。若出现剧烈咳嗽、头晕、心悸、胸闷、面色苍白、出汗、剧痛等胸膜过敏反应症状时，应立即报告医生，予以处理。

5. 穿刺术后保持穿刺部位干燥，24 h后方可沐浴，以免局部感染。

（冯怿霞　成守珍）

三、食管扩张术（含贲门失弛缓症）

（一）术前准备

1. 常规行X线吞钡检查，查血小板计数、凝血酶原时间及血型。

2. 签署患者手术同意书，医生向患者或家属说明治疗方法的优缺点及可能的并发症。

3. 参照胃镜术前准备，禁食6 h，带病历及有关申请书（胃镜单、X线单）前往检查室。带咪达唑仑注射剂。

（二）术后处理

1. 术后注意休息，禁食24 h，补充液体及热量，以后进食流质恢复到正常饮食。

2. 术后1～3天内注意观察胸腹痛、上消化道出血、发热、气促等情况，如症状较轻可对症处理，症状较重要警惕有无食管穿孔、出血、肺部感染等并发症，及时处理。

3. 交代患者2～4周复诊时间。

（林芳宇　成守珍）

四、电子胃镜检查

（一）目的

电子胃镜检查对于食管及胃部疾病的诊断及治疗有重要意义，可通过电子胃镜直视食管或胃部疾病，以确定病变的部位及性质；而对已确诊的胃、十二指肠疾病患者，可进行复查，以观察疗效；还可进行钳取异物、电凝切息肉及内镜下治疗。

（二）心理指导

电子胃镜虽然质软可曲，但较粗，很多检查者都有畏惧感，而且在检查时会刺激咽喉部，导致十分难受而不愿意接受检查。因此，医护人员应讲解检查的重要性，鼓励家属陪同，使患者消除顾虑，树立信心，顺利完成检查。

（三）注意事项

1. 检查前。

（1）应签署知情同意书，并交代患者检查时须有陪人，且带干毛巾一条备用。

（2）检查前1天应吃清淡易消化的食物；检查前8 h禁食、禁水，切勿吸烟。

（3）检查前30 min吞服丁卡因麻药，以降低咽喉敏感性。

（4）检查前应排空小便，有义齿者先取下，以防误咽。

2. 检查时。

（1）摆好体位，取左侧卧位，双腿屈曲，头垫薄枕；咽部麻醉时，头部应向后仰以达到充分麻醉的效果。

（2）配合医生做吞咽动作，但不要过多，防止唾液吸入气管及引起喉头疼痛。

3. 检查后

（1）检查后1～1.5 h可先喝开水，无呛咳后则可进软食；如进行活检者，则进食温凉流质，4 h后可进食半流质。

（2）若有强烈腹痛、黑便、呕血，应即告知医生。

（3）检查后1天内避免剧烈运动，如术后咽喉不适，要尽量避免剧咳，以防损伤喉黏膜。

（4）无痛胃镜检查结束，由医护人员拔针后按压针口10 min，无头晕、眼花、胸闷、气促等不适方可在家属陪同下离开，检查后当天禁止开车、骑车、从事高危作业。

（成守珍　林芳宇）

五、纤维结肠镜检查

（一）目的

纤维结肠镜可为原因不明的便血、慢性腹泻、排便异常、钡灌肠异常等疾病做出明确诊断；也可为结肠手术前确定病因及病变部位，以及为术后或药物治疗后复查和随访做检查；也可以用于结肠内息肉切除、肠内异物取出、下消化道止血等治疗。

（二）心理指导

纤维结肠镜是由可弯曲的导光玻璃纤维管构成，是从肛门始逆行于直肠、结肠，至回肠末端。这过程可引起肠道痉挛而致腹痛，且检查过程会向肠管打气致使腹胀不适，这些都会使患者比较难受而害怕接受检查。医护人员应该让患者有心理准备，鼓励家属陪同，减轻紧张情绪，树立信心，使检查顺利完成。

（三）注意事项

1. 检查前。

（1）先签署知情同意书。检查前1天开半流、戒纤维饮食单，并发检查单给患者。

（2）检查当天口服泻药，当天早餐禁食（可以饮水），预定检查4 h前服用泻药（如复方聚乙二醇电解质散）1袋，加凉或温开水2 000 mL，搅拌至完全溶解，在1.5～2 h内喝完全部2 000 mL泻药，之后可适当运动，如果大便仍有粪渣或有便秘者，继续喝水1 000～2 000 mL直至排出清水样便为止。

（3）检查前肠道不干净时，予以清洁灌肠。确保肠道清洁，以便观察肠腔。

（4）应带备有关检查结果，以供参考。

（5）检查当天上午不进饮食。检查时需有人陪伴。

2. 检查时。取膝胸位或左侧卧位。

3. 检查后。

（1）即到厕所排气，初期因空气积聚于大肠内可感到腹胀不适，但3天后会逐渐消失。检查完毕休息15～30 min才离开。

（2）适当休息，2 h后可下床活动。

（3）一般检查后第2天有结果，如取组织做病理切片时需要1周后才有结果。

（4）检查后如有持续性腹痛，大便带血量多需立即通知医生，并做相应处理。

（林芳宇　冯怿霞）

六、肝活体组织穿刺术

（一）目的

适用于通过临床、实验室或其他辅助检查，仍无法确诊的肝脏疾患。

（二）适应证

1. 协助诊断肝细胞黄疸和肝内胆汁淤积及病因与Dubin-Johnson综合征等门静脉高压或黄疸原因不明者。

2. 肝脾肿大原因不明者，累及肝脏的其他疾病，如血吸虫、黑热病、肝结核等，或肝病症状明显但诊断不明者。

3. 了解肝脏组织损害程度，明确和观察肝病的发展，例如慢性活动性肝炎，慢性迁延性肝炎，疑有肝癌或肝脏弥漫性病变但诊断不明者。

（三）禁忌证

1. 全身情况衰竭、肝功能严重障碍、严重贫血者。

2. 肝血管瘤、肝周围化脓性感染者。

3. 重度黄疸，腹水及出血倾向者。

（四）术前准备和术后护理

1. 术前应签署知情同意书。并需测定肝功能、出血时间、凝血时间、血小板计数等。待各项检查达到标准后方可穿刺。

2. 术前向患者解释清楚，以消除患者紧张或恐惧心理，并反复练习呼气后屏气动作，以便配合手术。穿刺前应给维生素$K_1$10 mg肌内注射，每天1～2次。

3. 穿刺时患者取仰卧位，躯体右侧靠近床沿，右手屈肘置于枕后，协助患者暴露穿刺部位，嘱患者配合呼吸。

4. 术后局部用无菌方纱加压5～10 min，胶布固定，绝对卧床6 h，减少躯干翻动，24 h内减少体力活动。

5. 术后观察。术后每1 h测血压、脉搏、呼吸，共3次。如出现头晕、面色苍白、出冷汗、烦躁、脉搏快、血压下降、腹痛、呼吸困难等提示有内出血情况，应立即采用输血、补液等紧急措施，并及时与医生联系。另外穿刺口24 h内不要弄湿，咳嗽时按压保护伤口。

（成守珍　林芳宇）

七、腹腔穿刺术

（一）目的

腹腔穿刺术可通过采集腹水标本行常规化验、细菌培养或脱落细胞检查，以区分出漏出液或渗出液，从而明确腹水的性质，协助诊断。也可用于腹腔内注入药物，达到直接治疗的效果，如因肝癌、肝硬化等疾病引起大量腹水产生时，也可放出适量的腹水（1次不宜超过3 000 mL），以减轻腹腔的压力，从而缓解压迫症状。

（二）心理指导

腹腔穿刺术是肝肾疾病患者的常用诊疗技术，由于大部分患者都是病情较重且伴有呼吸受限或腹部胀痛等不适，如在术中配合不好，更容易出现肠穿孔等并发症，给患者带来更大的痛苦。所以，医护人员应做好心理疏导工作，说明术前会用局部麻醉，以尽量减轻疼痛。患者应配合检查，以减少并发症的发生。

（三）注意事项

1. 穿刺术前。

（1）签署知情同意书。

（2）配合普鲁卡因皮试。

（3）排空小便，以防止误伤膀胱。

（4）根据病情取适当体位，如坐位、半坐卧位、平卧位或侧卧位。

2. 穿刺术后。

（1）应侧卧位，伤口在高位，并卧床休息24 h，以免引起会阴部水肿及穿刺口腹水的外溢；保证伤口24 h内勿湿水。

（2）应观察穿刺口有无渗血、渗液，及时接受更换敷料，以防止伤口感染；若大量抽取腹水者，应束以腹带，以防腹压骤降，内脏血管扩张而引起休克，但也不可过紧，以免造成呼吸困难。

（3）测量腹围，观察腹水消长情况。

（4）观察有无腹部压痛、反跳痛和腹肌紧张的腹膜感染征象。

（冯怿霞　林芳宇）

八、经内镜逆行胰胆管造影

（一）**目的**

经内镜逆行胰胆管造影（ERCP）是指利用纤维十二指肠内镜进行胰胆管造影。内镜经口腔置入十二指肠，再经镜身的活检钳孔将特制的导管插入十二指肠大乳头内，通过导管注入造影剂，使胰胆管及胆囊显影。

（二）**适应证**

1. 诊断困难的梗阻性黄疸患者。

2. 疑有胆管结石、肿瘤或囊肿。

3. 胆囊、胆管术后综合征。

4. 疑有胰腺肿瘤、慢性胰腺炎。

（三）**禁忌证**

1. 化脓性胆管感染。

2. 急性胰腺炎。

3. 病毒性肝炎。

4. 全身疾病一般情况较差者。

5. 胃镜检查禁忌者。

6. 对碘造影剂过敏者。

（四）**术前准备**

1. 患者需签内镜检查治疗知情同意书，向患者介绍检查中需要配合的事项并解除患者的顾虑和紧张心理。

2. 术前1天做碘过敏试验，做白细胞计数及血清或尿淀粉酶测定。

3. 术前禁食6～12 h。

4. 除去活动义齿，松解衣裤等，除去身上金属物，并保管好。

5. 方法与配合：检查前5～10 min含服麻醉剂，麻醉咽喉部，减轻插管不适。

（五）**护理**

1. 术后密切观察病情，2 h、12 h测血胰腺炎组合，术后12 h测血常规。注意大小便情况，有无腹痛等，无特别情况时可下床做轻微活动。

2. 术后次日空腹检查血清淀粉酶，如超过200 U，又伴有腹痛或发热等症状者应按急性胰腺炎处理。

3. 胆管造影的患者，以进食低脂半流饮食2～3天，一般术后2～4 h，可给予温和的半流质饮食。

4. 置鼻胆管接负压瓶者应观察液量颜色，管道通畅情况。

（冯怿霞　黄美娟）

九、胶囊式内镜检查

（一）检查前一天

在检查前一天的午饭后，仅进食医师规定的流质饮食，晚上9点服泻药，禁食。

1. 进行胶囊内镜检查前2 h不得服用任何药物。

2. 检查前24 h起要戒烟。

3. 对于男性，进行检查前1天要剃去腹部肚脐上下15 cm范围的体毛。

4. 胶囊内镜有可能会引起肠道阻塞，患者需做登记并递交知情同意书。

（二）检查当天

1. 在检查的指定时间到达检查室，着装应宽松，松身式两件套上衣为佳。

2. 口服去泡沫剂。

3. 阵列传感器将通过黏性的衬垫固定在患者的腹部，并与数据记录仪连接，记录仪会挂戴包绕在患者的腰部腰带上，在医生指导下服用M_2A胶囊。

（三）吞服胶囊后

1. 咽后至少2 h内不要进食或饮水，4 h后可以吃少量食物。检查全部结束后，即可正常饮食。上述饮食指导适用一般情况，除非医师另有指定要求。服用M_2A胶囊后如出现腹痛、恶心、呕吐中的任何一种情况，请立即与医师联系。

2. 从服用M_2A胶囊到排出前，不能接近任何强力电磁源区域。

3. 有时候，所摄取的某些图像会因为电波干扰而丢失，极少数情况下这种结果会导致需要重新进行胶囊内镜检查。

4. 胶囊内镜将工作8 h，在此期间的行为请完全遵照医嘱要求。任何时候都不要断开检查设备间的连接或是移动腰带。由于数据记录仪实际是一台小型电脑，因此告知患者尽可能爱护记录仪，避免突然的动作或敲打。

5. 检查期间，要每15 min确认一下记录仪上部绿／蓝灯是否闪烁，如果停止闪烁，记录下当时的时间并通知主管的医生。同样，您还要记录下任何情况诸如进食、饮水及有不正常感觉的时间，并将这些记录在您交还记录设备时一起交给医师。

6. 检查期间要尽量避免高强度的可能导致出汗的活动。不要弯腰屈体。

（四）检查结束后

1. 医生会指导在检查结束时如何归还检查设备。如果医生让患者自己解下检查设备，按下述步骤进行。

（1）将阵列传感器和数据记录仪的连接分开。

（2）取下数据记录仪腰带（连带数据记录仪和电池包）。

（3）将数据记录仪与电池包的连接分开。

（4）将数据记录仪和电池包放在安全的地方。从腹部取下阵列传感器时不要拉传感器头部，而是分别轻轻地从传感器黏性垫片的无黏性小耳开始剥离，取下后与其他设备放在一起。

（5）术后观察大便情况，以便确定胶囊有无排出。

2. 数据记录仪中保存着您的检查图像。因此持放及运送数据记录仪、记录仪腰带、阵列传感器及记录仪电池包要小心。为防止数据信息丢失，要避免冲击、震动或阳光直射。尽快将所有设备还给医生。

3. 如果患者不能肯定M_2A胶囊确实排出体外，并且出现进展的无法解释的腹痛、呕吐或其他肠道阻塞症状时，联系咨询医师，在进行核磁共振前可能需要进行腹部X线检查。

（成守珍　黄美娟）

十、肾脏穿刺术

（一）目的

肾脏穿刺术是为了明确肾脏疾病的诊断及了解肾脏病的分类，以指导用药治疗。

（二）心理指导

肾脏穿刺术严格要求患者密切配合，做好各项术前准备才能使检查顺利完成，防止并发症的发生。但患者往往出现害怕及忧虑情绪，并难以配合术前准备。因此，医护人员要做好解释工作并指导患者做好术前准备，使患者减轻紧张情绪，正确配合检查。

1. 穿刺前，签署知情同意书。

（1）术前3天始配合测血压、脉搏、呼吸及体温，并预防性使用止血药。

（2）需在B超下行肾脏穿刺者，应配合行普鲁卡因皮试。

（3）应配合检查出、凝血时间，凝血酶原时间，血小板计数，异常者不能做此检查。

（4）练习吸气后屏气的动作，要屏气30 s以上，否则不能做此项检查。

（5）练习术时所摆体位，即俯卧位，并在腹部垫以厚枕；并练习床上使用大小便器。

（6）穿刺前应排空小便。

2. 穿刺过程。术时配合好，尤其是吸气后屏气动作，以确保检查顺利完成。

3. 穿刺后。

（1）绝对卧床6 h，术后6 h如无特殊情况，可转动身体（腰部不能用力）；24 h后无肉眼血尿可下床活动；如出现血尿应延长卧床时间，直至肉眼血尿消失。

（2）如出现血尿加重、腰部胀痛、持续性肋痛或发热等症状，应即通知医护人员，予以相应处理。

（3）穿刺后3个月内勿提重物。

（三）饮食指导

手术当天进食半流质；术后多饮水，以达到冲洗尿路及防感染的作用。

（蔡金辉　林芳宇　冯怿霞）

十一、基础代谢率测定

（一）目的

基础代谢是指人体在清醒、空腹、无精神紧张和外界环境（如温度）的影响下的能量消耗率。通过测定患者的血压及脉搏来推算其基础代谢率，以了解甲状腺的功能状态。

（二）行为指导

1. 测定前数天停服可影响甲状腺功能的药物，如甲状腺制剂、抗甲状腺药物、镇静药和兴奋剂等。

2. 测定前1天晚餐不宜过饱，夜间保证有充足睡眠（不要服安眠药）。

3. 测定前排空大小便。在环境安静的检查室里再卧床休息0.5～1 h后测定血压和脉搏，以推算出基础代谢率。

4. 检查日晨勿起床，禁食，避免一切不必要的活动，如梳头、洗脸、刷牙、谈笑等。

（成守珍　冯怿霞）

第三章　内科特殊的治疗方法及护理配合的健康教育

一、吸　痰

（一）目的

吸痰是指通过电动吸引器连接吸痰管经由鼻腔、口腔或人工气道进入呼吸道，以清除口腔和呼吸道内的分泌物、呕吐物，保持呼吸道通畅，预防肺部感染或感染加重。适用于年老体弱、新生儿、危重麻醉未醒、建立人工气道等不能进行有效咳嗽的患者。

（二）教育的内容

1. 吸痰前的评估。患者的病情、意识状态、生命体征、血氧饱和度、痰液的量和黏稠情况，肺部听诊有无痰鸣音。

2. 吸痰管的选择。粗细适宜（小于气管套管内径的1/2）、长短合适、质地适宜的吸痰管。

3. 吸痰管插入的深度。经口气管导管插入的长度成人为（22 ± 2）cm，儿童为年龄+12 cm；经鼻气管导管插入的长度=经口气管导管插入长度+2 cm。

4. 吸痰的压力。成人40～53.3 kPa（300～400 mmHg），儿童33～40 kPa（250～300 mmHg）。

5. 吸痰的顺序。先吸气管内，后吸口鼻腔。进行口腔内吸痰时，患者勿用牙齿咬吸痰管或用牙齿抵抗，应配合张开嘴巴，并进行有效的咳嗽。

6. 吸痰前可适量饮水或进行雾化吸入以稀释痰液，气管插管或气管切开的痰液黏稠者，可协助患者变换体位、滴入生理盐水稀释痰液或叩击背部3～5 min后再行吸痰。

7. 吸痰时，可能会因刺激引起咳嗽，此时先暂停吸痰，患者应自行咳嗽，使痰液往上移动，便于吸引。

8. 每次吸痰时间不超过15 s，间歇3～5 min后再进行第二次的吸痰。

9. 吸痰前后给予高浓度的氧气吸入，以提高患者的氧储备。避免吸痰引起患者缺氧。

10. 吸引过程中如患者出现呼吸困难、发绀等不适，应立即停止操作。

（张国娟　成守珍　龙英华）

二、超声雾化法

（一）目的

超声雾化法是应用超声波能把药液变成细微的雾状微粒后随着自然呼吸进入呼吸道，达到治疗气道疾病的目的。

（二）教育的内容

1. 检查雾化机器的性能，配好药物。

2. 根据患者合作能力选择口含喷嘴或面罩。

3. 治疗前排空小便。

4. 取坐位或侧卧位，围毛巾/治疗巾于颈部，颌下放弯盘，避免弄湿衣服。

5. 调节雾量，药液成雾状喷出。

6. 将面罩罩于口鼻上或将口含喷嘴放入患者口中。

7. 在雾化时，患者用口做深吸气，用鼻呼气，以便药液能达到气管深处，到药液雾化吸入完毕。

8．每次治疗时间为15～30 min，如出现头晕、手麻痹等情况时，应即停止雾化，待症状缓解后再做治疗。

9．在雾化过程中，有痰液时及时吐出或协助排痰。

10．雾化器按常规清洁消毒。

（张国娟　龙英华　成守珍）

三、氧气吸入法

氧气吸入法是通过给患者吸入高于空气中氧浓度的氧气，以提高肺泡内的氧分压，达到改善组织缺氧的目的。适用于各种原因引起的缺氧。

1．注意用氧安全，切实做好"四防"：防震、防火、防热、防油。氧气筒内压力很高，要避免倾倒撞击，防止爆炸；氧气助燃，在氧气筒的周围严禁烟火和易燃品，氧气表及螺旋口上勿涂油，避免引起燃烧。

2．使用鼻导管吸氧者，吸氧前先清洁鼻腔，防止分泌物堵塞影响供氧效果。

3．严禁自行调节氧流量，氧流量的大小需要医护人员根据病情调节。调节时先分离鼻导管，调好流量后再接上，避免大量气体冲入呼吸道损伤肺组织。

4．氧气筒内的氧气不可用尽。当压力降至5 kg/cm^2（49 kPa）时，即不可使用，以防空气中的尘土颗粒进入筒内而造成再充气时引起爆炸的危险。

5．若病情许可，患者进食时暂停吸氧，避免引起呛咳和腹胀。

（成守珍　张国娟）

四、食管胃底静脉曲张治疗（硬化剂、套扎、组织胶）

（一）治疗前准备

1．查血型、血小板计数、凝血时间及凝血酶原时间，备血。

2．择期硬化治疗者给予维生素K₁纠正凝血酶原时间。

3．按胃镜检查事项准备，并签署手术同意书。

4．观察患者生命体征和全身情况，失血性休克或肝性脑病需纠正后才能施行内镜下止血术。

（二）术后配合

1．术后卧床休息1～2天。不做用力下蹲、屈身、弯腰等大的活动，保持大便通畅。

2．术后禁食24 h，以后可进食温凉流质，再到半流质，逐步改为软食。

3．术后数天内可能出现一些并发症，要注意观察。

（1）再出血。定时监测生命体征变化，注意是否有呕血、黑便情况。

（2）胸骨后疼痛。术后24 h轻至中度胸骨后疼痛为正常现象，如感觉疼痛明显要通知医生酌情给予止痛剂。

（3）发热。术后3天内体温不超过38℃为正常现象，如超过38.5℃时或发热持续不退，并伴有寒战时应立即通知医生采血细菌培养，并加强抗菌治疗。

（龙英华　成守珍）

五、成 分 输 血

（一）目的

输血是临床上常用的一种治疗方法，在危重患者的抢救及外科手术中应用较为普遍。成分输血是一种更有效、合理的输血方法，将全血中各种有效成分，用物理或物理化学方法分离并精制成高浓度、高纯度的制品，根据患者的具体情况，"缺什么，补什么"。所以，成分输血具有一血多用、节约血源、制品浓度与纯度高、疗效好、能最大限度地降低输血反应和疾病传播的优点。

（二）内容

1. 在输血或血制品前，患者一定要了解并记住自己的血型，以便配合医护人员核对，避免差错的发生。

2. 成分输血的类别、适用范围及注意事项。

（1）输注红细胞，包括浓缩红细胞和洗涤红细胞。前者适用于血容量正常的各种贫血患者，后者适用于输入全血或血浆后屡次发生过敏反应的患者、血液透析及器官移植患者。此类血制品较浓缩，滴注速度往往较慢，且对血管刺激性较大而会使血管周围皮肤有刺痛感，如患者有不适难忍，应做进一步的处理。

（2）输注白细胞，主要有浓缩粒细胞，可用于治疗粒细胞减少而抗生素治疗无效的严重感染，一般在6 h内输完，速度不宜过快。

（3）输注血小板，适用于治疗严重的再生障碍性贫血，输大量库血或体外循环心脏手术后血小板锐减，以及其他导致血小板减少所引起的出血等情况。通常在常温下（最佳温度为20℃）6 h内用专用的输血管输完。输前充分摇匀，输注过程也应经常摇动，以免发生凝集块。

（4）输注冷沉淀（含纤维蛋白原、凝血因子Ⅷ、凝血因子Ⅻ等），适用于特定凝血因子缺乏所引起的疾病，包括血友病、获得性凝血因子缺乏和纤维蛋白原缺乏等。此制品要求快速滴注，但要以患者耐受的速度为准。

（5）注意不私自调速，注意有无输血反应，如出现高热、寒战、皮肤潮红、瘙痒、荨麻疹，或胸闷、呼吸困难等不适情况，应及时告知医护人员。

3. 指导输血反应及并发症的观察，如出现以下症状，应即停止输注并及时通知医护人员做进一步的处理。

（1）过敏反应为最常见的输血反应。临床表现为高热、寒战、皮肤潮红、瘙痒、荨麻疹等，严重时可有胸闷、喉头水肿、呼吸困难等情况。

（2）循环负荷过重对于心脏代偿功能减退的患者（如老年人、幼儿、心脏病患者），如输血过量或速度过快，会因循环超负荷而造成心力衰竭和急性肺水肿。早期症状为头部剧烈胀痛、胸闷、呼吸困难、发绀、咳出大量粉红色泡沫痰等。所以，患者不能私自调速。

（3）溶血反应是最严重的并发症。主要是因为输入异型血和RH阴性血所致。典型症状为输入几十毫升血后，出现休克、寒战、高热、呼吸困难、腰背酸痛、心前区压迫感、头痛等。如出现上述之一的症状，应马上停止输注，及时报告医护人员，保持安静及配合抢救工作。

（林芳宇　龙英华　张国娟）

六、合 理 用 药

（一）重要作用和意义

药物无论在预防、治疗或诊断疾病中都起着相当重要的作用。随着社会发展，人类素质的提高，不仅仅是医护人员必须熟练掌握药物的性能、作用及副反应以合理用药，患者也应该懂得合理用药的知识，以能更好地配合治疗，恢复及增进健康。

（二）**家庭用药指导**

1．药物的合理保管。

（1）根据药物品种的不同，分类存放。

（2）根据药物性质的不同，保存药物，最好分别装入棕色瓶内，将盖拧紧，放置于避光、干燥及阴凉处，以防变质失效。

（3）部分易受温度影响的药品，如胎盘球蛋白、利福平眼药水等，可放入冰箱内保存。

（4）酒精、碘酒等制剂，应密闭保存。

2．药物的有效期。药物均应有有效期，过期便不能使用，否则会影响疗效，甚至带来不良效果。如片剂产生松散、变色，糖衣片的糖衣粘连或开裂，胶囊剂的胶囊粘连、开裂，丸剂粘连、霉变或虫蛀，散剂严重吸潮、结块、发霉，眼药水变色、混浊，软膏剂有异味、变色或油层析出等情况时，则不能使用。

3．安全用药。每种药物都应有药名、用量、用法、适应证及不良反应。凡未经医生明确诊断的疾病，不能自己随便用药。药品应放在安全的地方，防止给小儿拿取而误服。

4．家庭常备药物。

（1）解热镇痛药，如阿司匹林、氨基比林、吲哚美辛等。

（2）感冒药类，如氯苯那敏、感冒通、强力银翘片等。

（3）止咳化痰药，如溴己新、喷托维林、蛇胆川贝液等。

（4）助消化药，如多潘立酮、多酶片等。

（5）外用消炎消毒药，如酒精、碘酒、紫药水、红药水、高锰酸钾等。

（6）外用止痛药，如风湿止痛膏、红花油等。

（成守珍　林芳宇）

七、人工心脏起搏术

（一）**目的**

人工心脏起搏是通过起搏器用一定形式的脉冲电流，刺激心肌，以替代心脏的起搏点发放冲动，使心脏按人为的频率有效地收缩和舒张，维持全身正常的血液循环。主要用于治疗慢性心律失常。

（二）**心理指导**

人工心脏起搏术是一种创伤性治疗技术，患者要承受一定的痛苦。医护人员应向患者做好解释工作，使患者勿过于紧张，并讲解只要配合好术前准备和术后护理工作，就可顺利完成手术，减少并发症的发生。

（三）**特殊指导**

1．术前。

（1）先进行三大常规、血液生化、出凝血时间、心电图、胸片、心脏彩超等常规检查。

（2）在手术部位接受常规备皮，并搞好局部清洁卫生，尽量避免弄破皮肤。

（3）术前3天停用活血化瘀药物，如肝素、阿司匹林、双嘧达莫等药物。

（4）术前晚可口服安定等镇静剂，以确保睡眠质量。

（5）指导患者训练床上大小便，指导患者掌握呼气屏气动作，以便配合静脉穿刺插入起搏器导管。

（6）术前一餐应少食但不禁饮食，以防患者虚脱、低血糖或静脉充盈不良。

2. 术后。

（1）安装永久性起搏器应绝对卧床48～72 h，且限于平卧位，或左侧卧位，并在穿刺处用沙袋（0.5 kg）压迫6～8 h，以防出血或导管移位。尽量少翻身，如临时起搏患者，应卧床休息，减少活动至搬除电极等装置为止。

（2）术侧肢体制动，禁止外展、上举或用力，可做肘关节活动和握拳以促进术侧肢体血液循环。

（3）避免用力咳嗽和呕吐，必要时用手按压伤口。

（4）3天后逐渐下床活动，不宜剧烈运动，拆线后术侧上肢可缓慢高举过头触及对侧耳垂。

（5）进食高蛋白、高维生素、富含纤维素、清淡易消化食物，保持大便通畅。

（6）家属亲友不宜用任何金属或带磁性的物品接触起搏器。

（四）出院指导（永久性人工心脏起搏器患者）

1. 自测脉搏。一般起搏器的预设频率为60～80次/min。为了解起搏器的频率是否保持正常，可定时自测脉搏并记录，如脉率下降至30～40次/min时，应立即就诊。

2. 出院后无论出外或在家都应该把病情记录卡放在身上，以备应急时使用。记录卡上需有自己的姓名、年龄、疾病、家庭地址、电话、起搏器型号、安装日期、安装起搏器医院及随访医生姓名等。

3. 术后1、3、6个月各随访1次，以后每年随访1次，接近保用期则需每3～6个月随访1次。

4. 1个月内避免大幅度转动、用力上举动作，避免突然弯腰、甩手、振臂。

5. 应避免到有强大磁场、高压电场的场所，以防干扰起搏器的功能，如汽车发动机、摩托车、电动剃刀、有故障的电器、MRI检查室、电梯间等。

6. 如出现头昏、晕倒、心律失常等安装起搏器前类似症状时，应立即就诊。

（五）特别提醒

1. 患者不要将开着的手机靠近起搏器的植入部位，相距至少10 cm，避免把手机放在起搏器侧的上衣口袋，并用对侧耳朵使用电话。

2. 机场安检时需提供起搏器植入卡或证明。

（龙英华　张国娟）

八、体外反搏

（一）目的

体外反搏是一种治疗血管阻塞性相关疾病的新方法。适用于心、脑、肾、眼等脏器的缺血性疾病，也可用于中老年保健。体外反搏能提高主动脉舒张压，增加心脏及其他缺血器官组织的血流灌注，促进冠状动脉侧支循环的形成及开放；能降低主动脉收缩压，减轻心脏的阻力负荷及心肌耗氧量；能降低血液黏滞度，改善微循环，减少血小板聚集，增加缺血器官的有效灌注血量；还能增加血液中的心钠素、前列环素、超氧化物歧化酶等，降低血栓素水平，从而达到稳定血管内皮，改善血管功能、血循环及代谢等目的。适用于各种缺血性疾病，包括冠心病、脑梗死、视网膜中央动脉栓塞、突发性耳聋及中老年保健治疗等。

（二）心理指导

体外反搏是一种无创伤、简便、安全、有效的治疗技术，治疗过程全程监护，所以患者无须紧张，应积极配合医护人员。

（三）特殊指导

1. 术前。

（1）勿进食得过饱，检查前勿做剧烈运动。

（2）排空小便，少饮水，以防治疗中产生尿急。

（3）应常规进行心电图、超声心动图检查，建议测血管舒张功能（FMD）。

（4）治疗前患者肢体皮肤应避免破损，并准备薄棉裤，血压控制140/90 mmHg、心率70次/min。

2．治疗时。

（1）尽可能放松、入睡。

（2）应平卧于反搏床上，接受在下肢及臀部裹以特制的气囊套，以防皮肤磨损。

（3）勿乱动，以免导线脱落。当下肢及臀部加压时，可能有不适感，如出现头晕、胸闷等症状，随时告知医护人员。

（4）一般接受1个疗程反搏治疗，每疗程36次，每天1次，每次1～2 h。

（5）严重的主动脉瓣关闭不全、主动脉瘤、夹层动脉瘤、出血性疾病、各种心瓣膜病或先天性心脏病并有心功能不全倾向及肢体有血栓性静脉炎或感染病灶的患者均禁做该治疗。

（胡运秋 成守珍）

九、三腔二囊管

（一）目的

通过三腔二囊管可直接压迫食管、胃底和贲门的静脉扩张，达到压迫止血的目的，并可阻止血液流向食管静脉，主要用于食管下段或胃底静脉曲张破裂出血之压迫止血，也起到胃肠减压的作用。

（二）心理指导

三腔二囊管虽然类似胃管，但直径较胃管大，在插管时会有一定的难度，患者也会感到难受；而且需要接受该治疗的患者，病情一般较重，所以，医护人员应做好解释工作，让患者切勿紧张，同时也向家属讲解说明，使其配合治疗和病情观察。

（三）特殊指导

1．插管前，应取下活动性义齿，排空大、小便。

2．插管时，教会患者配合做好吞咽动作。

3．插管后，保持鼻腔黏膜清洁湿润，定时滴入液体石蜡，并及时用棉签清除鼻腔分泌物及痂痕，加强口腔护理。

4．置管期间，应保持口腔清洁卫生，定时接受口腔护理，并用液体石蜡涂口唇，预防干裂。

5．观察有否出血及管道脱出、窒息、误入气管等并发症的发生，注意观察脉搏、呼吸的变化，如出现呼吸困难，甚至窒息等情况，应立即报告医护人员。

6．注意观察引流出的胃内容物的颜色，并注意粪便颜色的变化，如有异常及时报告医护人员。

7．出血停止48 h以后，可停止充气，除去牵引力，并固定三腔二囊管，观察12 h后仍无出血者，可考虑拔管。

8．拔管前先口服液体石蜡30～50 mL，润滑后再缓慢拔管，以免凝血块凝滞而拉破黏膜以致再次出血。

9．拔管后，要漱口及清洁鼻腔。

（黄美娟 龙英华 成守珍）

十、血液透析

（一）目的

血液透析是肾脏替代治疗方法之一，是指把血液自患者体内引出，通过透析器的半透膜分隔，一边是血液，另一边是含有一定化学成分的透析液，进行物质交换（通过弥散、渗透、超滤的原理），以达到排除体内代谢废物，调节水、电解质、酸碱平衡，补充体内所需物质的目的。

（二）心理指导

人工肾可以说是血液的清洁机。对急性肾功能衰竭患者，可及时挽救生命。而对慢性肾功能衰竭患者，必须长期间歇透析以维持生命，每次透析4 h，每周至少需2～3次。患者在精神上及经济上都要承受巨大的压力，易出现抑郁、暴躁、不合作等心理问题，导致生存质量下降。医护人员应予以充分的关怀、爱护与体贴，并指导适当身体锻炼，结交病友，鼓励家属亲友予以支持与照顾，使患者达到心理平衡，树立与疾病做斗争的信心，积极配合治疗，提高生存质量。

（三）特殊指导

1. 透析前。

（1）对患者的评估。了解患者透析间期体重增长情况，有无出血倾向、感染、饮食及睡眠等情况。

（2）患者的准备。透析患者入透析室前应换入室鞋、磅体重，戴患者胸卡或腕带。

（3）医护人员的准备。准备好运转正常的透析机，测患者体温、脉搏、呼吸及血压等，有利于了解病情，判断是否有低血压、休克、严重出血、心力衰竭、心律失常等透析相对禁忌证。

（4）血管通路的准备。血管通路是指将患者的血液从体内引出进入管道及透析器，再回到患者体内的通路。根据患者血管通路情况，做好相应透析前准备。

2. 透析中。

（1）配合血管穿刺，固定好穿刺针后可取舒适体位进行透析。

（2）注意透析过程中并发症的发生，教育患者透析过程如有以下症状时即告知医护人员：①头晕眼花、打呵欠、流眼泪、心慌、便意等症状是低血压的先兆；②穿刺口突然感觉胀痛；③透析过程出现牙周口腔黏膜出血或咽喉血泡；④发热、咳嗽、腹泻、腿抽筋等；⑤气促、不能平卧等心衰表现。

3. 透析后。消毒穿刺口，用止血贴覆盖，再用无菌敷料按压穿刺部位15～20 min，按压力度以能止血且能摸到动脉搏动为宜。注意保护瘘管。如为深静脉置管，应固定好导管。

（四）饮食指导

1. 限制水分摄入并记录出入水量。因患者残肾功能越来越弱，尿量会越来越少，甚至出现无尿现象，不限制水分会影响心肺功能而导致心功能不全的并发症。一天理想的摄入量应是残余尿量加500 mL。两次透析之间的体重应不超过体重的5%，最好是3%。

2. 限制食盐和钾的摄入。因慢性透析者易致高血钾、高血钠，血钾过高会出现四肢麻木、心律失常甚至心搏骤停；水钠潴留也会导致高血压及心力衰竭。故应限制食盐和含钾丰富的食物，少吃豆类、冬菇、咖啡、香蕉、柑、橙、杨桃、杏仁、开心果、花生、番茄、芋头、马铃薯、山药等食物。食盐的摄入应根据患者的尿量、每周的透析次数而决定。每周透析2次的无尿患者钠盐摄入量为3～4 g/d，水分摄入为1 000 mL/d，每周透析3次的患者钠盐摄入量为4～5 g/d，水分摄入为1 200 mL/d。水分的摄入包括米饭、汤、粉、弱、饮水的所有含水量。

3. 蛋白质的摄入。由于长期透析会丢失氨基酸及蛋白质，所以蛋白质的摄入量为1.0～1.2 g/（kg·d），应以优质蛋白质饮食为主，如牛奶、鸡蛋、禽肉等优质蛋白。

4. 热量摄入充足可防止组织蛋白质分解，提高蛋白质的利用率。建议血液透析患者摄入热量

126～147 kJ/（kg·d）［30～35 kcal/（kg·d）］。

5. 维生素的摄入。透析可丢失水溶性维生素，需补充叶酸、B族维生素及维生素C。

（五）注意事项

1. 透析后注意休息，不宜过度劳累，防止受凉或上呼吸道感染；8 h内尽量避免注射、穿刺或手术等刺激性治疗。提醒患者规律血透的重要性，按时回院透析。

2. 注意保护好动静脉造瘘管。如穿刺失败，皮肤肿胀，应马上用冰敷，防止肿胀扩大，第2天用33%硫酸镁湿敷或24 h后用热敷、喜疗妥及马铃薯片敷，以帮助血肿吸收；如血管或穿刺点出现炎症、过敏，应按医嘱服用消炎抗菌药或涂抹抗过敏药膏。应保持内瘘皮肤清洁、干燥，避免搔抓。每天随时注意触摸内瘘震颤，发现震颤减弱或消失，随时回院就诊。

3. 内瘘侧肢体不能用来抽血、补液及测血压。

4. 为防止内瘘堵塞，内瘘侧肢体不应拿取过重物品，不能受压，在睡眠时则不应将其压在身体下。

5. 高血压患者降压药的服用应严格遵医嘱，防止透析过程出现低血压。

6. 配合定时复查有关各项血液生化检查，以便为治疗和饮食提供参考指标。

7. 严格区分传染性及非传染性透析患者，做到分透析室、定机、定人。传染性透析患者使用一次性透析物品。

（叶晓青　王饶萍）

十一、腹 膜 透 析

（一）目的

腹膜透析是利用腹膜作为半透膜，向腹腔内注入透析液，借助两侧的毛细血管内血浆及腹腔内透析液中的溶质浓度梯度和渗透梯度，通过弥散和渗透原理以清除机体代谢废物和潴留过多的水分，同时，补充机体必要的物质。这样不断地重复向腹腔内灌入新鲜腹膜透析液→透析液在腹腔内存留一定时间→排出陈旧透析液的周期，则可达到清除毒素、脱水、纠正酸中毒和电解质紊乱的治疗目的。适用于肾功能衰竭，严重的水电解质紊乱、酸碱失衡和不宜行血液透析的患者等。临床上分为连续非卧床腹膜透析（CAPD）和间歇性腹膜透析（IPD）。腹膜透析既可人工操作，也可应用自动腹膜透析机，患者置管后可在家里居家透析。

（二）心理指导

腹膜透析的优势：腹膜透析是利用自身腹膜，生物相容性好，能持续透析，内环境相对稳定；心血管负荷小，没有透析后综合征；能较好地维持水、电解质、酸碱平衡。另外，腹膜透析操作简单易学，饮食受限较少，运动时间、地点灵活，社会活动不受限制，对儿童生长发育无明显影响。腹膜透析的局限性：患者必须每天透析，而且要在腹腔放置腹膜透析导管。所以，医护人员应讲解腹膜透析的优缺点，使患者有较好的心理准备，权衡得失，更好地配合治疗。

（三）特殊指导

1. 指导配合进行腹腔内置管术。

（1）术前进行血液系统检查，残余肾功能的测定等准备。

（2）术前接受普鲁卡因皮试。

（3）患者应做好个人清洁卫生，尤其把手术部位清洁好，并接受做备皮及清洁脐部的工作术前准备。

（4）术前排空大、小便。

（5）术后可能会出现疲倦、眩晕、软弱等不适，休息后会缓解。

（6）术后可逐步恢复活动和饮食。

（7）术后保持伤口清洁干燥，每天或隔天更换敷料，并观察伤口有无出血及渗液情况，如有出血及渗液，应及时告知医护人员。

（8）术后衣服应宽大，内衣柔软，无刺激性。

（9）避免透析管道被牵拉和打折，防止导管出口处牵扯伤及管道断裂。

（10）导管出口处愈合后，可行淋浴（忌盆浴），但须用密封袋（可用人工肛袋）保护好透析管。淋浴后，拭干透析管及其周围皮肤并做出口处护理。

2. 指导在家庭使用的非卧床连续腹透法的步骤与注意事项。

（1）家庭透析环境要简洁，应用消毒液抹拭地面，避免在通风处进行透析。每天用紫外线灯消毒空气1～2次，每次30 min。准备好透析物品。

（2）透析前排空大、小便，学会测干体重、血压、体温及脉搏并做记录。

（3）掌握无菌透析操作技术，透析前洗手、戴口罩，用无菌方法连接及卸除透析液双联系统等。

（4）透析过程。连接透析液与透析管道→放出腹腔的旧液体→灌入新鲜的透析液→用碘伏帽封好透析管道→处理透出液→结束换液→可外出活动。

（5）透析详细步骤。双联系统八步操作、五步接管法。

①准备环境。经紫外线消毒的操作室，关闭门窗及风扇或调整空调风向，清洁台面，远离宠物及小孩。

物品：正确浓度及适宜温度的透析液、两个蓝夹子、碘伏帽、口罩；

操作者：戴口罩，洗手并用纸巾擦干手。

②检查透析液。检查的内容包括：双手轻轻挤压透析液袋检查是否漏液；拿起透析液袋从侧面检查袋内是否有杂质；检查透析液的浓度、有效期，确认出口塞未被折断、拉环未松脱、引流袋内无液体。

③连接透析导管与双联系统的五步接管法要点。一"抓"：拇指与食指抓住短管，管口略向下倾斜，手放平，固定不动；二"夹"：将双联系统接口处夹在小指与无名指之间，双联系统管道置于短管下方；三"拉"：将食指伸入接口拉环内用力向外拉开，注意不要用手去抠；四"拧"：将短管上的碘伏帽拧开并弃去；五"接"：要点是"绕"，即另一只手从下方绕过抓住双联系统管道接口，再绕回将双联系统与短管连接起来，连接时短管口应稍朝下，旋拧双联系统结口至与短管完全密合。注意：接管过程中，抓住短管的手不动，接管旋拧时由另一只手向上旋拧，以免掉管。

④引流。用蓝夹子夹闭入液管道，将透析液袋口的绿色出口塞折断，悬挂透析液袋，并将引流液袋放在低位。打开短管旋钮开关开始引流，引流过程中注意观察引流液的颜色、量及清亮度。引流完毕关闭短管的开关。

⑤冲洗。松开入液管道的蓝夹子，观察透析液流入引流袋，5 s后再用蓝夹子夹住出液管道。

⑥灌注。打开短管旋钮开关，开始灌注。灌注结束后关闭短管开关，并用蓝夹子夹闭入液管道。

⑦分离。确保入液管道及出液管道已用蓝夹子夹闭，短管开关已关上。撕开碘伏帽的外包装并检查帽内海绵是否浸润碘伏。将短管与双联系统分离，将短管口朝下，旋拧碘伏帽盖至完全密合。将拉环套在引流液的双联系统上，并卸下蓝夹子。注意分离时抓住短管的手不要动，另一只手旋拧分离，以免掉管。

⑧称量并记录。将液体放在盘秤上称重，根据称得的重量，再减去双联系统的袋子及管道的重量，将得出的数字填写在腹膜透析记录本上。

（6）要注意观察进出腹腔的透析液的性质、颜色及量，如进入腹腔的透析液出现混浊，严禁使用；如腹透后流出液出现血性、混浊，应及时告知医护人员。

（7）透析液温度应在38～40℃，以接近体温温度为宜，以免引起腹膜刺激。

（四）饮食指导

原则保持理想体重，免进食过咸、过甜或油腻食品。

1. 宜进优质高蛋白饮食，多吃瘦肉、鱼类、奶制品等。每天需1.2～1.3 g/kg。

2. 避免高磷及高胆固醇食物，如动物内脏、有壳海产（如虾、蟹、蚝、鲍鱼等）或动物油脂（如猪油、牛油、鸡汤、骨头汤等）。

3. 血钾高者，避免进食高钾食物，如鲜蘑菇、榨菜、马铃薯、冬笋、红枣干、中药等。

（五）预防并发症

1. 腹膜炎规范透析，如有腹痛、发热、腹透液混浊等，应及时打电话回透析中心咨询并回院治疗。

2. 导管出口感染：如有红、肿、热、痛或脓液渗出等症状，应及时咨询医护人员并回院治疗。

3. 如出现血压低、体重下降、恶心、呕吐、乏力等脱水症状时，应增加饮水量，减少使用高浓度透析液，并应及时向透析中心咨询，必要时回院诊治。

4. 出现血压高、体重剧增、呼吸困难等积水症状时，应减少饮水量，低盐饮食，也应及时向透析中心咨询，必要时回院诊治。

5. 定时进行有关各项检查，以了解病情和指导治疗。

（林建雄　林芳宇）

第四章　内科各专科常见疾病的健康教育

第一节　呼吸系统常见疾病的健康教育

一、肺　炎

（一）疾病简介

肺炎是指终末气管，肺泡和肺间质的炎症。常见病因有感染、毒气、化学物质、药物、放射线，以及食物呕吐物的吸入，过敏、风湿性疾病等。受凉、劳累可诱发。主要表现为发病急骤、突发寒战、发热、胸痛、咳嗽、咳痰。儿童、年老体弱、身体抵抗力下降者易患本病。

（二）饮食指导

进食高热量、高蛋白、富含维生素、易消化饮食，一般取流质或半流质饮食，如牛奶、蛋羹类、细软面条、鱼粥、肉粥等，少量多餐及多饮水，1~2 L/d。忌食温热生痰食物，如蛇肉、白果、柑、胡椒、龙眼肉，其他禁忌同慢性支气管炎、肺气肿。

（三）作息指导

高热时卧床休息，保证充足睡眠，退热后可在室内活动，注意初次起床应防受凉。做好口腔护理，经常漱口。

（四）用药指导

常用药物有抗生素及祛痰药等，应在医护人员指导下遵医嘱服用药物。用药过程中如出现皮肤瘙痒或皮疹、腹泻、胃部不适、血痰，应立即告诉医护人员。

（五）特殊指导

1. 配合痰培养标本的留取。

2. 若痰多，难以咳出，可每2~4 h进行1次有效咳嗽，即先数次随意深呼吸（腹式），吸气终了屏气3~5 s，然后进行咳嗽。也可使用胸部叩击法，两手手指并拢拱成杯状，腕部放松，迅速而有规律地叩击胸部各肺叶，从肺底自下而上，由外向内，120~180次/min，每一肺叶反复叩击1~3 min，以使痰液松脱，易于咳出；也可遵医嘱进行气管湿化治疗，以达到湿润气管黏膜，稀释痰液的目的。

3. 高热时，可行头部、腋窝、腹股沟处冰敷、温水擦浴、酒精擦浴，退热时注意保暖，及时更换湿衣服。必要时可遵医嘱服用退热药，同时要密切观察有否出汗、退热或虚脱症状出现。

（六）病情观察指导

配合监测生命体征，注意有无寒战、胸痛及咳嗽、咳痰情况。

（七）出院指导

肺炎虽可治愈，但若不注意身体，易复发，故出院后应戒烟，避免淋雨、受寒，尽量避免到人多的公共场所，及时治疗上呼吸道感染，1个月后回院复查胸片。如有高热、寒战、胸痛、咳嗽、咳痰应即就诊。必要时可接受流感疫苗、肺炎球菌疫苗注射。

（冯怿霞　张朝晖）

二、支气管哮喘

（一）疾病简介

支气管哮喘是由多种细胞和细胞组分参与的气管慢性炎症性疾病。通过神经体液而导致气管可逆性的痉挛、狭窄。病因尚未完全明确，主要与遗传、过敏、感染、环境、药物、职业、运动、精神因素有关。发作前常有干咳、呼吸紧迫感、连打喷嚏、流泪先兆，发作时表现为呼吸困难、咳嗽和哮鸣三大症状。

（二）饮食指导

1. 给予清淡、易消化、富有营养饮食，避免冷、硬、油炸及易导致过敏的食物，如虾、蟹、鱼、蛋类、牛奶、生姜、木耳等，戒烟酒。

2. 患者由于疲乏和液体摄入量减少，同时呼吸急促、大量出汗使体液丢失过多，应进食营养丰富的流质或半流质，如面条、稀饭等，多饮水，饮水量在2 500～3 000 mL，使每天尿量在1 500 mL左右。每天进行温水擦浴，勤换衣服和床单，保持皮肤清洁和舒适，保持口腔清洁。

（三）作息指导

1. 起居有规律，保证足够的睡眠。注意劳逸结合，防剧烈运动后呼吸困难，诱发哮喘。

2. 哮喘发作者应卧床休息，取半卧位或床上放一小桌让患者伏桌而卧，以减少疲劳。

（四）用药指导

应在医护人员指导下遵医嘱用药。主要用药为平喘、抗过敏、祛痰、抗感染，如使用特布他林、沙丁胺醇、氨茶碱、泼尼松、盐酸氨溴索、抗生素类药，使用后如出现手颤、心跳、咽痛、支气管痉挛、心慌、震颤、强直性痉挛、恶心呕吐、头痛、失眠、口腔溃疡、皮肤瘙痒等，应即告诉医护人员。

（五）特殊指导

1. 出现哮喘先兆或发作应即使用吸入器吸入止喘药物，使用方法指导如下：吸入前先缓慢呼气，呼气完毕立即将喷口放入口内，双唇含住喷口，经口缓慢吸气，在深吸气过程中按压驱动装置，继续吸气，吸气末再屏气5～10 s，然后再缓慢呼气。若再次吸入要等3～5 min后。

2. 支气管哮喘严重者，出现不同程度的缺氧或二氧化碳潴留，应配合接受血气分析，以了解情况，为治疗提供依据。

（六）病情观察指导

配合监测生命体征，注意咳嗽、呼吸困难程度。病情控制后，仍应注意有无哮喘发作先兆，如干咳、打喷嚏、流泪等。

（七）出院指导

1. 了解家庭及生活环境的过敏原，避免接触过敏原，如防止花粉、烟尘、异味气体的吸入，不养宠物，居室避免放置花草、皮毛等。经常调节室内温、湿度，保持室内空气新鲜。

2. 尽量少去公共场所，尤其在花粉和霉菌高峰季节应尽量减少外出。避免暴露在寒冷的空气中，避免与呼吸道感染的人接触，积极防治上呼吸道感染。

3. 均衡饮食，合理安排生活起居，保证充足的睡眠，避免劳累、情绪激动。

4. 坚持锻炼身体，以增强机体抵抗力，做呼吸运动操，但要避免剧烈运动。

5. 痰多者应尽量将痰液排出。

6. 了解自己的用药名称、剂量、方法，哮喘发作时正确使用定量气雾剂，并且随身携带。自己用药不能控制者应即到医院就医。

7. 注意有无哮喘发作先兆，如干咳、连打喷嚏、流泪等。哮喘发作表现为：呼吸困难、咳嗽、哮鸣，出现以上情况应即使用定量气雾剂或即就医。

8. 培养良好的情绪和战胜疾病的信心，家人或友人对哮喘者予以支持鼓励。

（成守珍　张朝晖）

三、自发性气胸

（一）疾病简介

气胸是指肺组织及脏层胸膜破裂，空气进入胸膜腔，气胸使胸腔内压力增加，甚至变为正压引起肺压缩，静脉回流发生障碍造成不同程度的肺、心功能障碍。其病因主要继发于肺部基础疾病，从高压环境突然进入低压环境，如航空潜水作业、举重物、屏气、剧烈咳嗽、打喷嚏、正压机械通气。典型者主要表现为突然胸痛、呼吸困难、胸闷、烦躁不安、发绀、出冷汗，甚至休克。

（二）饮食指导

给予高蛋白、高维生素、纤维丰富的食物，如蔬菜（芹菜、菠菜、白菜等），多饮水，以防便秘。

（三）作息指导

保证充足睡眠，取舒适体位，多翻身，防止引流管受压。

（四）用药指导

其治疗用药主要是从胸腔插管注入粘连剂，由医生执行，作用是使两层胸膜粘连，胸膜腔闭合。用药过程中可能出现疼痛，程度可因人而异。其疼痛是由于药物刺激胸膜所致，可渐渐缓解，必要时可使用镇痛剂。

（五）特殊指导

1. 配合接受胸腔置管闭式引流。

2. 卧床休息，血压平稳者取半坐位，卧床期间，协助患者每2 h翻身1次。注意防止其受压、扭曲及脱管；同时应保持水封瓶低于引流管胸腔出口平面60 cm；需进行必要检查、治疗而运送患者时应用两把血管钳夹紧引流管，防止引流管滑脱、漏气；防止空气或瓶内水倒吸入胸腔；定时做深呼吸及咳嗽动作，加强胸腔内气体排出。

3. 每天进行数次手臂的全范围活动，防止肩关节粘连。

4. 保持大便通畅，避免用力排便，以防止刚刚愈合的胸膜再次破损，使空气进入胸膜腔，气胸复发。

5. 活动时动作应慢，避免用力、屏气、大笑、咳嗽、打喷嚏等。

6. 活动时要慢，防止插管脱出或脱节，如有脱节，马上捏住伤口或反折引流管，及时通知医护人员并进行更换。避免空气进入胸腔或引起上行感染。

（六）病情观察指导

1. 观察引流管是否通畅，有无血液及液体引出，不通时可变换体位或轻咳后观察引流瓶内水柱液面有无波动。若无波动，且患者出现呼吸困难加重、发绀、大汗、胸闷等不适，应立即通知医生处理。

2. 插管处有无疼痛及血液渗出。

3. 配合观察生命体征变化，注意胸痛、气促、干咳等情况。

（七）出院指导

积极治疗原发病，避免诱因，应戒烟。

1. 注意休息，避免过度劳累。避免抬举重物、剧烈咳嗽、屏气、用力排便等。合理安排工作、学习和生活。

2. 保持心情舒畅，避免过于激动和精神紧张。

3. 适量户外活动、增强体质，预防感冒。在气胸痊愈后的1个月，不要进行剧烈运动，如打球、跑步等。

4. 宜食富含营养和纤维素的食物，保持大便通畅。

5. 如出现胸闷、憋气等症状时，立即就诊，以免延误病情。

6. 定期到医院复查。

（冯怿霞　成守珍）

四、慢性支气管炎、慢性阻塞性肺疾病

（一）疾病简介

慢性支气管炎（简称慢支）是指支气管黏膜及其周围的慢性非特异性炎症，主要表现为反复发作的咳嗽、咳痰或伴喘息反复发作的慢性过程为特征。常见诱因有寒冷、疲劳。慢支严重时使终末细支气管远端的管腔弹性减退、过度膨胀、充气和肺容积增大，从而发展为阻塞性肺气肿（简称肺气肿），它是一种严重危害健康的常见病，应积极防治。

（二）饮食指导

加强营养，多食肉类、蛋类、蔬菜、水果，多饮水。忌辛辣刺激性食物（如辣椒、大蒜、洋葱、胡椒粉、芥末等）及油腻物（如油炸、油煎食物、猪油、牛油、肥肉等），戒烟酒。忌生冷食物（如冰淇淋、冷瓜果、冷饮料等），水果可加热后食用。

（三）作息指导

保证充足睡眠，以半坐卧位为佳。根据呼吸困难程度进行运动，鼓励患者在活动增加、情绪及身体处于有压力的情况时，使用控制呼吸的技巧包括缩唇腹式呼吸法及腹式呼吸法，并且从床上锻炼到床边锻炼，逐渐延长步行距离及增加运动量。

（四）用药指导

其用药主要为抗生素、镇咳、祛痰、平喘类药，应在医护人员指导下遵医嘱服用药物。服后出现皮疹、皮肤瘙痒、心悸、头晕、手颤、咽痛、溃疡等应及时告知医生。

（五）特殊指导

1. 配合接受纤维支气管镜检查。
2. 若痰多难以咳出，可进行有效的咳嗽，先做5～6次深呼吸，吸气后屏气片刻，然后进行咳嗽，这样使分泌物从远端移向大气道，容易咳出，每2 h进行1次。也可使用胸部叩击，两手手指并拢拱成杯状，腕部放松，迅速而有规律地叩击胸部各肺叶，每肺叶反复叩击1～3 min。
3. 学会呼吸训练方法。

（六）病情观察指导

配合监测生命体征，注意有无呼吸困难，咳嗽、咳痰加重，发绀，发热，心率快，胸闷不适等。

（七）出院指导

1. 加强全身锻炼及鼻耐寒锻炼，增强抵抗力。
2. 注意天气变化，防受凉。
3. 注意室内空气清新，室温16～18℃，湿度60%，避免刺激性气体粉尘等。
4. 保证充足水分，加强蛋白质、维生素、微量元素摄入。劝戒烟、戒酒。
5. 痰多时做有效咳嗽及胸部叩击法。
6. 注意口腔卫生，及时治疗上呼吸道感染。
7. 家庭氧疗者应注意用氧安全及氧疗装置定期更换、清洁、消毒。
8. 下列情况应及时就医：呼吸困难，咳嗽、咳痰加重，发绀，发热，心率快，胸闷不适等。

（张朝晖　成守珍）

五、慢性肺源性心脏病

（一）疾病简介

慢性肺源性心脏病（简称肺心病）主要是由于支气管肺组织或肺动脉及其分支的原发病变引起的肺动脉高压所导致的心脏病，主要病因为慢性肺部疾病，常可因急性呼吸道感染而诱发。轻者仅表现为原发病症状，重者则出现严重呼吸困难、发绀、尿少、下肢浮肿，甚至出现嗜睡、昏迷等。急性发作以冬、春季多见，发病年龄多在40岁以上，常可诱发肺、心功能衰竭，死亡率较高。

（二）饮食指导

患者因久病，体质衰弱，热量及蛋白质消耗较多，应给营养丰富、易消化的食物为原则，如瘦肉、豆腐、蛋、鱼、新鲜蔬菜、水果等。少食多餐，进餐前后漱口。有水肿和腹水、尿少的患者应限制钠盐摄入，如有低钠血症，可进含盐饮食，多汗或服用利尿剂时给含钾较多的食物，如橙汁、鲜蘑菇等，进食时宜取坐位，细嚼慢咽，防止呛咳。忌油腻、辛辣、生冷饮食。

（三）作息指导

注意身心两方面休息。取半坐卧位或端坐卧位，保持姿势舒适。双下肢水肿明显者应抬高下肢。入睡困难者，根据病情可给予镇静剂。

（四）用药指导

遵医嘱用药，主要用药有强心、利尿、平喘及消炎药，用药后如出现心律失常、黄视或绿视、头晕、手脚麻木、手颤、心动过速、咽痛、支气管痉挛、皮肤瘙痒或皮疹等不适应立即告诉医护人员。

（五）特殊指导

1. 根据心功能情况取舒适卧位，活动量以不出现症状为宜。
2. 坚持戒烟。
3. 学会缩唇腹式呼吸锻炼。
4. 进行家庭氧疗者，应注意保持气道氧管通畅，室内严禁明火，氧气筒注意勿振动及接触油性物体，宜低流量吸氧，2 L/min左右。

（六）病情观察指导

配合观察病情，注意有无气促、发绀、心跳快、心律不齐、水肿及洋地黄中毒等表现及其程度。

（七）出院指导

1. 坚持戒烟。
2. 遵医嘱服药。
3. 介绍专科门诊时间，定时复诊。
4. 水肿者限制水、盐摄入。
5. 进行家庭氧疗及腹式呼吸锻炼。
6. 出现气促、发绀、心跳快、心律不齐、水肿等表现，应及时就诊。

（成守珍　冯怿霞）

六、急性呼吸窘迫综合征

疾病简介

详见第二编第五章"急性呼吸窘迫综合征"的内容。

七、支气管扩张

（一）疾病简介

支气管扩张是由于支气管管壁被损坏而形成管腔扩张和变形。扩张的支气管可呈柱状和囊状两种形态，多数为慢性感染及阻塞因素导致支气管管壁及其周围组织的破坏所致。主要表现为慢性咳嗽、大量脓痰、反复咯血及继发肺部感染，其中最危险的是出现大咯血。

（二）作息指导

严格卧床休息，出现咯血前驱症状时应轻轻取患侧卧位，头偏向一侧。若出血部位不明确可取平卧位。咯血停止后注意休息，保证足够睡眠。

（三）饮食指导

以营养丰富、易消化为原则，以半流质饮食为主，如牛奶、蛋羹、肉粥等，多食新鲜水果、蔬菜，病情稳定后可普食。忌食辛辣、刺激性食物，少食多餐，进食前后漱口，多饮水，每天1 500 mL以上。此外应忌食热性食物，如荔枝、李子、羊肉、狗肉等。油、山楂等不利于止血也应忌食。发病时应暂时禁食，咯血停止1 h后可进食，禁止进食过热食物。

（四）用药指导

遵医嘱使用药物，用药过程中如出现头痛、心悸、面色苍白、恶心不适，应即告诉医护人员及时处理。

（五）特殊指导

1. 配合接受纤维支气管镜下止血术。术前使用局麻药以减少局部反应及心律失常的发生，使用鼻黏膜收缩剂，目的是利于纤维支气管镜进入及减少出血，患者应在术中保持安静，服从医护人员的指导，术后禁食1 h，勿进食过热食物。

2. 配合体位引流的治疗。

3. 防窒息。咯血较多时应取患侧卧位，轻轻将气管内积血咯出。

4. 家属学会窒息时的应急抢救。立即取头低脚高45°的俯卧位，面向一侧，轻拍背部，迅速排出气道和口咽部的血块，有条件者用较粗的鼻导管进行器械吸引并高浓度吸氧。

（六）病情观察指导

配合监测生命体征，大咯血时迅速配合建立静脉通道，按医嘱及时补充足够水、电解质及输血。病情控制后注意观察痰的性质，再出血时注意出血的量及其他伴随症状。

（七）出院指导

1. 遵医嘱服药，积极治疗原发病。

2. 预防呼吸道感染，戒烟、酒，忌辛辣。

3. 掌握有效咳嗽、胸部叩击、雾化吸入及体位引流的排痰方法。

4. 出现咯血先兆应镇静，取患侧卧位，头偏向一侧，不要因害怕咯血而不将血咳出，但避免过分用力咳嗽。

5. 定时回院专科门诊复查。

6. 出现痰中带血丝、剧烈咳嗽、胸部不适等咯血前驱症状，患者应保持镇静，由家属送往医院，有大咯血或窒息者在自行抢救的同时应立即就医。

（张朝晖　冯怿霞）

第二节　消化系统常见疾病的健康教育

一、溃疡性结肠炎

（一）疾病简介

1. 定义。原因不明的直肠和结肠慢性非特异性炎症性病变。

2. 病因。感染因素、免疫因素、精神神经因素、饮食过敏。

3. 临床表现。反复发作腹泻、黏液脓血便、腹痛和里急后重。

（二）饮食指导

1. 供给足够的热量、蛋白质、无机盐和维生素，尽可能避免出现营养不良性低蛋白血症，以增强体质，利于病情缓解。

2. 应避免食用刺激性和纤维多的食物，如辣椒、芥末等辛辣食物，以及白薯、萝卜、芹菜等多渣食物。疾病发作时，应忌食生蔬菜、水果及带刺激性的葱、姜、蒜等调料。刀工要细，不要用大块肉烹调，要经常用碎肉、肉丁、肉丝、肉末和蒸蛋羹、煮鸡蛋等形式。尽量限制食物纤维，如韭菜、萝卜、芹菜等。

3. 腹泻时不宜进食油及油炸食品，烹调各种菜肴应尽量少油，应采用蒸、煮、焖、氽、炖、水滑等烹调方法。加餐宜少量多餐，增加营养。

4. 严重便血、病情重者，要禁食。

5. 恢复期间保证营养的摄入，注意保证水、电解质、酸碱平衡，少量多餐。

6. 营养摄入不足的患者可服用安素或静脉营养治疗。

（三）作息指导

1. 生活规律化，劳逸结合，避免精神紧张，保持乐观情绪。

2. 适当锻炼身体，增强体质。

（四）用药指导

1. 避免使用泻药。

2. 遵医嘱用药，逐渐减量，不可骤停。

（五）出院指导

1. 用柳氮磺胺吡啶（SASP）时，应在医生指导下，逐渐减量，不能自行停药。

2. 用泼尼松时，应按医嘱逐渐减量到停药。

3. 进食富含蛋白质、维生素、低渣食物，鼓励患者饮用无刺激性饮料（如水、果汁等）。

4. 避免给肠道刺激性的食物，如粗糙的、多纤维的食物及辛辣的、油煎的食物。

5. 避免食用易产生过敏反应的食物，如虾、蟹等。

6. 保证足够睡眠，日常生活注意劳逸结合。

7. 坚持正常的生活规律，保持心情愉快。

8. 避免使用泻剂，以防诱发病情。

9. 保持肛周皮肤清洁、干燥。

10. 如有腹痛加剧，腹泻，大便带血、黏液、脓血便或肛周疼痛、红肿时及时就诊。

（黄美娟　梁碧宁）

二、胆 囊 炎

（一）疾病简介

1. 定义。胆囊炎是由于胆囊管阻塞、化学性刺激和细菌感染引起的胆囊炎症性疾病。

2. 病因。

（1）胆囊管阻塞（结石、蛔虫等阻塞）。

（2）胰液反流入胆管其中的消化酶会腐蚀胆囊壁。

（3）细菌感染，能使胆汁中胆盐发生化学变化，从而增强胆盐对胆囊的侵蚀作用。

3. 临床表现。主要症状为右上腹疼痛、恶心、呕吐和发热，胆管阻塞的患者有皮肤黄染。

（二）饮食指导

慢性胆囊炎患者平时进食应以清淡、易消化的食物为主。忌食生冷、油腻及过硬不易消化的食物。所以进食需注意以下几点：

1. 摄入适量的蛋白质。以每天50～70 g为宜。

2. 补充适宜的碳水化合物。碳水化合物是慢性胆囊炎患者热量的主要来源。碳水化合物易消化，利用率高。但肥胖同时或合并冠心病或高脂血症时，则需要适当限制碳水化合物的摄入，包括主食及含糖糕点、糖块的摄入，以利于减轻体重。

3. 大量饮水。保持每天1 500～2 000 mL水量的摄入，以利于胆汁的稀释，减少胆汁淤积。

4. 多食高纤维素的食物。便秘能影响胆汁的排出，所以多食粗纤维的蔬菜和水果，不仅能避免便秘，此外，还能弥补炎症造成的津液和维生素的损失。

5. 少食高脂肪、高胆固醇的食物。低脂肪是指脂肪总量以20～30 g为宜，并把这些脂肪总量分在各餐中。低胆固醇是指忌食含胆固醇高的食物，如蛋黄、动物内脏（脑、肝、肾）等。鱼油中含大量多烯酸，能降低血中胆固醇水平，所以可多食用鱼类食物。

此外，有规律地进食，适当节制饮食，进食宜定时、定量，少食多餐，忌暴饮暴食，也是合理饮食的重要因素。

（三）出院指导

1. 合理饮食，按医嘱服用出院药物。

2. 保持心情愉快，避免受刺激。

3. 如有发热、畏寒、右上腹疼痛等不适，即到医院诊治。

4. 肥胖者发生胆囊炎、胆石症比率高，故有此病的肥胖者应予减肥。

（吕洁梅　黄美娟）

三、急性胰腺炎

（一）疾病简介

1. 定义。急性胰腺炎是指胰腺消化酶在胰腺内被激活后对本身器官消化所致的急性化学炎症，是消化系统中最常见的急症之一。

2. 病因。胆管疾病，酗酒和暴饮暴食、胰管阻塞、感染、手术和外伤、药物、十二指肠乳头邻近部位的病变。

3. 临床表现。腹痛、恶心、呕吐、发热、黄疸，甚至休克。重症胰腺炎可合并器官损害。

（二）饮食指导

1. 禁食。对轻症，一般禁食3～5天，症状好转后可给清淡流质，逐渐过渡为低脂、低蛋白饮食。对重症，需禁食1～2周以上。

2. 饮食有节制，坚持戒酒。

3. 加强营养，少量多餐，予低脂低蛋白饮食，补充脂溶性维生素、维生素B_{12}、叶酸及铁剂，避免进食辛辣刺激性食物。

（三）用药指导

1. 抑制胰腺分泌，采用禁食、胃肠减压、全胃肠外营养方法。

2. 采用抑制胰酶分泌物药物。生长抑素、抑酸剂如H_2受体拮抗剂或质子泵阻滞剂，也可适当用抗胆碱能药物。

3. 轻症合并感染或重症采用抗生素。

4. 使用解痉止痛药如哌替啶等。

5. 避免长期应用雌激素、维生素A和口服避孕药，慎用利尿剂、硫唑嘌呤、吲哚美辛等。

（四）特殊指导

1. 胃肠减压。重症胰腺炎要持续负压吸引，固定牢固，防止脱离。在腹痛、腹胀减轻，腹部压痛消失，体温及白细胞恢复正常时，即可停止胃肠减压。

2. 保持心情舒畅，坚持正常的生活规律。

3. 出现严重恶心、呕吐、剧烈腹痛、寒战、高热，及时就诊。

4. 重症病例尽早置空肠管进胃肠内营养。

（五）出院指导

1. 宜清淡、易消化、低脂饮食。

2. 避免暴饮暴食，宜少量多餐，减轻胰腺负担。

3. 戒酒，避免刺激性食物。

4. 保持心情愉快，坚持正常的生活规律。

5. 如出现腹痛、呕吐、发热、皮肤黄染症状等应及时就诊。

（黄美娟　梁碧宁）

四、肝　硬　化

（一）疾病简介

1. 定义。是在肝炎的基础上，尤其是慢性肝炎中度和重度，由于久治不愈，逐渐发展而成的一种慢性疾病。

2. 病因。病毒性肝炎、长期酗酒、胆汁淤积、药物或化学毒物损伤肝脏、心功能不全致肝脏瘀血、遗传性、营养不良。

3. 主要临床表现。乏力、食欲减退、消化不良、恶心、呕吐、厌油、腹胀、出血倾向及贫血、内分泌功能失调、腹水等。

（二）饮食指导

1. 以米、面为主，满足每天糖量400 g左右，不能过分摄入糖。

2. 蛋白质饮食要少而精，每天膳食中有60 g优质蛋白质，即可满足需要，可交替食鱼、鸡蛋、乳类、豆制品等优质蛋白质。血氨升高者应限制蛋白质摄入。

3. 新鲜蔬菜、水果应充足供给，因是最好的食品。每天食用量700～900 g，如卷心菜、白菜、萝卜、菠萝、葡萄、西瓜等。

4. 限制油摄入，每天不超过20 g，尤其动物脂肪尽量少食。

5. 限制水和盐（尤其腹水、浮肿患者），设法增进食欲和消化能力，经常用少盐的糖醋小菜佐餐，同时保证蛋白质的吸收利用，以提高血浆胶体渗透压，消除水肿。

6. 禁烟酒，食物不宜辛辣、过热、过硬。

（三）门脉高压的临床表现及其导致的上消化道出血的指导

1. 临床表现。脾肿大、脾功能亢进、侧支循环建立与开放（食管下端、胃底静脉曲张、腹壁和脐周静脉曲张、肛门的痔核形成）、腹水。

2. 上消化道出血的处理。主要有平卧（呕血时注意侧卧或平卧头偏向一侧），禁食，输血，补充血容量，维持水、电解质平衡，应用止血药（如生长抑素、垂体后叶素）、口服凝血酶，必要时行三腔二囊管压迫止血、内镜下对曲张静脉进行套扎、注射硬化剂及手术治疗。

（四）行为指导

1. 调节情绪。正确对待疾病，保持心情舒畅，生活愉快，树立战胜疾病的信心，有利于康复。

2. 节制饮食不能暴饮暴食，不要偏食，严格戒酒，避免进食坚硬的食物。

3. 预防多种感染。注意饮食起居、个人卫生、天气变化时及时增减衣服。

4. 防过劳。在康复期不必绝对卧床休息，可以散步、打太极及参加轻度的家务劳动。禁房事。勤复查。

（五）出院指导

1. 按医嘱服药，保持心情开朗、愉快。

2. 高蛋白质、高热量、富含维生素、易消化、无刺激性、纤维少的饮食为宜，如奶类、鸡蛋、鲜果汁，适当的糖和脂肪等。

3. 腹水者应低盐或无盐饮食，严重者限制每天的入水量。

4. 禁酒，避免进食粗糙、坚硬或刺激食物，以防引起食管或胃底静脉破裂出血。

5. 注意个人卫生，保持全身皮肤清洁卫生。

6. 保证足够的休息时间，注意劳逸结合。

7. 坚持正常生活规律。环境清洁、舒适、安静。

8. 定期复查，有不适或黑便，及时随诊。

（黄美娟　吕洁梅）

五、消化性溃疡

（一）疾病简介

1. 定义。消化性溃疡是一种常见的、多发性的慢性消化系统疾病，通常指发生在胃、十二指肠球部的溃疡，这种病主要是与胃酸、胃蛋白酶的消化作用有关。

2. 主要临床表现。上腹部疼痛，包括：慢性反复发作史，疼痛的周期性、节律性，性质为隐痛、钝痛、刺痛、烧灼痛、刀割样痛等。

3. 疼痛的特点。

（1）周期性。表现为症状逐天出现，持续数天、数周或数月后缓解，缓解数月或数年又行复发。复发常在春季和晚秋，患者在夏季感觉良好。

（2）发病因素。疲劳、精神紧张、焦虑、饮食不当、饮酒，以及应用引起溃疡的药物等。

（3）节律性。胃溃疡：进食—疼痛—缓解。十二指肠溃疡：常在两餐之间和夜间出现，多在空腹时疼痛，进食—缓解—疼痛。

（二）饮食指导

1. 溃疡出血期应禁食，停止后逐渐过渡到流质、半流质、软食，宜温冷食物。

2. 定时进食，少量多餐，每天4～5次。

3. 饮食要清淡，避免辛辣、油炸、过咸食物及浓茶、咖啡等刺激性饮料，同时也要避免过热、过冷的食物。戒烟酒。

4. 注意饮食卫生，控制脂肪摄入。

5. 食物要切碎、煮软，忌食粗糙的食物和含纤维高的食物。采用蒸、煮、烩的烹调方法，尽量减少食物对胃黏膜的刺激。

（三）用药指导

1. 遵医嘱服药，制酸药如雷尼替丁等应在饭后0.5～2 h服，质子泵抑制剂如奥美拉唑等应餐前15～30 min服用。

2. 慎用或禁用加重溃疡的药物。

（1）水杨酸类，如阿司匹林。

（2）抗炎止痛药，如保泰松、吲哚美辛。

（3）肾上腺皮质激素，如泼尼松、氢化可的松等。

（4）利舍平。

（四）特殊指导

1. 溃疡有出血，大便隐血实验阳性患者应卧床休息，出血较多时勿单独上厕所或走动。

2. 定期查胃镜。

3. 多观察大便颜色，大便发黑时要警惕是否出血。

（五）出院指导

1. 进食定时，不宜过快、过饱、过饥。

2. 避免粗糙、过冷、过热和刺激性食物或饮料，如香料、浓茶、辛辣刺激食物、调味品、咖啡及油煎食物等。

3. 以清淡富营养为主，少量多餐。

4. 注意饮食卫生，戒烟酒。养成细嚼慢咽的好习惯。

5. 保证足够休息。保持有规律地生活，注意劳逸结合。

6. 如有恶心、呕吐、腹痛、呕血、黑便（排除因进食含铁食物或药物引起的）等不适，要及时复诊。

（吕洁梅　梁碧宁　黄美娟）

第三节　泌尿系统常见疾病的健康教育

一、肾病综合征

（一）疾病简介

肾病综合征不是一独立的疾病，而是由于肾小球滤过膜的通透性增高，导致大量血浆蛋白自尿中丢失而引起的一组临床症候群。肾病综合征的典型症状表现为大量蛋白尿（每天＞3.5 g/1.73 m^2 体表面积）、低蛋白血症（血浆白蛋白＜30 g/L）、高脂血症和不同程度水肿为特征，临床上可分为原发性肾病综合征和继发性肾病综合征。其病因不明，可能与机体免疫功能紊乱有关。

（二）饮食指导

1. 患者饮食以清淡为宜。在大剂量激素治疗期间或有水肿，应给予低盐饮食。低盐饮食要求每天钠盐摄入量在3～5 g。有明显水肿者时应钠盐摄入量＜3 g/d。

2. 注意蛋白质摄入量。肾病综合征的患者蛋白质摄入以维持机体需要及加上尿中丢失量即可，每天每千克体重1 g（每天80～100 g），且以动物优质蛋白质为主，如牛奶、鸡蛋、鱼和肉类等。少吃富含饱和脂肪酸的食物，如动物油脂，可吃富含不饱和脂肪酸的食物如芝麻油、鱼油、植物油。肾功能损害者根据肾功能情况限制蛋白质摄入量。

3. 激素治疗过程中，应调整饭量，勿暴饮暴食；尿少、血钾高者应禁食含钾高的水果和蔬菜，如香蕉、橙子、柑、西瓜、桃子、榨菜、冬菇、紫菜、马铃薯、冬笋等。

4. 伴有贫血时，可补充富含铁、维生素B_{12}、叶酸等的食物，如木耳、菠菜等。限制对肾脏有刺激作用的食物，如芥末、辣椒等。

（三）作息指导

患者视病情或卧床休养或一般休息。患者若出现下列任何情况时需卧床静养：中度以上的水肿，肉眼血尿或少尿，每天尿量在400 mL以下，或出现严重并发症。眼睑面部水肿者枕头应稍高些，严重水肿者应经常更换体位，胸腔积液者宜半卧位，阴囊水肿宜将阴囊托起。患者若长期卧床休息亦不利于身体的康复，当其症状和体征减轻或消失，则可以适当活动。患者经治疗后若病情稳定，可以参加轻松的运动，选择适合自己的运动方式，如散步、打太极拳、练气功等。运动量的大小、时间的长短因人而异，一般以自己不感到劳累为宜。否则，会使肾病加重或迅速恶化。

（四）用药指导

1. 副作用。糖皮质激素（如泼尼松）不良反应多，特别是突然停药后，由于体内皮质激素不足，可使原疾病复发或恶化，称"反跳现象"。

2. 用药时间。激素在人体内早上6：00—8：00分泌达到最高峰，这一时间口服可提高疗效，减轻副作用。

3. 激素的用药主要注意起始用量要足，减撤药要慢，维持用药时间要久。

4. 激素使用时要注意观察尿量、水肿、血压等情况。应按时、按量服药，不可随意停药或减量，以免引起复发。应选择在饭后服药以免刺激、损害胃黏膜。

5. 免疫抑制剂。最常用为环磷酰胺。使用时要多饮水，注意观察有无肉眼血尿、脱发等。

6. 利尿剂使用后或在多尿期间要注意观察有无低血钾表现，如精神萎靡、无力、腹胀等。如有低血钾表现，应及时报告医生处理。

（五）行为指导

1. 重度浮肿者，由于需卧床休息，应定时更换体位，注意皮肤护理，以预防褥疮的发生。

2. 起床或蹲厕所后应慢慢坐起或站立，防止体位性低血压。

3. 穿宽松、柔软的衣服，鞋子应宽大，防止擦伤皮肤。

4. 学会自测尿蛋白。

5. 每天定时自测尿蛋白，如出现尿蛋白（++～+++）、浮肿、发热、尿量减少或其他呼吸道症状，应立即就诊。

6. 利尿剂使用后或在多尿期间要注意观察有无低血钾表现，如精神萎靡、无力、腹胀等。如有低血钾表现，应及时报告医生处理。

（六）病情观察指导

1. 记录24 h出入量，注意体重变化，自测尿蛋白或送验尿蛋白。

2. 应用免疫抑制剂时，注意观察有无头昏、恶心、呕吐及尿的颜色改变等。服用激素时注意有无过度兴奋，多言乱语等精神异常症状，注意有无腹痛，观察大便颜色。

3. 有无发热、咳嗽、腹痛、尿路刺激征等感染现象，有无面色苍白、无力、食欲低下、浮肿加重、心率减慢、手足抽搐等电解质紊乱现象。

（七）出院指导

1. 预防感染。注意个人卫生，避免常到公共场所，防止交叉感染。同时注意防着凉感冒。

2. 按医嘱坚持正确的服药治疗。

3. 定期复查尿常规、血生化等检查。

4. 病情稳定，无浮肿或轻度浮肿的患者可适当运动，如散步、骑单车、打太极拳。

5. 浮肿明显的患者应卧床休息，减少运动，平卧时抬高双下肢以减轻浮肿。

（林芳宇）

二、肾盂肾炎

（一）疾病简介

肾盂肾炎是由细菌（极少数为真菌、病毒、原虫等）直接引起的肾盂、肾盏和肾实质的感染性炎症。好发于女性，尤其是育龄妇女、女幼婴和老年妇女。分急性、慢性两期。急性期的临床表现有全身表现：寒战、高热、全身不适、乏力、食欲减退等；泌尿系统症状包括腰痛、尿频、尿急、尿痛及尿液的变化。慢性期的症状轻重不一。此疾病疗程较长，易复发。患者要保持良好心态，树立信心，掌握预防知识，追踪检查，如延误治疗，可致病情反复发作，迁延不愈。

（二）易感因素

1. 尿流不畅如结石、肿瘤、尿道狭窄等。

2. 膀胱输尿管反流。

3. 抵抗力低。

4. 女性的生理特点，如月经期、尿道短等。

（三）饮食指导

1. 鼓励多饮水，每天摄入量应在2 500 mL以上，勤排尿，促进细菌和炎性物质的排出。

2. 忌烟酒，宜吃清淡、富含水分的食物，忌食韭菜、葱、胡椒、蒜、生姜与辛辣的刺激性食物。

3. 进食含有丰富的维生素C和胡萝卜素的食物，如各种蔬菜、水果，有利于炎症消退和泌尿道上皮细胞的修复。

4. 选择清热解毒、利尿通淋的食物，如菊花、芥菜、芥蓝头、冬瓜等。

5. 忌食温热性食物，如羊肉、兔肉、狗肉及其他油腻食物，以免炎症加剧。

（四）作息指导

急性肾盂肾炎或慢性肾盂肾炎急性发作期均应卧床休息，直至症状消失，小便检查阴性。恢复期可适当活动，但要避免劳累，保证充足的休息和睡眠。

（五）用药指导

1. 及早应用抗菌药物治疗最为重要，必须严格按医嘱服药。常用药物如头孢曲松、氧氟沙星等。

2. 治疗期间和停药后复查、随访甚为重要，不可过早停药或擅自换药、减量，以免致感染复发或迁延不愈成为慢性。

3. 慢性肾盂肾炎需要2种药物联合应用，通常治疗2～4周，如无效或再发，则应选择敏感药物分成2～4组交替使用，每组药物用1个疗程，停药1～5天，共用2～4个月。

（六）行为指导

1. 高热时可采取降温。退热时往往出汗较多，要及时补充水分，防止虚脱，及时更换干燥舒适的衣服，防止着凉感冒。

2. 腰痛时应卧床休息，取舒适体位，可用热水袋热敷，减轻疼痛。

（七）病情观察指导

定时监测体温，注意有无寒战、全身不适、乏力、食欲减退、恶心、呕吐等，注意腰痛的程度，有无尿频、尿痛、尿急，观察尿液的变化。

（八）出院指导

1. 避免尿路感染的反复发作，注意个人卫生，每天清洁会阴部，不穿紧身裤，局部炎症时要及时诊治。如发病与房事有关，于房事后即排尿并口服抗生素1次，有一定的预防作用。

2. 去除易感因素，如泌尿道结石、肿瘤、前列腺肥大、尿路狭窄等。

3. 急性肾盂肾炎治疗期间及停药后复查随访甚为重要，用药第3天和停药时，均应做尿常规和细菌培养。停药观察期间，每周复查尿常规1次，共2～3周，停药后第6周再复查1次。

4. 多饮水，勤排尿。在行侵入性检查后尤应多饮水，宜遵医嘱口服抗生素，预防感染的发生。

5. 慢性肾盂肾炎要注意预防，并在尿菌检查转阴后，定期复查尿检。

（林芳宇　许娴）

三、急性肾衰竭

（一）病情简介

急性肾衰竭是各种病因导致的肾功能急骤进行性减退。以肾小球滤过率明显降低所致的进行性氮质血症，以及肾小管重吸收和排泄功能障碍所致的水、电解质、酸碱平衡紊乱为临床表现的一组综合征。一般可分为3期：

1．少尿期或无尿期。

（1）尿量减少，少尿为＜400 mL/24 h，无尿为＜100 mL/24 h。

（2）消化系统症状：恶心、呕吐、食欲减退、腹泻等。

（3）进行性的氮质血症，血浆肌酐和尿素氮增高。

（4）水、电解质、酸碱平衡紊乱，水过多、高血钾、代谢性酸中毒等。

（5）心血管系统的表现：高血压、心力衰竭、心律失常、心包炎等。

2．其他。

（1）常伴有肺部、尿路感染等。

（2）多尿期。每天尿量成倍增多。

（3）恢复期。自我感觉良好，尿量逐渐恢复正常。

（二）饮食指导

1．少尿期。控制入液量：每天入液量500～1 600 mL，加上前一天的排水量（如大便、小便、呕吐物及引流液）。一般为生理排水量加前一天排水量。

（1）非透析疗法饮食。给予低盐、高热量、优质蛋白及富于维生素的饮食。急性期应注意禁食辛辣、刺激性强的食物。限制含钾、钠、镁、磷丰富的食物，如香蕉、橘子、桃子、菠菜、油菜、蘑菇、木耳、花生等。

（2）透析疗法饮食。根据透析次数调整饮食，每周血透3次者，可予以普食，增加蛋白及热量。亦应根据肾功能，适量限制水、电解质的摄入，以维持水、电解质、酸碱平衡。

2．多尿期。进食高蛋白、高脂肪、高糖、富含维生素的食物，注意是否低钾，应及时补充含钾的食物。

（三）作息指导

急性期应卧床休息，保持环境安静、清洁、体位舒适，恢复期逐渐活动，保证适当休息，避免过度劳累。

（四）用药指导

1．少尿期的治疗。

（1）增加营养，必要时通过静脉给予必需氨基酸、脂肪乳、高渗糖、胰岛素以及矿物质、多种维生素等。

（2）防治高血钾，尽量避免食含钾高的食物，禁用库存血，口服钾离子交换树脂、甘露醇、大黄等，增加钾离子从肠道排出。

（3）透析疗法 血液透析、腹膜透析。

2．多尿期的治疗。维持水、电解质、酸碱平衡，控制氮质血症，治疗原发病和防治各种并发症。

3．恢复期避免使用对肾脏有损害的药物。

（五）病情观察指导

1．记录24 h出入量及留取尿标本送检。

2．观察水、电解质和酸碱平衡情况。

3．注意观察有无高血钾的表现，如严重心律失常、肌无力或麻痹。

4．注意观察有无酸中毒的表现，如上腹饱胀、恶心、呕吐、虚弱无力、血压下降等症状。

5．注意有无发热、咳嗽、腹痛等感染现象，注意调节体温、室温及空气湿度等。

（六）出院指导

1．遵医嘱用药，避免应用肾毒性的药物。

2．注意休息，避免过度劳累。

3．预防感染。经常注意口腔、皮肤、会阴部的清洁卫生，预防感冒，注意保暖，少到公共场所。

4. 遵医嘱定期复查。

（林芳宇　黎渐英）

四、慢性肾衰竭

（一）疾病简介

慢性肾衰竭是各种慢性肾脏疾病末期的一种临床综合征。主要表现以代谢产物的潴留，水、电解质紊乱，酸碱平衡失调和全身各系统症状。临床上可出现食欲不振、上腹饱胀、恶心、呕吐、腹泻、舌和口腔黏膜溃烂、贫血和出血、疲乏、失眠、皮肤瘙痒、高血压、心力衰竭等。

（二）饮食指导

1. 优质蛋白饮食，应尽量选用含必需氨基酸高的动物蛋白质，如鸡蛋、牛奶、鱼类、瘦肉。蛋白质饮食限制在0.4～0.6 g/（kg·d），尽量少食含植物蛋白的物质，如花生、黄豆及其制品等。可加用α-酮酸以避免营养不良。

2. 每天需125.5 J/kg（30 cal/kg）的高热量饮食，以淀粉类如红薯、麦淀粉等为主食，减少蛋白质的分解。

3. 少尿、水肿、高血压和心力衰竭者，限制盐、水摄入。当患者合并高血钾时，饮食中应少用或不用含钾高的蔬菜及水果。血钾不高者，不必控制食物中钾含量。

4. 维生素和微量元素。采用低蛋白饮食时，应补充水溶性维生素B、维生素C、维生素B_6。微量元素应补充铁和锌。

（三）作息指导

有严重贫血、出血倾向、心力衰竭及骨质疏松者，应卧床休息，保证充足的睡眠。缓解期可适当活动，但应避免劳累和活动量过大，谨防骨折。

（四）用药指导

1. 常用药物为尿毒清。其药理作用为：①中医认为，主含大黄及清热解毒药，可以减轻胃肠积热，清除热邪；②西医认为，轻泻，排出各种氮质毒素，降血尿素氮，大黄有调节钙磷代谢的作用。

2. 使用时应注意。

（1）以每天2～3次软便为宜，多会扰乱胃肠功能，加重水、电解质平衡失调。

（2）体质过度虚弱、老年人，宜少剂量开始，严密观察大便次数。

（3）水摄入不足或失水者，要慎用及注意观察，甚至忌用。

（4）原已有大便次数多者，忌用。

（5）有高钾血症者忌用。

3. 由于肾衰竭，不能将进入体内的药物及时经肾排出，容易引起体内积蓄，增加副作用，故切忌使用肾毒性较强的药物，如庆大霉素、卡那霉素、链霉素、两性霉素B及造影剂、解热镇痛药等。

（五）病情观察指导

1. 观察水、电解质和酸碱平衡情况。

（1）有无高血钾的表现，如严重心律失常，肌无力或麻痹。

（2）有无多尿、夜尿或少尿，全身浮肿等肾功能减退的表现。

（3）有无酸中毒的表现，如上腹饱胀、恶心、呕吐、虚弱无力、血压下降或有神经系统的症状。

2. 由于最早和最常见的症状往往是胃肠道表现，口腔可闻及尿臭味，舌和口腔黏膜溃疡等。因此若有出现以上症状，应警惕慢性肾衰竭的可能。

3. 观察有无出血倾向，如皮下出血、鼻衄、月经过多或外伤后严重出血。

4. 观察有无神经系统的症状，如失眠、注意力不集中甚至抑郁，判断错误，对外界反应淡漠，精神异常等。

5. 观察有无肺部感染的症状。

6. 观察有无高血压、心力衰竭的症状，如头痛、全身浮肿、心率快、呼吸困难、肝肿大等。

（六）出院指导

1. 注意休息，避免劳累。由于钙代谢失常引起骨质疏松，要注意安全，防止骨折；因有凝血异常，要防止碰伤，跌伤。

2. 因免疫力低下、贫血、营养不良等易致感染，故需积极防治。

3. 血液透析、腹膜透析者按要求做好自我护理和饮食控制。

4. 定期随诊，每3个月1次，针对病情发展进行各项指标的监测，如血红蛋白、白细胞计数、血尿素氮、血肌酐及电解质等。

（林芳宇　黎渐英）

五、腹膜透析（简称腹透）

（一）透析置管前

1. 向患者及其家属讲明此治疗的目的、方法、注意事项，取得合作，有正确的认识。

2. 术前腹部备皮，做好腹部的清洁卫生。

3. 准备好腹透液、透析管道系统，并带入手术室。

（二）置管术后的观察

1. 注意观察术后切口处有无渗液、渗血，有无红肿及脓性分泌物，必要时及时更换敷料。如无渗液、出血，则3天内需更换1次。7～10天拆线，术后宜半卧位或坐位，防止咳嗽。

2. 注意观察腹透管是否通畅，有无血性透出液、血块阻塞，如有阻塞，可用20 mL盐水+20 mg肝素推注。

3. 伤口若有漏液，需暂停腹透，待治愈后再行透析。

4. 观察腹透液是否混浊，是否存在腹痛、体温升高等感染，及时与医师联系。

5. 详细记录超滤量。

6. 腹透外接管不宜用力牵拉或打折，术后7天至半年，每天用0.5%碘伏消毒导管出口处，覆盖消毒纱布。术后半年，应按下列步骤每天清洗导管出口处：①用洗手液洗净双手；②准备用品：0.5%碘伏、消毒纱布、肥皂、清水（煮沸的水）；③清洁皮肤，用生理盐水擦洗导管、出口处皮肤；④消毒皮肤：0.5%碘伏及生理盐水；⑤固定导管。

（三）预防腹透并发症

1. 腹膜炎的预防。

（1）环境清洁，空气新鲜，房间每天用紫外线灯照射1～2次，每次30 min。

（2）严格物品管理及消毒，切勿用水煮或微波炉加热腹透液，应用恒温箱加热。

（3）严格无菌操作，做到洗手六步法，仔细检查腹透液有无漏液、混浊。

（4）腹透置管出口处，每2～3天更换无菌敷料1次；夏天如天气炎热，应每天更换。

（5）透出液出现混浊，患者腹痛、恶心时，及时留取标本，并用等渗腹透液连续灌洗2次，遵医嘱使用抗生素。

（6）注意饮食：饮食清洁、卫生，预防腹泻；适当进食高纤维素食物预防便秘。如发生腹泻或便秘应及时处理。

2. 预防腹腔出血。

（1）做好宣教工作，指导患者保护伤口及腹透管，避免牵扯。

（2）减少腹腔感染。

（3）术后观察伤口及透出液颜色，如持续出血及伴小血块时，及时报告医生处理。

（四）出院指导

1. 饮食。腹膜透析后，每天约丢失蛋白10克，腹膜炎者丢失更严重，故应给予优质高蛋白饮食，以必需氨基酸丰富的动物蛋白为主。蛋白摄入量1.2～1.3 g/（kg·d）。

2. 准确记录24 h出入量，包括腹膜透析超滤量，正确测体重，教会患者掌握正确的测量体温、脉搏、呼吸及血压的方法。

3. 让患者掌握正规的透析操作技术及有关腹透的理论知识，强化患者的无菌观念。如：正确洗手法，戴口罩，个人卫生的指导。

4. 保持腹透环境的清洁无菌。每次透析前行紫外线消毒房间，用消毒液抹地面及透析台。保持透析物品的清洁。

5. 注意观察透出液的颜色、性质、引流是否通畅、是否有纤维素、是否有腹膜炎的症状。

6. 并发症的处理。

（1）出现腹膜炎症状，如腹痛、透出液变浊、发热等，应立即正确地留取透出液标本做细菌培养及生化检查。并用透析液冲洗腹腔。

（2）导管出口处感染。每天观察及更换出口处的敷料，保持局部清洁干燥，出现红肿热痛及分泌物渗出时应及时给予局部或全身用药。告知患者应避免管道受压及牵拉，并留取分泌物做培养检测致病菌。

（3）水钠潴留。出现血压高、体重剧增、全身浮肿、呼吸困难等应增加高浓度透析液的使用。增加透析的次数，限制水钠的摄入。

（4）透析管引流不畅。首先检查透析管是否受压、开关及夹子的情况。了解患者是否因便秘影响引流，可行腹部X线检查了解管道是否移位。

（5）定期回院复查。每4周复查血肌酐、尿素氮、CO_2结合力、血钾、血钠、透出液常规及透出液细菌培养。每3个月复查血钙、血磷、血红蛋白等。每半年回院更换透析短管1次。

（6）出现腹膜炎、出口处发炎、引流不畅、管道脱落、严重水钠潴留等应及时回院随诊。

（林建雄）

六、维持性血液透析患者的教育

（一）维持性血液透析者术前教育

详细为患者及其家属介绍血液净化中心（血透室）环境、规章制度，维持性血液透析（MHD）治疗的原理和效果，解除患者的恐惧心理，树立战胜疾病信心。帮助患者透析前准确地测量体重，为透析时确定脱水量提供依据。

（二）血液透析术中教育

1. 行血透时患者必须平卧4 h，因此身体肌肉容易疲劳，医护人员应指导患者采取舒适体位，如果血压平稳，在固定的穿刺针或深静脉导管的情况下，鼓励和协助患者做复健运动，引导患者可看电视、听音乐等。

2. 血透过程中可能会有低血压、失衡综合征、抽搐及意外、空气栓塞、漏血、凝血等并发症的发生，如出现以下情况应马上向医生报告并及时处理：透析过程出现牙周、口腔黏膜出血或咽喉血泡等，透析中突然感觉头痛、心前区痛、腹痛、腹泻、大便变黑、发热、气促不能平卧等。

（三）术后教育

1. 动脉、静脉内瘘保护。慢性维持性血液透析患者，治疗中的血管通道（内瘘）应视为生命线。向患者讲明内瘘的位置，远期护理的重要性，可能出现的并发症及防护措施。造瘘术后抬高术侧肢体，包扎敷料不能过紧，以防因血流不畅发生末梢水肿，术后3～5天指导患者对造瘘侧肢体进行握拳训练。使用内瘘拔针后应用消毒无菌纱布固定按压包扎，内瘘按压约10 min，首次内瘘穿刺需要按压30 min。在透析期间穿刺部位应固定好，穿刺肢体不能用力，防止穿刺口受血流冲击而引起针口出血和难以止血等。内瘘仅供透析时使用，禁止在内瘘侧肢体注射，测血压、提重物，保持局部清洁干燥，严防感染。指导患者平时对造瘘的触膜发现无震颤或震颤减弱及时回院就诊。

2. 饮食指导。根据患者的饮食习惯与患者或家属商讨饮食种类，透析患者每周2次为0.8～1.0 g/（kg·d），每周3次为1.0～1.2 g/（kg·d），宜选择优质蛋白如牛奶、鸡蛋、瘦肉、鱼等。限制摄入含磷高的食物，如豆制品、坚果类、猪肝等。无尿患者应控制入水量，一般入水量相当于每天排出量与不显性水量之和。含钾丰富的食物也必须限制如冬菇、咖啡、水果特别是橙、柑、杨桃，蔬菜要适量，禁止暴饮暴食，避免由于饮食不限制而造成透析并发症。如体重不断增加会导致血压升高，心跳逐渐增加会导致心脏负担加重，严重的导致心力衰竭，合并高钾时则有生命危险，控制透析间期体重增加不超过体重的3%。

3. 用药指导。对糖尿病肾病的患者透析前不要注射胰岛素，因透析液为无糖透析液时防止透析过程引起低血糖反应。血透后患者坚持用药如促红细胞生成素、降压药、磷结合剂、铁剂等。教育患者了解药物使用的目的、方法、重要性，提高患者用药的依从性。

4. 指导患者制订活动计划。应根据患者年龄、身体状况等进行循序渐进而又恰当的体力锻炼，如有氧运动散步、外出郊游等。每周活动5～7次，每次0.5～1 h，心率增加应控制在最大心率的50%～60%为宜。

5. 行为指导。透析患者常皮肤瘙痒难忍，这是由于体内毒素，如肌酐、尿素高等对皮肤的刺激，指导患者不要搔抓皮肤，做好个人卫生，保持皮肤清洁，大便通畅，同时严重瘙痒应增加透析次数或行血液透析滤过等。

6. 心理指导。MHD患者如无肾移植或腹膜透析，一般需要终身透析治疗。由于透析的长期性及经济原因，患者对治疗信心不足，常见的心理变化是抑郁，表现为情绪不稳定，悲观失望，甚至产生轻生念头。医护人员积极疏导患者的情绪，与患者家属或单位联系，寻求社会及家庭支持，介绍成功案例；坚定治疗信念，树立战胜疾病信心。同时医护人员要态度和蔼，热情认真，操作熟练准确，以获得患者信赖。有计划地使患者了解血液透析治疗原理、血管通路的保护，控制导致疾病加重的危险因素，合适的生活方式和稳定的情绪对恢复健康的重要性。

（叶晓青　王饶萍）

第四节　血液系统常见疾病的健康教育

一、白　血　病

（一）疾病简介

白血病（俗称血癌）是一种原因不明的造血系统恶性疾病，特征为骨髓及其他造血组织中白血病细胞异常增生，浸润各种组织产生不同的症状，外周血液中出现数量和形态异常的白细胞。由于正常造血细胞生成减少，临床主要表现为：贫血、发热、出血、易感染、骨痛、关节痛等。

（二）饮食指导

由于白细胞异常增生、发热和感染、广泛性出血，消耗大量热量，蛋白质消耗和分解均增加，往往呈负氮平衡。因此，应给予高热量［每天至少6.28～7.53 kJ（1 500～1 800 cal）］、高蛋白、富含维生素、清淡易消化的食物，如甲鱼、鳝鱼、瘦肉、牛奶、鸡蛋、新鲜水果、蔬菜，禁食坚硬（如蚕豆、瓜子类）及辛辣、带骨刺食物，以避免消化道损伤，同时注意调节饮食的色、香、味，以增进食欲。化疗期间多饮水，防治尿酸性肾炎；多进食含粗纤维食物，保持大便通畅。

（三）作息指导

1. 急性期，有严重贫血感染或明显出血倾向时，患者应绝对卧床休息，以减少机体耗氧量，避免晕厥。

2. 病情轻或缓解期患者可适当运动，避免过度疲劳。

3. 完全缓解期患者可视其体力情况适当活动，参加轻松的工作，但避免重体力劳动。

4. 保持环境安静，避免噪声刺激。

（四）用药指导

1. 联合化疗。其目的是迅速、尽快杀灭白血病细胞，使机体正常造血恢复，达到完全缓解。

2. 支持疗法。

（1）防治感染——选择广谱抗生素。

（2）纠正贫血——输同型浓缩红细胞。

（3）改善粒细胞缺乏——皮下注射粒细胞集落刺激因子（G-CSF）。

（4）控制出血——输机采血小板。

（5）预防尿酸性肾炎——大量饮水、口服别嘌醇或苯溴马隆。

（五）特殊指导

1. 配合骨髓穿刺。

2. 配合腰椎硬膜外穿刺及鞘内注射药液。

（六）行为指导

1. 指导患者用软毛刷刷牙，勿用牙签剔牙。

2. 注意口腔卫生，三餐后、睡前、呕吐后及吐痰后应用漱口液强力漱口，每天检查口腔与咽喉部位，若发现口腔内白斑、伪膜、溃疡、疼痛时，及时报告医护人员。

3. 勿用含酒精的溶液清洗口腔，不要摄入刺激性食物和酸性饮料。

4. 不要用力捏鼻涕、咳嗽和打喷嚏，不要用手挖鼻孔以防出血。鼻腔有鼻痂时可先用生理盐水湿润待其软化后轻柔取出。

5. 注意个人卫生，饭前、便后要认真洗手。做好会阴及肛周皮肤卫生，每次大便后用1∶5 000高锰酸钾溶液坐盆；注意女性经期不能坐盆，可用以上溶液清洗会阴。

（七）心理指导

白血病是一种恶性肿瘤，一旦确诊，给予患者的刺激是巨大的。患者往往一时无法接受这严酷的事实，且长期所承受疾病的痛苦使患者的信心、精力消失殆尽，而劳动能力的丧失及医疗费昂贵常使患者经济拮据，家庭关系紧张。医护人员要了解患者的心理动态，做好心理疏导，对患者耐心、亲切、和蔼、循循诱导。主动与之交谈，多倾听患者的诉说，提供他们表达感情的机会，并劝导家属给予患者安慰与关怀，教育和帮助患者家庭其他成员正确对待疾病。随着医学的发展，化疗方法的改进，积极的支持疗法和骨髓移植的推广，白血病的预后是有希望的。鼓励患者增强信心。

（八）病情观察

配合监测血象、生命体征，注意皮肤黏膜有无出血点、瘀点、瘀斑、巩膜、甲床、面色是否苍白，有无头昏、乏力、心悸、骨痛、发热、出血等表现，口腔黏膜、咽峡有无血泡、溃疡等。以便及时发现异常，及时报告医护人员处理。

（九）出院指导

1. 遵医嘱定期回院进行化疗。

2. 定期随访血象及骨髓象。

3. 注意休息，避免过度劳累，防受凉。

4. 避免到公共场所或人多的地方，防止交叉感染。

5. 在进行各种活动时，要避免损伤皮肤和黏膜，如用电动剃须刨代替刀片、剃须刀。

6. 注意监测体温的变化，若出现流感样症状时，如虚弱不适、肌肉酸痛等要及时就诊求医。

7. 定期检查身体容易发生感染的部位，如口腔、咽喉、会阴部、皮肤皱褶处。

8. 遇到出血倾向应及时求医。

（侯秋秀　揭素铭）

二、多发性骨髓瘤

（一）疾病简介

多发性骨髓瘤是浆细胞恶性增殖所致的一种肿瘤性疾病，其特点是骨髓中有异常浆细胞（或称骨髓瘤细胞）无节制地增殖引起骨痛和骨质破坏。主要特征为骨骼疼痛、骨质溶解破坏、病理性骨折、高钙血症、贫血、肾功能损害、感染和免疫球蛋白异常。本病确诊的方法主要是骨髓穿刺。

（二）饮食指导

一般采用高维生素、高蛋白质、易消化饮食，若有出血倾向者忌食干硬、带刺食物，伴有肾功能不全者忌食高蛋白饮食并限制盐的摄入。

（三）作息指导

1. 平时应睡硬板床，以保持骨、关节正常生理位置，避免脊柱骨破坏而出现神经压迫症状。

2. 无发生脊椎压缩性骨折的危险时，可不限制活动，进行适当运动（如散步），但要防止跌倒、碰伤。

（四）用药指导

本病主要治疗方法有化疗、身体造血干细胞移植、应用干扰素及血浆置换等。使用化疗药应注意：

1. 使用化疗药物期间要多饮水，每天饮水量3 000 mL以上，以稀释尿液，防止尿酸性肾病。

2. 接受化疗注射时肢体不宜多活动，以免穿刺针头移位，造成药物外渗，引起局部组织坏死。

3. 治疗期间尤应注意减少外出，预防感染。

（五）行为指导

1. 日常起居饮食注意安全，避免损伤及病理性骨折。

2. 注意经常改变体位，避免长期卧床致局部组织受压而产生褥疮。

3. 保持皮肤黏膜清洁，注意外阴部卫生，防止尿路感染。

（六）心理指导

骨折、肾功能衰竭等严重折磨患者，结合个人爱好，可给患者读报、读小说、打扑克等分散其注意力，缓解因长期卧床而出现的负性情绪。同时给患者讲解本病的知识，使患者有一定的自我保健能力，并及时为患者解除躯体痛苦，减少不良心理刺激。让患者了解及早接受化疗可缓解症状，医护人员应鼓励患者增强信心，全力配合治疗与护理。

（七）病情观察

观察骨痛的部位、程度，观察贫血、出血的程度，观察尿量、胃纳、生命体征变化。

（八）出院指导

1. 保持居室通风、空气清新。

2. 睡硬板床，穿宽松衣服。长期卧床者需预防褥疮。

3. 避免重体力劳动及剧烈运动。

4. 保证足够的休息和进行合理饮食。

5. 定期门诊复查肝、肾功能。

（揭素铭　侯秋秀）

三、恶性淋巴瘤

（一）疾病简介

恶性淋巴瘤是一组原发于淋巴结或淋巴组织的恶性实体瘤。死亡率居恶性肿瘤的第11～13位，可发生于任何年龄，发病高峰年龄在20～40岁。

临床表现为无痛性淋巴结肿大，不同部位淋巴结肿大引起相应的症状，可伴有发热、消瘦、盗汗、饮酒后淋巴结疼痛、皮肤瘙痒等全身症状，随着病程进展可侵犯腹膜后淋巴结以及肝、脾、肾、骨髓等结外组织并引起相应症状。

（二）饮食指导

由于发热、化疗使患者胃纳差、消耗大，应注意合理调配饮食。鼓励患者进食高蛋白、高维生素、易消化食物，给予牛奶、鸡蛋、瘦肉、各种水果及新鲜蔬菜，禁食刺激胃肠道的食物。

（三）作息指导

恶性淋巴瘤若无累及呼吸、循环系统，患者可自行活动，但应注意避免过度劳累。化疗期间应多休息，减少外出避免交叉感染。发热或晚期患者应卧床休息以减少体内消耗。

（四）用药指导

主要应用化疗药（使用化疗药物注意见白血病章节）。若出现骨髓抑制并发感染、出血时采取相应的治疗。

（五）特殊行为指导

在化疗或放疗期间患者必须注意休息，进食高蛋白、高维生素、高热量食物，保持心情平静，以增加机体抵抗力，并预防感染，注意消毒及个人卫生。如纵隔淋巴结严重受累时，可发生呼吸困难、发绀，可给予患者取半卧位、高流量吸氧，嘱其放松、平静地呼吸，必要时予镇静剂。

（六）病情观察指导

注意肿大淋巴结消长的情况，定时监测体温及其热型，注意有无腹痛、腹泻、黑便等胃肠道症状，有无皮肤肿胀、结节、浸润、红斑等累及皮肤的表现，有无咳嗽、咯血、胸闷、气促等呼吸道受累症状。以便及时发现情况，及时告知医护人员处理。

（七）出院指导

1. 遵医嘱坚持定期复查，定期化疗。
2. 室内保持清洁、通风，注意保暖和保持口腔清洁。
3. 尽量减少活动，防止发生外伤。少到公共场所，防止交叉感染。
4. 注意皮肤清洁，勤洗澡。如出现皮肤瘙痒，不宜过度搔抓，以免皮肤破损而感染。

（侯秋秀　梁碧宁）

四、再生障碍性贫血

（一）疾病简介

再生障碍性贫血简称再障，是由于多种原因引起骨髓造血功能下降，导致造血干细胞的数量减少和（或）功能异常，从而引起红细胞、中性粒细胞、血小板减少的一个综合病征。分为遗传再障和获得性再障。以青壮年居多，男性略高于女性。临床表现为进行性贫血、感染和出血。

（二）饮食指导

宜进食高维生素、高蛋白质、高热量、易消化的食物，忌食干硬、带刺食物，以防损伤口腔或消化道黏膜。出现消化道出血时应禁食。

（三）作息指导

病情恶化者应绝对卧床休息，避免劳累。病情稳定后可适当活动，但要保证充足休息。

（四）用药指导

1. 使用激素、免疫抑制时，注意按医嘱执行，做好防护感染的措施。应饭后服用激素。

2. 抗感染，预防出血，进行输血。对严重内脏出血或颅内出血倾向时应尽早输机采血小板，对粒细胞减少并发严重感染者给予升白细胞药及广谱抗生素。

3. 忌服抑制造血及血小板功能的药物，如氯霉素、解热镇痛药（保泰松、吲哚美辛、阿司匹林）等。

（五）特殊行为指导

1. 贫血严重的患者要避免骤起骤坐，起床时要稍坐片刻再活动，蹲位过久要缓慢扶持起立，以免出现一过性脑缺氧而致晕厥。

2. 防止身体受挤压或外伤，勿用手挖鼻腔、用力擤鼻涕、用硬毛刷刷牙、用牙签剔牙。

3. 注意皮肤黏膜清洁，预防感染。

4. 高热时采取物理降温措施：松解衣物、温水浴、冰敷等（不能用酒精擦浴，以免加重皮下出血）。要多饮水，尤其退热期出汗较多，要及时补充水分，防止虚脱，并及时更换汗湿衣物，防止受凉。

5. 配合定时查血象。

（六）病情观察指导

密切监测生命体征，注意观察皮肤出血情况、月经量，注意有无颅内出血先兆（如头痛、视力模糊等）。

（七）出院指导

1. 注意休息，避免劳累。

2. 防止碰伤，避免情绪激动、头部震荡或局部阳光照射，引起颅内出血。

3. 应注意个人卫生，尤其口腔、会阴及肛门卫生。

4. 定期复查血象。

5. 若出现发热、局部感染、出血倾向应及时求医。

（侯秋秀）

五、血小板减少性紫癜

（一）疾病简介

血小板减少性紫癜分为原发性和继发性两型。原发性的病因不明，可能是由于患者体内产生一种抗血小板抗体引起血小板破坏增加所致。继发性的病因是由于血小板生成减少，消耗增加和分布异常所致。由于周围血液中血小板减少，低于 100×10^9/L 而致皮肤紫癜及其他部位出血，主要皮肤紫癜或瘀斑、黏膜出血（牙龈出血、鼻出血）、消化道出血（便血、呕血）和泌尿生殖系出血（血尿、月经过多），严重者出现颅内出血，预后差。

（二）饮食指导

给予富含维生素、蛋白质的食物，进食清淡、易消化、少刺激、无渣食物，因粗糙及咀嚼费力的食物可引起口腔黏膜及胃肠道出血；有消化道出血时应禁食。

（三）作息指导

保证适当休息，避免过度劳累。当血小板 $<50 \times 10^9$/L 时，应多卧床休息，避免剧烈运动；当血小板 $<20 \times 10^9$/L 或伴出血倾向时，应绝对卧床休息，床上解决大、小便。

（四）用药指导

1. 肾上腺糖皮质激素类药物，是治疗本病最常用的药物，要在医生指导下逐渐减量停药，不要自行停止服药或减量，因突然停药会引起病情反复。口服用药应在饭后服用。

2. 严禁使用导致血小板减少作用的药物，如磺胺类、阿司匹林、双嘧达莫、吲哚美辛。

3. 使用免疫抑制剂长春新碱（VCR）要注意预防漏出血管外。

4. 取回血小板后立即输注，以免失效。

（五）行为指导

1. 不要挖鼻孔，不要用力擤鼻涕。为防止牙龈出血，宜用软毛刷刷牙。

2. 避免碰伤，进行各种穿刺检查后要局部按压5～7 min。

3. 勿用指甲搔抓皮肤以预防皮肤出血或紫癜加重，勤剪指甲。内衣应柔软、宽大、舒适，常洗澡保持皮肤清洁。

4. 保持大便通畅，避免激动，因为便秘、激动可诱发和加重出血。

5. 夏天外出时避免太阳光直射头部，可用遮阳帽或伞。

（六）病情观察指导

注意观察大小便颜色、性状以及皮肤紫癜、瘀斑情况，出现头痛、视物模糊、喷射性呕吐等立即报告医护人员处理，谨防颅内出血。

（七）出院指导

1. 注意预防感染，避免受凉感冒，减少外出。

2. 禁止剧烈活动，避免外伤。

3. 注意观察皮肤黏膜有无出血，大小便颜色。女患者要注意经期卫生，并观察月经量，如有异常要及时就诊。

4. 出院后定期门诊复查，如有不适及时就诊。

（侯秋秀　马静玲）

第五节　内分泌系统常见疾病的健康教育

一、甲状腺功能减退症

（一）疾病简介

甲状腺功能减退（甲减）症是由各种原因导致的低甲状腺激素血症或甲状腺激素抵抗而引起的全身性低代谢综合征，其病理特征是黏多糖在组织和皮肤堆积，表现为黏液性水肿。临床主要表现为畏寒、纳差、浮肿、嗜睡和便秘。根据起病年龄可分为呆小症、幼年型甲减和成年型甲减。前2型功能减退分别始于出生前后或性发育前，常伴有智力障碍。甲减病因有多种，以甲状腺性多见，包括：①先天性。见于甲状腺生长发育异常，激素合成酶缺陷，孕妇缺碘等。②获得性。见于桥本甲状腺炎，甲亢放射性I^{131}治疗，甲状腺大部或全部手术切除后，缺碘或碘过多，过量摄入抗甲状腺药物、甲状腺癌以及转移癌所致甲状腺组织破坏，临床以获得性甲减多见。

（二）饮食指导

1. 宜低脂肪、低钠、高蛋白、高维生素饮食，少量多餐，多食粗纤维食物如蔬菜、水果或全麦制品，保证足够饮水量2 000～3 000 mL/d。

2. 桥本甲状腺所致者应避免摄取含碘食物和药物。

（三）作息指导

心率慢、黏液性水肿的患者应卧床休息，待甲状腺激素恢复正常可适当活动，避免过度劳累，应保证足够的休息。

（四）**用药指导**

1. 不论何种甲减，均需甲状腺素替代治疗，永久性者则终身服用。常用：①左甲状腺素，其作用较长而稳定，列为首选；②干甲状腺片。

用药时注意：

（1）一般均从小剂量开始，尤其对老年人伴缺血性心脏病者更需谨慎，密切观察心率。

（2）服药过程中，出现心动过速、心律失常、多汗、心绞痛、体重明显减轻等症状，提示药物剂量过大，应及时报告医生调整剂量。

（3）不可随意停药或改变药物剂量，否则可导致心血管疾病，如心肌缺血、梗死或充血性心力衰竭。

（4）观察药物替代治疗后病情有无好转，通常服药后尿量明显增加，体重也随之减轻。

2. 黏液性水肿昏迷时，应及时抢救，及时补充甲状腺素，静脉滴注氢化可的松200～300 mg。

（五）**特殊指导**

黏液性水肿昏迷时，配合接受进行如下抢救、护理工作：

1. 绝对卧床休息，注意保暖，避免受寒、感染。

2. 氧气吸入，注意用氧安全。

3. 保持呼吸道通畅，必要时吸痰、气管插管或气管切开。

4. 保证甲状腺素及时补充，严重者静脉注射左三碘甲状腺原氨酸钠（L-T3）或左甲状腺素钠（L-T4）至患者清醒改为口服，如无注射剂可用L-T4片剂经胃管注入至患者清醒后改口服。

5. 建立静脉通道，静脉滴注氢化可的松200～300 mg。

6. 准确记录24 h出入水量。

7. 密切观察患者神志、生命体征的变化。

8. 控制感染，抢救休克。

9. 加强护理，防止皮肤褥疮等并发症。注意观察病情变化，有无甲减的临床症状加重。

（六）**病情观察指导**

观察体温、脉搏、呼吸的变化，特别注意观察有无喉头水肿的临床表现，如声音的改变、呼吸变浅慢，并观察口唇、指趾有无发绀、鼻翼扇动、张口呼吸、点头呼吸等。低体温、心动过缓、血压下降、四肢肌肉松弛、反射减弱或消失、嗜睡等情况提示病情变化需及时处理。

（七）**出院指导**

1. 注意保暖，适当添加衣服避免受凉。

2. 可适当做一些轻松的工作，避免劳累，注意劳逸结合。

3. 永久性甲减者必须坚持终身服药，地方性缺碘者应补碘及积极治疗。

4. 避免感染和创伤，慎重使用安眠、镇静、止痛药等。如出现不适症状应及时就诊。

（邓婉萍　成守珍）

二、甲状腺功能亢进症

（一）**疾病简介**

甲状腺功能亢进症是指甲状腺腺体本身产生甲状腺激素（TH）过多而引起的甲状腺毒症，甲状腺毒症是指组织暴露于过量TH条件下发生的一组临床综合征。可分类为甲状腺功能亢进类型和非甲状腺功能亢进类型，其病因主要是弥漫性毒性甲状腺肿（Graves病）、多结节性毒性甲状腺肿和甲状腺自主高功能腺瘤（Plummer病）。Graves病多见于女性，男女之比约为1：（4～6），临床表现主要为怕热、多汗、食欲亢进、多食消瘦、心悸、胸闷、气短、急躁易怒、情绪紧张、失眠等，伴有手、舌、眼睑震颤，甲状腺肿大，突眼体征。严重者出现甲亢危象。

（二）饮食指导

给予高热量、高蛋白、高维生素及矿物质丰富的食物。主食应足量，可以增加奶类、蛋类、瘦肉类等优质蛋白以纠正体内的负氮平衡，多食含维生素丰富的水果、蔬菜，少食辛辣食物，如辣椒、葱、姜、蒜等，避免食含碘丰富的食物，如海带、海虾、海鱼等。避免服含碘高的药物，如中药昆布、海藻。给予充足的水分每天饮水量应在2 000～3 000 mL以上，需补充出汗、腹泻、呼吸加快等水分的丢失，但对并发心脏疾病者应避免大量饮水。忌浓茶、咖啡，尽量不吸烟，不饮酒。减少食物中粗纤维的摄入，以减少排便。

（三）作息指导

因活动后促使患者营养物质代谢增高，故应充分休息。有高热、心功能不全，或甲状腺危象时应绝对卧床休息，合理安排作息时间。合理安排生活。

（四）用药指导

甲亢的治疗包括甲状腺药物治疗、放射性碘治疗及手术治疗3种。常用抗甲状腺药物为硫脲类和咪唑类两类，硫脲类包括丙硫氧嘧啶和甲硫氧嘧啶等；咪唑类包括甲巯咪唑和卡比咪唑等。

（五）注意事项

在医生指导下长期服药，一般药物治疗总疗程为2年，勿自行停药，注意观察疗效和副作用，定期复诊。

1. 初始期。一般持续6～8周，每4周复查血清甲状腺激素水平1次。临床症状缓解后开始减药。减量期：每2～4周减量1次，3～4个月减至维持量，定期随访治疗效果。维持期：维持治疗1.5～2年，维持阶段则因人而异。

2. 感染等应激情况使病情波动时应随时在短期内由医生增加剂量。

3. 注意药物副作用。粒细胞减少，药疹。如外周血白细胞低于3×10^9/L或中性粒细胞低于1.5×10^9/L，则应考虑停药，并应加强观察，定期检查血常规，初治期宜每1～2周复查血常规1次，以后视情况每2～4周复查1次。

4. 监测T3、T4、TSH、rT3、FT3、FT4的水平，为调整药物提供依据。

5. 监测肝功能，如发生中毒性肝炎则应立即停药抢救。

（六）特殊指导

1. 心悸、呼吸促、心功能不全时，卧床休息，配合接受氧气吸入，注意用氧安全。

2. 高热时采取有效的降温措施如物理降温、冰敷、25%～35%酒精擦浴，必要时使用药物降温，注意防止虚脱。及时更换干燥舒适的衣服，防止受凉感冒。

3. 突眼患者应保护眼睛，外出时戴有色眼镜防止强光、风沙、灰尘刺激，睡眠时取高枕卧位，外用抗生素眼膏，加盖纱布或眼罩，防止结膜炎、角膜炎的发生。为减轻复视可戴单侧眼罩。为避免眼干燥，感染可用0.5%甲基纤维素或0.5%氢化可的松滴眼。应限制食盐，以及遵医嘱使用利尿剂，减轻眼部肿胀、流泪、复视等现象。

（七）病情观察指导

配合定时观察体温、心率、呼吸的变化，定期监测体重及基础代谢率，如出现严重乏力、烦躁不安、发热（39℃以上）、多汗、心悸、心率达140次/min以上、恶心呕吐、腹泻、昏迷等，提示甲亢危象先兆。

（八）心理指导

由于病程长，病情反复，处理日常生活事件能力下降，患者易产生焦虑情绪。未婚育女性因担心药物副作用对生育的影响，对治疗心存顾虑。患者也可因甲亢所致突眼、甲状腺肿大等外形改变产生自卑心理。医护人员应该以亲切的态度，关心、理解、体贴、同情他们，使患者感到温暖，取得患者信任，从而保持良好心态，精神愉快。耐心向患者解释疾病的病程和预后及配合治疗，鼓励家属理解关心爱护患者，提高患者的治疗信心。教会患者在学习、工作及生活中注意劳逸结合，学会进行自我心理调节，尽可能去除不良刺激，避免情绪紧张和激动，消除精神压力，增强应对能力。

（九）出院指导

1. 保持居室通风良好，空气新鲜，充足的休息，避免过劳及过度紧张。
2. 保持良好的情绪，精神愉快，树立治疗信心。
3. 定期测量体重，每天清晨卧床时自测脉搏。
4. 补充足够热量和营养。
5. 坚持长期服用抗甲状腺药物，并按时服药，不随意停药，定期随诊及复查。
6. 避免感染、严重精神刺激、创伤等易诱发甲亢危象。
7. 突眼者外出时戴墨镜，睡眠时用抗生素眼膏。

（邓婉萍　冯怿霞）

三、库欣综合征

（一）疾病简介

库欣综合征（Cushing 综合征，Cushing's syndrome）为各种病因造成肾上腺皮质分泌过多糖皮质激素（主要是皮质醇）所致病症的总称，其中最多见者为垂体促肾上腺皮质激素（ACTH）分泌亢进所引起的临床类型，称为库欣病。以满月脸、向心性肥胖、多血质面容及皮肤菲薄、瘀斑、紫纹、糖代谢障碍、心血管病变、免疫功能减弱、骨质疏松、电解质紊乱为主要临床表现。常因多发性肾上腺皮质肿瘤、垂体促肾上腺皮质激素分泌过多，异位ACTH综合征，医源性皮质醇增多等致本病。

（二）饮食指导

由于糖皮质激素过多引起水钠潴留，可引起血压升高、体重增加、水肿、不明原因的低钾、心律失常，应给予高蛋白、高维生素、低脂肪、低碳水化合物、低盐和含钾丰富、高钙的饮食，葡萄糖耐量降低者和糖尿病患者给予糖尿病饮食，以改善营养失调，预防和控制高血糖、水肿和低钾血症，指导患者根据病情减少体液摄入量。

（三）作息指导

病情较重者如有心衰、呼吸促、四肢无力等应卧床休息。由于病程长可致肌肉萎缩，骨质疏松，容易发生病理性骨折，脊柱可发生压缩性畸形，应让患者减少活动，改睡硬板床，做好安全防护，避免骨折的发生，活动时尽量保持生理性体位，保证室内空气流通，温度适宜，充足的休息和睡眠。

（四）用药指导

1. 应根据不同的病因做相应的治疗。皮质醇增多症者主要治疗措施为手术治疗、放疗及化疗。一旦切除肾上腺分泌激素的瘤或增生组织，皮质醇分泌锐减，有发生急性肾上腺皮质功能不全的危险，故手术前后需要妥善使用氢化可的松，以保持血液中激素量比较稳定。糖皮质激素代替治疗者应强调坚持长期服药的重要性和必要性，不可随意中断，注意如何观察药物疗效及可能的副作用，替代治疗时如食欲和自我感觉好，体力增强说明疗效好，若出现库欣综合征提示剂量过大。
2. 阻滞肾上腺皮质激素合成的药物有米托坦、美替拉酮、氨鲁米特等。
3. 血压过高时对症使用降压药。
4. 有感染征象者对症使用抗生素。

（五）病情观察指导

注意观察患者生命体征的变化，注意有无咽痛、发热、咳嗽、心率快、呼吸困难、端坐呼吸、尿路感染、皮肤真菌感染等表现；观察有无低钾血症表现，如恶心呕吐、腹胀、乏力、心律失常等，应及时报告医生处理。有糖尿病者应密切观察患者的血糖变化情况，预防并发症。观察患者水肿情况，应每天测量体重变化及记录24 h出入量。注意情绪及精神状态改变。

（六）特殊及行为指导

1. 保持病室环境及床单位整洁，防止感染，尽量减少侵入性治疗如静脉注射后按压时间要久，注意个人卫生，保持皮肤、外阴等清洁，减少感染机会。养成良好的卫生习惯，注意保暖，防止受凉感冒。

2. 防止病理性骨折，一切操作如翻身、更换体位等动作要轻柔，避免拉、推动作。患者活动场所没有障碍物，保持地面清洁、干燥，预防摔倒，减少安全隐患，做好安全防护。避免剧烈运动，严防摔伤、碰伤。必要时睡硬床板。

（七）心理指导

由于体型特殊和满月脸、向心性肥胖、水牛背、多毛等外形的改变及性功能障碍，患者有不同程度的心理负担，产生自卑的心理。给患者提供有关疾病的资料，列举成功病例，消除患者紧张情绪。医护人员应疏导、帮助患者，指导患者采取适当的方法改善自身形象，合适的衣着，恰当的修饰可以增加患者心理的舒适度和美感，使其保持情绪稳定，性格开朗，勇于面对疾病，树立战胜疾病的信心，积极接受各种治疗。

（八）出院指导

1. 保持情绪稳定，心情愉快，适当从事力所能及的活动。

2. 注意保暖，预防感冒。

3. 手术后患者需肾上腺激素替代治疗者，应坚持服药，不随意停药，待肾上腺功能恢复时候，在医生指导下逐渐减量。

4. 定期随访，了解有无复发或肾上腺皮质功能不足。

（邓婉萍）

四、糖 尿 病

（一）疾病简介

糖尿病是一组以慢性血中葡萄糖（简称血糖）水平增高为特征的代谢性疾病，是由于胰岛素分泌和（或）作用缺陷所引起。长期碳水化合物以及脂肪、蛋白质代谢紊乱可引起多系统损害，导致眼、肾、神经、心脏、血管等组织器官的慢性进行性病变、功能减退及衰竭。主要分1型和2型糖尿病。1型临床特点是起病急，三多一少症状明显，有发生酮症酸中毒的倾向，需终身注射胰岛素治疗维持生命。2型临床特点是有明显的遗传倾向，多有糖尿病家族史。多为超重或肥胖体形，表现为多饮、多尿、酮症而暂时性胰岛素治疗，多不需注射胰岛素来维持生命，在饮食和口服降糖药治疗效果欠佳或并发症存在时，有时需要使用胰岛素控制高血糖。糖尿病酮症酸中毒的诱因有感染、胰岛素治疗中断或不适当减量、饮食不当、创伤、手术、妊娠和分娩等。

（二）饮食指导

饮食治疗是一项重要的基础治疗措施，应长期严格执行。对1型糖尿病患者，在合适的总热量、食物成分、规则的餐次安排等措施基础上，配合胰岛素治疗有利于控制高血糖和防止低血糖。对2型糖尿病患者，尤其是肥胖或超重者，饮食治疗有利于减轻体重，改善糖、脂代谢紊乱和高血压以及减少降糖药物剂量。合理控制总热量摄入；平衡膳食，营养均衡；称重饮食，定时定量进餐。

1. 计算总热量首先按患者性别、年龄和身高计算理想体重［理想体重（kg）= 身高（cm）- 105］。然后根据理想体重和工作性质，参照原来生活习惯等，计算每天所需总热量。成年人休息状态下每天每千克理想体重给予热量105~126 kJ（25~30 kcal），轻体力劳动126~147 kJ（30~35 kcal），中度体力劳动147~167 kJ（35~40 kcal），重体力劳动167 kJ（40 kcal）以上。儿童、孕妇、乳母、营养不良和消瘦以及伴有消耗性疾病者应酌情增加，肥胖者酌减，使体重逐渐恢复至理想体重的 ±5%。

2. 营养物质含量糖类占饮食总热量50%~60%，提倡食用粗制米、面和一定量杂粮，忌食用葡萄糖、蔗糖、蜜糖及其制品（各种糖果、甜糕点、饼干、冰淇淋、含糖饮料等）。蛋白质含量一般不超过总热量15%，伴有糖尿病肾病而肾功能正常者应限制至0.8 g，血尿素氮升高者应限制在0.6 g。蛋白质应至少有1/3来自动物蛋白质，以保证必需氨基酸的供给。脂肪约占总热量30%，饱和脂肪、多不饱和脂肪与单不饱和脂肪的比例应为1∶1∶1，每天胆固醇摄入量宜在300 mg以下。此外，各种富含可溶性食用纤维的食品可延缓食物吸收，降低餐后血糖高峰，有利于改善糖、脂代谢紊乱，并促进胃肠蠕动，防止便秘。每天饮食中纤维素含量不宜少于40 g，提倡食用绿叶蔬菜、豆类、块根类、粗谷物、含糖成分低的水果等。每天摄入食盐应限制在10 g以下。限制饮酒。

3．合理分配确定每天饮食总热量和糖类、蛋白质、脂肪的组成后，按每克糖类、蛋白质产热17 kJ（4 kcal），每克脂肪产热38 kJ（9 kcal），将热量换算为食品后制订食谱，并根据生活习惯、病情和配合药物治疗需要进行安排。可按每天三餐分配为1/5、2/5、2/5或1/3、1/3、1/3。

4．在治疗过程中随访调整十分重要。如肥胖患者在治疗措施适当的前提下，体重不下降，应进一步减少饮食总热量；体型消瘦的患者，在治疗中体重有所恢复，其饮食方案也应适当调整，避免体重继续增加。

（三）运动指导

根据年龄、体力、性别、病情及有无并发症，在医生知道下选择合适的运动方式和运动量，以不感到疲劳为宜。运动方式有步行、慢跑、骑自行车、健身操、太极拳、气功等，要循序渐进、量力而行、持之以恒，运动最好选择在饭后1 h左右运动为合适，如果活动量较大，运动前应增加饮食量，或者适当减少降血糖药量。运动不宜在注射胰岛素后及吃饭前。运动时随身携带糖块及写有姓名、家庭地址和疾病性注射卡以应急需。对于血糖控制不好、血糖＞14 mmol/L或有尿酮体阳性、严重感染、严重的心血管疾病和严重的微血管病变者不宜进行运动。

（四）用药指导

主要指导促胰岛素分泌剂的使用。

1．磺脲类。主要作用为刺激胰岛β细胞分泌胰岛素。如甲苯磺丁服（D860）、氯磺丙脲、格列苯脲、格列吡嗪、格列齐特、格列喹酮和格列美脲。应餐前半小时服药。副作用主要是低血糖反应，与剂量过大、饮食不配合、使用长效制剂或同时用增强磺脲类降血糖作用的药物等有关。尤其多见于肝、肾功能不全和老年患者。

2．格列奈类。此类是快速作用的胰岛素促分泌剂。降血糖作用快而短，主要用于控制餐后高血糖。低血糖症发生率低、程度较轻而且限于餐后期间。较适合于2型糖尿病早期餐后高血糖阶段或以餐后高血糖为主的老年患者。可单独或与二甲双胍、胰岛素增敏剂等联合使用。

3．双胍类。目前广泛应用的是二甲双胍。主要作用机制为抑制肝葡萄糖输出，也可改善外周组织对胰岛素的敏感性，增加对葡萄糖的摄取和利用。应餐时或餐后服药。不良反应：①消化道反应，进餐时服药、从小剂量开始、逐渐增加剂量，可减少消化道不良反应；②皮肤过敏反应；③乳酸性酸中毒，为最严重的副作用，苯乙双胍用量较大或老年患者、肝肾心肺功能不好及缺氧等时易发生。二甲双胍极少引起乳酸性酸中毒。

4．噻唑烷二酮类（TZD，格列酮类）。胰岛素增敏剂，增强靶组织对胰岛素敏感性，减轻胰岛素抵抗。单独应用不引起低血糖，但如与磺脲类或胰岛素合用，仍可发生低血糖。现有两种制剂：罗格列酮和吡格列酮。主要不良反应为水肿、体重增加，有心脏病、心力衰竭倾向或肝病者不用或慎用。

5．α葡萄糖苷酶抑制剂。降低餐后高血糖，应进食第一口饭同时服用，饮食成分中应有一定量的糖类，否则药物不能发挥作用。常见不良反应为胃肠反应，如腹胀、排气增多或腹泻。单用本药不引起低血糖，但如与磺脲类或胰岛素合用，仍可发生低血糖，且一旦发生，应直接给予葡萄糖口服或静脉注射，进食双糖或淀粉类食物无效。

6．胰岛素治疗。胰岛素能促进糖原和脂肪的合成与储存，促进蛋白质和核酸的合成，使各组织加速摄取、储存和利用血液中的葡萄糖。胰岛素有控制血糖和减少糖尿病并发症的作用。

（五）几种胰岛素制剂

表1　胰岛素制剂

作用类别	胰岛素制剂	注射途径	作 用 时 间/h			注射时间
			开始	最强	持续	
速效	普通正规胰岛素	静脉注射	即刻	1/2'	2	餐前30 min
		皮下注射	1/2	2～4	6～8	
中效	中性鱼精蛋白锌胰岛素	皮下注射	1～3	6～12	18～26	餐前1 h
长效	鱼精蛋白锌胰岛素	皮下注射	3～8	14～24	28～36	餐前1 h

普通正规胰岛素，皮下注射后发生作用快，但持续时间短，是唯一可经静脉注射的胰岛素，可用于抢救酮症酸中毒。速效（正规）胰岛素主要控制一餐饭后高血糖；中效胰岛素主要控制两餐饭后高血糖，以第二餐饭为主；长效胰岛素无明显作用高峰，主要提供基础水平胰岛素。

目前胰岛素制剂有基因重组人胰岛素和猪胰岛素。人胰岛素比动物来源的胰岛素更少引起免疫反应。目前已有多种不同氨基酸序列及作用特性的胰岛素类似物，可提供更符合临床需要的速效及长效制剂。已在国内上市的有：

（1）速效胰岛素类似物，如赖脯胰岛素、门冬胰岛素。

皮下注射后吸收加快，通常15 min起效，30～60 min达峰，持续2～5 h。速效胰岛素类似物可于进餐前注射，起效快、达峰快、作用时间短，更符合进餐时的生理需求。

（2）长效胰岛素类似物，如甘精胰岛素、胰岛素Detemir。长效胰岛素类似物提供的基础胰岛素水平较稳定，血糖控制较好，低血糖发生减少。

（六）作息指导

出现急性并发症时应卧床休息，一般患者应养成良好的生活习惯，避免过度熬夜，保证睡眠充足，避免过度劳累。

（七）病情观察指导

1. 有无糖尿病酮症酸中毒的临床表现，如"三多一少"症状加重，恶心、呕吐、食欲减退，伴有头痛、嗜睡、烦躁不安、呼吸深快、呼气中带有烂苹果味、意识改变等；应定时查血糖、尿糖、血酮、血钾、血钠、二氧化碳结合力，严密观察和记录患者神志状态，瞳孔大小和对光反射及呼吸、血压、脉搏、心率、体温、每天出入水量等变化。

2. 注意观察低血糖反应。低血糖反应主要由于胰岛素用量过大，磺脲类口服降糖药剂量过大，饮食不当或运动量增大所引起。因此，如出现心慌、双手颤抖、出汗、饥饿感、全身乏力、恶心、面色苍白、头昏、眼花或头痛、情绪变化不定、思想不集中等情况应考虑低血糖反应。

（八）行为指导

1. 预防感染。注意个人卫生，勤洗澡。防受凉、防感冒，加强足部护理，避免皮肤损伤。

2. 足部护理。

（1）每天检查足部，有无皮肤裂伤、摩擦伤、抓伤、蚊虫叮咬伤、水泡、红肿、变色等。

（2）每天用温水（水温不超过37℃）清洗足部，不要使用刺激性肥皂，请勿用热水烫脚，一般足部浸泡不超过5～10 min，特别注意脚趾间皮肤的清洁和干燥，洗脚后用柔软的毛巾轻轻擦干，不要用力揉搓。

（3）不要使用电热毯、热水袋，防止皮肤烫伤。

（4）皮肤干燥、皲裂可使用润肤露，到医院治疗鸡眼及真菌感染。

（5）无论室内或室外不要赤脚走路。

（6）应穿吸水性好、透气好、松软暖和的羊毛或纯棉袜子。

（7）应选择鞋头宽大、大小合适、透气性好、感觉舒适、不挤压足趾的鞋子。

（8）穿鞋前应检查鞋内是否有异物、不平整或粗糙等不良因素存在。

（9）穿新鞋，第1天在半小时内，检查足部无挤压或摩擦伤才能穿用，并逐渐延长穿鞋时间。

（10）每天坚持小腿运动。

3．低血糖反应处理。出现低血糖反应时候，可立即进食含糖食物如糖果、饮料、饼干等，或给予葡萄糖静脉推注或静脉滴注。昏迷患者绝对不能给食物，以防窒息。

4．教会患者及其家属注射胰岛素。

5．教会患者及其家属测试血糖和尿糖的方法。

（九）心理指导

医护人员应关心、体贴患者，耐心做好解释工作，加强宣传糖尿病的有关知识，告之糖尿病虽然不能根治，但是可以控制。患者若拥有合理的生活起居，良好的心理状态，拥有正确的糖尿病知识，并配合饮食控制、药物治疗、适当运动等综合措施纠正代谢紊乱，可预防或延缓慢性病变的发生发展。

（十）出院指导

1．坚持糖尿病饮食控制，坚持运动治疗。

2．保持情绪稳定，正确面对疾病所致的生活压力。

3．生活有规律，戒烟酒，注意个人卫生，做好足部护理，预防各种感染，去除急性并发症的诱因。

4．坚持降糖药治疗，控制血压，纠正脂代谢紊乱，严格遵守医嘱，不随意增量或减量，严防低血糖反应的发生。

5．定期自我检测微量血糖及尿糖的变化。

6．外出时随身携带糖尿病个人资料卡和食物。

7．定期随访，一般2~3个月复查糖化血红蛋白，每3周复查血糖1次。

8．发现酮症酸中毒的先兆及严重低血糖反应时，应及时就诊。

（邓婉萍　林芳宇）

第六节　风湿性疾病患者的健康教育

一、系统性红斑狼疮

（一）疾病简介

系统性红斑狼疮（SLE）是一种累及多器官、多系统的炎症性结缔组织病，多发于青年女性。其临床症状比较复杂，可出现发热、皮疹、关节痛、肾损害、心血管病变、胸膜炎、精神症状、胃肠症状、贫血等；疾病常呈渐进性。免疫学检查可见IgG、IgA和IgM增高，尤以IgG显著；血清中出现多种自身抗体（主要是抗核抗体系列）和免疫复合物，活动期补体水平下降。抗dsDNA和抗Sm抗体是本病的特征性标志。

（二）饮食指导

SLE患者多有肾脏损害的表现，可出现蛋白尿，导致低蛋白血症、水肿，甚至出现肾功能异常。对于单纯的尿蛋白而无肾功能损害者，应及时补充足够的蛋白质，但蛋白质的摄入也有一定要求，过分强调高蛋白饮食，可引起肾小球高滤过，久之则促进肾小球硬化。因此应给予优质蛋白饮食。优质的动物蛋白包括：鸡蛋、牛奶、瘦肉等，植物蛋白应适当限量。对于有肾功能损害者，要限制蛋白质的摄入，这样可减少血中的氮质滞留，减轻肾脏负担，延缓肾功能衰竭的进程。一般以优质动物蛋白为主，对于植物蛋白应严格限量，尤其是豆制品应少食或禁食。

对于长期应用激素治疗的患者，易导致水钠潴留，肾脏受损者，则更为明显，此类患者应予低盐饮食，而水肿明显者则应适当限制摄水量。激素的应用，可出现代谢紊乱，导致电解质平衡受影响，并且出现药物性糖尿病，因此要少食高糖食物。另外，要多食含有维生素的食物，平时除药物补钙外，还应多食一些含钙的食物。

由于SLE患者抵抗力下降，易合并感染等，在发热期间，消化功能明显下降，此时宜以清淡易消化食物为主，不宜多食富含脂肪的大鱼大肉类食物。在此基础上，还应禁食辛辣刺激性食物、海鲜发物及芹菜、菌类等食物。

（三）作息指导

急性活动期应卧床休息，以减少能量消耗，保护脏器功能，预防并发症发生。缓解期或病情稳定的患者可以适当活动或做轻体力工作，避免劳累。

（四）用药指导

1. 非甾体抗炎药主要用于发热、关节肌肉酸痛而无明显内脏或血液病变的轻症患者。常用药物有阿司匹林、双氯芬酸、布洛芬等，通常选用一种药物，足量使用2～3周后无效时才更换另一种药物，患者应遵医嘱服药，不可自行换药，注意不可选用两种以上该类药物同时服用，有肾炎、胃炎者慎用或遵医嘱加用护胃药。

2. 肾上腺糖皮质激素是目前治疗系统性红斑狼疮的主要药物，对急性活动性系统性红斑狼疮效果好，对一些轻型患者可暂时不用。注意不要盲目滥用肾上腺糖皮质激素，长期使用者应逐渐减量并注意避免诱发感染、高血压、糖尿病、骨质疏松等，每周测血压、体重和检查血、尿常规，每月做血电解质测定。

3. 免疫抑制剂应用时鼓励患者多饮水，静脉注射注意保护外周静脉血管，防止外渗。定期检查血象和肝肾功能，必要时行骨髓检查。不良反应主要为恶心、呕吐、头晕、脱发、口腔溃疡、骨髓抑制、膀胱出血等。

4. 其他。

（1）雷公藤制剂，此药对于儿童、未婚女性和希望生育的妇女应当慎用，以免影响生育。

（2）环孢霉素A对上述免疫抑制剂无效的肾炎患者有效，可减少肾上腺糖皮质激素用量，因此药可引起不可逆肾损害，应注意监测肾功能。

（3）抗疟药氯喹或羟氯喹对光过敏和关节症状也有一定疗效，长期应用可在体内蓄积，引起视网膜退行性病变，应定期检查眼底。

5. 特殊指导。

（1）光过敏者。床位应安排在没有阳光直射的地方。禁止日光浴，外出时穿长袖衣裤，戴保护性眼镜、太阳帽或打伞；病室进行紫外线消毒时，患者应避开，注意保护患者皮肤。

（2）保持皮肤清洁卫生。皮损处可用生理盐水冲洗，用皮维碘外涂，注意保护创面。禁用碱性强的肥皂清洁皮肤，避免化妆品或其他化学药物，防止对局部皮肤刺激引起过敏。

（3）脱发患者的护理。避免引起脱发加重的因素，如染发烫发剂、定型发胶、卷发。脱发患者建议留短发，若脱发明显可用头巾、帽子、假发等以维持形象。

（4）避免使用诱发SLE的药物，如普鲁卡因胺、青霉胺、异烟肼、甲基多巴等。

（5）注意保持口腔清洁，预防感染。有口腔黏膜破损时，避免食用辛辣等刺激性食物，真菌感染可用1%～4%碳酸氢钠液漱口。或用生理盐水漱口。细菌性感染可用0.02%呋喃西林液漱口。

（五）病情观察

配合监测生命体征、体重和检查血、尿常规，每月做血电解质测定及定期监测眼底情况。

（六）出院指导

1. 让患者了解基本知识和教会患者自我护理，避免一切可能诱发本病的因素。患者应保持心情舒畅，注意劳逸结合，避免过度劳累。注意保持个人卫生，学会皮肤护理，预防皮损和感染。出院后尽量少去公共场所，以防感染，有感染时应积极治疗。定期复查血常规、尿常规、血液生化、免疫学指标，以便随时发现病情变化。

2. 病情活动伴有心、肺、肾功能不全的育龄妇女应避免妊娠，待病情稳定后在医生指导下再考虑生育。减少妊娠次数，且不宜服用雌激素类避孕药。

3. 遵医嘱用药，避免服用可诱发或加重本病的药物，如普鲁卡因胺、磺胺、异烟肼等。服用肾上腺糖皮质激素时，不可擅自停药、减量或加量，注意药物的不良反应，发现问题，及时就诊。

（陈丽娜　冯怿霞）

二、类风湿关节炎

（一）疾病简介

类风湿关节炎是一种以累及周围关节为主的自身免疫性疾病，可伴有关节外的系统性损害。临床特征为受累关节对称性、慢性炎性病变，呈持续、反复发作过程。表现为关节肿痛、活动受限，当炎症破坏软骨和骨质时，出现关节畸形和功能障碍。任何年龄都可发病，女性为男性的2～3倍。

（二）饮食指导

由于本病处于长时间的慢性消耗中，因此应给予高蛋白、高维生素和易消化的食物，同时多食含维生素、钙、铁丰富的食物，预防骨质疏松。

类风湿关节炎患者的饮食注意：

1. 不宜过多地吃高脂肪类食物，如过量牛奶、肥肉等，炒菜、煲汤也宜少放油。

2. 不宜过多地吃动物内脏和海产品，因其中含较高的嘌呤，可能会使关节症状加重。

3. 不宜过多地摄入过酸、过咸的食物或服用刺激性强的食品，如辣椒等。

4. 不宜过多地摄入糖，尤其是长时期服用糖皮质激素的患者，可导致糖代谢障碍。

（三）作息指导

疾病的急性活动期，除关节疼痛外，常伴有发热、乏力等全身症状，应卧床休息，以减轻体力消耗，保护关节功能，避免脏器受损。

（四）用药指导

常用药物有非甾体抗炎药（NSAID）如阿司匹林、布洛芬等用于初患或轻症患者，可减轻关节的肿痛发热，但不能阻止类风湿关节炎病变的炎症进程。慢作用抗风湿药，可以改善病情，如甲氨蝶呤（MTX）、环磷酰胺、青霉胺、肾上腺糖皮质激素、雷公藤等，临床诊断明确后应尽早采用慢作用抗风湿药与非甾体抗炎药联合应用的方案。肾上腺糖皮质激素抗炎作用强，能快速缓解症状，但不能根本控制疾病，停药后易复发。长期用药可造成停药困难的依赖性，不良反应较多，所以仅限于活动期有严重全身症状、关节炎明显而又不能被非甾体抗炎药所控制的患者，或慢作用药尚未起效的患者。

（五）特殊指导

1. 晨僵护理。鼓励患者早晨起床后行温水浴，或用热水浸泡僵硬的关节，继之活动关节。夜间睡眠戴弹力手套保暖，可减轻晨僵程度。晨僵持续时间长且疼痛明显者，可服用消炎止痛药物。

2. 关节功能锻炼。症状基本控制后，鼓励患者及早下床活动，必要时提供辅助工具，如手杖、扶车，协助患者行走，行走时穿弹性好且防滑合适的鞋，预防跌倒和骨折。肢体锻炼由被动活动向主动活动渐进，活动强度应以患者能耐受为度。可作肢体屈伸、散步、手部抓握、提举等活动，也可采用日常活动训练，如穿脱衣服、洗脸、进食、如厕等。还可配合热疗、红外线、推拿、按摩等，以增加局部血液循环，松弛肌肉，活动关节，一方面减轻疼痛，另一方面保护关节功能。

（六）病情观察指导

主要观察关节疼痛的部位、性质，关节肿胀和活动受限的程度，晨僵的持续时间及其发作前驱症状和伴随症状。

（七）出院指导

1. 向患者及其家属介绍本病的基本知识，如病程和治疗方案，使其出院后自觉遵守治疗和护理计划。

2. 养成良好的生活方式和习惯，每天有计划地进行锻炼，保护关节功能，防止关节废用、萎缩。

3. 避免感染、寒冷、潮湿、过度劳累等各种诱因。

4. 定期复查，病情复发时，应及早就医，以免重要脏器受损。

5. 指导患者合理饮食，多食富含蛋白、维生素、钙、铁等食物，预防骨质疏松。

（陈丽娜）

三、痛　风

（一）疾病简介

痛风是一组遗传性或获得性尿酸代谢失调的疾病。痛风的病因是尿酸代谢异常，导致血尿酸过高。尿酸是人体内嘌呤类化合物分解代谢的最终产物，尿酸生成增多或肾脏排尿酸减少，血尿酸均可增高。临床可分为原发性痛风及继发性痛风两类。

（二）饮食指导

痛风患者应该吃低嘌呤的食物，少吃中嘌呤的食物，不吃高嘌呤的食物，还要注意不要喝酒。低嘌呤食物：五谷杂粮、蛋类、奶类、水果、蔬菜；中嘌呤食物：肉类、豆类、海鲜；高嘌呤食物：豆苗、黄豆芽、芦笋、香菇、紫菜、动物内脏、沙丁鱼。

1. 在急性发作时应选用无嘌呤食物，如脱脂奶、鸡蛋、植物油等，或选用低嘌呤食物如富强粉面包、饼干、稻米饭、蔬菜、水果等。

2. 发作期患者常无食欲。因此应给予足量牛奶、鸡蛋，尽可能多地食用水果和蔬菜。食物应尽量精细，如面包、稻米饭等，全天液体摄入量应在3 000 mL以上，两餐之间可食用碳酸氢钠类液体。

3. 慢性期或缓解期应选用低嘌呤饮食，每周应有2天无嘌呤饮食，饮食中注意补充维生素及铁质，多食水果及黄绿叶蔬菜。

4. 禁食高嘌呤食物，如动物肝、肾、胰、脑、鱼类、禽类及花生、干豆、全麦、龙须菜、蘑菇、菠菜。要多食偏碱性食物。

（三）作息指导

生活作息要正常，不做过度剧烈的运动，避免过度的工作压力，保持适当的体重，避免肥胖。

（四）用药指导

1. 秋水仙碱，对急性痛风发作有显著抑制作用，一般初次用药后数小时内关节红、肿、热、痛消退。此药毒性较大，有恶心、呕吐、腹痛、腹泻等胃肠道反应。长期应用可引起骨髓抑制，粒细胞减少，并影响维生素B_{12}的吸收，对肝脏、肾脏和生殖系统也可造成危害。该药局部刺激性大，静脉给药可引起静脉炎，漏至血管外可引起局部坏死。

2. 肾上腺皮质激素类药物地塞米松（还有泼尼松、氢化可的松等），虽然也能迅速缓解症状，但副作用较多，只是在上述药物无明显效果时，或者这些药物有严重副作用而不能坚持用药时，才考虑应用。或患者发高热，一般状况很差时，在应用秋水仙碱或其他消炎镇痛药时加用，帮助改善患者全身应激能力，降低体温，减少身体消耗，渡过难关。

（五）特殊指导

1. 环境宜干燥，通风防潮湿，避寒冷，避免过度疲劳，多到户外活动，呼吸新鲜空气。

2. 急性发作期应卧床休息，抬高患肢，避免负重，卧床休息可减少体力消耗，保护关节功能，避免关节损伤。

3. 恢复期应加强功能锻炼，控制诱发因素。所有的活动均应避免受损关节过度使用，同时防止精神刺激、过度疲劳、寒冷潮湿、关节局部损伤等诱发因素，以防加重病情。

4. 合理饮食，合理用药，早期预防，保持良好的精神状态，提高抗病能力。

（六）出院指导

1. 关节疼痛时卧床休息，疼痛缓解3天后可开始恢复活动。发作时避免关节负重，抬高患肢，可局部冷敷，也可行热敷、理疗、保暖，以减少疼痛。

2. 秋水仙碱可迅速缓解急性发作，有恶心、腹泻等胃肠道反应。

3. 饮食护理。

（1）控制体重，避免过胖，限制脂肪及动物蛋白，以食用植物蛋白为主。

（2）应选用低嘌呤饮食，每周应有2天无嘌呤饮食，饮食中注意补充维生素及铁质，多食水果及黄绿叶蔬菜。

（3）禁食高嘌呤食物，如动物肝、肾、胰、脑，鱼类、禽类及花生、干豆、全麦、龙须菜、蘑菇、菠菜。要多食偏碱性食物。

4. 加强体疗和理疗，体疗以伸展和屈曲为主，理疗包括有热敷、热水浴等，以增加关节的血液循环。

5. 定期复查尿酸，血常规，肝、肾功能，必要时加用保肝药物。

6. 避免情绪紧张、寒冷饥饿、感染、创伤等因素，以免疾病复发。

7. 避免使用吡嗪酰胺、乙胺丁醇、利尿剂、水杨酸类药物，以免引起继发性高尿酸血症。

（林芳宁　陈丽娜）

第七节　神经科常见疾病的健康教育

一、急性感染性多发性神经根神经炎

（一）疾病简介

急性感染性多发性神经根神经炎也称吉兰-巴雷综合征，是一种进展快，大多可恢复的运动性神经疾病。疫苗接种、妊娠、手术可诱发本病。多数有前驱症状，起病前1～4周有呼吸道和消化道感染症状，多数患者的症状于1～2周达到高峰。临床表现首先为四肢对称无力，可由远端向近端发展或相反，肢体远端感觉异常或呈手套（袜套）样感觉减退。四肢对称性弛缓性瘫痪，有麻木、烧灼感等感觉异常，有吞咽困难、构音障碍，严重病例可因累及肋间肌及膈肌而致呼吸肌麻痹，出现呼吸困难。脑神经损害以双侧面瘫常见，多见于成人。其次是延髓麻痹，以儿童多见；自主神经症状可有出汗增多、皮肤潮红、手足肿胀及营养障碍；严重病例有心动过速、体位性低血压或血压增高。

（二）饮食指导

1. 进食易消化、高维生素、高蛋白食物，多食水果、蔬菜等。宜多食含钾丰富的食物，如蘑菇、冬菇、芥菜、马铃薯、菠菜、白菜、橘子、香蕉等。

2. 重症、吞咽困难、进食呛咳者，应及早留置胃管给予鼻饲饮食，切勿勉强进食，以免引起吸入性肺炎或窒息。

（三）作息指导

1. 急性期应卧床休息，特别是并发心肌炎时，更应有充分的休息。

2. 取平卧位，如有呼吸肌麻痹应取平卧位，头偏向一侧。

3. 恢复期应适当休息及活动，避免过度劳累。

（四）用药指导

1. 激素疗法。在急性进展期，遵医嘱用肾上腺皮质激素。激素宜饭后服用；观察有无消化道出血及应激性溃疡。

2. 血浆置换疗法。可消除血浆中毒性抗体、炎性化学物质，减少或避免神经髓鞘的损害，有利于髓鞘的修复和再生。

3. 神经营养药。应补充足量维生素，尤其是B族维生素，以及胞磷胆碱、神经节苷脂。

4. 其他治疗。对免疫功能低下者，可用丙种球蛋白治疗。

（五）特殊指导

1. 痰液较多黏稠时，应经常更换体位及拍背、雾化稀释痰液，以利痰液排出。

2. 咳嗽无力、排痰困难时用吸痰机吸痰。

3. 如呼吸困难应行气管插管或气管切开，使用呼吸机维持呼吸。

4. 吸氧时应注意用氧安全。

5. 定时翻身，防止褥疮发生。

6. 尿潴留时，指导膀胱功能训练，保持会阴部清洁，预防泌尿道感染。

（六）行为指导

1. 瘫痪肢体应早期进行按摩及适当的活动，保持肢体功能位置，防止垂足和萎缩。

2. 进食时及进食后30 min宜取坐位或半坐卧位。

3. 练习正确的咳嗽、咳痰方法。

（七）心理指导

该病因起病急，症状明显，患者突然丧失活动能力，因而易产生焦虑、紧张等情绪。医护人员要理解、同情、关心、体贴患者，耐心向患者及其家属解释疾病的过程、治疗及护理，以减轻患者的心理压力，配合治疗及护理。

（八）病情观察

监测生命体征变化，密切观察呼吸频率、节律，注意有无烦躁不安、血压升高、四肢末端发绀，判断患者有无缺氧或二氧化碳潴留、呼吸肌麻痹等症状。

（九）出院指导

1. 加强营养，增强体质，防止感冒。

2. 生活有规律，避免劳累，保证充足的休息。

3. 坚持康复功能训练，以促进瘫痪肢体的康复。

4. 保持会阴部清洁，预防泌尿道感染。

（张小燕　吴婉玲　苏永静）

二、病毒性脑炎

（一）疾病简介

病毒性脑炎主要由多种不同的病毒引起，常见有单纯疱疹病毒及多种肠病毒、腮腺炎病毒、淋巴细胞腺络丛脑膜炎病毒等，多呈良性期发病。各年龄均可患病，但以青少年多见。发病有季节性，6—9月发病率较高。

临床起病为急性或亚急性，大部分表现出全身感染症状，如上呼吸道卡他症状、发热、头痛等；脑膜刺激症状多见；精神症状较突出，重者出现意识障碍，在意识障碍之前多有人格改变、记忆力及定向力障碍、行为异常、失语，甚至可出现幻觉、妄想、谵妄等。神经系统症状常见有偏瘫、失语、抽搐、颅神经麻痹、眼球震颤、共济失调，颅内高压严重者可致脑疝形成。

辅助检查提示血中白细胞，如中性粒细胞增高，血沉加快，脑脊液压力多数增高，细胞数轻度或中度增加。

（二）心理指导

该病因起病急，病情危重，症状复杂，患者及其家属易产生恐惧、焦虑、紧张不安等情绪，医护人员首先应关心安慰家属，解释疾病的病因及发展过程，解除患者及其家属的不良心理，讲解疾病的治疗、护理方法及介绍治愈的病例，以取得患者及其家属对治疗和护理的配合。

（三）饮食指导

1. 进食高蛋白、高维生素、高热量的食物，热量每天不低于8.4 kJ（2 000 cal），多吃水果、蔬菜。

2. 昏迷者应留置胃管鼻饲流质，保证充足营养的供给，勿勉强进食，以免引起呛咳，发生吸入性肺炎，甚至窒息。

（四）作息指导

急性期应绝对卧床休息，保持安静，对躁动不安精神异常者，应加床栏或适当的约束以防坠床。对昏迷的患者，应每2 h翻身拍背1次。恢复期逐渐恢复活动，保证适当休息，避免过度劳累。

（五）用药指导

1. 抗病毒疗法。按医嘱使用抗病毒药物。

2. 免疫疗法。按医嘱用干扰素、转移因子、肾上腺皮质激素，注意观察有无应激性溃疡。

3. 对症治疗。对肺炎、泌尿系统感染，按医嘱用抗生素治疗；对癫痫发作可用抗癫痫药，如苯巴比妥、地西泮等；对高热惊厥发作和精神症状，给予降温处理，并使用抗惊厥药物和镇静剂。

4. 脱水剂。按医嘱用20%甘露醇、甘油果糖、呋塞米、白蛋白等。脑水肿、颅压高压可危及生命，应细致观察和及时处理，以防发生脑疝。

5. 促进脑细胞代谢剂。按医嘱用三磷腺苷、辅酶-A、细胞色素C、胞磷胆碱等。

6. 恢复期可配合针灸、理疗、体疗，以促进肢体功能的恢复。

（六）特殊指导

1. 患者持续高热时，应积极降温处理，因降温可防止脑水肿、保护脑组织。应在躯体大血管处放置冰袋，可行温水浴，用25%～35%酒精100～200 mL擦拭降温或用降温毯、降温帽等降温。必要时可使用药物降温。退热期往往出汗较多，要及时补充水分、电解质，防止虚脱，及时更换汗湿的衣服，防止受凉感冒。

2. 患者出现精神症状时，应注意做好"三防"即防伤人、防自伤、防逃跑，并加强防护措施，加床栏，专人看护，并向其家属宣教以取得配合。

3. 偏瘫者应协助其做好生活护理，翻身防褥疮。

（七）行为指导

1. 痰液较多时，取头侧位，经常更换体位，练习正确的咳嗽、咳痰方法。

2. 癫痫发作时，迅速用缠有纱布的压舌板置于上下白齿间，避免咬伤嘴唇、舌肌，协助患者取头低颌向前位或平卧，头偏向一侧，以利口腔内分泌物流出。

3. 接受氧气吸入时，要保证氧气吸入的有效浓度以达到改善缺氧的症状；同时注意用氧安全。

（八）病情观察指导

密切观察患者的意识状态、双侧瞳孔大小、对光反射，观察体温、脉搏、呼吸的变化，以及呼吸频率的性质、深度、有无鼻翼扇动、呼吸困难，监测血氧饱和度，以判断缺氧程度，监测癫痫发作的类型和发生频率，预防脑水肿、脑疝及呼吸衰竭，观察患者有无头痛、畏光、躁动、易怒、出汗等症状。

（九）出院指导

1. 遵医嘱坚持服用药物，勿不规则服药或滥用药物。

2. 加强营养，增强身体抵抗力，防受凉、感冒、感染。

3. 适当体育运动，不能翻身者，给予协助翻身拍背，预防并发症。

4. 有精神异常者，应做好"三防"，注意安全，避免登高、游泳、驾驶车辆等，多给予患者关心、指导，勿受不良刺激。

5. 按医嘱来院复查，无特殊情况可1~2个月复查1次。

（吴婉玲　张小燕　黄永青）

三、痴　呆

（一）疾病简介

痴呆是脑功能失调的一种表现，即在无意识障碍的情况下，表现出多种高级皮层功能障碍。按记忆、认知、语言、视空间功能和人格5项心理活动，至少有记忆、认知和另一项明显缺损，且已持续6个月以上者称为痴呆。痴呆是由各种不同病因，如遗传、感染、中毒、代谢、外伤、免疫功能障碍等及环境因素所引起。主要症状包括智力衰退，记忆力、判断力、推理能力及定向力等下降及行为、性格变化，主要表现为反应迟钝，不讲卫生，社交卫生、社交能力下降等。另外还可表现出行为和心理症状，如幻觉、妄想、错认、抑郁、躁狂、漫游、徘徊、躯体和言语性的攻击、喊叫、大小便失禁及睡眠障碍等，也可出现精神症状及冲动行为。

（二）心理指导

由于痴呆患者各方面功能均在下降，使其易产生不安和抑郁，其家属亦因担心无从照顾患者而产生焦虑、紧张情绪，因此，医护人员应亲切关心、体贴照顾患者，详细介绍病情及预后，合理安排陪护及探视，利用说理、暗示疏导、松弛疗法、行为疗法、改善不良心理和情绪，使患者安心和有安全感，患者家属放心。

（三）饮食指导

1. 选择营养丰富、新鲜、易于消化的食物，品种应多样化，色、香、味俱全，以增进食欲，适量饮茶。

2. 食物要切成小块、碎片或薄片，便于咀嚼，有利于消化吸收。

3. 少吃油炸、油煎、油腻、过黏的食物，少量多餐，忌暴饮暴食，忌过热过冷，戒烟、酒。

4. 保持就餐环境安静、清洁，坐立位进食，不能坐立者，应将床头摇高，以半坐卧位进食。

5. 活动不便需要喂食时，速度宜适中，给予足够咀嚼时间。

6. 烦躁不安拒绝进食时，勿勉强进食，可先让患者做些别的活动，转移其注意力后再慢慢进食。

7. 根据对食物的喜好，细心安排饮食。

8. 对不能进食者，应予插胃管，鼻饲流质饮食。

（四）作息指导

1. 保持室内空气新鲜，环境安静舒适。

2. 养成良好的起居习惯，早睡早起。

（五）用药指导

1. 用药应以早防早治、联合用药为原则。常用药物有血管活性药、神经营养药、雌激素、胆碱酯酶抑制药、抗抑郁药、镇静药、抗生素等。用药过程中如有头晕、恶心、胃肠道不适、口干、视物模糊、便秘、尿潴留、谵妄、体位性低血压等，应立即告诉医护人员。

2. 制定用药时间表，以训练其自我服药能力。

3. 不能自理者，应协助服药。

（六）特殊指导

1. 行为障碍者。提供安静、整洁的环境。

2. 记忆力障碍者。多鼓励、关心体贴患者，避免大声训斥，各种标志明显，如厕所、餐厅等处可用图片、灯光或文字标记；外出时有人陪护，不带贵重物品。

3. 认知障碍者。帮助患者回忆往事，尽量按其生活习惯安排生活，多训练和指导其做些日常事，注意安全，可减轻认知障碍带来的问题。

4. 语言沟通障碍者。

（1）谈话时目光要注视患者，以表示对患者的关注，从而增加其信心。

（2）交谈内容要正面、直接，最好能简单回答"是"或"不是"，一次只说一件事，并要给出足够的时间回答问题。

（3）当想不起某字、某人名时，予提示以减轻患者的挫折感。

（4）与患者说话时声音要温和，速度要缓慢，若患者听不懂说话的意思时，可重复1～2遍，给予适当的解释，或用图片、文字、语言、微笑、抚摸和握手等沟通方法来表达。

5. 对晚期痴呆患者如自理能力完全丧失，应细致安排患者的生活。

（七）行为指导

1. 保持口腔清洁，以增加食欲。

2. 有精神症状者，注意"三防"（防伤人、防自伤、防走失），并注意安全。

3. 保持个人清洁卫生，经常洗澡、抹身、更换衣裤。

（八）心理指导

由于痴呆患者各方面功能均在下降，使其易产生不安和抑郁，其家属亦因担心无从照顾患者而产生焦虑、紧张情绪，医护人员应亲切、关心体贴照顾患者，详细介绍病情及预后，合理安排陪护及探视，利用说理、暗示疏导、松弛疗法、行为疗法等方法改善其不良心理和情绪，使其安心和有安全感，让家属放心。

（九）病情观察

观察患者的认知功能，如记忆力、判断力、计算能力、定向能力和语言能力，尤其应注意痴呆患者的精神行为症状，即偏执、情绪不稳定、无目的漫游、攻击破坏和吵闹等行为，注意有否幻觉、妄想、人格改变及极端行为、焦虑、抑郁、睡眠障碍。有无偏瘫、感觉障碍、构音障碍等表现。

（十）出院指导

1. 保持居室通风良好，空气清新，注意保暖，适当添加衣服，避免受凉感冒。

2. 生活规律，早睡早起，保证充足的睡眠。

3. 痴呆患者动作缓慢，甚至迟钝，护理者应注意配合患者的节奏，不能着急，更不能勉强其做力所不能及的事，以免加重其心理压力。

4. 预防事故，护理者要细心观察，认真照顾，防跌到、坠床、外伤等。

5. 避免精神刺激，伤害其自尊心。

6. 加强营养，合理安排饮食，定时定量进食，少吃多餐，勿暴饮暴食。

7. 做好保护措施，患者出现躁狂、吵闹、行为紊乱等症状时，做好"三防"，按医嘱使用镇静药。

8. 患者外出有专人陪护，随身携带联络卡，联络卡上注明患者姓名、地址、电话、联系人，以备因迷路或发生意外时，用于获取帮助。

9. 鼓励患者做日常生活能力锻炼，如穿衣、进食、个人卫生等。行为不便、偏瘫的患者可配拐杖等辅行工具。

10. 卧床者做好皮肤护理，被动肢体功能锻炼，预防褥疮及坠积性肺炎等并发症。

11. 遵医嘱服用药物，勿擅自更改药物。

12. 定期复诊。

（张小燕　吴婉玲　苏永静）

四、癫　痫

（一）疾病简介

癫痫是一组反复发作的神经元异常放电所致的暂时性中枢神经系统功能失常的慢性疾病。其病因与染色体异常、产伤、高热、脑外伤、感染、中毒、颅内肿瘤、脑血管疾病等有关，其诱发因素有疲劳、饥饿、便秘、饮酒、惊吓、情感冲动等。临床上表现为发作性意识障碍、抽搐，以及感觉神情、运动精神异常或自主神经功能障碍等。若全身抽搐在短期内频繁发生，以致间歇期意识持续昏迷者，称为癫痫持续状态。常有高热、脱水、高钾血症、白细胞增高和酸中毒等代谢性紊乱，以及心力衰竭、吸入性肺炎、脑缺氧、脑水肿，死亡率高达到20%。

（二）饮食指导

1. 饮食有规律，按时进餐，避免饥饿和暴饮暴食。

2. 应以高蛋白、高热量、高维生素、清淡易消化、营养丰富饮食为宜，多食蔬菜、水果，忌辛辣、刺激性食物，戒烟、酒。

3. 限制饮水量，24 h内<1 500 mL；每天摄盐量应<5 g（以可口可乐饮料瓶瓶盖计，5 g盐为半盖）。低盐饮食可致食欲不振或下降，可用醋、糖、蒜等调味品。含钠多的食品、饮料应限制，如发面食品、腌制食品、罐头、香肠、味精、碳酸饮料等，因癫痫的发作可能与水、钠的潴留有关，水分过多可促使发作。

（三）作息指导

1. 发作期卧床休息，取侧卧位，伸颈、下颌向前，避免舌根后坠而堵塞呼吸道，或取平卧头侧位，以利分泌物排出。

2. 发作控制，症状缓解者，可在室内适当地活动及工作学习，保证充足的休息，避免过劳。

3. 保持房间安静，避免噪声、强光等不良环境刺激。

（四）用药指导

1. 常用抗癫痫药物。苯妥英钠为癫痫大发作和局限性发作的首选药物；卡马西平为精神运动性发作首选药物；丙戊酸钠多用于其他抗癫痫药无效的各型癫痫；地西泮10～20 mg静脉推注或静脉滴注用于癫痫持续状态，注意调节滴速，勿过快。

2. 首先用单种药物从小剂量开始，逐渐加量，不能控制者再换药或联合用药以控制发作。

3. 遵医嘱用抗癫痫药，不可骤停、骤换，一般是在最后一次发作控制后2～5年，方可逐渐减量停药，整个减药过程≥3个月，以免引起复发，若复发应重新开始治疗。

4. 抗癫痫药宜饭后服，以避免胃肠道反应，镇静催眠药应在睡前服。

5. 注意药物的副作用。

（1）轻度。胃肠道反应、牙龈增生、毛发增长、失眠、头痛、嗜睡、烦躁、头晕、便秘、唾液增多。

（2）中度。皮疹、眼震、近视、共济失调、贫血、白细胞减少、口吃、精神症状。

（3）重度。剥脱性皮炎、粒细胞缺乏症、淋巴结肿大、肝损害、血小板减少。

（五）特殊指导

1. 癫痫大发作紧急处理。

（1）立即取平卧位，头偏向一侧。

（2）尽量使分泌物或呕吐物流出口腔外，取出活动义齿，松解衣领、裤带。

（3）保持呼吸道通畅，清除口腔、呼吸道分泌物。

（4）吸氧。

（5）立即用包裹纱布的压舌板或用毛巾、手帕折叠成条状置于上下臼齿间，防舌被咬伤。

（6）适当约束，避免过度用力按压肢体致损伤、骨折。

2. 精神运动性发作者，防自伤、防伤人或防走失，由专人陪护，加床栏，防坠床及意外。

3. 加强皮肤护理，保持床铺整洁、干燥。

4. 癫痫持续状态时，应保持呼吸道通畅，吸痰、吸氧；防治脑水肿；昏迷、高热患者及时降温；呼吸困难、发绀时做好气管插管、气管切开、呼吸机辅助呼吸等准备。

（六）行为指导

1. 日常生活要有规律，避免受凉、疲劳过度、暴饮暴食。

2. 遵医嘱用药，不随意更换药物或停药。

3. 外出应有家属陪同，避免去危险的地方及参加剧烈的运动。

（七）心理指导

本病病程长，反复发作，影响日常生活，尤其是癫痫大发作时患者出现意识丧失，全身抽搐等症状，对生命造成严重威胁。因而患者易产生恐惧、焦虑、紧张、自卑等心理。医护人员要向患者及其家属耐心解释本病的诱因、发作过程、预后及治疗护理，取得患者及其家属的信任，鼓励患者保持乐观的态度，消除紧张不良情绪，树立治病的信心，积极配合治疗及护理。

（八）病情观察指导

1. 发作先兆。出现听幻觉（哨声、风声）、视幻觉（看到火花）、头痛、肢体麻木、恐惧、心悸、出汗、唾液多等症状时，迅速做好保护措施。

2. 发作期。密切观察患者神志、瞳孔、面色、呼吸、血压及脉搏的变化，详细记录发作的情况，如抽搐的部位、顺序，持续时间和间歇时间，有无大小便失禁、呕吐、外伤等。

3. 发作后。注意有无精神错乱、失常和异常行为。

（九）出院指导

1. 保持居室通风良好，空气清新。注意保暖，适当添加衣服，避免受凉、淋雨及用过热的水沐浴。

2. 遵医嘱按时服药。

3. 生活有规律，劳逸结合，避免过度劳累。

4. 保持良好情绪，避免精神紧张、焦虑、烦躁等不良情绪，避免某些诱发因素，如强烈的闪光、噪声、惊吓等，减少声光刺激。

5. 外出时需有人陪伴，有发作先兆时及时处理。

6. 反复癫痫发作者，避免独自外出，应注意安全。

7. 避免攀高、游泳、驾驶车辆，以及在有水、火、热或高压电机旁作业等。不宜参加剧烈运动和重体力劳动。随身携带身份证或注明姓名、地址、电话的病历卡等。

8. 合理饮食，保证营养，增强抵抗力。

（张小燕　谢小兰　苏永静）

五、肝豆状核变性

（一）疾病简介

肝豆状核变性又称Wilson病（Wilson disease，WD），是因遗传性铜代谢障碍所致的肝硬化和以基底节为主的脑部变性疾病，是一种好发于青少年的常染色体隐性遗传、铜代谢障碍所引起的一种慢性进行性疾病。起病多在儿童和青年。临床特点为肝硬化、脑的基底节变性、角膜色素环（K-F环）和肾脏损害。神经症状有舞蹈、手足徐动和共济失调，言语呐吃。精神症状为注意力、记忆力减退，情绪不稳。生化特点为血清铜蓝蛋白减少，胆管排铜障碍。

（二）心理指导

本病表现复杂多样，因而患者及家属易产生焦虑、紧张等情绪。医护人员首先需要安慰关心患者及其家属，告知该病的病因，是早期治疗效果较好的遗传性代谢病，并介绍成功的病例，以增强患者治病的决心，减轻心理压力，解除思想顾虑。

（三）饮食指导

1. 给予高蛋白、高维生素、高糖、低铜饮食。

2. 充分供给维生素A、维生素D及含钙（如豆制品、牛奶、芝麻酱等）或铁（如瘦肉、蛋黄、紫菜、香菇等）多的食品及蔬菜。谷类、蔬菜、水果、乳类含铁较低。

3. 避免食用含铜量高的食品，如各种贝类、虾蟹、动物的肝和血、玉米、坚果类、巧克力、可可、蜂蜜、蚕豆、豌豆等，盛水用具勿用铜制品。

4. 如重症者可给予半流质饮食，进食有呛咳时切勿勉强进食，以免发生吸入性肺炎，可插胃管鼻饲流质。

（四）作息指导

注意卧床休息，以减轻肝脏的负担，病情较轻者鼓励适当地活动，避免过度劳累，病情危重有肝脏功能损害时，应绝对卧床。

（五）用药指导

1. 促进铜盐排泄药物。D-青霉胺为首选药，可螯合体内的铜离子，并从尿中排出。使用前应做青霉素皮试，阴性者才能服用。应注意观察有无过敏反应，如恶心、呕吐、腹痛、头痛、手脚发麻、结膜炎、血压升高等症状。

2. 抑制铜吸收药。常用硫酸锌、醋酸锌或甘草锌。锌剂与维生素B_6合用可避免视神经炎等并发症的发生。

3. 抗震颤和肌强直药。盐酸苯海索或东莨菪碱，左旋多巴或美多巴。

4. 护肝治疗，如加大剂量B族维生素、维生素C、肌苷、葡醛内酯等。

5. 对症治疗，精神症状明显者应予抗精神病药物，脑萎缩、智力减退者可用促进神经细胞代谢的药物。

6. 脾肿大并有脾功能亢进者，应施行脾切除手术。

7. 急性肝衰竭或经各种治疗无效的严重病例，可考虑肝移植，短期效果较好。

（六）特殊指导

1. 精神异常的护理。

（1）提供安静、安全的环境，减少不良环境因素刺激。移走室内有潜在危险的物品，如剪刀等锐器，加床栏防护，必要时做适当的约束。

（2）尽量让患者回答简单易懂的问题。

（3）协助做好生活护理。

（4）做好"三防"（防伤人、防自伤、防逃跑）的安全护理工作。

（5）遵医嘱服用抗精神病药、镇静药。

（6）对患者家属进行精神异常护理常识的宣教，以取得配合。

2. 吞咽困难者，应早期鼻饲饮食，不应勉强进食，以防呛咳而致吸入性肺炎或窒息。

（七）行为指导

1. 肢体震颤、强直、步态不稳患者，注意安全，穿大小合适、鞋底柔软防滑的鞋子，勿摔伤、烫伤或坠床。

2. 保持个人卫生，保持口腔清洁，常沐浴、更衣。

3. 言语呐吃者，鼓励其减慢说话的速度，给予充分的表达时间。

（八）病情观察指导

1. 密切观察意识及生命体征的变化，观察有无肝昏迷前驱症状，如嗜睡、表情淡漠、烦躁不安、幻觉、谵妄等。

2. 观察用药后的副作用，如头痛、恶心、呕吐、血压升高、心跳加快、腹痛、发热、厌食、皮炎、白细胞减少或出血等。

（九）出院指导

1. 遵医嘱使用药物，勿擅自停药或加减药量。

2. 合理饮食，避免进食高铜食物，减少铜的摄取量。

3. 增强体质，适当运动，劳逸结合。

4. 注意安全，预防跌伤等意外。

5. 保持情绪稳定，避免精神刺激。

6. 生活有规律，按时作息。

7. 2周后复查，不适时随时到医院就诊。

（黄永青 吴婉玲 张小燕）

六、急性脊髓炎

（一）疾病简介

急性脊髓炎是指非特异性局限于数个节段的急性横贯性脊髓炎。大多数由感染或疫苗接种后发病。多发生在青壮年，病前数天或1~2周常有上呼吸道感染症状，或疫苗接种史。受凉、过劳、外伤等常是诱因。起病较急，首发症状多为双下肢麻木、无力，病变相应背部疼痛，病变节段有束带感，多在2~3天内进展至高峰。临床特点为病变水平以下肢体瘫痪，各种感觉缺失，膀胱、直肠、自主神经功能障碍。上升性脊髓炎起病急，感觉障碍平面常于1~2天内甚至数小时内上升至高颈段，瘫痪也由下肢迅速波及上肢甚至延髓支配的肌群，出现吞咽困难、构音不清、呼吸肌瘫痪，常可引起死亡。

（二）饮食指导

1. 进食营养丰富、高蛋白、高维生素食物，如鱼类、豆类、谷类食物等。

2. 多食纤维丰富食物，如新鲜蔬菜（芹菜、菠菜、白菜）、水果，预防便秘和肠胀气。

3. 多饮水，摄水量每天保持在1 500 mL以上，防止泌尿系统感染。

4. 吞咽困难者勿勉强进食，以免引起窒息或吸入性肺炎，应插胃管予鼻饲饮食。

5. 使用糖皮质激素治疗过程中，多食高钾、低钠食物，如新鲜玉米、桃子等。同时注意含钙食物的摄取和补充维生素D，以减轻激素的副作用。

（三）作息指导

1. 急性期卧床休息，定时翻身拍背，保持舒适体位。

2. 病情稳定后，进行康复运动，加强肢体锻炼，促进肌力恢复。

（四）用药指导

1. 尽早使用激素，静脉滴注效果较好。大剂量皮质类固醇激素连续应用超过1个月，病情仍无改善者，应遵医嘱逐渐减量后停用。用药期间应注意：

（1）激素宜饭后服用，不能突然停药或停药太快，否则会出现"反跳现象"或肌痛、肌强直、关节疼痛等。

（2）可能出现类肾上腺皮质功能亢进综合征，如满月脸、水牛背、水肿、低血钾、痤疮等。

（3）患者可出现疲倦、烦躁不安、沉默不语等表现。

（4）观察有无呕吐、黑便、胃部不适等十二指肠溃疡的症状。

2. 抗病毒治疗，如使用无环鸟苷、利巴韦林等。

3. 抗感染治疗，可按医嘱用抗生素。

4. 神经营养药物，如大剂量的B族维生素、胞磷胆碱等。

（五）特殊指导

1. 防褥疮，定时翻身，按摩受压部位，勤换尿布，保持皮肤清洁。

2. 防止呼吸道感染，注意保暖。

3. 高颈段脊髓炎者应吸氧，注意用氧安全，必要时气管插管或气管切开及人工辅助呼吸。

4. 吞咽困难插胃管者，不能从口腔进食，家属不能自行鼻饲。

5. 康复治疗。瘫痪肢体早期做被动运动、按摩，以改善血液循环，促进瘫痪肢体的康复。保持肢体功能位，防足下垂及畸形。同时可配合物理、针灸治疗。

（六）行为指导

1. 膀胱功能障碍者，每天按摩膀胱2次，每次10~15 min，有意识地练习收缩膀胱及尿道括约肌，训练膀胱肌功能，尝试自行排尿。

2. 训练患者正确的咳嗽、咳痰方法，变换体位方法。

3. 生活有规律，家属要多关注；保持良好的生活习惯，女性患者应避孕。当伴侣不能或不愿意时，确认可供选择的方式以排遣性压抑，告知定期体育活动对身体和心理的益处（每周至少3次，每次30 min）。

（七）心理指导

因本病起病急，症状明显，患者常常情绪低落、焦虑。医护人员首先要鼓励患者表述自己的感受及顾虑，耐心倾听患者的述说，尽可能帮助患者做肢体活动，给予精神上的鼓励及生活上的帮助，并帮助他们树立战胜疾病的信心。

（八）病情观察

监测生命体征，严密观察有无呼吸困难、心率加快、血压升高、体温升高、发绀、吞咽及言语障碍，出现以上症状，提示为上升性脊髓炎，将严重威胁患者生命，应迅速给予吸氧，准备气管插管、气管切开，准备呼吸机等抢救物品。

（九）出院指导

1. 按医嘱准时服药，如出现烦躁不安、兴奋等不良反应时，不能自行减量或停药，应到医院就诊。

2. 加强肢体功能锻炼，促进肌力恢复。

3. 增加营养，增强体质，预防感冒。

4. 带尿管出院者，应指导留置尿管的护理及膀胱功能的训练。

5. 长期卧床者，应勤翻身、拍背，预防褥疮形成。

（张小燕　谢小兰　吴婉玲）

七、脑　出　血

（一）疾病简介

脑出血是指原发性非外伤性脑实质内出血，以50岁以上的高血压、动脉硬化患者多见。有少数因先天因素，如先天性脑血管畸形、动脉瘤、血管瘤等所致。主要表现为突然头痛、头晕、恶心、呕吐、失语、意识障碍、大小便失禁、血压升高，根据出血部位不同，临床表现各异。

（二）心理指导

因本病起病急，症状明显，患者可出现烦躁不安或焦虑情绪，其家属亦因担心预后常产生焦虑、紧张情绪。医护人员首先要关心安慰患者及其家属，详细介绍治疗、护理及康复训练，合理安排陪护及探视，保持病室环境安静，减少一切不良刺激，取得患者及其家属的信任，消除其紧张、焦虑情绪，积极配合治疗及护理。

（三）饮食指导

1. 给予高蛋白、高维生素、高热量、低脂、清淡饮食为宜，忌烟酒，多吃新鲜水果、蔬菜，多吃豆制品、牛奶、淡水鱼等。不宜吃脂肪含量高的食物，如动物内脏、鱼卵、肥肉等；改变烹调方式，不吃油炸食物，不宜过饱。

2. 合理摄入水分，每天1 500～2 000 mL，清晨起床后空腹喝一杯温开水、淡盐水或蜂蜜水。

3. 限制钠盐摄入，每天宜少于3 g，以免引起高血压，加重脑水肿。

4. 肥胖者应适当锻炼减轻体重，减少热量摄入，忌食纯糖。

（四）作息指导

急性期患者应绝对卧床休息3～4周，保持安静，保证充足的休息，恢复期逐渐进行适当的活动，避免过度劳累。

（五）用药指导

1. 调整血压。应遵医嘱服用降压药，不可骤停或自行更换，不可同时服用多种降压药，以免血压骤降或过低致脑供血不足。血压最好不超过20/12 kPa（140/90 mmHg）。

2. 脱水剂。根据医嘱按时、按量使用脱水剂，20%甘露醇静脉滴注速度应在15～30 min内滴完，注意药液勿外渗，以免造成组织坏死。

3. 改善循环。按医嘱用神经营养药。

4. 抗感染。合并感染者根据细菌培养药物敏感试验，选择有效抗生素。

5. 纠正酸碱失调，按医嘱输液维持体液平衡。

6. 营养支持治疗，如白蛋白、多种氨基酸、血浆等。

7. 在输液过程中，应由医护人员控制点滴速度，切忌心急而随意加快输液速度。

8. 合并消化道出血时，应遵医嘱给予止血剂和抗凝血药，如口服或鼻饲氢氧化铝凝胶、冰盐水、凝血酶等。密切观察胃内容物，呕吐物的颜色、性质、量，以了解出血情况和用药的疗效。

（六）特殊指导

1. 痰液较多时，要经常更换体位和拍背，拍背方法采用自下而上，从外向中间，促进痰液排出。翻身时注意保护头部，动作轻柔，以免加重出血。

2. 高热时可行温水浴、冰敷及用25%～35%酒精擦拭及使用降温毯降温，必要时使用药物降温及亚低温疗法。退热期往往出汗多，要及时补充水分，防止虚脱，及时更换衣服，防止受凉感冒。

3. 氧气吸入时，要保证吸入氧气的有效浓度，以达到改善缺氧的效果，同时注意用氧安全。

4. 保持呼吸道通畅，取下活动义齿，舌根后坠明显时可在舌与软腭之间置入舌咽通气管，必要时行气管插管或切开。

5. 必要时配合接受血肿清除术或血肿碎吸术，以清除血肿，降低颅内压。

6. 预防褥疮，保持皮肤清洁，按时翻身，避免长时间受压。

7. 神志不清、躁动及合并精神症状者加护栏并适当约束，防止跌伤。

（七）行为指导

1. 瘫痪肢体使用热水袋时注意水温应低于50 ℃，外包毛巾，防止烫伤。

2. 眼睑不能闭合者，涂四环素眼膏，并盖湿纱布以保护角膜，防止角膜溃疡。

3. 指导训练膀胱功能，有意识地收缩膀胱及尿道括约肌，尝试自行排尿。

4. 卧床患者腹部按摩、提肛收腹运动，训练定时排便习惯，避免大便过度用力。

5. 进食时应暂停吸氧，掌握喂食的速度，不宜过急，遇呕吐或反流呛咳时应暂停休息，以防窒息和吸入性肺炎。

6. 插胃管者，不能从口腔喂食，以及家属不能自行鼻饲。

7. 恢复期患者应确保情绪稳定，进行循序渐进、持之以恒的功能锻炼。

（八）病情观察指导

密切观察意识变化，监测体温、脉搏、呼吸、血压、瞳孔变化，注意有无头痛、呕吐、消化道出血，有无局灶体征，注意肢体活动情况。

（九）出院指导

1. 保持居室通风、空气良好，适宜的温度和湿度。

2. 加强营养，合理均衡的饮食，增强身体抵抗力。

3. 生活要有规律，适当参加体育活动，劳逸结合。

4. 卧床者，协助翻身拍背，预防并发症。

5. 保持良好情绪，避免精神紧张、焦虑、急躁等不良情绪。

6. 遵医嘱用药，勿擅自更改或停药，尤其是降压药，以免引起降压停药综合征，如血压急骤升高，出现头痛、头晕、乏力、出汗等。

7. 定时复诊，如突然出现头痛、头晕、恶心、呕吐等不适时应立即来医院就诊，以免耽误病情。

8. 按计划进行康复训练，进行主动和被动运动。

（苏永静　张小燕　谢小兰）

八、脑　梗　死

（一）疾病简介

脑梗死是指脑部血液供应障碍、缺血、缺氧引起脑组织坏死，又称缺血性脑卒中，临床上常见的有脑血栓形成、脑栓塞、腔隙脑梗死。

1. 脑血栓其病因以动脉粥样硬化最常见。临床表现有眩晕、复视、呕吐、声嘶、吞咽困难、共济失调等症状。常伴有高血压、糖尿病或心脏病史。

2. 脑栓塞是指各种栓子随血流进入动脉造成血流阻塞引起相应供血区脑组织缺血、缺氧、坏死，出现脑功能障碍。发病急骤，中青年为多，静态和活动时均可发病。临床表现常见偏瘫、失语、偏身感觉障碍及偏盲。有些还可出现精神异常、烦躁不安、嗜睡、昏迷、抽搐等症状。

3. 腔隙性脑梗死是指直径在15～20 cm的新鲜或陈旧性脑深部小梗死的总称。临床表现为头痛、头晕、失眠、健忘、肢体麻木、动作失调、构音障碍、手笨拙综合征。

（二）心理指导

因起病急，症状明显，突然出现意识障碍、瘫痪、失语等症状，患者易产生焦虑、抑郁、悲观等情绪。医护人员应关心、体贴患者，帮助患者尽快适应住院生活，耐心向患者及其家属解释所患疾病的性质、治疗、护理、预防的方法，鼓励患者积极参与康复训练，经常与患者交谈，了解其心理动态，鼓励家属多探视，体验享受亲情的快乐，帮助患者减轻消极的情绪。

（三）饮食指导

1. 给予低脂、低胆固醇、低盐（高血压者）、适量碳水化合物、丰富维生素的饮食。

2. 饮食有规律，不暴饮暴食或过度饥饿；控制总热量。多吃瘦肉、鱼虾、豆制品、新鲜蔬菜、水果、含碘食物，少食肥肉、猪油、奶油、蛋黄、带鱼、动物内脏、糖果、甜食等，忌食辛辣、刺激性食物，戒烟酒。

3. 适当饮茶，茶中含儿茶酚胺、茶碱以及多种维生素，可增加血管韧性，改善血液循环。

4. 起病2～3天仍不能自主进食或进食呛咳明显、吞咽困难者应及时插胃管鼻饲饮食。

5. 对能咀嚼但不能用舌向口腔深处送食物者适宜进食流质或糊状食物。

（四）作息指导

1. 急性期卧床休息，取平卧位头侧一边或侧卧位，注意保持肢体功能位置。

2．神志不清、躁动、有精神症状者，应加防护栏，必要时给予约束，防止跌伤、伤人或自伤。

3．病情稳定后，可行床上、床边及离床活动，主动运动和被动运动相结合。

（五）用药指导

1．溶栓治疗。适用于早期脑梗死患者（发病4.5 h或6 h以内），如重组组织型纤溶酶原激活物（r-tPA）、尿激酶等。用药前应检查患者的凝血功能，使用过程中定期查血象，发现皮疹、皮下瘀斑等出血征象应及时处理。

2．调整血压。定时服药，注意保持血压稳定，不能骤降骤升；最好不超过20/12 kPa（140/90 mmHg）。

3．抗血小板聚焦治疗、抗凝治疗及血管扩张剂，如阿司匹林，可减少血小板聚集，改善血流循环。阿司匹林宜在饭后服用，应注意观察有无胃肠道反应、溃疡、出血倾向，如皮肤瘀斑、牙龈出血等。

4．使用脱水、利尿剂以防治脑水肿，应按量准时使用，注意观察尿量。

5．抗感染。合并感染者根据病原菌药物敏感试验，选择有效抗生素。

6．按医嘱输液及时纠正酸碱失衡。

7．营养支持疗法，如白蛋白、氨基酸等。

8．出现便秘时给予轻泻药导泻或肠道润滑剂，如乳果糖口服液、开塞露等。

（六）特殊指导

1．痰液较多时，要经常更换体位，同时采用从下至上、从外向中间拍背部的方法，促进痰液排出，必要时可用吸引器协助排痰。

2．高热时采取降温措施，可行温水浴，冰敷及用25%～35%酒精擦拭、降温毯降温，必要时可用药物降温。退热期出汗较多，要及时补充水分，防止虚脱，及时更换汗湿衣服，防止受凉感冒。

3．吸氧时，要保证氧气吸入的有效浓度以达到改善缺氧的效果，同时注意用氧安全。

4．预防褥疮，保持皮肤清洁，按时翻身，避免长时间受压。

5．高压氧治疗。

（1）注意防火防爆，禁止携带易燃易爆物品。

（2）准备添加衣物，因加压和减压过程中，舱内有一定的温度变化，以防受凉。

（3）加压时应捏鼻、鼓气或做吞咽动作，亦可多饮水或嚼糖果，以减轻耳部不适或疼痛。加压过程中应注意观察脉搏、呼吸变化。

（4）饱餐、酒后、过度疲劳、妇女月经期应暂停治疗，因为上述因素可导致氧中毒，出现恶心、呕吐、面色苍白、头痛、头晕、咳嗽、胸闷、呼吸困难等症状。

（七）行为指导

1．输液过程中，切忌心急而随意加快输液速度。

2．吞咽困难患者应取坐位或头高侧卧位（健侧在下方），缓慢喂食为宜。对能咀嚼但舌头活动不灵者应用汤匙每次将少量食物送至舌根处，让患者吞咽。

3．预防肢体肿胀的方法。运动和按摩，坐位时，要用支架或其他支撑物将前臂抬高或放于椅子扶手上；卧位时，患侧下肢应垫高10～20 cm，以促进静脉血回流，减少患肢肿胀。

4．保持患肢功能位置，防止足下垂。

5．恢复期按摩指导：用手揉拿、捻揉、揉按等方法按摩患肢，每次按摩一般持续20～30 min，每天2～3次，15天为1个疗程。

（八）病情观察指导

观察意识、瞳孔的变化，监测生命体征以及肌体的活动情况；病情恶化时，可出现潮式呼吸、双吸气呼吸，多因呼吸中枢受累所致，应及时做好各项抢救措施。

（九）出院指导

1. 保持居室通风良好，温度和湿度适宜，预防感染。
2. 生活要有规律，按时作息，避免劳累。
3. 卧床者，应定时协助患者翻身、拍背，预防并发症。
4. 加强营养、合理饮食，肥胖者应减轻体重，控制脂肪食物，予清淡饮食，戒烟酒。
5. 保持乐观的态度和良好情绪。
6. 适当参加体育运动，加强语言及瘫痪肢体的功能锻炼。
7. 注意定期复查血压、血糖、血脂，学会自测血压的方法。
8. 定期复诊，如血压突然升高或降低、肢体无力加重、手指麻木无力、短暂的失语或说话困难、眩晕、步态不稳等，应立即来医院就诊，以免耽误病情。

（张小燕　苏永静　谢小兰）

九、重症肌无力

（一）疾病简介

重症肌无力是一种神经-肌肉传递障碍的获得性自身免疫性疾病。本病多数患者伴有胸腺增生或胸腺肿瘤，感染、精神创伤、过度劳累、妊娠分娩可诱发或加重病情。临床特征为部分或全身骨骼肌易于疲劳，通常在活动后加重，休息后减轻，晨轻暮重，最常见的首发症状为眼外肌不同程度乏力，其他如咀嚼肌、咽喉舌肌、面肌、四肢肌肉也可受累，分别出现上睑下垂、复视、吞咽困难、发音困难、四肢无力等，如侵犯呼吸肌则出现呼吸困难，称为重症肌无力危象，是致死的主要原因，心肌也可受累，可引起突然死亡。

（二）心理指导

本疾病起病隐袭，症状明显，影响日常活动，严重时被迫卧床，因而患者易产生恐惧、焦虑、紧张等情绪，医护人员应主动关心体贴患者，协助生活护理，多与其交谈，向患者及其家属讲解本病的起因、过程，鼓励其保持乐观情绪，树立战胜疾病的信心，积极配合治疗及护理。

（三）饮食指导

1. 给予低盐饮食，每天摄盐量应<5 g，以可口可乐饮料瓶瓶盖计，5 g盐为半盖；其他含钠多的食品、饮料，如发面食品、腌制食品、罐头、香肠、味精、碳酸饮料等也应限制。此外，还应给予高蛋白（瘦肉、鱼肉、鸡肉）和富含钾（菠菜、白菜、葱头、橘子、香蕉、猕猴桃等）、钙（豆制品、牛奶、芝麻酱、虾等）的食物。
2. 咀嚼无力或吞咽困难者，在药物生效后进食，以软食、半流质、糊状物或流质（如肉汤、鸡汤、牛奶）为宜。
3. 吞咽困难、呛咳明显者，切勿勉强进食，予插胃管鼻饲流质，以免发生呛咳、吸入性肺炎或窒息。

（四）作息指导

1. 有规律地生活，保证充足的休息，尤其是午后、妇女经期和孕妇休息应充分保证。
2. 症状较轻者可做一些力所能及的家务和体育锻炼，如散步、打太极拳等，症状明显者应限制活动及卧床休息。

（五）用药指导

根据病情选用药物，调整剂量、给药次数及时间。

1. 抗胆碱酯酶药。常用新斯的明、溴吡斯的明。应遵医嘱从小剂量递增，剂量不足时，应缓慢加量，切勿擅自更改剂量、用法或停药，以免药量不足而导致重症肌无力危象或药物过量而导致胆碱能危象。如出现腹痛、腹泻、唾液增多等副作用时，可用阿托品对抗。

2．肾上腺皮质激素和促皮质激素。如醋酸泼尼松、甲泼尼龙。应用泼尼松大剂量冲击疗法，需在早饭后服药。可减轻药物的副作用。副作用多在用药1周之内出现，持续3~4天，表现为一过性症状加重，如肌无力症状加重和消化道出血等，应注意观察大便情况。

3．免疫抑制剂。如环磷酰胺、硫唑嘌呤。注意有无白细胞减少、贫血等，随时检查血象，并注意对肝功能、肾功能的损害。

4．辅助药，如10%氯化钾、麻黄素。

5．禁用对神经-肌肉传递阻滞的药物，如奎宁、利多卡因、苯巴比妥、地西泮、氯丙嗪、氨基糖苷类抗生素（新霉素、链霉素、庆大霉素、卡那霉素等）、麻醉剂、止痛剂（如吗啡）等。慎用利尿剂及清洁灌肠。

6．必要时，遵医嘱行胸腺摘除手术、放疗、血浆置换术。

（六）特殊指导

1．吞咽困难时，注意严格掌握在口服抗胆碱酯酶药物后30 min，或注射后15 min进食，如注射后进食过早或药效消失后进食，易发生呛咳造成窒息或吸入性肺炎。

2．皮肤护理。重症长期卧床的患者，应注意拍背，预防褥疮的发生。

3．吸氧时注意用氧安全。

4．日常生活中要定时作息，勿疲劳过度，以免加重病情。

（七）行为指导

1．口腔护理。因患者口腔分泌物多，应保持口腔清洁，预防口腔炎。

2．眼睑下垂、复视并妨碍日常生活时，可左右眼交替戴上眼罩，以防双眼疲劳而影响日常活动。

3．注意保暖，适当添加衣服，勿受凉感冒。

4．生活有规律，保持良好的生活习惯，女性患者应避孕，以免加重病史。

（八）病情观察指导

密切观察生命体征，尤其应注意有无呼吸功能障碍、肌无力危象及胆碱能危象的发生。

1．重症肌无力危象。表现为全身无力、烦躁不安、呼吸困难、咳嗽无力、呼吸肌麻痹、语音低微等，为病情恶化，抗胆碱酯酶药物用量不足所致。

2．胆碱能危象。患者表现为呼吸、吞咽及咳嗽困难、瞳孔缩小、流涎、出汗、恶心、呕吐、腹痛、肠鸣音亢进、肌肉震颤、心率缓慢、呼吸肌麻痹、分泌物增多，为胆碱酯酶药物过量所致。

3．呼吸功能障碍。患者呼吸困难，口唇、四肢末梢发绀及鼻翼扇动，血氧饱和度、血气分析异常；呼吸道分泌物多而黏稠，严重影响通气。出现上述症状时应立即吸氧、吸痰、准备好抢救药物，应及早行气管插管或气管切开，呼吸肌麻痹时应用人工呼吸机。

（九）出院指导

1．保持居室通风良好，空气清新。

2．增强体质，避免呼吸道感染。

3．增加营养，合理饮食，进食高蛋白、高热量、富含维生素食物。

4．坚持遵医嘱用药。

5．生活有规律，劳逸结合，勿过劳，保持充足睡眠。

6．保持良好乐观情绪，避免精神紧张、焦虑、烦躁等不良情绪。

7．病情变化或加重应及时就诊，以免耽误病情。

（张小燕　谢小兰　吴婉玲）

十、蛛网膜下腔出血

（一）疾病简介

蛛网膜下腔出血是指各种原因所致脑底部或脑及脊髓表面血管破裂的急性出血性脑血管病，血液流入蛛网膜下腔。一般是指原发性蛛网膜下腔出血，多见于40～70岁，发病突然，可有情绪激动、用力排便、咳嗽等诱因。最常见的原因是先天性动脉瘤（50%～80%），其次是脑血管畸形和高血压动脉硬化。最常见的症状是突然剧烈头痛、恶心、呕吐、面色苍白、全身冷汗、颈项强直。部分患者可出现烦躁不安、谵妄、幻觉等精神症状，或伴有抽搐及昏迷等。脑脊液压力多增高，外观呈均匀血性。

（二）心理指导

1. 本病起病急，常因剧烈头痛而烦躁不安，医护人员应多关心、体贴患者。向患者说明引起头痛的原因及头痛持续时间等，鼓励患者保持稳定的情绪，避免劳累及情绪波动，并教患者采用缓慢而有节律的深呼吸或用分散注意力的方法，消除紧张心理，增强对疼痛的耐受力，减轻疼痛。

2. 患者因担心腰椎穿刺出现不良反应而出现惧怕的心理。医护人员应对患者充分理解，同情和安慰，避免语言，行为方面对患者的刺激，耐心向患者解释、说明腰穿的目的、方法，以取得患者的理解，配合检查。

（三）饮食指导

给予高蛋白、高维生素、清淡、易消化饮食为宜，多吃纤维丰富的食物，如蔬菜（芹菜、菠菜、白菜）。多吃新鲜水果，戒烟酒；忌食辛辣、刺激性食物（如咖啡、可乐、浓茶、烈酒等）。

（四）作息指导

1. 患者绝对卧床休息4～6周，避免大幅度搬动和过早离床活动，尤其是出血后的第2～3周为再次出血的高峰期，避免震动其头部。

2. 保持室内安静，减少探视。患者头痛、烦躁、兴奋时按医嘱及时给予镇静止痛剂，保证休息的质量。

3. 定时作息，恢复期逐渐恢复活动。

（五）用药指导

1. 止血剂，如6-氨基己酸、氨甲苯酸。能阻止纤维蛋白溶酶形成，抑制纤维蛋白的溶解，防止再出血。用药过程中注意有无低血压、心动过缓、胃肠道反应、期前收缩、皮疹及结膜充血等。

2. 钙通道阻滞剂，如尼莫地平，能改善脑血管供血。用药过程中应注意观察患者有无发热、头晕、头痛、胃肠不适、心动过缓或过速、失眠、激动等症状，不得自行调节输液速度。

3. 按医嘱应用抗生素。

4. 脱水剂。按医嘱用20%甘露醇、呋塞米等。甘露醇应保证在15～30 min内快速滴完，以达到脱水降压的目的。注意观察意识，准确记录出入水量，以了解脱水效果。

5. 头痛剧烈、烦躁不安者，可用脱水剂和镇静止痛剂。慎用氯丙嗪，禁用吗啡与哌替啶。

（六）特殊指导

1. 指导和训练患者配合接受腰椎穿刺术，腰穿术的体位、术前后注意事项。

2. 控制好血压，最好不超过20/12 kPa（140/90 mmHg），但不能降得太低，以防脑供血不足。

3. 保持情绪稳定，避免过于激动和悲伤。

（七）行为指导

1. 避免用力咳嗽、打喷嚏，必要时按医嘱用镇咳药；翻身时避免震动其头部。

2. 保持大便通畅，避免过度用力排便，以致腹压升高→颅内压升高→血压急剧升高→脑出血。

3. 恢复期逐渐适当地活动，避免剧烈运动。

（八）病情观察指导

密切观察患者的意识、瞳孔改变，注意有无头痛、呕吐、肢体疼痛及脑疝的先兆表现。监测生命体征的变化。

（九）出院指导

1. 按医嘱服药。

2. 保持居室通风、空气良好，适宜的温度和湿度。

3. 适当活动，不宜从事过重的体力劳动或剧烈的体育活动，保证足够的休息，避免过度劳累。

4. 保持乐观的情绪，避免精神刺激及情绪激动。

5. 生活有规律，保持良好的生活习惯，女性患者1～2年内应避免妊娠。

6. 合理、均衡的营养及饮食。

7. 如有不适，及时来院就诊。

（张小燕　苏永静　谢小兰）

十一、帕金森病

（一）疾病简介

帕金森病又称震颤麻痹，多发于中年以上，主要病变在黑质和纹状体。多由感染、动脉硬化、中毒、抗抑郁剂和基底节肿瘤、电休克等所致。早期多数患者为无力或动作不灵、缓慢、轻度震颤，多在静止时发生；此外，还出现手指揉搓丸样动作、面部缺乏表情、眨眼减少、走路的协调动作减少、肌张力增高、路标现象等症状。后期发生慢性进行性全身强硬、躯干俯屈、假面具面容、慌张步态、动作减少、缓慢和静止震颤、流涎、面脂多、顽固性便秘，并有不同程度的精神异常，如易哭、多疑、喜欢嘀咕等。

（二）心理指导

本病虽起病缓慢，逐渐进展，但由于震颤和肢体活动不便，而影响日常的工作学习和生活，患者易产生自卑、脾气暴躁、抑郁、焦虑、恐惧甚至绝望等心理。医护人员应细致观察患者的心理反应，注意倾听他们的心理感受。安慰患者及其家属，告之该病属慢性病，只要治疗及时，护理周到，患者症状会得到较好的控制。对语言困难者，医护人员应指导患者及其家属进行特定性语言沟通，及时了解需求，使患者保持平静心境，避免情绪激动及过度紧张、焦虑。

（三）饮食指导

1. 给予高热量、高维生素、高纤维素、低盐、低脂、适量优质蛋白的易消化食物，多食水果、蔬菜，避免进食高胆固醇、辛辣的食物，戒烟酒；槟榔为拟胆碱能食物，可降低抗胆碱能药物的疗效，应避免食用。

2. 指导患者正确的进食方法，进食时身体略向前倾，注意力集中，并给予充足的时间和安静的环境。教会家属正确的喂食方法，防止喂食不当引起窒息。

3. 食用细软、小块食物、黏稠不易反流的食物，少量多餐。

4. 流涎过多者可使用吸管或细嚼慢咽，食用烂饭、碎菜、半流质食物等。

5. 重症、有肌强直不能张口进食者，勿勉强进食，予插胃管鼻饲流质。

6. 做好口腔护理，保持口腔清洁，以促进食欲。

（四）作息指导

早期症状较轻时，按日常作息时间工作学习和生活，保持规律的生活及充足睡眠，避免过度紧张和劳累，选择合适的运动锻炼和放松疗法，使患者保持安静，体位安全，衣着舒适，起床或躺下时应扶床沿，动作缓慢进行，避免体位性低血压的发生。病情重者应卧床休息，恢复期逐渐恢复活动，保证适当休息。

（五）用药指导

遵医嘱从小剂量开始，逐步缓慢加量直至有效剂量。

1. 抗胆碱能药物，如盐酸苯海索、东莨菪碱、阿托品、苯海拉明。

2. 多巴胺药，如左旋多巴、美多巴。

3. 多巴胺能受体激动剂，如普拉克索和吡贝地尔。

4. 金刚烷胺。

5. 使用神经营养药，改善神经功能。

6. 手术治疗。立体定向神经核毁损术和脑深部电刺激术（DBS）。

7. 对症治疗。

（1）抗感染。根据病原菌药物敏感试验，遵医嘱选择有效抗生素。

（2）精神症状者遵医嘱应用抗精神抑郁药。

（3）便秘者遵医嘱使用轻泻剂或开塞露导泻。

8. 按医嘱服药，勿擅自加减药物，注意用药过程中有无恶心、呕吐、食欲不振、血压升高、运动障碍、失眠、直立性低血压等副作用。

（六）特殊指导

1. 震颤、四肢活动不灵时，在生活上要多关心，加床栏，防跌伤。

2. 语言沟通障碍者，指导患者的发音，大声朗读。

3. 全身肌肉强直者，多做适当的主动和被动的运动，卧床者要经常更换体位，同时采取轻拍背部及适当按摩肢体，促进血液循环，缓解肌强直。

4. 吸氧时注意用氧安全。

5. 有精神症状者，应有专人24 h陪伴，对患者及其家属进行防护知识宣教，配合做好"三防"工作。

6. 预防并发症，如褥疮、坠积性肺炎、泌尿道感染等。

（七）行为指导

1. 预防便秘。

（1）多吃含纤维素食物，如粗粮、蔬菜、水果等。

（2）补充充足的水分，每天至少喝2 000 mL水，并适当喝些淡盐水、蜂蜜水等。

（3）每天定时做提肛收腹运动，仰卧位顺肠蠕动方向做腹部按摩，增强肠蠕动。

（4）养成定时排便习惯，定时给予坐盆，不可抑制便意。

2. 避免长时间久坐，鼓励患者走路时抬足，落地从足跟至趾尖，有意识地摆动。

（八）病情观察指导

监测生命体征，注意患者是否有震颤、肌强直、运动障碍、精神症状和自立神经系统症状和体征，有无动作不灵、走路不稳、慌张步态加重、吞咽困难、便秘等。

（九）出院指导

1. 保持居室通风良好、空气清新，注意保暖，避免受凉，适当添加衣服，防感冒。

2. 生活有规律，避免过劳、过累，做些力所能及的事，如读书、看报、穿衣等。

3. 保持良好的情绪，避免过度紧张、焦虑等。

4. 按医嘱用药，不要擅自加减药物。如药物副作用较大时，及时报告医生，调整用药。

5. 定期复诊，如血压突然升高或降低、肢体震颤加重、不能言语、不能进食、躯体强硬等，应即来医院就诊，以免耽误病情。

（张小燕　谢小兰　吴婉玲）

第五章 内科重症监护患者的健康教育

一、急性呼吸窘迫综合征

（一）疾病简介

急性呼吸窘迫综合征（ARDS）是一种继发于基础病，以急性呼吸窘迫和低氧血症为特点的综合征，多见于青壮年。常见病因有严重休克、严重创伤、严重感染、肺脂肪栓塞、吸入有毒气体、误吸胃内容物、溺水、氧中毒、弥散性血管内凝血（DIC）等。主要表现为在基础病发病后1~3天，出现进行性呼吸窘迫、发绀，而常规氧疗无效，急需机械通气改善呼吸。

（二）饮食指导

抢救时予鼻饲饮食。人工气道拔除24 h后可进食流质，如牛奶、稀饭（加肉类）、肉汤等，逐渐过渡到半流及普食。

半流饮食可选用面条、馄饨、羹类。第1次进食应先试喝水，不出现呛咳者方可进食。

（三）体位作息指导

急性期绝对卧床休息，帮助患者取舒适且有利于改善呼吸状态的体位。尽量减少自理活动和不必要的操作。氧合指数好转后可在床上活动四肢，勤翻身，保证充足的睡眠。缓解期可坐起并在床边活动，逐渐增大活动范围。

（四）用药指导

急性期主要由医护人员使用药物，缓解期应遵医嘱用药，使用药物后如出现恶心、溃疡性出血、兴奋及睡眠紊乱、手脚麻木、腹胀、皮肤瘙痒、皮疹等应立即告诉医护人员。

（五）特殊及行为指导

1. 配合接受血气分析及各项治疗和护理。

2. 氧疗指导。向患者及家属说明氧疗的重要性，嘱其不要擅自停止吸氧或变动氧流量。

3. ARDS患者需吸入较高浓度的氧，使动脉血氧分压（PaO_2）迅速提高到60~80 mmHg或血氧饱和度（SaO_2）＞90%。必要时配合接受气管插管及呼吸机辅助呼吸。教会患者配合呼吸机使用的方法，注意人机同步，机器送气时主动吸气，反之呼气。并注意防脱管：头部的转动应轻柔及逐步进行，同时应调整呼吸机管道位置，妥善固定，注意勿用手拔管，这是非常危险的，可导致窒息，且可能使病情加重。

（1）学会使用手写板或摇铃的方法与医护人员沟通或呼叫医护人员。

（2）学会咳嗽（清醒患者）的方法。

（3）家属应学会胸部叩击的方法。

（六）出院指导

1. 注意劳逸结合，勿过劳。

2. 注意预防并及时治疗上呼吸道感染。

3. 1个月后复查胸片。如出现进行性呼吸困难、发绀等应即就医。

（成守珍　卢桂芳）

二、呼 吸 衰 竭

（一）疾病简介

呼吸衰竭是指各种原因引起的肺通气或换气功能严重障碍，以致不能进行有效的气体交换，导致缺氧或二氧化碳潴留，而引起的一系列病理生理改变及临床表现，其病因有上呼吸道梗阻、肺部病变、胸腔畸形、创伤、手术、神经系统或呼吸肌病变、中毒、意外、ARDS等。主要表现：呼吸困难、发绀，急性呼吸衰竭可迅速出现精神紊乱、躁狂、昏迷、抽搐等。慢性呼吸衰竭可渐出现表情淡漠、注意力不集中、反应迟钝及定向障碍、头痛、多梦、睡眠倒置，重者有谵妄、昏迷等。

（二）饮食指导

急性期予鼻饲流质饮食，病情稳定后可逐步过渡到半流质饮食、软食；急性呼吸衰竭患者康复后可普食，半流饮食如蛋羹、肉末稀饭等，软食如肉末面食、饺子、馄饨等；气管插管者拔管后饮食同ARDS。

（三）作息指导

急性期绝对卧床休息，可在床上活动四肢，勤翻身以防皮肤受损，保证充足的睡眠；缓解期可坐起并在床边活动，逐渐增大活动范围。根据患者的具体情况指导患者制订合理的活动与休息计划，教会患者避免氧耗量较大的活动，并在活动过程中增加休息。

（四）用药指导

应在医护人员指导下遵医嘱用药，使用药物过程中如出现恶心、呕吐、颜面潮红、烦躁、肌肉抽搐、心律失常、皮肤瘙痒、皮疹等应立即告诉医护人员。

（五）呼吸锻炼的指导

教会患者有效咳嗽、咳痰方法，如缩唇呼吸、腹式呼吸、体位引流、拍背等方法，提高患者的自我护理能力，加速康复，延缓肺功能恶化。

（六）特殊指导

配合接受氧疗，应注意：Ⅰ型呼吸衰竭可予高流量吸氧，但当PaO_2达到70 mmHg（9.3 kPa）时应渐降低氧浓度，防氧中毒；Ⅱ型呼吸衰竭应低浓度吸氧（30%～35%），这样既能纠正缺氧，又能防止二氧化碳潴留加重。室内严禁明火及防油、防震、防热。

（七）心理指导

1. 告诉患者或家属急性呼吸衰竭处理及时、恰当，可以完全康复，相当一部分慢性呼吸衰竭患者经积极抢救是可以度过危险期，病情稳定后只要服从医疗、护理、预防和及时处理呼吸道感染，可尽可能延缓肺功能恶化，保证较长时间生活自理，增加患者及家属的治疗信心，促进彼此的沟通，减轻患者的身心负担。

2. 配合接受血气分析。

3. 必要时配合接受气管插管及呼吸机辅助呼吸。并注意防脱管：头部的转动应轻柔及逐步进行，同时应调整呼吸机管道位，注意勿用手拔管，这是非常危险的事，拔管后重新插管更痛苦，且可能使病情加重。

（八）出院指导

慢性呼吸衰竭患者应注意继续家庭氧疗，教会患者及家属掌握合理家庭氧疗的方法及其注意事项。遵医嘱用药，预防和及时处理呼吸道感染，戒烟、酒及刺激性食物。鼓励患者进行耐寒锻炼和呼吸功能锻炼。合理安排膳食，避免劳累及情绪激动等。定时专科门诊复查，如出现发热、气促、发绀等请即就医。

（卢桂芳　冯怿霞）

三、肺　栓　塞

（一）疾病简介

肺栓塞（pulmonary embolism）是指嵌塞物质进入肺动脉及其分支，阻断组织血液供应所引起的病理和临床状态。常见的栓子是血栓，其余为少见的新生物细胞、脂肪滴、气泡、静脉输入的药物颗粒甚至导管头端引起的肺血管阻断。由于肺组织受支气管动脉和肺动脉双重血供，而且肺组织和肺泡间也可直接进行气体交换，所以大多数肺栓塞不一定引起肺梗死。

（二）作息指导

绝对卧床休息，保持大小便的通畅，患侧肢体制动，避免情绪激动等不良刺激，减少探访。

（三）饮食指导

饮食以营养丰富、易消化为原则，如牛奶、蛋羹、肉粥等，多食新鲜水果、蔬菜。忌食辛辣、刺激性食物（见慢支肺气肿），给予低盐、低钠、清淡、易消化饮食，少食多餐，少食速溶性易发酸食物，以免引起腹胀。此外应忌食热性食物，如荔枝、李子、羊肉、狗肉等。避免食用含丰富维生素K的食物，如菠菜、甘蓝、肝类等食物，特别在华法林治疗期间，因维生素K摄入增加可减少华法林的作用。

（四）遵医嘱使用药物

在医护人员指导下使用药物，使用药物过程中如出现皮肤黏膜、齿龈、胃肠道出血，血肿等情况应及时通知医护人员。

（五）休息与活动

急性期患者应绝对卧床休息，避免用力，帮助患者翻身。患者因活动受限而肠蠕动减慢，加之精神紧张，床上排便不习惯等因素易引起便秘，可给口服导泻液或使用开塞露，讲解床上排便及多吃蔬菜、水果的重要性，协助患者养成饭后半小时排便的习惯。保持大便通畅，避免便秘、咳嗽等，以免增加腹腔压力，使下肢血栓脱落发生再栓塞。同时抬高患肢，以利静脉血的回流。密切观察患肢的皮肤颜色、温度、水肿程度，严禁挤压、按摩患肢，防止血栓脱落，造成再次肺栓塞。一般情况下患者应卧床休息半个月，下肢水肿及压痛缓解后可逐渐下床活动。让患者掌握一个原则：不能不动，但不能大动，切忌突然用力，应遵循循序渐进原则进行下床活动。呼吸平稳后指导患者做深呼吸运动，使肺早日膨胀。

心理护理：肺栓塞发病急、病情危重，患者容易产生焦虑、恐惧，对这类患者应主动、关心、体贴，使患者增强战胜疾病的信心。恢复期由于症状渐好转，家属及患者对其严重程度缺乏足够认识，往往依从性会减弱，应向患者讲解卧床休息、制动的重要性。

（六）出院指导

1. 遵医嘱服药。并自我观察出血现象，不可服用影响效果的药物，如维生素K、非甾体类抗炎药、激素、强心剂等。

2. 戒烟、酒，忌辛辣。保持乐观情绪。

3. 定时回院专科门诊复查。积极治疗诱发疾病。

4. 注意劳逸结合，勿过劳。平时生活注意下肢的活动，有下肢静脉曲张者可穿弹力袜等。

5. 1个月后复查胸片、出凝血时间等。如出现进行性呼吸困难、发绀等应即就医。

（成守珍　卢桂芳）

第六章　内科各专科常见疾病健康教育护嘱单

一、内科呼吸系统疾病健康教育护嘱

姓名＿＿＿＿＿＿＿＿　病区＿＿＿＿＿＿＿＿　床号＿＿＿＿＿＿＿＿　住院号＿＿＿＿＿＿＿＿

序号	护 嘱 内 容	执行日期	教育形式				对象		执行者签名	质控者签名
			讲解	资料	示范	录像	家属	患者		
1	入院介绍（主管医护人员，病区环境，病区宣传资料，对讲机使用，医院的作息、探陪、饮食、卫生、安全、请假等制度，穿患者服，患者及其家属保持电话畅通）									
2	抽血化验的目的及配合方法									
3	采集大小便及痰标本的目的及方法									
4	心电图、胸片、B超、CT等检查的目的及配合注意事项									
5	专科检查、手术的目的、操作过程及配合要点（纤维支气管镜、肺功能、支气管造影、胸腔穿刺抽液置管术、支气管支架置入术、支气管球囊放置、胸腔镜、经皮肺活检术）									
6	外周静脉置入中心静脉导管术（PICC）、锁骨下静脉穿刺、颈静脉穿刺及骨髓穿刺的目的、操作过程及配合要点									
7	有关饮食的目的及要点									
8	主要用药作用及注意事项									
9	自我病情观察指导									
10	心电监护的目的									
11	高热患者降温方法及注意事项									
12	停留胃管、尿管的目的及注意事项									
13	定时夹闭尿管的目的及方法									
14	保持大小便通畅的目的及方法									
15	氧疗的目的及注意事项									
16	雾化吸入的目的、方法及注意事项									
17	气雾剂（万托林、可必特、都保、准纳器、思力华）的使用方法及注意事项									
18	有效咳嗽、咳痰的目的及方法									
19	负压吸痰的目的及配合方法									

续表

序号	护 嘱 内 容	执行日期	教育形式				对象		执行者签名	质控者签名
			讲解	资料	示范	录像	家属	患者		
20	体位引流的目的、方法及注意事项									
21	治疗性体位的目的（平卧位、半坐卧位、端坐位）									
22	卧床患者定时翻身的目的及方法									
23	长期卧床患者肢体功能训练的目的及方法									
24	戒烟、戒酒的目的									
25	呼吸运动（缩唇呼吸、腹式呼吸、上肢运动）的目的及方法									
26	社区获得性肺炎健康教育									
27	使用无创呼吸机的目的及配合要点									
28	测血氧饱和度的目的									
29	长期家庭氧疗的目的、方法及注意事项									
30	结核菌素皮试（PPD）的目的及注意事项									
31	化疗注意事项									
32	老年患者安全指导（防跌倒、防压疮、防误吸）									
33	出院指导（办理出院手续，出院后服药、饮食、运动、预防保健、心理、复诊等）									

（张朝晖）

二、内科消化系统疾病健康教育护嘱

姓名＿＿＿＿＿＿＿ 病区＿＿＿＿＿＿ 床号＿＿＿＿＿ 住院号＿＿＿＿＿＿

序号	护 嘱 内 容	执行日期	教育形式				对象		执行者签名	质控者签名
			讲解	资料	示范	录像	家属	患者		
1	入院介绍（主管医护人员，病区环境，病室宣传资料，对讲机使用，医院的作息、探陪、饮食、卫生、安全、请假等制度，穿患者服）									
2	标本检验的目的及注意事项									
3	B超、X线、心肺功能检查的目的及配合事项									
4	采集24 h尿标本的配合事项									

续表

序号	护 嘱 内 容	执行日期	教育形式				对象		执行者签名	质控者签名
			讲解	资料	示范	录像	家属	患者		
5	胃镜检查的配合事项									
6	肠镜检查的配合事项									
7	ERCP的配合事项									
8	钡餐检查的配合事项									
9	骨穿检查的配合事项									
10	饮食的选择及配合事项									
11	禁食的目的									
12	鼻饲的配合事项									
13	静脉输液的配合事项									
14	口服用药的注意事项									
15	化疗用药的配合事项									
16	黑便观察方法									
17	体液、尿液观察方法									
18	吸氧的目的及注意事项									
19	停留胃管的目的及注意事项									
20	停留尿管的目的及注意事项									
21	停留负压吸引的目的及注意事项									
22	停留三腔二囊管的目的及注意事项									
23	停留鼻胆管的目的及注意事项									
24	停留伤口引流管的注意事项									
25	配合定时翻身的重要性									
26	口腔护理的目的及配合事项									
27	腹泻时肛周皮肤清洁的重要性及方法									
28	患者安全的防范									
29	良好的心境的重要性									
30	有关疾病的保健知识									
31	出院指导（办理出院手续，出院后服药、饮食、运动、预防保健、心理、复诊等）									

（黄美娟）

三、内科泌尿系统疾病健康教育护嘱

姓名_____ 病区_____ 床号_____ 住院号_____

序号	护 嘱 内 容	执行日期	教育形式				对象		执行者签名	质控者签名
			讲解	资料	示范	录像	家属	患者		
1	入院介绍（主管医护人员，病区环境，病室宣传资料，对讲机使用，医院的作息、探陪、饮食、卫生、安全、请假等制度，穿患者服）									
2	留取各种尿标本的目的、方法及注意事项									
3	心电图、胸片、B超、腹平片等检查的目的及注意事项									
4	热水袋使用的注意事项									
5	饮食指导									
6	主要用药的作用及注意事项									
7	有关肾专科疾病知识									
8	肾穿术前练习床上大小便和深呼吸的目的及方法									
9	肾穿术后活动时间与方法									
10	肾穿术后出血征象的观察									
11	24 h尿蛋白定量、血钾、血肌酐、血尿素氮的正常值									
12	水肿患者如何做好皮肤护理									
13	限制水分摄入的目的及方法									
14	卧床患者定时翻身的目的及方法									
15	氧气吸入的目的及注意事项									
16	雾化吸入的目的及注意事项									
17	留置尿管的目的及注意事项									
18	保持大小便通畅的意义									
19	颈（锁骨下、股）静脉穿刺置管术后注意事项									
20	动-静脉血管造瘘术后注意事项									
21	瘘管长期保养的方法									
22	自我腹膜透析的操作方法及注意事项									
23	向患者及其家属介绍定期紫外线消毒房间的重要性									
24	腹膜透析常见并发症及应急的处理方法									
25	肾移植术后急、慢性排斥的主要临床表现									
26	发热的护理									
27	防止跌倒的方法及注意事项									
28	保护性约束的目的、方法及注意事项									

续表

序号	护嘱内容	执行日期	教育形式				对象		执行者签名	质控者签名
			讲解	资料	示范	录像	家属	患者		
29	出院指导（办理出院手续，出院后服药、饮食、运动、预防保健、心理、复诊等）									

（关锦美）

四、内科血液系统疾病健康教育护嘱

姓名_____　病区_____　床号_____　住院号_____

序号	护嘱内容	执行日期	教育形式				对象		执行者签名	质控者签名
			讲解	资料	示范	录像	家属	患者		
1	入院介绍（主管医护人员，病区环境，病区宣传资料，对讲机的使用，医院的作息、探陪、饮食、卫生、安全、请假等制度，穿病服等）									
2	抽血化验及定时查血常规的目的、配合事项									
3	采大小便标本的方法									
4	心电图、胸透、胸片、B超、CT、MRI、PET-CT等检查的目的及配合事项									
5	骨穿、腰穿的目的、配合及术后注意事项									
6	饮食指导（化疗、贫血、发热患者）									
7	化疗的注意事项									
8	主要用药作用及注意事项									
9	各种成分输血的意义及注意事项									
10	观察出血点和局部感染的指导									
11	发热患者降温方法									
12	白细胞减少患者预防感染的方法									
13	血小板减少患者预防出血的措施									
14	贫血患者的活动指导									
15	氧气吸入的目的及注意事项									
16	正确使用漱口水及高锰酸钾（PP粉）的方法及意义									
17	安全防护指导（防跌倒、防坠床、防压疮、防走失、防自杀）									

续表

序号	护　嘱　内　容	执行日期	教育形式				对象		执行者签名	质控者签名
			讲解	资料	示范	录像	家属	患者		
18	PICC、锁骨下静脉穿刺、植入式静脉输液港的目的、注意事项									
19	多发性骨髓瘤使用硬板床的意义									
20	干细胞移植术前准备（物品、心理、身体）									
21	药浴的注意事项									
22	入层流室后的自我护理，仓内环境及生活的介绍									
23	干细胞（骨髓）回输的意义和注意事项									
24	出院指导（办理出院手续，出院后服药、饮食、运动、预防保健、心理、复诊等）									

（侯秋秀）

五、内科内分泌系统疾病健康教育护嘱

姓名＿＿＿＿＿＿＿＿　　病区＿＿＿＿＿＿　　床号＿＿＿＿＿＿　　住院号＿＿＿＿＿＿

序号	护　嘱　内　容	执行日期	教育形式				对象		执行者签名	质控者签名
			讲解	资料	示范	录像	家属	患者		
1	入院介绍（主管医护人员，病区环境，病室宣传资料，对讲机使用，医院的作息、探陪、饮食、卫生、安全、请假等制度，穿患者服，戒烟、戒酒，禁止使用自带电器）									
2	抽血化验的目的及配合方法									
3	心电图、胸片、B超、CT、MRI、胃镜、肠镜等检查的目的及配合事项									
4	饮食的目的及注意事项									
5	主要用药的宣教（作用原理、用法、注意事项及副反应）									
6	静脉输液的配合及注意事项									
7	静脉留置针或PICC的目的及注意事项									
8	吸氧的目的及注意事项									
9	停留尿管、胃管的目的及注意事项									
10	雾化吸入的目的及注意事项									
11	高热患者的降温方法及注意事项									

续表

序号	护嘱内容	执行日期	教育形式				对象		执行者签名	质控者签名
			讲解	资料	示范	录像	家属	患者		
12	卧床患者定时翻身、拍背和肢体功能锻炼的目的及方法									
13	相关实验（静脉葡萄糖耐量试验、胰高糖C肽释放试验、冷加压试验、酚妥拉明阻滞试验、肾素血管紧张素试验、立卧位醛固酮等）的目的、配合及注意事项									
14	患者安全的防范，防坠床、跌倒的宣教									
15	使用热水袋的注意事项									
16	留取24 h尿标本的目的及注意事项									
17	胰岛素泵的原理、目的及注意事项									
18	.胰岛素治疗的教育									
19	教患者使用胰岛素笔及注意事项									
20	监测血糖的目的及注意事项									
21	低血糖反应的表现、预防及处理									
22	糖尿病运动的目的及注意事项									
23	糖尿病足的防治及护理									
24	甲亢相关知识宣教									
25	白细胞减少患者预防感染的方法									
26	突眼患者眼部护理方法、目的及注意事项									
27	出院指导（办理出院手续，出院后服药、饮食、运动、预防保健、心理、复诊等）									

（邓婉萍）

六、内科风湿免疫疾病健康教育护嘱

姓名＿＿＿＿＿＿　　病区＿＿＿＿＿　　床号＿＿＿＿＿　　住院号＿＿＿＿＿

序号	护嘱内容	执行日期	教育形式				对象		执行者签名	质控者签名
			讲解	资料	示范	录像	家属	患者		
1	入院介绍（主管医护人员，病区环境，病室宣传资料，对讲机使用，医院的作息、探陪、饮食、卫生、安全、请假等制度，穿患者服）									
2	标本检验的目的及配合要求									

续表

序号	护嘱内容	执行日期	教育形式				对象		执行者签名	质控者签名
			讲解	资料	示范	录像	家属	患者		
3	胸片、腹部B超、心脏彩超、CT、MRI、心电图等检查的目的及配合要求									
4	介绍所患疾病饮食的目的及要求									
5	主要用药的指导：①药物的主要作用；②坚持用药的重要性；③结核菌素试验的要求和意义									
6	特殊用药（如甲基泼尼松龙冲击治疗及环磷酰胺、甲氨蝶呤、降压药、解热镇痛药、护胃药）的注意事项									
7	关节疼痛的病情观察指导									
8	皮肤情况的观察和护理注意事项									
9	发热的注意事项和护理									
10	有关生活护理及肌肉、皮下、皮内、静脉注射的目的及配合要求									
11	风湿性疾病的预防、保健知识的指导：①使用免疫抑制剂患者预防感染的方法；②皮肌炎的吞咽功能和肌力恢复的锻炼；③关节疼痛的原因及处理方法；④口腔溃疡的处理方法；⑤系统性红斑狼疮患者的皮肤保护方法									
12	关节炎恢复早期的肢体功能锻炼指导									
13	卧床患者定时翻身的目的及方法，保持大小便通畅的目的									
14	停留尿管、胃管的注意事项									
15	心电监护、血氧饱和度监测的注意事项									
16	微量血糖监测的注意事项									
17	鼻导管吸氧、面罩吸氧的注意事项									
18	高血压的注意事项									
19	狼疮脑病患者、危重患者、老年人、活动受限者等"三防"的注意事项									
20	呕吐、腹痛、腹泻的注意事项									
21	出院指导（办理出院手续，出院后服药、饮食、运动、预防保健、心理、复诊等）									

（陈丽娜）

七、内科心血管系统疾病健康教育护嘱

姓名＿＿＿＿＿＿＿＿＿　病区＿＿＿＿＿＿＿　床号＿＿＿＿＿＿　住院号＿＿＿＿＿＿＿

序号	护 嘱 内 容	执行日期	教育形式				对象		执行者签名	质控者签名
			讲解	资料	示范	录像	家属	患者		
1	入院介绍（主管医护人员，病区环境，病室宣传资料，对讲机使用，医院的作息、探陪、饮食、卫生、安全、请假等制度，穿患者服）									
2	标本检验的目的及配合要求									
3	胸片、腹部B超、心脏彩超、CT、MRI、心电图 等检查的目的及配合要求									
4	介绍所患疾病饮食的目的及要求									
5	静脉输液的配合及注意事项									
6	静脉留置针或留置PICC管的目的及注意事项									
7	吸氧的目的及注意事项									
8	停留尿管、胃管的目的及注意事项									
9	老年患者及危重患者加床栏的重要性									
10	高热患者的降温方法及注意事项									
11	卧床患者定时翻身、拍背和肢体功能锻炼的目的及方法									
12	戒烟、酒的重要性									
13	保持大小便通畅意义（勿用力排便）									
14	主要用药的指导：①药物的主要作用；②坚持用药的重要性									
15	特殊用药（如降压药、利尿药、抗心律失常药）的注意事项									
16	患者及其家属的心理辅导、相关疾病知识的预防、保健及宣教									
17	心血管患者的康复活动指导									
18	介入术前的护理指导									
19	介入术后下肢制动的指导									
20	安装永久起搏器术后卧床的意义（忌右侧卧位）									
21	出院指导（办理出院手续；出院后服药、饮食、运动、预防保健、心理、复诊等）									
22	心电监护的目的及注意事项									
23	输液泵使用的目的及注意事项									

（胡运秋）

第七章　内科健康教育处方的举例

腹膜透析患者的运动

（一）运动的益处

运动的好处及重要性在于可以控制体重，避免过胖；改善社交，增加自信；减轻压力，避免抑郁症；改善睡眠质素，减少失眠；强化肌肉及耐力，锻炼心肺功能；调节血液中的脂肪（高密度胆固醇）；减低患上多种疾病如糖尿病、高血压及心脏病的概率。

（二）适合的运动

1. 适当的家居运动。热身运动可改善神经肌肉功能，提高体温。热身运动应以伸展动作为基础，每个动作须保持8～10 s，以达到致肌肉柔和及舒缓地伸展，使肌肉能充分地适应进一步的运动量，提高神经、肌肉及心脏血管系统的功能，从而达到运动的基本能力。需避免过度屈腹运动。

一般而言，全套热身运动所需时间为5～10 min，但也须配合当时的气温而适当调节，务求能使体温轻微上升。

另外，热身运动需要顾及颈部、肩膀、手腕、腰部和腿部等关节。

2. 适当的户外运动。

（1）散步。对肾病患者而言，散步是绝佳的有氧运动，既无场地或设施的限制，亦较其他运动温和，是改善肾病患者身体机能的好开始，亦有助于慢慢养成运动的习惯。可根据身体情况决定步速。

（2）缓慢跑。在平坦的路上缓步跑2～3 min，休息一会又再开始，如此反复跑约30 min。可视乎身体状况，慢慢延长跑步的时间，加快步伐，或减少休息时间，以达到更佳的锻炼效果。

（3）健康舞。跳舞是一种较有趣的有氧运动，除了运动本身的好处和控制体重外，亦提供了社交接触机会，让患者与他人分享运动的乐趣。

（4）门球。门球运动适合不同年龄人士参加，因为它不需要太大的体力，而在运动中又能活动手、脚、腰、身及脑部。通过门球运动，还能扩大社交圈子，结识朋友，增进友谊，实在是不可多得的运动。

（5）乒乓球。乒乓球是一项有益身心的运动，因其运动量适中，能训练反应、体能与思考，相对于其他球类运动，碰撞受伤的机会较低。打乒乓球需要的空间及用具不多。

（6）柔力球。柔力球是一项全身参与的有氧运动，不受年龄、场地的限制，透过球拍迎球、纳球等运动方式，达到全身运动和舒展筋骨的效果，亦可提高参加者的协调及反应能力。

（7）太极拳。太极拳结合了传统导引、吐纳的方法，着重练身、练气、练意三者之间的紧密协调。练习时一方面可锻炼肌肉，舒筋活络；另一方面又能透过呼吸与动作间的配合，提高心肺功能，达到强身健体的作用。

（三）运动的守则

1. 哪些运动较适合肾病患者？

（1）运动有多方面的益处，但对肾病患者而言，适量的运动能助其保持身体健康。开始运动时，应按部就班，循序渐进。

（2）在移植手术后的3个月内，应避免进行剧烈运动。要从最简易的运动开始，一些简单的有氧运动是不错的选择，但切记要持之以恒。

2. 何时要暂停运动。

（1）肌肉扭伤。

（2）腹痛呕吐。

（3）因炎症而发烧。

（4）有感冒的感觉，不适。

（5）血压比平常高或低出很多。

3．腹透患者运动时应注意事项。

（1）运动时保持畅顺均衡的呼吸。

（2）穿着舒适宽松的衣物及运动鞋。

（3）运动应在空气流通的地方进行。

（4）运动前应做热身，运动后应做静止的运动。

（5）应避免一些容易产生碰撞或令肾脏受伤的运动。

（6）在运动时，呼吸可能略为加快，但仍能自然地说话。

（7）运动前，先检查血压及脉搏，身体状况不佳时，要立即停止。

（8）运动后，如出现关节疼痛、胸口痛、体温过高或呼吸困难，应立即求诊。

（9）将运动融入日常生活，每周进行3次或以上的轻量运动，每次30~45 min。

（10）在太饿、太饱、太冷、太热的情况下，以及身体疲劳、盛怒及心情太差时，都应避免运动。

（11）如有任何不适，应立即停止运动，如运动停止后一段时间，不适的感觉仍持续不止或加剧时，应立即求医。

基本上，很多类型的运动也适合肾病患者的参与，只要避免过分剧烈、碰撞性或增加腹部压力的运动便可。因为该类运动有可能导致肢体受伤、导管出口损伤等。如对运动治疗有任何疑问，可向医生咨询。

4．注意事项。

（1）运动时会有晕眩、作呕的感觉，这是因为运动前未做适当的热身运动、未能渐进地加剧运动量，又或未能协调呼吸。

（2）有部分肾病患者在运动时，心跳不会随运动量加快，这是因为肾病患者正服用降血压的药物，令其心跳减慢，与运动量没有关系。

（3）正接受腹膜透析的肾病患者，不宜游泳，以免导管出口受损及感染细菌。

（林建雄）

第三编　心血管健康教育指南

第一章　心血管内科常见疾病的健康教育

高血压、冠心病及心绞痛、急性心肌梗死、心律失常、病毒性心肌炎内容见本书第二编第四章第七节心血管系统常见疾病的健康教育。

第一节　心力衰竭

心力衰竭（heart failure，简称心衰）是指伴有临床症状的心功能不全（cardiac dysfunction），是由各种结构或功能性心脏疾病引起的心肌收缩力降低或心室充盈受限，导致心排血量下降且不能满足机体代谢需要，使器官和组织血液灌注不足，肺循环和（或）体循环瘀血的一种临床综合征，又称充血性心力衰竭（congestive heart failure）。根据不同的分类方法，可以将心力衰竭分为左心衰竭、右心衰竭和全心衰竭，急性心力衰竭和慢性心力衰竭，或收缩性心力衰竭和舒张性心力衰竭。

一、慢性心力衰竭

（一）概述

慢性心力衰竭是各种病因所致心脏疾病的终末阶段。心力衰竭的主要特点是呼吸困难、水肿和乏力。

（二）活动指导

休息与活动。休息是减轻心脏负荷的重要方法，包括体力的休息、精神的放松和充足的睡眠。应根据患者心功能分级及患者基本状况决定活动量。

Ⅰ级心功能不全不限制一般的体力活动，积极参加体育锻炼，但要避免剧烈运动和重体力活动。

Ⅱ级心功能不全适当限制体力活动，增加午休，强调下午多休息，可不影响轻体力工作和家务劳动。

Ⅲ级心功能不全严格限制一般的体力活动，每天有充分的休息时间，但日常生活可以自理或在他人协助下自理。

Ⅳ级心功能不全绝对卧床休息，生活由他人照顾。可在床上做肢体被动活动，轻微的屈伸活动和翻身，逐步过渡到坐或下床活动。鼓励患者不要延长卧床时间，当病情好转后，应尽早做适量的活动，因为长期卧床易导致深静脉血栓形成，甚至肺栓塞、便秘、虚弱、体位性低血压的发生。

（三）饮食指导

给予低盐、低脂、低热量、高蛋白、高维生素、清淡易消化的饮食，少量多餐。

1. 限制食盐及含钠食物的摄入。Ⅰ级心功能不全患者每天钠摄入量应限制在2 g（相当于氯化钠5 g）左右，Ⅱ级心功能不全患者每天钠摄入量应限制在1 g（相当于氯化钠2.5 g）左右，Ⅲ级心功能不全患者每天钠摄入量应限制在0.4 g（相当于氯化钠1 g）左右。但应注意在用强效利尿剂时，可放宽限制，以防发生电解质紊乱。

2. 适当限制水的摄入。高度水肿伴有腹水者，应限制饮水量，24 h饮水量一般不超过800 mL，应尽量安排在白天间歇饮水，避免大量饮水，以免增加心脏负担。

（四）排便的指导

指导患者养成按时排便的习惯，预防便秘。排便时切忌过度用力，以免增加心脏负担，诱发严重心律失常。

（五）用药指导

1. 利尿剂的应用容易导致电解质紊乱，应随时注意观察。氢氯噻嗪类排钾利尿剂，作用于肾远曲小管，抑制Na^+-K^+交换机制降低K^+的吸收，易出现低钾血症，应监测血钾浓度，给予含钾丰富的食物，遵医嘱及时补钾。氨苯蝶啶直接作用于肾远曲小管远端，排钠保钾，利尿作用不强，常与排钾利尿剂合用，起保钾作用；出现高钾血症时，遵医嘱停用保钾利尿剂，嘱患者禁食含钾高的食物，严密观察心律的变化，必要时予胰岛素等紧急降钾处理。

2. 血管紧张素转换酶抑制剂的不良反应有低血压、肾功能一过性恶化、高钾血症、干咳、血管神经性水肿以及少见的皮疹、味觉异常等。对无尿性肾功能衰竭者、妊娠期妇女、哺乳期妇女和对该类药物过敏者禁止应用，双侧肾动脉狭窄、血肌酐水平明显升高（$>225\ \mu mL/L$）、高钾血症（$>5.5\ mmol/L$）、低血压（收缩压$<90\ mmHg$）或不能耐受本药者也不宜应用本类药物。

3. 洋地黄类药物可加强心肌收缩力，减慢心率，从而改善心功能不全患者的血流动力学。其用药安全范围小，易发生中毒反应。

（1）严格按医嘱给药。教会患者服地高辛时应自测脉搏，如脉搏<60次/min或节律不规则应暂停服药并告诉医师；毛花苷C或毒毛花苷K静脉给药时须稀释后缓慢静脉注射，并同时监测心率、心律及心电图变化。

（2）密切观察洋地黄中毒表现，包括①心律失常：洋地黄中毒最重要的反应是出现各种类型的心律失常，是由心肌兴奋性过强和传导系统传导阻滞所致，最常见者为室性期前收缩（多表现为二联律）、非阵发性交界区心动过速、房性期前收缩、心房颤动以及房室传导阻滞；快速房性心律失常伴房室传导阻滞也是洋地黄中毒的特征性表现。洋地黄可引起心电图ST-T改变，但不能据此诊断为洋地黄中毒。②消化道症状：食欲减退、恶心、呕吐等（需与心力衰竭本身或其他药物所引起的胃肠道反应相鉴别）。③神经系统症状：头痛、头昏、忧郁、嗜睡、精神改变等。④视觉改变：视力模糊、黄视、绿视等。测定血药浓度有助于洋地黄中毒的诊断。

（3）洋地黄中毒的处理，包括①发生中毒后应立即停用洋地黄药物及排钾利尿剂。②单发室性期前收缩、Ⅰ度房室传导阻滞等，停药后常自行消失。③对于快速性心律失常患者，若血钾浓度低则静脉补钾，如血钾不低可用利多卡因或苯妥英钠；有传导阻滞及缓慢性心律失常，可用阿托品$0.5\sim1.0\ mg$注射皮下注射或静脉注射，需要时安置临时心脏起搏器。

4. β受体阻滞剂。必须从极小剂量开始逐渐加大剂量，每次剂量增加的时间梯度不宜短于$5\sim7$天，同时严密监测血压、体重、脉搏及心率变化，防止出现传导阻滞和心衰加重。

5. 血管扩张剂。

（1）硝普钠在用药过程中，要严密监测血压，根据血压调节滴速，一般剂量$0.5\sim3\ \mu g/（kg\cdot min）$，连续用药不超过7天，嘱患者不要自行调节滴速，体位改变时动作宜缓慢，防止直立性低血压发生；注意避光，现配现用，并按时间要求更换配置液体；长期用药者，应监测血氰化物浓度，防止氰化物中毒，临床用药过程中发现老年人易出现精神方面的症状，应注意观察。

（2）硝酸甘油在用药过程中可出现头胀、头痛、面色潮红、心率加快等不良反应，改变体位时易出现直立性低血压。用药时从小剂量开始，严格控制输液速度，做好宣教工作，以取得配合。

（六）出院指导

1. 活动指导。患有慢性心衰的患者，往往过分依赖药物治疗而忽略保健。指导患者合理休息与活动，活动应循序渐进，活动量以不出现心悸、气促为原则。适应一段时间后再逐渐缓慢增加活动量。病情好转，可到室外活动。漫步、做体操、打太极拳、练气功等都是适宜的保健方法。如活动不引起胸闷、气喘，表明活动量适度，以后根据个人的不同情况，逐渐增加活动时间。但必须以轻体力、小活动量、长期坚持为原则。

2．饮食指导。坚持合理饮食，进食低盐、低脂、低热量、高蛋白、高维生素、清淡易消化的饮食。适当限制钠盐的摄入，可减轻体液的潴留，减轻心脏负担。一般钠盐（食盐、酱油、黄酱、咸菜等）可限制在每天5g以下，病情严重者限制在每天不超过3g。但服用强力利尿剂的患者钠盐的限制不必过严。在严格限制钠盐摄入时，一般可不必严格限制水分，液体摄入量以每天1.5～2L为宜，但重症心力衰竭的患者应严格限制钠盐及水的摄入。少量多餐，避免过饱。

3．疾病知识指导。向患者讲解心衰最常见的诱因，包括呼吸道感染、过重的体力劳动、心律失常、情绪激动、饮食不当等。因此一定要注意预防感冒，防止受凉，根据气温变化随时增减衣服；保持乐观情绪，平时根据心功能情况适当参加体育锻炼，避免过度劳累。

4．用药指导。告诉患者及其家属强心药、利尿剂等药物的名称、服用方法、剂量、不良反应及注意事项。定期复查，如有不适，及时复诊。

二、急性心力衰竭

（一）体位指导
立即协助患者取端坐位或半卧位，双腿下垂，减少回心血量从而减轻肺水肿。

（二）用氧指导
高流量氧气吸入6～8L/min，并通过20%～30%的乙醇湿化，使肺泡内泡沫的表面张力降低而破裂，改善肺泡通气。高流量乙醇湿化吸氧时间不宜过长，以免引起乙醇中毒。

（三）病情观察指导
1．严密观察病情变化，注意观察患者的生命体征，判断呼吸困难的程度，观察咳痰的情况、痰液的性质和量，肺部啰音的变化，定时给患者叩背，指导患者有效咳嗽、排痰、保持呼吸道通畅。

2．迅速建立静脉通道，遵医嘱正确使用药物，观察药物不良反应。使用利尿剂应严格记录尿量；使用血管扩张剂要注意输液速度和血压变化，防止低血压发生。硝普钠要现用现配，避光静脉滴注，防止低血压；洋地黄制剂静脉使用时要注意稀释，速度缓慢、均匀，并注意心率变化。

3．注意监测尿量、血气分析结果、心电图的变化，对于留置气囊漂浮导管的患者应监测各项指标的变化。

（林春喜　郑莹）

第二节　风湿性心脏病

（一）疾病简介
风湿性心脏病（简称风心病）是一种常见的心脏病，是风湿病变侵犯心脏的后果，表现为瓣膜口狭窄或关闭不全。受损的瓣膜以二尖瓣为最常见，也可以几个瓣膜同时受累，称为联合瓣膜病变。由于瓣膜炎症反复发作，瓣膜增厚、粘连和纤维化造成瓣膜关闭不全和狭窄。早期可无症状，随时间的推移产生心脏增大、心律失常，一般经过10～15年逐步出现心力衰竭。因此，风心病患者应注意休息和在医师指导下治疗。

（二）特殊指导
1．注意休息，劳逸结合，避免过重体力活动。但在心功能允许情况下，可进行适量的轻体力活动或轻体力的工作。

2．预防感冒，防止扁桃体炎、牙龈炎等。如果发生感染可首选青霉素治疗（过敏者除外）。

3．心功能不全者应控制水分的摄入，饮食中适量限制钠盐，每天以6g以下为宜，切忌食用腌制品。

4．服用利尿剂者应多吃含钾丰富的水果如香蕉、橘子等。

5．合并房颤血栓形成的患者不宜做剧烈活动，防止血栓脱落。应定期门诊随访。

6. 如需拔牙或做其他小手术，术前应采用抗生素预防感染。

7. 必要时行外科手术治疗，应由医生根据患者具体情况决定。

（三）用药指导

1. 病情稳定期，每月注射长效青霉素1次。

2. 有房颤和心力衰竭的患者应在医生指导下服用地高辛、阿司匹林、利尿剂等药物。房颤的患者口服华法林时应定期监测国际标准化比值（INR），防止出血。

（四）出院指导

1. 日常生活注意防寒保暖，防止受凉受湿，保持室内空气流通。积极治疗急性扁桃体炎、咽喉炎等溶血性链球菌感染，以防风湿热复发。

2. 鼓励患者进行适当的体育锻炼，但避免过度劳累。

3. 服用抗凝剂的患者，要告知患者在做任何诊疗活动时需告知医生目前服用抗凝剂，避免药物的相互作用导致其他并发症。

4. 育龄妇女应积极避孕，或在医生指导下掌握好孕娩时机。

5. 长期服用地高辛者，坚持按医嘱服药，并注意药物副作用，如黄绿视、恶心、呕吐、心率慢等。

6. 告知患者出现明显乏力、腹胀、纳差、下肢水肿、胸痛、心悸、发热等症状要及时就诊。

（林春喜 郑莹）

第三节 高 血 压

（一）疾病简介

高血压是指未接受抗高血压药物治疗而收缩压≥140 mmHg，或舒张压≥90 mmHg者。高血压包括原发性高血压（高血压病）及继发性高血压。高血压病是一种常见的、原因不明的、以动脉压升高为主的疾病。大多数患者起病及进展均缓慢，少数可表现为急进危重。其发病因素与年龄、性别、遗传、精神过度紧张、肥胖、吸烟、酗酒、嗜咸等因素有关。

（二）特殊指导

1. 劳逸结合，保持充足的睡眠。

2. 合理膳食。限制钠盐摄入，一般每天摄入食盐量以不超过6 g为宜。减少膳食脂肪，适量增加优质蛋白质，多吃蔬菜及水果，摄入足量钾、镁、钙。限制饮酒。

3. 减轻体重。可通过降低每天热量的摄入，加强体育活动等方法达到减轻体重的目的。

4. 适当运动。运动不仅有利于血压下降，且对减轻体重、增强体质、降低胰岛素抵抗有利。运动频度一般每周3～5次，每次持续20～60 min。

5. 其他。保持健康心态、减少精神压力、戒烟、限酒等均十分重要。

（三）用药指导

高血压病是慢性病，疗程长，规律性药物治疗可以控制，但易复发。因此必须坚持长期合理服药，使血压稳定在接近正常水平。因降压药物种类多，选择用药要因人而异，在医生指导下服用；降压药物尽可能口服，从小剂量开始，逐渐降压，尽可能选择长效制剂，合理选择联用药物。服用排钾利尿药物时，如果尿量过多，可暂停药物并多进食橙子、苹果等。避免突然停药，以免引起反跳性心率加快、血压增高等停药综合征。

（四）作息指导

劳逸结合，避免过度精神紧张及劳累，保证充分睡眠，保持心情舒畅；选择合适的运动方式、强度、时间和频度。有氧的运动方式如快走、跑步、游泳、登楼梯、体操、太极拳、气功等。无氧的运动方式如举重、角斗。无氧的运动方式对降压不明显。运动强度指标为运动时最大心率（HR$_{max}$）达到170减去年龄（如50岁的人运动心率为120次/min）、自感劳动强度（RPE）等。运动强度决定于病情，必须个体化。一般HR$_{max}$为60%~80%。运动时间20~60 min，个体允许可达60 min。运动频度每周3~7次。

（五）病情观察

注意血压有无突然明显升高，有无头痛、眩晕、恶心、呕吐、心悸、呼吸困难、视力模糊等高血压危象的症状和意识模糊、神志改变、抽搐等高血压脑病的表现。发现异常，立即就地休息并及时告知医护人员处理。

（六）出院指导

1. 注意休息，保证生活规律，睡眠充足，注意劳逸结合，最好能午休半小时，从卧位或蹲位起立时动作宜慢，勿熬夜。适当锻炼身体（如慢跑、散步、太极拳、登山），多参加社会活动，遇事勿紧张、焦躁，保持情绪稳定。

2. 坚持低盐低脂的清淡饮食，控制胆固醇及饱和脂肪酸的摄入（动物内脏、蛋黄、鱼子、肥肉、椰油），避免刺激性食物，适量摄入优质蛋白的食物，最好选用鱼类和大豆蛋白，每天食盐量不超过6 g，多食粗纤维食物、杂粮（燕麦、新鲜绿色蔬菜、香蕉、红薯），保持大便通畅，勿吸烟、酗酒、喝刺激性饮料。

3. 肥胖者需控制体重，体重不超过标准体重的20%。对于肥胖的高血压患者减轻体重一般可使血压下降。

4. 遵医嘱按时按量服药，定期监测血压，控制血压至平稳水平（正常血压90~140/60~90 mmHg）。

5. 学会自我观察病情、如出现视物模糊、手脚麻木无力、讲话言语含糊不清等症状时，应及时就医。

（王念　胡运秋）

第四节　冠　心　病

一、冠心病及心绞痛

（一）疾病简介

冠心病是由于脂肪沉积于动脉内壁，使冠状动脉狭窄或阻塞和（或）痉挛所致。这种狭窄使进入心脏的血流减少，当冠状动脉供血不足，心肌暂时缺血、缺氧引起不适时称为心绞痛。典型的心绞痛常因体力活动、情绪激动而诱发，也有在饱餐或休息时发病。主要症状为胸骨后压迫性不适或表现为紧缩、压榨、堵塞感，也可有烧灼感，可放射至左肩、左上肢内侧，亦可放射到咽喉部、颈部、背部、上腹部等，并可伴有面色苍白、出冷汗、心率增快、血压升高等。

（二）饮食指导

1. 减少每天胆固醇的摄取。胆固醇的摄入量不应超过300 mg/d，或每千卡总热量100 mg以下。脂肪的摄入，不应超过总热量的30%，其中饱和脂肪酸应控制在占总热量的10%以内。增加多不饱和脂肪酸，使饱和脂肪酸与不饱和脂肪酸、多不饱和脂肪酸的比值宜为0.7∶1∶2。食用豆制品，食用液体植物油。尽量少吃富含饱和脂肪酸或胆固醇过多的肥肉、动物油、高脂奶品及蛋黄、动物内脏等食品。

2. 食用复合碳水化合物，少吃或不吃蔗糖或葡萄糖等简单的碳水化合物。

3. 饮食多样化，易消化。少食多餐。增加食物中的膳食纤维含量。最好不要吃冷食。

4. 提倡多食新鲜蔬菜和水果。

5. 减少钠的摄入，以氯化钠计，每人的摄入量应首先争取达到10 g/d以下，尽量能减至5 g/d以下为最好。

（三）运动指导

1. 生活起居要有规律，参加适当的体育活动，应避免竞争激烈的比赛。

2. 运动方式应以有氧运动为主，注意选择适宜自己的运动强度、时间和频率。

3. 活动中不良反应的观察与处理。活动中一旦出现呼吸困难、胸痛、胸闷、心悸等即停止活动，就地休息，舌下含服硝酸甘油。

4. 控制体重。在饮食治疗的基础上，结合运动和行为治疗等综合治疗。

（四）特殊指导

1. 避免过度劳累。

2. 避免暴饮暴食。

3. 保持大便通畅。

4. 避免寒冷刺激。突然的寒冷刺激可诱发冠状动脉痉挛并继发血栓，引起心肌梗死。

5. 禁止吸烟。吸烟可诱发冠心病的复发。

6. 减轻精神压力。避免情绪激动和精神过度紧张，避免接受过多的亲友探视，或长时间的交谈。精神放松，心境平和，对任何事情要泰然处之。

7. 安全指导。洗澡、上厕所时尽量不要锁门，不宜在饱餐后立即洗澡。选用坐厕。

（五）用药指导

1. 硝酸酯类药。为最有效的终止及预防心绞痛发作的药物，作用快，疗效高。常用的硝酸甘油0.5 mg/片。当开始觉得胸口绷紧或有压迫感时，应立即坐下休息，把一片药放在舌下含服，切勿吞下。1～5 min可使心绞痛缓解，作用持续约30 min。5 min内如未能缓解，可再含服1片。如心绞痛再持续5 min，则可含服第3片。倘若心绞痛已消除，而口中的药仍未完全溶化，可将药片吞下或吐出。如果静脉用药，由于药物扩张血管的效应可出现头痛、面部潮红、低血压等，因此初次用药时，宜从小剂量开始，伴有心动过缓者应卧床，体位变化时动作要慢。撤离前逐步停药。

2. 抑制血小板聚集药物。常用阿司匹林、氯吡格雷，宜餐后服。用药期间注意有无胃部不适，有无皮下、牙龈出血，定期查血小板数量。

3. β-受体阻滞剂。常用药物有倍他洛克。该药能引起血压低、心率慢，停药时应逐步减量，突然停药有诱发心肌梗死的可能。

（六）病情观察

注意观察胸痛的性质、程度、发生及持续时间。观察有无面色苍白、大汗、恶心、呕吐、气促等。定期监测生命体征、体重及各项血液检查指标。

（七）出院指导

1. 日常生活中避免过度劳累，冬天避免寒冷的刺激，不吃冷饮，不用冷水洗脸。

2. 肥胖者需限制饮食热量及适当增加体力活动以减轻体重。

3. 防止各种可加重病情的疾病，如高血压、糖尿病、贫血、甲状腺功能亢进等，特别是控制高血压，使血压维持在正常水平。

4. 选择适当的活动。体育锻炼时注意衣着适中，防止受凉；餐后1～2 h不宜活动；病情不稳定时不宜活动；高温、潮湿季节减少活动；运动中有呼吸困难、头晕、疲乏、心绞痛时，应立即停止活动。

5. 心绞痛患者应随身携带硝酸甘油片以备急用，如果在15 min内服完3片仍未缓解，可能是心肌梗死先兆，家属做好家庭抢救：应让患者立即卧床休息，使用平时防备抗心绞痛的药物，要求急救中心前来就地抢救，有条件时尽快给患者吸入高浓度（6～8 L/min）氧气。硝酸甘油长期反复应用易产生耐药性而效力减低，需停用10天以上才可恢复有效。此药是一种挥发性药物，必须妥善储藏，以保证药效，需注意：

（1）药片必须存放在密封的茶色玻璃瓶内，每次用后应立即盖紧。

（2）勿将棉花或其他药丸放入瓶内，以免减低药效。

（3）在家中应把药片放在阴凉的地方，切勿放在浴室或厨房内。

（4）出门时应随身携带，但不要把药瓶靠近身体收藏，以免体温引致药物加速挥发，可放在手袋内。

（5）为防止药物失去疗效，药瓶开封后每6个月更换1次。

（胡运秋　王念）

二、急性心肌梗死

（一）疾病简介

急性心肌梗死是由于冠状动脉供血不足而引起的部分心肌缺血坏死。好发于冬季，多见于50岁以上的成年人，是在原有的冠状动脉病变的基础上，因体力劳动、激烈的情绪变化，心肌耗氧量猛增，使心肌严重而持久地缺血或冠状动脉闭塞血供中断而引起。心肌梗死起病急，一般表现为心前区胸骨后出现严重而持久的心绞痛超过30 min，疼痛剧烈，呈难忍的压榨性、窒息或烧灼感，伴有烦躁不安、大汗、恶心、呕吐。疼痛可放射到颈部、下颌、左肩等。少数患者开始发病即出现休克或急性心力衰竭。

（二）饮食指导

急性期进食流质，病情稳定3天后逐渐改半流质、低脂饮食。避免食用辛辣或发酵食物，减少便秘和腹胀。康复期低糖、低胆固醇饮食，进食富含维生素和钾的食物，有心衰者适当低盐饮食。

（三）作息指导

保证睡眠时间，两次活动间要有充分的休息。急性期24 h内绝对卧床休息，若病情稳定无并发症，24 h后可允许患者坐床边椅。第3～5天可床上做腹式呼吸、上下肢被动和主动运动的低水平1～2METs运动。1周后，无并发症的患者可将运动强度逐渐增加到3METs。如试着上下一层楼梯、做操等。若有并发症，则适当延长卧床时间。每天3～5次，每次20 min，动作宜慢。根据患者对运动的反应，逐渐增加活动量。

（四）用药指导

1. 止痛。使用吗啡或哌替啶止痛，观察镇静止痛的效果及呼吸、脉搏情况。

2. 溶栓治疗。溶栓过程中应配合监测心律、心率、呼吸、血压，注意胸痛情况和皮肤、牙龈、呕吐物及尿液有无出血现象，发现异常及时报告医护人员，及时处理。

3. 硝酸酯类药。使用过程中要注意观察疼痛有无缓解，有无头晕、头痛、血压下降等副作用。

4. 抑制血小板聚集药物。药物宜餐后服。用药期间注意有无胃部不适，有无皮下、牙龈出血，定期查血小板数量。

（五）行为指导

1. 大便干结时切忌用力排便，应用开塞露塞肛或服用缓泻剂，如口服果导等方法保持大便通畅。

2. 接受氧气吸入时，要保证氧气吸入的有效浓度以达到改善缺氧状态的效果，同时注意用氧安全，避免明火。

3. 当出现严重气急、大汗，端坐呼吸，应取坐位或半坐卧位，两腿下垂，有条件者立即吸氧。应注意用氧安全。

4. 病情未稳定时切忌随意增加活动量，以免加重心脏负担，诱发或加重心肌梗死。

（六）三个月后性生活技巧

选择一天中休息最充分的时刻行房事（早晨最好）。避免在温度过高或过低时、饭后或酒后及陌生伴侣。如需要，可在性生活时吸氧。如果出现胸部不舒适或呼吸困难，应立即终止。

（七）病情观察

注意观察胸痛的性质、部位、程度、持续时间，有无向他处放射；配合监测体温、心律、心率、呼吸、血压及电解质情况，以便及时处理。

（八）出院指导

1. 养成良好的生活方式，生活规律，作息定时，保证充足的睡眠。病情稳定无并发症的急性心肌梗死，6周后可每天步行、打太极拳。8～12周可骑车、洗衣等。3～6个月后可部分或完全恢复工作。注意保暖，适当添加衣服。饮食宜清淡，避免饱餐，减肥，忌烟酒，防止便秘。

2. 坚持按医嘱服药，随身备硝酸甘油，该药物有多种剂型，如片剂、喷雾剂等。定期复诊。

3. 心肌梗死最初三个月内不坐高空飞机，不单独外出，原则上不过性生活。

（王念　胡运秋）

第五节　心律失常

（一）疾病简介

心律失常是心脏内冲动的发生或传导不正常，使其速率和节律发生异常所致。诱发因素为急性感染、烟、酒、咖啡、浓茶、运动与精神刺激等。主要表现有心悸、心前区不适、胸闷、气短、头晕，部分患者虽患有严重的心律失常，却完全无自觉症状，往往是在心电图检查时发现。

（二）饮食指导

养成良好的饮食习惯，宜清淡，多食纤维素丰富的食物，避免饱餐。戒烟、酒，不饮浓茶或咖啡。

（三）作息指导

有头晕、晕厥发作或曾有跌倒史者应卧床休息。避免单独外出或快速改变体位，防止意外。保证充足的休息和睡眠。

（四）用药指导

为了维持抗心律失常药物的有效血液浓度，必须严格遵医嘱按时按量。若出现明显副作用应及时报告医护人员，配合调整用药。

1. 利多卡因。主要用于治疗室性心律失常。静脉滴注时副作用有眩晕、感觉异常、意识模糊、谵妄、昏迷，少数引起窦房结抑制、室内传导阻滞。

2. 普罗帕酮。为广谱抗快速心律失常药，用于各种期前收缩、室上性和室性心动过速。口服给药一般每6 h或每8 h 1次。本药有局麻作用，并可产生恶心、呕吐等胃肠道症状，故应在餐中或餐后吞服，不得嚼碎；还可有血压短暂下降、头晕、舌麻、传导阻滞等副作用。

3. 胺碘酮。用于快速心律失常的治疗。口服后可能会出现恶心、呕吐、便秘、房室传导阻滞、窦性心动过缓、甲状腺功能减退或亢进、肺纤维化等不良反应，应在医生指导下服用。

4. 阿托品类药物。主要用于心动过缓的患者，有提高心率的作用，但因其有扩瞳作用，故青光眼患者禁用。副作用有尿潴留、视近物模糊、幻觉、口干、体位性低血压等。

（五）特殊指导

1. 掌握测量脉搏的方法。若发现脉率低于60次/min，并有头晕或黑蒙；或脉率持续快于100次/min，并心悸、胸闷；脉搏节律不齐，每分钟间歇达5次以上时，应及时报告。

2. 心动过缓患者避免排便时屏气，以免迷走神经兴奋而加重心动过缓。

3. 阵发性室上性心动过速发作时，可刺激迷走神经使其终止。

4. 室性心动过速发作时，突然出现意识丧失，抽搐，脉搏测不到，强压痛无反应表示心脏骤停。在旁人员应立即呼救及处理。

（六）病情观察

定时测心律、心率。注意有无心慌、胸闷、乏力、气促、晕厥等不适，将出现症状时的程度及持续时间及时告知医护人员。

（七）出院指导

1. 劳逸结合，避免过度劳累。

2. 有器质性心脏病患者应坚持服药。不能自行减药或换药。

3. 密切观察心律、心率变化，如果脉搏有较多的停搏，应及时就诊。

4. 有晕厥史患者避免从事驾驶、高空作业等工作，有头昏、黑蒙时立即平卧，以免昏厥发作而摔伤。

（王念　周静文）

第六节　病毒性心肌炎

（一）疾病简介

病毒性心肌炎是由各种病毒引起心肌弥漫性的急性、亚急性或慢性炎症。轻者可无症状，较重的出现心悸、气促、心前区不适等。心电图检查有心肌损害或心律失常的表现。及时、有效地治疗可使疾病痊愈，未及时治疗者可留有后遗症，若症状反复发生可发展为心脏扩大、心力衰竭。

（二）饮食指导

进食高热量、高蛋白质、高维生素、易消化食物，以促进心肌细胞恢复；少量多餐，以免加重心脏负担；戒烟酒。

（三）作息指导

无并发症急性期应绝对卧床休息1个月，待症状和体征恢复后逐渐增加活动量；患病时过劳或睡眠不足可使疾病在短期内恶化。恢复期避免劳累过度，半年内勿从事重体力劳动。

（四）用药指导

遵医嘱用药，尤其是抗心律失常药物，由于其药理特性，必须按时、按疗程服用，以确保疗效。用药后症状不减轻或出现其他症状时，应报告医生，勿擅自停用或改用其他药物。

（五）行为指导

病情稳定后适当锻炼身体，提高身体对疾病的抵抗力。做好病毒（如麻疹、脊髓炎病毒）、疫苗的预防接种。

（六）病情观察

配合定时测量体温，监测心律、心率及心肌酶学的变化。

（七）出院指导

1. 预防受凉感冒，防止呼吸道感染，以减轻毒素对心脏的损害。

2. 适当运动，提高抵抗力。

3. 急性病毒性心肌炎患者出院后继续休息3～6个月。6～12个月内勿从事剧烈运动、重体力劳动或妊娠；告知患者出院后1个月、3个月、6个月、12个月回医院复查。

（胡运秋　王念）

第七节　安装永久心脏起搏器

（一）术前指导

1. 测体温。
2. 训练床上大小便。
3. 行胸片及抽血化验血常规、凝血指标、肝肾功能等检查。
4. 术前1周停服阿司匹林等抗凝药。
5. 术前1天备皮，包括胸部、双侧腋窝、会阴部。
6. 术前1晚用肥皂把胸部和会阴部皮肤清洁干净，防止感染。
7. 术前遵医嘱静脉使用抗生素。

（二）手术过程

起搏器植入手术是简单且安全的手术，只需局部麻醉，整个过程通常仅需1～2 h。

1. 通常在锁骨下方胸前的皮肤表面切开一个小切口，通过穿刺静脉，将起搏电极送入右心房。
2. 第二步将一个小巧的脉冲发生器放入切口处的皮下，并将电极导线与之连接。
3. 最后一步关闭切口并缝合。

（三）术后指导

1. 伤口予以沙袋压迫6～12 h，每间隔2 h解除压迫5 min，观察起搏器囊袋、伤口有无渗血或渗血程度。
2. 取平卧或略向左侧卧位1～3天，禁右侧卧位，3天后可逐渐增加活动量，勿用力咳嗽，以防电极移位。
3. 术侧肢体避免过度外展或上抬，以防电极移位。
4. 测体温每天4次，连续2～3天。
5. 遵医嘱使用抗生素。

（四）出院指导

1. 每天早上起床时数脉搏并记录，一般与起搏器设定次数±5次/ min为正常，超出范围请与医生联系。到其他医院看病时，一定要告诉医生安装了起搏器。
2. 埋入起搏器一侧的手臂在3个月内尽量不要高举，避免拿重物，可以轻微地活动手臂，电极导线植入1～2个月后便相对稳定固定，不满1～2个月者电极导线前端容易移位和脱离心脏壁。
3. 乘飞机时请向航空公司有关人员出示安装起搏器的证明或起搏器植入卡。
4. 告知患者避免靠近有电磁场的仪器设备，如磁铁、磁共振、电波发射场等，因这些设备会干扰起搏器工作。
5. 起搏器植入卡应随身携带。
6. 向医生询问起搏器电池的寿命，安装起搏器后前3个月每月复查1次，以后3～6个月复查1次。
7. 当出现呼吸困难、胸痛、头晕、四肢浮肿、不停打嗝或感到异常发热、伤口红肿时即到医院复诊。
8. 生活注意事项。移动电话放置在远离起搏器至少15 cm的口袋内，采用起搏器对侧接听、拨打。

附表1　日常生活中常见设备对起搏器的影响

没有影响		靠近时有影响	严重影响不可靠近
电视机	助听器	大功率对讲机	高压设备
收音机	传真机	电焊机	大型电动机

续表

没有影响		靠近时有影响	严重影响不可靠近
电吹风	音响	金属探测仪	发电机
电熨斗	耳机	手持电钻机	雷达
洗衣机	电脑		广播天线
微波炉	冰箱		有强磁场的设备
电烤箱	电炉		
电热毯	按摩椅		
汽车	摩托车		

附表2　医疗设备对起搏器的影响

没有影响	有影响，但可采取保护措施	有影响，要避免
超声检查	电针治疗仪	磁共振
核医学检查	体外震荡碎石机	电除颤
肺灌注/通气扫描	电休克治疗	电刀
CT	超声洗牙机（去石机）	电烙器
X线检查		短波/微波透热治疗
心电图		高/低频治疗仪
		放射治疗

（林春喜　张小勤）

第八节　经皮穿刺冠状动脉腔内成形术及冠状动脉内支架植入术

（一）术前指导

1. 需完成血常规、出凝血常规、肝肾功能、心电图、心脏超声、胸片等检查。

2. 术前3天开始用血小板抑制剂，如噻氯匹定或阿司匹林。

3. 双侧腹股沟备皮，更换病员服及床单。

4. 做碘过敏试验，检测活化部分凝血活酶时间（APTT）便于术后对照。

5. 避免过度饥饿或饱食。

6. 建立静脉通路，需在左上肢留置静脉留置针。

（二）术后指导

1. 严密监测生命体征。术后给予心电监护和血压监测。注意监测患者神志、心率、心律、体温、血压及血氧饱和度的变化，及时做好记录。

2. 活动指导。对于经皮冠状动脉腔内血管成形术（PTCA）加支架置入术的患者，股动脉处保留动脉鞘管4~6 h，拔除动脉鞘管时血管穿刺处压迫15~20 min以彻底止血，弹力绷带8字加压包扎，用1 kg左右的沙袋压迫6 h，穿刺侧肢体制动12 h，卧床休息24 h。经桡动脉穿刺者，拔除动脉鞘管后穿刺点压迫止血3~5 min，然后绷带加压包扎4 h，腕关节伸直制动6~8 h，患者可下床活动。应用血管缝合器的患者，卧床3~4 h后可下床活动。穿刺处长时间压迫注意动静脉血栓形成，密切观察穿刺侧肢体的颜色、温度、感觉，足背动脉搏动是否有力和对称，穿刺口有无瘀血、血肿等情况。

（三）用药指导

术后抗凝3天，多用低分子肝素皮下注射，后改口服抗凝药维持半年以上。由于术中术后应用大量抗凝剂，故应密切注意有无皮肤、黏膜、牙龈、内脏及颅内出血，观察尿、大便颜色，定期检查尿常规和大便潜血试验。观察动态出凝血时间，合理调整用药。

（四）饮食指导

术后可进食清淡、易消化的饮食，避免过饱；鼓励患者多饮水，一般术后4～6 h饮水1 000～2 000 mL，以利于造影剂的排泄，减轻对肾脏的损害。

（五）特殊指导

1. 腰酸、腹胀。多数由于术后平卧、术侧肢体限制活动所致。可适当活动另一侧肢体，床头可抬高15°～30°，严重者可帮助热敷、适当按摩腰背部以减轻症状。

2. 穿刺局部损伤。包括局部出血或血肿。预防和处理的方法包括：①穿刺侧肢体绝对制动；②患者咳嗽及大小便时按压穿刺点；③严密观察穿刺点情况，如有出血应重新包扎；④对于局部血肿及瘀血者，出血停止后可用50%硫酸镁湿敷或理疗，以促进血肿和瘀血的消散和吸收，并观察有无腹膜后血肿的发生。

3. 栓塞。注意观察双下肢足背动脉搏动情况，皮肤颜色、温度、感觉的改变，下床活动后肢体有无疼痛或跛行等，发现异常及时通知医生。

4. 尿潴留。多因患者不习惯床上小便引起。护理措施包括：①术前训练床上排便；②做好心理疏导；③用物理方法诱导排尿，如听流水声、热敷等；④以上措施无效时可行导尿术。

5. 血管迷走反射。主要的发生机制是各种刺激因素如疼痛、情绪紧张、血容量不足等作用于皮层中枢和下丘脑，使胆碱能神经的张力突然增强，导致内脏及肌肉内大量小血管强烈反射性扩张，引起血压急剧下降，心率迅速减慢，最快可在30 s内发生。因此在拔除鞘管过程中要密切观察血压、心率、呼吸及患者的精神状态。备好阿托品、多巴胺等抢救药品，一旦患者出现胸闷、气促、恶心、呕吐、出汗等症状，伴血压下降、心率减慢时，提示发生血管迷走反射，立即将患者取平卧位，血压低者用多巴胺，心率慢者用阿托品，同时快速补液（视患者年龄、心功能情况而定），大多数患者症状均能消失。

6. 造影剂反应。极少数患者应用造影剂后出现面色潮红、呼吸困难、恶心、呕吐、头痛、血压下降等不良反应。肾功能损害及严重过敏反应罕见。

7. 心肌梗死。由于病变处血栓形成导致急性闭塞所致。因此术后要经常了解患者有无胸闷、胸痛等症状，并注意观察有无心肌缺血的心电图表现。

（六）出院指导

1. 休息与运动指导。告知患者可进行日常活动，避免剧烈活动及重体力劳动，注意劳逸结合。避免情绪激动，预防感染。

2. 饮食指导。告知患者进食清淡、易消化、富含维生素、优质高蛋白、低盐、低脂饮食，避免饱餐。忌烟忌酒，建立良好的生活习惯。

3. 用药指导。坚持服用抗凝药物，定期监测凝血时间及血小板等。注意观察用药不良反应，服药期间避免拔牙、外伤和手术，用软毛刷刷牙。

4. 定期复查。告知患者门诊复诊时间分别为术后半个月、1个月、2个月，后期每半年复诊1次。如有不适随时就诊。

（林春喜　张小勤）

第九节　冠状动脉造影术

（一）术前指导

1. 完善各种检查如血常规、尿常规、出凝血时间、肝肾功能、心电图、心脏超声检查、胸片。

2. 双侧腹股沟区备皮，做碘过敏试验。

3. 标记双侧足背动脉搏动部位，以便于术后比较观察。

4. 保证良好的休息和睡眠。对于精神紧张的患者，可在术前1天应用镇静剂。

5. 术前教会患者练习床上排尿排便。

6. 建立静脉通路，在患者左上肢留置静脉留置针。

（二）术后指导

1. 鼓励患者多饮水，一般术后4~6 h饮水1 000~2 000 mL，以利于造影剂的排泄，减轻对肾脏的损害。

2. 因术后容易引起腹胀，不宜进食奶制品或生冷食物，不宜吃得过饱，最好吃粥类或面汤类食物，待可下床活动后再常规进食。

3. 术后卧床休息。穿刺一侧下肢应绝对制动4~6 h，术后24 h可下床活动。应用血管缝合器的患者术后6 h可下床活动。

4. 观察穿刺局部有无出血、血肿，注意足背动脉搏动情况。

5. 术后给予心电监护和血压监测。

（林春喜　张小勤）

第十节　心导管射频消融术

（一）术前指导

1. 心理指导。向患者解释射频消融的目的、方法及注意事项，讲解术中如出现心悸、胸闷等不适时不要惊慌，及时告知医护人员。

2. 完善各种检查如血常规、尿常规、出凝血时间、肝肾功能、心电图、心脏超声检查、胸片。

3. 双侧腹股沟区及双乳头连线以上、颌部以下备皮。

4. 避免过度饥饿或饱食。

5. 保证良好的休息和睡眠。对于精神紧张的患者，可在术前1天口服镇静剂。

6. 建立静脉通路，在患者左上肢留置静脉留置针。

7. 术前3~5天停服抗心律失常药物，口服胺碘酮者，需停药1个月后药物才能完全排出体外，不建议术前使用，目的是避免药物影响手术中结果判断和诱发心律失常。

（二）术后指导

1. 体位与活动指导。如为静脉穿刺，则卧床休息4~6 h后可床边活动；如为动脉穿刺，则术侧肢体伸直制动6 h，穿刺口加压24 h，卧床休息24 h.。卧床期间注意活动脚趾，做足部的背曲运动，避免下肢深静脉血栓形成。

2. 观察足部动脉搏动情况，肢体的温度、颜色，穿刺部位有无渗血、肿胀。

3. 全麻患者术后要头偏向一侧，防止呕吐后误吸，待患者完全清醒后方可进食。

（三）出院指导

1. 活动指导。术后1周避免剧烈活动及重体力劳动。

2. 用药指导。嘱患者继续服用抗凝药阿司匹林1～3个月，以防止穿刺部位形成血栓。告知患者严格遵医嘱服药，不可自行减量和停药。

（林春喜　张小勤）

第二章　心血管外科常见疾病手术的健康教育

一、先天性心脏病矫治术

（一）疾病简介

先天性心脏病（简称先心病）是先天性畸形中最常见的一种。系指胎儿时期心血管发育异常或发育障碍以及出生后应该退化的组织未能退化所造成的心血管畸形，常见的有动脉导管未闭、房间隔缺损、室间隔缺损、肺动脉狭窄、法洛四联征。心脏手术是纠正先天性心脏畸形的有效办法。

（二）术前指导

1. 心理指导。先天性心脏病患儿由于入院后生活习惯的改变、陌生环境的影响等容易产生心理应激，同时术前家长因担心孩子疾病的严重程度、手术风险及预后等问题容易产生焦虑恐惧的心理。应告知家长不良的心理可加重患儿的不良情绪，指导家长学会自我调整，在患儿面前有效控制自己的情绪，并与医护人员共同配合做好患儿的思想工作，减轻患儿不良情绪，使其能积极配合治疗。

2. 活动指导。让患者安静休息，减少哭闹等不良刺激，减轻对心脏的负担。

3. 呼吸道准备指导。①术前注意保暖，预防感冒，对合并上呼吸道感染和肺部感染者必须在控制感染后才能进行手术。②术前必须训练腹式深呼吸和咳嗽排痰，有利于减轻术后切口疼痛，防止发生肺部并发症。③有效咳痰方法：进行数次随意的深呼吸（腹式呼吸），在吸气终了屏气片刻，然后进行咳嗽（咳嗽应在深呼吸后进行），这样可使分泌物从远端移向大气道并随咳嗽排出。④有肺动脉高压的患者，每天间断吸氧2~3次，每次30 min。

4. 饮食指导。手术前普食为主，宜进食高蛋白、高维生素、易消化的食物以增强体质。说明术前晚禁食禁水的意义，为防止手术过程中呕吐引起误吸甚至窒息，手术前12 h需禁食，4~6 h禁水。

5. 术前准备指导。手语训练指导，术后需使用呼吸机辅助通气，气管插管时患儿不能讲话。为使患儿能更好地与医护人员进行非语言沟通，术前要教会患儿用手语表达自己的意愿。如切口疼痛就皱皱眉头，想小便时可握拳等。患者只要点头或摇头示意一下，医护人员会用简单的话语与其沟通。

6. 特殊指导。先心病术后需在重症监护室监护至血流动力学稳定，指导家属准备必需的生活物品，留下联系电话，介绍监护室的环境及注意事项。

（三）术后指导

1. 体位指导。术后平卧，待生命体征平稳后可取半卧位。

2. 饮食指导。拔除气管插管6 h后可进流食，无呛咳、呕吐可适当添加富有营养的食物，如菜汤、蒸蛋、肉末、各种水果，进食量要控制，宜少量多餐，忌过饱。逐渐过渡到普食，由于术后早期的强心利尿治疗，特别注意钾及钠盐的摄入。

3. 运动指导。术后前3天床上活动为主，逐步增加活动量，至下床活动，有利于胃肠功能的恢复。活动中注意观察病情，一旦出现呼吸困难、胸痛、胸闷、心悸等即停止活动。

4. 呼吸道护理指导。告知患儿及其家长术后为了预防肺部并发症，应保持呼吸道通畅、定时翻身拍背、雾化吸入、鼓励患儿有效咳嗽、咳痰，促进分泌物排出。

5. 病情观察指导。指导家长注意患儿生命体征变化。①如术后出现发热，一般不超过38 ℃，通常为外科术后吸收热，为正常现象，于术后1~2天逐渐恢复正常，不需特殊处理。②如术后体温持续升高不退或术后3天出现发热，应警惕患儿的手术切口、肺部及尿路感染的发生。③告知患儿及其家长保持引流管固定、通畅，不要折叠、抓脱、扭曲，如有异常及时通知医护人员。④指导家长注意观察切口有无出血、渗血，切口敷料有无脱落，切口局部有无红、肿、热、压痛等症状。⑤注意患儿不要自行抓脱敷料，必要时指导家长做好四肢约束。

（四）出院指导

1. 术后患儿体质虚弱，指导家长给予营养价值高、清淡易消化的乳类、瘦肉、鱼虾等食品，可适当进食水果、蔬菜，少量多餐，控制零食和饮料摄入。病情复杂、心功能低下及术后持续有充血性心力衰竭者，应限制钠盐的摄入。

2. 术后半年内活动要适度，Ⅲ级以上心功能不全者、需长期服用强心药者适当延长休息时间。半年后可根据心功能恢复情况逐渐增加活动量，但避免剧烈运动。活动原则是先户内后户外，活动量由小到大，循序渐进。

3. 休养环境应安静舒适，保持室内适宜的温湿度，避免情绪激动，保证充足睡眠。前胸正中切口者，为防止术后胸骨形成"鸡胸"，术后前3个月睡眠时尽量仰卧，避免侧卧。

4. 术后减少到人多场所，外出时戴口罩，并随天气变化及时增减衣服。居室应勤通风，保持清洁。术后注意体温变化，如有感冒、腹泻、牙龈炎、扁桃体炎、不明原因发热等，应及时就医。

5. 遵医嘱服药。每次服用强心药前测量脉搏，低于60次/min者应停服。

6. 出院后要定期到医院复查胸片、心电图等，以了解其恢复情况。

（郑莹　谢冬梅）

二、心脏瓣膜置换术

（一）疾病简介

心脏瓣膜病常见有：二尖瓣狭窄、关闭不全，主动脉瓣狭窄、关闭不全，三尖瓣狭窄、关闭不全。可分为单个瓣膜损害或多个瓣膜损害。临床表现为活动后心悸，气促，晚期可有端坐呼吸、全身浮肿，严重者全心衰竭而死亡。

（二）术前指导

1. 心理指导。多数患者对手术有恐惧心理，应耐心开导患者保持良好心态，避免精神刺激、情绪激动。医护人员给予理解和关怀，消除其思想顾虑，争取患者主动配合，做好术前各项准备。

2. 饮食指导。告知心衰、水肿明显者宜进食低盐饮食，控制钠盐2～3 g/d，多进含钾的食物，如香蕉、绿叶蔬菜、果汁等。为防止手术过程中呕吐而引起误吸甚至窒息，手术前12 h需禁食，4～6 h禁水。

3. 活动指导。根据患者心功能适当限制活动量，指导患者床上活动肢体，避免剧烈活动，防止血栓脱落。如患者活动时出现心悸、气促应及时平卧休息、给予氧气吸入，并采用半卧位，可使血液积聚在下肢，减少回心血量，减轻心脏负荷。

4. 呼吸训练指导。手术后由于支气管黏膜神经受损及咳嗽时切口疼痛加剧，会使咳嗽、咳痰受限，指导患者术前应进行咳嗽、咳痰训练。①首先进行4～5次深呼吸，吸气后保持张口，然后浅咳，将深部的痰咳至咽喉部，再迅速咳出，术前反复练习，掌握正确的方法，有利于促进肺部膨胀，减少肺部感染。②胸部手术后，因手术切口的影响，平常以胸式呼吸为主的方式受到限制，改为以腹式呼吸为主的呼吸方式。术前应指导患者进行腹式呼吸训练，可将双手分别按压在胸口和上腹部，用口逐渐做深呼吸。③告知吸烟患者术前两周应戒烟，必要时吸氧，以改善各器官的慢性缺氧情况。④吸烟及合并呼吸道感染患者术前需给予氧气雾化吸入及控制感染。

5. 特殊指导。有溃疡史的患者应详细询问有无出血病史，应积极治疗，以免术后抗凝治疗时引起出血。注意体温、心率的变化，有无风湿活动，必要时用抗生素、强心利尿药物治疗，风湿活动控制1个月后才能选择手术。

（三）术后指导

1. 心理指导。医护人员应积极做好患者和家属的思想工作，解除患者的忧虑，使患者得到心理安慰、稳定情绪，使其积极配合，尽早康复。向患者进行有关心脏术后基本知识教育，使其逐渐认识到心脏功能恢复过程，坚定治疗的信心。

2. 饮食指导。指导患者气管插管拔除后无出现呛咳及呕吐可少量饮水，胃肠蠕动恢复后，在6 h后可进半流食，以后进食高热量、高蛋白、高维生素、低脂饮食，少量多餐，避免过饱。术后由于强心利尿治疗，可引起低血钾，指导患者多进含钾的食物，如香蕉、绿叶蔬菜、果汁等。应限制饮水量，有利于心功能恢复。

3. 活动指导。麻醉清醒且生命体征平稳后取半坐卧位，以利于引流及呼吸道分泌物的排出，一般术后1～2天，可鼓励坐起，在床上进行四肢活动；术后3～4天拔除心包纵隔引流管，心功能较好者，可下床活动，活动应循序渐进。

4. 病情观察指导。①告知患者术后需监测生命体征，以保持血流动力学稳定。②术后因麻醉时低温保护，早期常出现体温偏低，6～8 h后逐渐恢复正常，一般术后2～3天可有发热。若48～72 h后体温仍高于38.5℃，则要警惕感染或其他不良反应存在。③术后需要准确记录输液量、输血量、进食量、引流量、尿量等，保持出入平衡。换瓣术后心脏供血虽有改善，但可能仍存在灌注负荷，一般有轻度口渴的感觉较为理想。④观察引流液的颜色、量及温度的变化，指导患者术后需尽快适应各种管道，患者清醒后因使用呼吸机通气及口腔中有气管插管不能言语表达，可通过手语或笔纸与医护人员进行交流。⑤告知患者注意观察切口及穿刺处的情况，如切口有渗出，穿刺处有渗液、红、肿现象，应及时告知医护人员，防止感染。

5. 特殊指导。

（1）瓣膜置换术后可自行听到心跳时的声音属正常现象，如发现异常的心音应及时报告医生。

（2）气管插管拔除后应常规服用抗凝药，服药时应密切注意有无出血倾向，如血尿、皮肤黏膜出现瘀斑、柏油样大便、尿色变红、女性患者月经量增多等。服药量以控制国际标准化比值（INR）为正常值的1.5～2倍为标准，在医生的指导下并根据INR调整药量。术后两周内每天查凝血常规1次。服用抗凝药期间，有出血倾向者应停用或减量应用抗凝剂。尽量避免使用维生素K和凝血类的止血药。

（四）出院指导

1. 预防风湿热反复发作，尽可能改善居住环境潮湿寒冷的不良条件，以免风湿热发生。避免与上呼吸道感染、咽炎患者接触，有龋齿或牙周炎者应积极治疗。

2. 增强机体抵抗力，进行医疗体操锻炼，转颈、挺胸、伸腰、放腰、提腿，1～2次/d，预防感冒。

3. 切口护理。切口愈合拆线后24 h可以开始洗澡，但避免直接浸泡切口或将水喷洒在切口上。清洁切口时使用中性肥皂，动作轻柔，避免摩擦切口，观察切口情况，如有红肿、渗出情况，及时就医。

4. 活动。术后3个月根据身体情况适当室内、室外活动，以不引起心悸、气促为度；术后3～6个月，根据心功能、体力及工作性质进行半天工作；术后6个月以后可以考虑全天工作。体力劳动需循序渐进，避免剧烈活动，Ⅲ级以上心功能不全者遵医嘱适当活动，不可勉强。

5. 术后水肿会加重心脏负担，为了预防水肿，适当限制钠盐的摄入，并同时监测体重变化，若1天之内体重变化超过1 kg，或者出现气促、胃胀气、足踝、手部肿胀等，及时就医。

6. 饮食宜进食低胆固醇、低脂肪、高纤维的食物，避免油炸食品，避免大量食用富含维生素K多的绿色青菜，以免影响抗凝药的效果。避免暴饮暴食或过分节食，严禁吸烟酗酒。

7. 心理调节。机械瓣膜发出的响声，会引起焦虑不安甚至影响睡眠，学会自我调节，自我控制，自我护理，必要时口服镇静催眠药。

8. 用药指导。告知患者人工机械瓣膜置换术后需长期服用抗凝药物，因抗凝药物能够防止血液在人工瓣膜周围凝聚形成血栓，影响瓣膜的功能。口服抗凝药物的剂量由血液化验的指标而定，出院后告知患者定期检查凝血酶原时间及采血的注意事项。服药期间严密观察出血情况，如发现牙龈出血、女性患者月经量过多、皮肤出现青紫瘀斑等，应在医生的指导下及时调整药物用量。

9. 复诊或随诊。出院后1～3个月内回院复查，抽血验出凝血常规；出现皮肤青紫瘀斑、牙龈出血、黑便、女性患者月经量过多，或肢体活动受限等情况，应即来院就诊。

（郑莹　连素冰）

三、冠状动脉旁路移植术

（一）疾病简介

冠状动脉旁路移植术（CABG）俗称冠状动脉搭桥术，是治疗冠状动脉疾病的常用手术。是取患者自身的血管（如胸廓内动脉、下肢的大隐静脉等）或者血管替代品，将狭窄冠状动脉的远端和主动脉连接起来，让血液绕过狭窄的部分，到达缺血的部位，改善心肌血液供应，进而达到缓解心绞痛症状，改善心脏功能，提高患者生活质量及延长寿命的目的。

（二）术前指导

1. 心理指导。患者常担心手术风险大、医疗费用高、是否会有并发症等各种心理反应，此时，要耐心做好患者的心理疏导，介绍手术成功的案例，请病友现身说法，减轻和消除患者的恐惧和焦虑，使患者身心处于最佳状态接受治疗。

2. 活动指导。患者在静脉注射硝酸酯类药物时，指导卧床休息为主，确需离床活动时要缓慢改变体位，预防体位性低血压的发生。

3. 饮食指导。指导患者合理饮食，适宜低盐低脂饮食，增加蔬菜、水果的摄入，控制高血糖、高血脂，不喝浓茶和咖啡。肥胖患者应控制热量摄入，控制体重，以减轻心肌耗氧量。告知患者吸烟严重影响手术后肺部功能的恢复，并可诱发肺部并发症，术前两周应戒烟。手术前12 h需禁食，4～6 h需禁水。

4. 呼吸训练指导。指导患者练习有效的咳嗽、排痰、腹式呼吸，因咳嗽有利于预防术后并发症，如肺炎、肺不张。练习腹式呼吸的目的是利于手术进行，术后减轻切口疼痛。

5. 特殊指导。

（1）冠状动脉造影指导。术前做冠状动脉造影可明确阻塞部位，便于手术，造影结束后患者返回病房，嘱患者平卧24 h，穿刺部位沙袋加压6 h，注意穿刺口是否有血肿，观察足部动脉搏动情况，以防血栓形成。嘱患者多饮水，加速造影剂排泄。

（2）为了预防术后大出血，指导患者遵医嘱术前1～2周始停阿司匹林等抗凝药。

（3）指导术晨口服美托洛尔、单硝酸异山梨酯。告知患者药物使用的意义及注意事项。

（三）术后指导

1. 心理护理。反复心绞痛可能导致患者恐惧、焦虑和情绪紧张，向患者解释手术的目的和效果，并说明情绪稳定对疾病恢复的重要性，有精神症状时上好床栏，注意安全。

2. 活动指导。鼓励患者术后尽早活动，轮流抬高、活动下肢，促进静脉回流，预防深静脉栓塞，一般术后第1天可床上坐位，术后第2天即可坐于床边活动下肢，第3天可下床活动，活动时维持心率在60～90次/min，血氧饱和度为96%～99%。坐位时要抬高取血管手术肢体。活动时注意循序渐进。

3. 饮食指导。告知患者肠蠕动恢复后可进食高蛋白、高维生素、高纤维饮食，保持大便通畅，不可用力排便，坚持低盐、低糖、低脂饮食，戒烟、酒。

4. 病情观察指导。①术后需用弹力绷带包扎取血管手术肢体，注意观察患肢颜色及皮温等情况，抬高肢体15°～30°，如有异常及时通知医护人员。②教会患者及其家属正确记录出入量的方法。③加强呼吸道护理。指导有效咳嗽，咳嗽时压住胸部切口，以减轻疼痛。维持血氧饱和度在95%以上，按时进行雾化吸入，定时翻身、拍背。④注意观察切口的情况，如果切口有出血、渗液、敷料有移位，应及时告知医护人员。⑤确保引流通畅，防止血块堵塞；观察引流液的性质、量，如引流液过多，色鲜红，可能有活动性出血，应及时告知医护人员。⑥保持尿管通畅，观察尿道口有无红肿、分泌物等，出现异常应及时告知医护人员。

5. 特殊指导。指导患者观察取血管肢体的血运，如足背动脉的搏动情况、末梢的温度和有无渗血、渗液，有异常及时告知医护人员。指导抬高术侧肢体并主动或被动活动，术后1～2天以被动活动为主，3天后除抬高肢体外应逐渐指导下床活动。

（四）出院指导

1. 休养环境应舒适安静，室内保持温湿度适宜和空气新鲜，并根据气候及时增减衣服，避免受凉感冒。

2. 保持心情愉快，避免情绪过于激动。

3. 日常生活中要注意饮食搭配，科学进餐。养成良好的进食习惯，定时定量进餐，不要暴饮暴食。禁烟、酒、咖啡及辛辣刺激食物。

4. 保持排便通畅，必要时可服缓泻剂。

5. 术后应在医生的指导下逐渐恢复体力活动及工作。手术后3个月根据身体情况适当室内、室外活动，量力而行，以不引起心悸、气促为度；术后3～6个月，根据心功能、体力及工作性质，进行半天工作；术后6个月以后可以考虑全天工作。体力劳动须循序渐进，避免剧烈活动。如果工作负担过重，应调换工作，注意劳逸结合。

6. 手术后的恢复大约需要6周，胸骨愈合大约需要3个月。恢复期内，要避免胸骨受到较大的牵拉，例如，举重物、抱小孩、拉重物、移动家具等。应注意：保持正确姿势、两上肢水平上抬、穿着护袜。搭桥手术后积极参加体育活动，如散步、慢跑、打高尔夫、骑自行车、游泳等，有利于体力的恢复，有益于改善器官功能，但不宜参加足球、篮球、排球、网球、举重等大运动量项目。

7. 切口完全拆线，48 h后可以洗澡。不要使用过热的水，以免引起头晕，并且要避免直接用水喷洒在切口上。不要摩擦切口，清洁切口时动作轻柔，如有红肿、渗出情况及时随诊。

8. 用药指导。告知患者术后应终身服用抗血小板聚集的抗凝药，如服用阿司匹林，应注意该药会引起出血及消化道的不良反应。如有高血压应坚持服用降压药物，高血脂患者服用降血脂药物，糖尿病患者通过服用降糖药物或注射胰岛素、合理膳食来控制血糖，且应定时定量服用，不可随意中途停药、换药或增减药量。外出时应随身携带硝酸甘油类药物，以防心绞痛发作，如疼痛发作持续时间大于30 min，且含服药物效果不佳，疼痛程度较重的患者，应考虑心肌梗死的发生，应迅速就近就医，以免延误治疗及抢救时机。

9. 出院后1个月回院复查1次，以后根据病情可逐渐减为3～6个月复查1次。

（郑莹 谢冬梅）

四、主动脉夹层瘤

（一）疾病简介

主动脉夹层瘤（简称主动脉夹层），并非真正是肿瘤，只是向外突出像瘤子。它是指循环血液渗入主动脉夹层，形成血肿的一种致命性疾病。而主动脉中层退行性病变或中层囊性坏死是发病的基础。发病途径：一是主动脉滋养血管压力升高，破裂出血导致主动脉内层分离；二是由于主动脉内压升高，特别是老年人的主动脉弹性低，内膜破裂，血液从破入口进入，使内膜分裂、积血而成血肿。

（二）术前指导

1. 心理护理。手术风险大，患者顾虑多，术前要打消患者的恐惧心理，对患者及其家属讲明手术的意义和风险，使之建立信心，充分发挥其主观能动性，主动配合医护人员，接受手术治疗。

2. 饮食指导。对合并营养不良的患者，术前应补充维生素、高蛋白、高热量及低脂饮食，必要时输血浆以改善其营养状况，提高对手术的耐受力，对合并心衰、糖尿病患者应调整饮食，并给予药物治疗，待心功能改善，血糖控制在8～10 mmol/L方可手术，术前3天给予软食，术前禁食12 h，禁饮水6 h。

3. 特殊指导。

（1）绝对卧床休息，严密监测心率、血压、心律、呼吸等生命体征变化，发现异常及时报告医生。

（2）预防感冒，防止咳嗽，保持大便通畅，避免用力过猛及屏气等；有效控制血压是预防动脉瘤破裂的关键，对原有高血压病史者应严密监测并控制血压。

（3）由于主动脉夹层血肿不断延伸常导致剧烈疼痛，情绪不稳定患者夜间可适量应用镇静剂，胸痛明显者在严格监测生命体征的条件下适量应用镇痛药物，如哌替啶50～100 mg肌内注射，或吗啡5～10 mg静脉注射，如疼痛反复出现，应警惕夹层血肿扩展。

（4）完善术前各项检查，全面评估各脏器的功能，积极处理其他并发症。

（三）术后指导

1. 心理指导。术后患者须住重症监护治疗病房（ICU），由于病情危重等易导致患者紧张、孤独等负性情绪，应热情耐心向患者进行宣教及鼓励，在病情许可的情况下适当安排家属进行陪伴及鼓励患者。患者的病情复杂，常会有大脑缺血而出现不自主的躁动，要注意安全。

2. 饮食指导。术后无胃肠功能异常者，应鼓励及早进食，补充维生素、高蛋白、高热量的食物，予清淡易消化的半流质或软饭食。给予通便药以保持大便通畅，忌用力排便，以免加重病情。

3. 活动指导。根据病情选择适当的活动，24～48 h在床上轻微活动，并协助加强肢体活动锻炼。活动应保持血压在正常范围内为宜，不宜过早下床活动，要在医生的指导下适量活动。

4. 病情观察。①严格监测血压、心率、尿量变化及疼痛发作时间，继续控制血压在（90～100）/（60～70）mmHg。②密切观察切口处渗血情况，保持敷料干燥，预防感染。③观察有无出现并发症，如出血、呼吸衰竭、脑部并发症、低心排综合征、截瘫、急性肾功能衰竭。

5. 特殊指导。

（1）主动脉夹层主要病因是高血压，主动脉夹层发生后早期血压正常或升高，由于夹层血肿压迫造成一侧血压降低或上肢血压高于下肢形成四肢血压不对称，所以应严密观察四肢血压变化，观察有无肢体活动障碍。

（2）术后抗凝药物的使用，应注意用药过程副作用的观察。

（四）出院指导

1. 保持情绪稳定，坚持服药，控制血压在（100～110）/（70～80）mmHg。

2. 保持大便通畅，避免下蹲过久和屏气用力的动作。

3. 每半年复查B超1次。

4. 经常自我检查有无搏动性肿块。

5. 注意有无下肢血栓形成的症状。

6. 定期检测有关凝血指标，注意有无出血倾向，发现异常及时通知医生，以调整使用药物的剂量及间隔时间。

（梁惠玲　郑莹）

五、心脏移植术

（一）疾病简介

心脏移植的患者均是经长期治疗无效，心脏病变无法逆转。但并非所有终末期心脏病都能得到良好治疗，严格选择病例是保证心脏移植术成功的重要条件之一。

（二）术前指导

1. 心理护理。心脏移植难度较大，患者对移植手术充满恐惧感，护理人员应多与患者接触，介绍手术方案及国内外心脏移植的进展，使之了解有关心脏移植的基本知识，消除其思想顾虑，帮助患者树立战胜疾病的信心。

2. 饮食指导。改善营养是提高心功能的重要手段，进食高蛋白、高维生素、高纤维饮食，进食不佳时，可给予静脉高营养，术前间断少量输入新鲜血浆及白蛋白，使胶体渗透压升高以利间质水肿吸收；可食用富含维生素K的食物，如肝脏、菜花、椰菜等，使凝血酶原时间维持在正常水平。

3. 呼吸训练指导。指导患者练习有效的咳嗽、排痰、腹式呼吸，咳嗽有利于预防术后并发症，如肺炎、肺不张，练习腹式呼吸的目的是利于手术进行，术后减轻切口疼痛。

4. 特殊指导。帮助患者了解心脏移植手术方式、服用免疫抑制剂的目的、服药后产生的不良反应。

（三）术后指导

1. 心理指导。术后患者住ICU，由于病情危重等易导致患者紧张、孤独等负性情绪，加之免疫抑制剂的不良反应易引起神经精神症状。应多与患者交流，鼓励患者说出内心的想法，解除其思想顾虑。

2. 饮食指导。根据病情和患者的饮食习惯，为患者制定饮食计划。按能量消耗和每天需要的热量制定特定的饮食。患者循环稳定、拔除气管插管后可进食流质，逐步过渡到半流食、普食。以高蛋白（总量约150 g/d）、高维生素（新鲜水果与蔬菜）、低糖（总量100～200 g/d）、低盐（总量不超过3 g/d，禁食盐腌制品）、低胆固醇（总量300～500 g/d，禁食脑、蛋黄、肝）、低脂肪（限制动物脂肪与饱和脂肪酸较高的油脂）饮食。必要时请营养师配制。

3. 活动指导。术前评定患者的运动能力，参照所测结果并根据术后情况制定合理的锻炼计划。患者锻炼开始的时间、强度，应根据术后心功能恢复情况而定。计划强度应逐渐增加，并随时调整方案。活动原则是逐渐增加活动量，每次活动均以不引起患者自觉心悸为宜，但也需密切观察患者心电图的演变情况。

4. 病情观察指导。①循环系统监测是心脏移植术后的重点内容之一。心脏移植术后由于供心失去神经支配，心率的变化主要依赖体液因素来调节，术后早期心率不稳定，要求心率维持在90～110次/min，此时的心搏量最佳。心动过缓时可以使用异丙肾上腺素微量泵入，或者使用临时起搏器。除常规观察床边连续心电示波外，每4 h做全导联心电图及起搏导线心电图各1次，分析心电图时应注意区别供心的P波和受心的P波。移植的心脏是去神经心脏，神经调节和体液调节效果不良。心脏移植术后可出现心律失常，严重威胁患者生命。室性心律失常可见于半数心脏移植患者，房性心律失常比室性心律失常更为常见。②术后出血也是引起术后早期死亡的主要原因之一。主要表现为心包及纵隔引流管内引流液较多，并伴有心率增快、血压下降。③感染是心脏移植术后早期仅次于排斥反应的死亡原因，且是晚期死亡的最常见原因。术后感染应以预防为主，严格执行消毒隔离制度是预防感染的重要措施，应自始至终贯穿于护理工作中。

（四）特殊指导

1. 掌握血管活性药物的正确应用，加强药物监测，静脉用药均用微量泵控制输液速度，护理人员应严格掌握其作用和常用剂量，密切观察用药效果。

2. 术后急性排斥反应观察指导。排斥反应分为超急性、亚急性和慢性3种类型。其中以急性排斥反应最常见，是导致术后死亡的第二大原因，急性排斥反应多发生在术后2～20周，急性排斥反应监测主要依据心肌内心电图（IMEG）、症状、体征、心电图、超声心动图、血清心肌酶学指标、心肌活检等，主要表现为表情淡漠、食欲减退、全身乏力、体温升高、血压下降、恶心、呕吐、关节酸痛、胸腔积液、各种心律失常、舒张期奔马律、胸闷、体重增加、右侧心力衰竭症状。

（五）出院指导

1. 患者及其家属要了解各种紧急情况及应采取的应急措施，如心肺复苏术。

2. 准时、准量遵医嘱用药是保证心脏不产生排斥的关键，了解所用药物的名称、作用、副作用、给药的时间及给药的方法。

3. 按时复诊，加强临床辅助检查及实验室检查。结合患者症状、体征、体表心电图、超声心动图、血清心肌酶学指标，必要时进行心肌活检（EMB）明确诊断。EMB是诊断心脏发生排斥反应的可靠方法，必要时术后1个月、3个月、6个月进行心肌活检与无创检测手段对比。

4. 预防感染，注意加强保暖外，平时到公共场所需戴口罩，避免与患感冒及吸烟人群接触。

5. 发生以下情况要及时与医生联系：持续发热、心率过快或过慢、呼吸快或呼吸困难、连续呕吐或腹泻、肢体水肿或尿少、切口有炎症反应征象、遗忘服药、发现排异表现。

（梁惠玲　郑莹）

第三章　心脏儿科常见疾病的健康教育

一、小儿先天性心脏病（室间隔缺损、房间隔缺损、动脉导管未闭）

（一）疾病简介

先天性心脏病是由胚胎发育异常儿造成心脏血管畸形的疾病。常见有室间隔缺损、房间隔缺损、动脉导管未闭、法洛四联征等。临床表现为乏力、反复呼吸道感染、气促、心悸、发绀、蹲踞、杵状指（趾）、体格发育迟缓等。

（二）心理指导

多与患儿及其家属聊天，解除悲观、恐惧心理，向家属介绍疾病的相关知识，树立战胜疾病的信心，主动配合各项检查和治疗。

（三）用药指导

1. 洋地黄制剂。

（1）口服药物一定要在医护人员监测患儿心率、心律后按时服用，剂量要准确，不能任意多服、不服或停服。

（2）服药后要注意观察患儿呼吸困难是否改善，尿量是否增加，患儿是否安静，可触摸颞浅动脉看脉搏是否减慢。

（3）用药过程中如出现恶心、呕吐、食欲不振、烦躁不安、嗜睡、色视等，要及时报告医护人员，停用洋地黄药物。

2. 利尿剂。

（1）尽量白天服用，以免夜间应用后尿频，影响睡眠。

（2）服用利尿剂后容易出现低钾，低钾状态下更容易发生洋地黄中毒，因此要观察患儿有无精神萎靡、四肢无力、腹胀等情况。进食含钾丰富的食物如香蕉、橘子、绿叶蔬菜等。

（3）观察体重、尿量变化，协助记录出入量。

（四）饮食指导

给予高蛋白、高热量、富含维生素、适量的粗纤维饮食，少量多餐，进食避免过饱，以增强体质。对青紫型心脏病患儿须给予足够的饮水量，以免脱水而导致血栓形成。有先天性心脏病的婴儿，喂养比较困难，吸奶时往往易气促乏力而停止吮吸，且易呕吐和大量出汗，故喂养要耐心，宜少量多餐，防止喂过饱。人工喂养时，奶嘴不宜过细，必要时可用滴管滴入，以减轻患儿体力消耗。喂奶过程中，如出现发绀加重，应暂停喂养，并给予氧气吸入，待缺氧症状改善后，再行喂养。喂哺后轻轻放下侧卧，以防呕吐物吸入而引起窒息。必要时从静脉补充营养，年长儿鼓励集体进食。

（五）作息指导

应为患儿安排合理的作息制度，治疗、检查、护理集中时间进行，既要增强锻炼、提高机体的抵抗力，又要适当休息、避免劳累过度。如果患儿病情允许，应尽量和正常儿童一起生活和学习，但应防止剧烈活动。

（六）行为指导

1. 避免患儿情绪激动，尽量不使患儿哭闹，减少不必要的刺激，以免加重心脏负担。

2. 保持大便通畅，以免加重心脏负担，如2天无大便，可用开塞露通便。

3. 进行输液治疗时禁止大量输液，速度宜慢，不能自行调节，以免加重病情。

4. 保证有效吸氧，注意用氧安全。

5. 防感染，避免与感染性疾病患儿接触，平时应尽量少带患儿去公共场所。

（七）病情观察指导

配合监测心率、心律、呼吸及尿量等情况。

（八）出院指导

1. 避免过度劳累，不做剧烈活动。避免情绪激动。

2. 预防感染，避免到人群密集的场所，适当增加户外活动，多晒太阳，增强体质。

3. 加强营养，增强抗病能力。

4. 定期门诊复查。

5. 随时观察药物不良反应及观察面色、呼吸、脉搏、尿量变化。

6. 指导家属如何观察心力衰竭、缺氧的表现，一旦发生应及时就医。

（吕林华　王春萍）

二、法洛四联征

（一）疾病简介

法洛四联征又称发绀四联征，是联合的先天性心脏血管畸形。本病包括室间隔缺损、肺动脉口狭窄、主动脉右位（骑跨于缺损的心室间隔上）和右心室肥厚，本病是最常见的发绀型先天性心脏血管病。

（二）心理指导

建立良好的护患关系，多与患儿及其家属聊天，解除悲观、恐惧心理，树立战胜疾病的信心。

（三）用药指导

应用抗凝药物注意观察出血的情况。

（四）饮食指导

给予高蛋白、高热量、富含维生素、适量的粗纤维饮食，少量多餐，进食避免过饱，以增强体质。给以足够的饮水量，尤其在夏天或遇腹泻、呕吐、高热等情况，应防脱水而导致血栓形成。

（五）作息指导

应为患儿安排合理的作息制度，治疗、检查、护理集中时间进行，宜多卧床休息，避免劳累过度。防止剧烈活动。

（六）行为指导

1. 保持大便通畅，以免加重心脏负担，如2天无大便，可用开塞露通便。

2. 避免患儿情绪激动，尽量不使患儿哭闹，减少不必要的刺激，以免加重心脏负担。

3. 法洛四联征的患儿多取蹲踞位，在行走或玩耍时常会主动蹲下片刻。这是因为蹲踞后可使缺氧症状得到缓解，患儿如有这种现象，家长切不可强行将患儿拉起。

4. 向家属讲明预防感染的重要性，做好生活护理，避免与感染性疾病患儿接触，平时应尽量少带患儿去公共场所，随着季节的变换，及时增减衣服。在传染病好发季节，尤应及早采取预防措施。当患儿有发热、流涕、咳嗽时应及时报告医师处理，积极控制感染，以防感染性心内膜炎的发生。空气要流通，冬天应定时打开窗户，以加强空气对流。有持续青紫的患儿，应避免室内温度过高，导致患儿出汗、脱水。

（七）病情观察指导

做好病情的观察，介绍缺氧发作的诱因，如哭闹、抽血、陌生的环境刺激等，指导家属尽量避免这些诱因，同时指导家属观察缺氧发作的表现：起病突然，阵发性呼吸困难，伴发绀明显加重，甚至可发生晕厥、抽搐或脑血管意外，及时给予胸膝位，有条件者可进行吸氧，镇静等处理。

（八）出院指导

定期带患儿到医院检查，了解其心脏的动态变化，确定合适的手术时间。症状轻的患儿可参加力所能及的锻炼，症状明显者可适当限制活动，注意观察患儿气促、发绀、心率等的变化情况，指导饮食、喂养等。

（吕林华 宋瑜）

三、小儿扩张型心肌病

（一）疾病简介

扩张型心肌病（扩张性心肌病充血性心肌病）是一侧或双侧心腔扩大并伴有心肌肥厚心肌收缩期泵血功能障碍，产生充血性心力衰竭。

（二）心理指导

关爱患儿，对患儿及其家长在护理工作中显示足够的耐心，态度亲切温和。主动满足患儿以及其家长的各种需要，及时反馈家长的意见并给予适当的解释。

（三）用药指导

主要针对充血性心力衰竭治疗，详见先天性心脏病的宣教。

（四）饮食指导

给予高热量、高维生素、低脂肪、低盐饮食，适当增加水果，少食多餐，忌暴饮暴食，避免过饱，预防大便干燥，以免用力大便诱发心衰。心衰患者适当限制钠盐及水分的摄入。

（五）作息指导

急性期绝对卧床休息，环境安静。恢复期可适当活动，根据活动后脉搏情况及实验结果的好转情况逐步增加离床活动量，保证患者睡眠充足。

（六）行为指导

1. 保持大便通畅，以免加重心脏负担，如两天无大便，可用开塞露通便。

2. 避免患儿情绪激动，尽量不使患儿哭闹，减少不必要的刺激，以免加重心脏负担。

3. 防止感染，避免与感染性疾病患儿接触，减少探视，患儿容易出汗，注意皮肤清洁，及时更换衣服，避免感冒。

（七）出院指导

详细讲解扩张型心肌病的护理知识，合理安排好生活与休息，合理喂养，预防感染及并发症的发生，有出院带药者讲解药物的服用方法及注意事项，定期复诊。

（吕林华 秦玉萍）

四、川 崎 病

（一）疾病简介

川崎病又称皮肤黏膜淋巴结综合征，是一种主要发生在5岁以下婴幼儿的急性发热出疹性疾病。该病属一种血管炎综合征，患儿发病时伴全身性血管炎，以心脏冠状动脉炎症及损害最常见，严重者或延误治疗者可以引起患儿的冠状动脉瘤，引起急性期死亡或遗留长期的冠状动脉后遗症，严重影响患儿及其家人的身心健康，成为儿童最常见的后天性心脏病，是我国儿科的心血管系统常见病之一。

（二）心理指导

1. 大部分家长对本病缺乏了解，当得知本病可引起冠状动脉病变进而导致缺血性心脏病、心肌梗死和猝死时，有不同程度的紧张及焦虑，此时应耐心倾听家长的诉说，主动解答家长的问题，及时澄清家长的疑惑,并且积极告知本病的治疗方案、护理措施、疗程及预后。

2. 由于患儿其思想及情绪易受外界影响,应及时了解患儿的心理状态,以和蔼的态度、友善的语言与患儿进行有效沟通,帮助患儿度过恐惧期,增加其战胜疾病的信心。也可采用"移情法",转移患儿对疾病及其家长的注意力,使其保持良好的心态。

（三）用药指导

1. 应用丙种球蛋白的护理。本病在发病10天内未接受治疗的患儿有20%~25%可有心脏损害。急性期的治疗方案为:在疾病的10天内大剂量丙种球蛋白2 g/kg一次性予10~12 h及12 h以上静脉输入,注意补液速度不要太快。

2. 口服阿司匹林的护理。本药宜饭后服用,并服用制酸剂或胃黏膜保护剂,多数患者在服用中等剂量数天后即见大便隐血试验阳性,应密切观察患儿大便的色、量及性质。长时间服用的患儿注意观察其他出血倾向。

（四）饮食指导

给予清淡的高热量、高蛋白、高维生素的流食或半流食,供给充足的水分,勤给患儿喂水。患儿如有口腔黏膜溃疡,应将食物晾凉后再吃。

（五）作息指导

急性期应绝对卧床休息,环境安静;恢复期根据心功能情况制定活动计划。

（六）病情观察指导

1. 发热护理。患儿多为持续性高热,应定期监测体温,每4 h测量1次,测量时擦干腋下汗液。体温超过38.0 ℃时进行物理降温,嘱患儿多饮水,可在额头及大椎穴予敷贴降温,同时进行温水擦浴,并在腋下、腹股沟、腘窝等血管聚集处多做停留以促进散热。若效果不佳,口服退热药,或肌内注射复方氨林巴比妥降温,也可予生理盐水灌肠降温。密切观察患儿有无高热惊厥现象,一旦出现立即将患儿平卧,吸氧,使用镇静剂(如水合氯醛灌肠)。密切观察患儿有无脱水征象,如出现皮肤干燥、眼窝凹陷、尿量减少等表现,立即遵医嘱进行静脉补液。

2. 口腔护理。患儿口腔、咽黏膜出现弥漫性充血,每天做好口腔护理,保持口腔清洁。用软毛牙刷刷牙,避免食用煎炸、带刺或含骨头的食物,带壳的坚果类食品以及质硬的水果(如甘蔗)等易造成口腔黏膜机械性损伤的食物。

3. 皮肤护理。密切观察皮肤黏膜病变情况,保持皮肤黏膜清洁,每天用柔软的毛巾或纱布擦洗孩子的皮肤,注意切勿擦伤;患儿出现皮疹,且出现指(趾)端脱皮,应保持皮肤清洁,保持床单位清洁、平整、干燥,被褥衣裤轻软。剪短患儿指甲,防止抓伤皮肤。对半脱痂皮者,用清洁剪刀剪除,并嘱家长及患儿避免人力撕脱,应待其自然脱落,以免引起感染。

4. 心血管系统的护理。急性期每2 h监测心率、心律变化,发现心音低钝或收缩期杂音或心率增快,应疑有心脏损害,及时报告医生处理,遵医嘱行超声心动图检查及心电监护。

5. 眼睛的护理:川崎病患儿于发热3~4天会出现眼结膜充血,此时要注意做好眼睛清洁,按医嘱滴眼药水,预防眼结膜感染。

（七）出院指导

1. 定时复诊。告知家属复诊的重要性,每3~6个月做心电图及超声心动图检查。

2. 按医嘱服药,服用阿司匹林,定期复查血小板、血沉直至正常。

3. 规律饮食,多吃新鲜蔬菜和水果,不挑食;注意休息,避免剧烈运动。

（吕林华　杨鹤）

参 考 文 献

［1］张振露. 临床护理健康教育指南. 广州：广东科技出版社，2002：129-217.

［2］赵美燕. 临床护理健康教育指导. 北京：科学出版社，2010：56-70.

［3］杨丽娟. 实用心血管疾病护理. 北京：人民卫生出版社，2009.

［4］王冉，赵建芬，耿春红. 内科疾病护理. 北京：科学技术文献出版社，2008.

［5］单丽霞，唐贺玲，刘玉欣. 内科疾病护理. 北京：科学技术文献出版社，2008.

［6］侯桂华，霍勇. 心血管介入治疗护理实用技术. 北京：北京大学医学出版社，2009.

第四编　耳鼻咽喉科健康教育指南

第一章　耳鼻咽喉科常见疾病的健康教育

第一节　耳专科常见疾病的健康教育

一、先天性耳前瘘管

（一）疾病简介

先天性耳前瘘管是一种最常见的先天耳畸形。为胚胎时期形成耳郭的第1、2鳃弓的6个小丘样结节融合不良或第1鳃沟封闭不全而形成的盲道。患者出生时先天性耳前瘘管即存在，平时无不适感；继发感染时，局部疼痛，皮肤变红、肿胀、发热，继之形成脓肿。可反复感染，经久不愈。无症状者，可不做处理。在急性感染时，应用抗生素控制炎症。对已形成脓肿者，宜切开引流。对瘘管反复感染者，可于感染控制后，行手术切除。

（二）心理指导

脓肿需切开排脓时，应向患者说明病情及手术的必要性，以消除其紧张心理，如需做耳前瘘管切除术，向患者及其家属说明手术目的和过程以及术后可能会遗留瘢痕，做好心理疏导。

（三）饮食指导

1. 术前予易消化、富营养、高热量饮食。全麻者术前禁食8~12 h，禁水4 h；>3岁小儿禁食（含固体食物和奶）8 h，禁水2 h；≤3岁小儿禁食（含固体食物和奶）6 h，禁水2 h。

2. 术后给予半流质饮食1~2天，以后改为软食或普食。

（四）作息指导

1. 术前应保证充足睡眠，增强机体抵抗力。

2. 术后可取平卧位或健侧卧位，全麻手术者卧床休息1天。

（五）用药指导

在急性感染期和瘘管切除术后按医嘱使用抗生素控制炎症。

（六）特殊指导

1. 术前备皮应配合剃除患侧耳周围5 cm左右的头发，长发者应将余发梳成小辫偏向健侧。

2. 经常保持外耳清洁，勿用手自行挤压瘘管，避免化脓性感染。

3. 伤口敷料需稍加压包扎，防止形成无效腔，需及时换药。

4. 保持敷料干燥和伤口清洁，促进其早期愈合。

（七）病情观察指导

1. 注意伤口局部有无渗血、渗液。如有红肿热痛，应及时告知医生处理。

2. 配合定期测量体温。

（八）出院指导

1. 加强锻炼，增强机体抵抗力。

2. 按医嘱服药。

3. 保持伤口局部清洁、干燥。

4. 定时回院复诊，换药。

二、鼓 膜 外 伤

（一）疾病简介

鼓膜外伤是指鼓膜受到间接或直接的外力冲击而导致破裂，可分为器械伤、医源性损伤、烧伤、压力伤。主要表现为剧烈耳痛、耳鸣、耳内闷塞感和听力下降，或者出现眩晕、恶心，甚至表现为耳出血或脑脊液耳漏。如无感染征象，不必应用抗生素。大多数的外伤性穿孔可于3～4周内自愈，较大而不能自愈的穿孔可行鼓膜修补术。

（二）心理指导

因本病常突然发生，患者和其家属难以接受，常后悔和自责。同时担心鼓膜难愈合、听力受损难以恢复，表现为急躁不安，应帮助患者面对现实，解释本病的治疗效果，调动其积极性，使之积极配合治疗及护理。需行鼓膜修补术者，术前应向患者介绍手术目的和经过，以解除患者的紧张心理。

（三）饮食指导

1. 术前予易消化、富营养、高热量饮食。全麻者术前禁食8～12 h，禁水4 h；＞3岁小儿禁食（含固体食物和奶）8 h，禁水2 h；≤3岁小儿禁食（含固体食物和奶）6 h，禁水2 h。

2. 术后无恶心、呕吐者可予半流质饮食1～2天，以后改为软食或普食。

（四）作息指导

1. 术前应保证充足睡眠，增强机体抵抗力。

2. 术后一般静卧1～2天，取平卧位或健侧卧位，避免伤口受压致出血及不适。

（五）用药指导

1. 术前无感染征象，不必应用抗生素。

2. 术后根据病情按医嘱使用抗生素。

（六）特殊指导

1. 外伤后3周内外耳道不可进水和滴药，洗澡、洗头时可用干棉球堵塞外耳道口，以免引起感染，使鼓膜愈合延迟。

2. 掌握正确擤鼻方法，指导不要捏住双鼻翼用力擤鼻，应捏住一侧鼻翼后慢慢擤鼻，以防来自鼻咽的感染。

3. 保持外耳道干燥、清洁，促进其早期愈合。

4. 需手术者，术前备皮应配合剃除患侧耳周围5cm左右的头发，长发者应将余发梳成小辫偏向健侧。

（七）病情观察指导

1. 注意观察外耳道是否有出血、流脓，有无耳痛、耳鸣等现象，发现异常，及时报告医生处理。

2. 注意观察术耳敷料渗血、渗液情况，定期配合测量体温。如伤口有持续渗血、渗液或渗血、渗液突然增多，应及时告知医生处理。

3. 注意观察有无并发症出现，如出现术侧眼睑闭合不全，鼻唇沟变浅或消失，嘴角偏歪、流涎等面瘫症状或眩晕、恶心、呕吐等迷路刺激症状时，应及时告知医生处理。

（八）出院指导

1. 预防感冒，学会正确擤鼻方法。避免用力擤鼻、咳嗽、打喷嚏等，以免修补材料脱落，导致手术失败。

2. 防止外耳道进水。未经医生允许，勿游泳，洗澡、洗头时可用干棉球堵塞外耳道口，以免污水进入引起感染。

3. 术后7天伤口拆线出院，若有耳道红肿、热痛等感染征象，应及时复诊。

4．定期复诊，清洁患耳分泌物，隔1～2周复查1次，连续3个月。勿用硬物挖耳，以免损伤已修补好的鼓膜。

5．术后1～3个月外耳道流少量淡红色的血水、黄水都是正常现象。若有耳痛、耳内流脓、持续发热、患侧出现面瘫症状（如额纹消失、鼻沟变浅、不能闭眼、嘴歪等）要及时就诊。

6．遇到爆破情况时，可用棉花或手指、耳塞塞耳，保护双耳。

三、急性化脓性中耳炎

（一）疾病简介

急性化脓性中耳炎是由细菌感染导致的中耳黏膜的急性化脓性炎症。主要致病菌为肺炎链球菌、流感嗜血杆菌、乙型溶血性链球菌、葡萄球菌及绿脓杆菌。病变主要位于鼓室。好发于儿童，冬春季多见，常继发于上呼吸道感染。常以耳痛、鼓膜充血、穿孔、流脓为主要特点。治疗原则：控制感染，通畅引流，去除病因。

（二）心理指导

因急性起病，患者和其家属较紧张和焦虑，应向患者及其家属解释本病的治疗效果，调动其积极性，使之积极配合治疗及护理。

（三）饮食指导

予易消化、富营养、高热量饮食，保证水分的摄入。全身症状严重者可增加补液等支持疗法。

（四）作息指导

保证充足睡眠，以利于促进饮食，增强机体抵抗力。

（五）用药指导

1．及早应用足量广谱抗生素控制感染，务求彻底治愈。

2．根据患者疼痛的情况采取对症处理，必要时给予止痛药。

3．鼓膜穿孔前可按医嘱使用2%酚甘油滴耳液消炎止痛。

4．鼓膜穿孔后先以3%过氧化氢溶液和生理盐水尽量彻底清洗外耳道脓液并拭净。局部可用抗生素滴耳液，如0.3%氧氟沙星（泰利必妥）滴耳液、复方利福平滴耳液等，禁止使用粉剂，以免与脓液结块，影响引流。当脓液减少、炎症逐渐消退时，可用甘油或酒精制剂滴耳，如3%硼酸甘油、3%硼酸酒精等。

5．并发有上呼吸道感染或有鼻炎、鼻窦炎时按医嘱给予血管收缩药滴鼻，以利咽鼓管引流。

（六）特殊指导

1．有鼓膜穿孔者避免参加游泳等可能导致鼓室进水的活动。禁滴酚甘油。

2．掌握正确的滴耳法，坚持完成疗程。

（七）病情观察指导

1．注意观察耳道分泌物的量、形状、气味等。

2．注意耳后是否有红肿、压痛。如出现恶心、呕吐、头痛剧烈、烦躁不安等症状时，应警惕并发症，及时告知医生。

3．配合测量体温，观察体温变化，高热者给予物理降温或按医嘱给予退热药。

（八）出院指导

1．加强身体锻炼，增加机体抵抗力。

2．积极预防和治疗上呼吸道感染等疾病。

3．及时清理外耳道脓液，定期随访。

4．掌握正确滴耳药的方法。

四、慢性化脓性中耳炎

（一）疾病简介

慢性化脓性中耳炎是中耳黏膜、骨膜乃至骨质的慢性化脓性炎症，常与慢性乳突炎合并存在。其临床特点为耳内长期或间歇流脓，鼓膜穿孔及听力下降。多由急性化脓性中耳炎演变而来，或因鼻咽部的慢性病灶影响。其致病菌多为变形杆菌、金黄色葡萄球菌或绿脓杆菌等。常分为单纯型、骨疡型及胆脂瘤型3种类型。其治疗原则为：消除病因，控制感染，清除病灶，通畅引流，恢复听功能。

（二）心理指导

慢性化脓性中耳炎患者因早期不够重视，致听力下降影响工作及生活或出现并发症。患者常会产生后悔或内疚心理和因担心手术而产生焦虑或恐惧情绪。应帮助患者面对现实，解释本病的治疗效果，调动其积极性，使之积极配合治疗及护理。

（三）饮食指导

1. 术前应予易消化、富营养、高热量饮食。全麻者术前禁食8～12 h，禁水4 h。

2. 术后无恶心、呕吐者可予流质或半流质饮食1～2天，以后改为软食或普食；恶心、呕吐剧烈者可增加静脉营养。1周内避免进食粗硬食物，如花生、坚果类食物，以减少咀嚼运动牵拉致伤口疼痛。避免进食致敏、刺激性的食物（如虾、蟹、辣椒、煎炸食物等）以杜绝过敏反应和影响伤口愈合。

（四）作息指导

1. 术前应保证充足睡眠，以利于促进饮食，增强机体抵抗力。有颅内并发症时应卧床休息。

2. 术后一般静卧1～2天，取平卧位或健侧卧位，术耳向上，避免伤口受压致出血及不适。行鼓室成形术Ⅲ型以上者需绝对卧床休息3天以上，有颅内并发症时术后卧床时间适当延长。

（五）用药指导

1. 外耳道常用3%过氧化氢溶液或生理盐水清洁，注意洗后用干棉签擦净耳郭及耳道分泌物。

2. 清洁局部后使用抗生素滴耳液，注意药物剂型及浓度，尽量不使用耳毒性药物，如必须使用时，应注意浓度不可过高，并观察毒性反应，如出现耳鸣、听力下降、听力减退加重，应立即报告医护人员停药。

（六）特殊指导

1. 鼓膜穿孔未愈者，不宜游泳、淋浴，洗头时用干棉球塞入双耳内，防污水进入耳内，引起或加重感染。

2. 术前指导掌握正确的擤鼻涕的方法：不要捏住双鼻翼用力擤鼻，应捏住一侧鼻翼后慢慢擤鼻，以防压力过大造成鼓膜凹陷、穿孔。

3. 术前备皮应配合剃除患侧耳周围5 cm左右的头发，长发者应将余发梳成小辫偏向健侧；有颅内并发症应剃光头发。

4. 术后患者常有眩晕，无须过度紧张，但需绝对卧床休息，在转换体位、转动头部时宜慢动作，以免诱发眩晕发作。按医嘱给予激素、镇静、止晕等药处理后眩晕症状会逐渐好转。术后刚开始离床活动时应先慢慢坐起，如无不适再站立，后下床，扶着床缘或在有人搀扶下慢慢开步走路，以防跌倒。

5. 不能用力擤鼻涕，有涕时应轻轻拭出，以防污物经咽鼓管进入中耳，导致感染而影响手术效果或引起并发症。

（七）病情观察指导

1. 注意观察伤口敷料渗血、渗液情况，定期配合测量体温。如伤口有持续渗血、渗液或渗血、渗液突然增多，应及时告知医生处理。

2. 观察有无并发症出现，如出现术侧眼睑闭合不全，鼻唇沟变浅或消失，嘴角偏歪、流涎等面神经瘫痪症状或眩晕、眼震、恶心、呕吐等迷路刺激症状时，应及时告知医护人员及时处理。

3. 有颅内并发症者，家属应配合观察患者有无体温、血压、呼吸等生命体征的改变，意识改变，表情淡漠以及有无剧烈头痛、喷射性呕吐等颅内高压的异常表现，如有异常应立即通知医护人员处理。

（八）出院指导

1. 预防感冒，有上呼吸道感染时，应积极治疗，以防细菌通过咽鼓管逆行感染。

2. 术后7天伤口拆线出院，术后7～14天回院拔除术耳道填塞纱条。若有耳道红肿、热痛等感染征象，应及时复诊，告知医生提前拔除术耳道填塞纱条以通畅引流。

3. 拔除外耳道纱条后按医嘱使用滴耳液滴耳（耳浴）1周，指导患者正确掌握滴耳的方法。

4. 嘱行鼓室成形术Ⅲ型以上的患者3个月内避免剧烈运动，如打篮球、打羽毛球和撞击术耳，因不利于听骨链的巩固。避免坐飞机，以免高气压变化，损伤鼓膜，影响其生长。

5. 未经医生允许，外耳道应防进水，如勿游泳，洗澡、洗头时可用干棉球堵塞外耳道口，以免引起感染。

6. 定期复诊清洁患耳分泌物，隔1～2周复查1次，连续3～6个月。勿用硬物挖耳，以免损伤已修补好的鼓膜。

7. 术后3个月内外耳道流少量淡红色的血水、黄水都是正常现象。若有耳痛、耳内流脓、持续发热、患侧出现面瘫症状（如额纹消失、鼻唇沟变浅、不能闭眼、嘴歪等）要及时就诊。

8. 禁用耳毒性药物，如庆大霉素、链霉素、丁胺卡那等。

9. 术后3～6个月复查听力，有听力障碍者，按需选择戴助听器。

五、分泌性中耳炎

（一）疾病简介

分泌性中耳炎是以鼓室积液及传导性聋为主要特征的中耳非化脓性炎性疾病。可分为急性和慢性两种。急性分泌性中耳炎病程延续6～8周。急性中耳炎未愈、病程超过8周者可称为慢性分泌性中耳炎。其病因主要为：咽鼓管功能障碍、中耳局部感染和变态反应。主要表现为听力减退、耳痛、耳鸣和耳内闭塞感。治疗原则为清除中耳积液，控制感染，改善中耳通气引流及病因治疗。

（二）心理指导

急性患者因耳痛、耳鸣与听力下降而产生焦虑心理。慢性患者因病程长、病情易反复而产生焦躁不安和失望情绪。应向患者及其家属解释本病的原因和治疗原则，调动其积极性，以积极配合治疗。需行鼓膜切开术或置管术者，术前应向患者介绍手术目的和经过，以解除患者的紧张心理。

（三）饮食指导

1. 术前予易消化、富营养、高热量食物。全麻者术前禁食8～12 h，禁水4 h；＞3岁小儿禁食（含固体食物和奶）8 h，禁水2 h；≤3岁小儿禁食（含固体食物和奶）6 h，禁水2 h。

2. 术后予流质或半流质饮食1～2天，以后改为软食或普食。忌进刺激性食物。

（四）作息指导

1. 术前保证充足睡眠，以利于促进食欲，增强机体抵抗力。

2. 术后应静卧休息。

（五）用药指导

1. 术前有感冒和急性上呼吸道感染时，按医嘱内服抗感冒药物，鼻部应用滴鼻液滴鼻，1～2次/d，每次每鼻滴入1～2滴，以改善鼻呼吸，使咽鼓管通畅，促使鼓室炎性分泌物排出，有助炎症加速消退。

2. 急性期按医嘱选用合适的抗生素、糖皮质激素类药物。

3. 应用稀化黏液类药物时，有利于纤毛的排泄功能，降低咽鼓管黏膜的表面张力和咽鼓管开放的压力，口服后须大量饮水。

4. 术后按医嘱给予抗生素类药物控制感染，并给予类固醇激素类药物，以减少炎性渗出和机化。

（六）特殊指导

1. 患者掌握正确的滴鼻、擤鼻的方法和捏鼻鼓气法，保持鼻腔及咽鼓管通畅。

2. 已行鼓膜切开和置管期间保持外耳道清洁，避免耳内进水和自行滴药，以防中耳感染。

（七）病情观察指导

1. 注意观察外耳道有无流液、流血，如有耳痛、流脓液、听力变差，应及时告知医生处理。

2. 注意听力变化，有无通气管脱出。

（八）出院指导

1. 加强体育锻炼，增强体质，预防感冒。

2. 积极治疗引起分泌性中耳炎的原发疾病。

3. 高空飞行在上升或下降时，可做吞咽动作，使咽鼓管开放，达到鼓室内外压力平衡。

4. 定期复诊检查通气管是否在位、通畅。定期行纯音听力测试和声阻抗检查，了解听力情况和治疗效果。

5. 通气管留置时间一般为6~8周，最长可达2年，待咽鼓管功能恢复后，可回医院取出留置管。

6. 若有外耳道流脓液、耳痛、发热、听力下降时应及时就诊。

六、突发性耳聋

（一）疾病简介

突发性耳聋是指听力突然减退，1~2天即可达到耳聋最高峰乃至全聋。大多数为单耳发病，多由全身或局部因素所引起的一种感觉神经性耳聋，病因不明，可能与病毒感染和内耳循环有关，也可因精神紧张、情绪激动、气温改变、过度疲劳和内分泌失调等使自主神经功能紊乱引起内耳微血管收缩，导致微循环障碍，内耳缺血缺氧，听觉器官受损。主要表现为听力突然明显减退（多为单侧耳），部分患者伴有耳鸣、耳内发闷、胀满及阻塞感，以及眩晕、恶心、呕吐等。其治疗原则是早期发现，早期诊断，早期治疗，争取恢复或部分恢复已丧失的听力。

（二）心理指导

患者因突发中、重度耳聋影响社交而痛苦、烦躁或自卑，甚至变得孤僻。因此，医护人员应耐心倾听患者的谈话，态度和蔼，劝喻患者保持心情舒畅，安心休养，解除思想顾虑，积极配合治疗。

（三）饮食指导

进食高蛋白、高维生素、低盐、低脂饮食。

（四）作息指导

1. 患者应充分休息7~10天，保证睡眠充足。若有失眠，可按医嘱适当服用安眠药。

2. 避免去嘈杂的场所。降低住所环境噪声，加强防护措施。

（五）用药指导

主要是应用血管扩张剂，增加血容量，降低血液黏稠度，改善内耳的微循环并辅以维生素、激素类及神经营养药物。

1. 使用溶栓剂时要定期检测凝血功能，出凝血时间。自我观察皮肤有无皮下出血点、瘀斑。补液、抽血后按压穿刺口时间要延长至5~10 min。

2. 使用血管扩张药物治疗时，补液滴注速度不宜过快，防止出现类似于静脉炎的副反应。

（六）特殊指导

1. 有眩晕时，嘱卧床休息，加床栏保护；离床活动时应有人搀扶陪同，防止摔倒。

2. 指导患者掌握正确擤鼻涕的方法。具体为捏住一侧鼻翼后慢慢擤鼻，不要同时捏住双鼻翼用力擤，以防压力过大造成鼓膜凹陷、穿孔。

（七）病情观察指导

自我观察听力的变化，有无伴耳鸣、眩晕、恶心、呕吐等症状，有异常时应及时告诉医生处理。定期行纯音测听、声导抗检测。

（八）出院指导

1. 保持心情舒畅，忌暴怒狂喜。
2. 注意勿过度劳累，保证足够的睡眠，做到起居有时，饮食定量。保持大便通畅。
3. 预防感冒。
4. 禁烟、酒，尽量避免使用可能损害听力的药物，如庆大霉素、链霉素、丁胺卡那等。
5. 避免长时间接触噪声或过大的声音。
6. 定时行听力测试检查，了解听力的变化。
7. 听力损失在40～80 dB的患者可指导戴助听器。

七、电子耳蜗植入术

（一）疾病简介

电子耳蜗植入术是利用一种特殊的声-电转换电子装置，它将环境中的机械声信号转换为电信号，并将该信号通过电极传入患者耳蜗，刺激病耳残存的听神经而使患者产生某种程度的听觉。适用于听力损失为全聋且完全不能借助助听器改善听力者；≥1岁的儿童，听力损失≥80 dB，用助听器听力改善有限的患者。它可以帮助患有重度或极重度耳聋成人和儿童恢复或获得听力，提高这些患者听言语交流能力。

（二）心理指导

由于多数患者及其家属对植入电子耳蜗后听力的恢复抱有很高的期望值，也就隐藏着对手术后效果不理想的不认知性，因此，与患者及其家属的沟通很重要，要明白患者和其家属的期望值和态度，告诉他们提高听力的关键不仅在于手术的成功与否，更重要的是植入电子耳蜗装置以后的语言听力重建。若为语前聋的患儿，其性格孤僻、偏执，恐惧心理严重。医护人员应每天与其接触，并通过不断地对口形、进行手势的交流，增加其亲切感和信任度，另外，向患者及其家属介绍同类患者治疗的经验和效果等，减轻患儿恐惧和其家属焦虑心理，使患儿以良好的状态接受手术和治疗。

（三）饮食指导

1. 术前进食易消化、富营养、高热量食物。手术前禁食8～12 h，禁水4 h；>3岁小儿禁食（含固体食物和奶）8 h，禁水2 h；≤3岁小儿禁食（含固体食物和奶）6 h，禁水2 h。
2. 术后予流质或半流质饮食1～2天，以后改为软食或普食。忌进食刺激性食物。

（四）作息指导

1. 术前保证充足睡眠，以利于促进食欲，增强机体抵抗力。
2. 术后当天绝对卧床休息，一般静卧1～2天，取平卧位或健侧卧位，术耳向上，避免伤口受压致出血及不适。避免剧烈头部运动和下颌运动。

（五）用药指导

1. 术前禁用耳毒性药物，如庆大霉素、链霉素、丁胺卡那等。
2. 术后按医嘱使用抗生素预防感染，有眩晕者适当使用止晕、镇静等药物治疗。

（六）病情观察指导

1. 注意有无并发症发生，如出现眼睑闭合不全，鼻唇沟变浅或消失、嘴歪、鼓腮漏气等面瘫表现或眩晕、眼震、恶心、呕吐等迷路刺激症状时，应及时告知医护人员。
2. 术后耳部需加压包扎1周，注意伤口敷料是否有渗血、渗液，定期配合测量体温。术后出现少许伤口疼痛属于正常现象，若有剧烈耳痛，伤口敷料渗血、渗液持续增多，应立即告知医护人员处理。

（七）出院指导

1. 保证营养摄入，予易消化、富营养、高热量食物。

2. 积极治疗和预防鼻部、耳部、鼻咽部和上呼吸道疾病。

3. 保持伤口干燥、清洁，勿搔抓，以防感染。

4. 防止电极脱落、移位。教育患者不要过猛、过快转动头部，不可做剧烈的头部运动，限制跑、跳，避免碰撞术耳，使头部受到强烈震动，以免损坏电子耳蜗内部的接收刺激器，导致电子耳蜗装置失灵。

5. 正确使用和保养电子耳蜗，外部装置避免进入灰尘。语言处理器不能摔、碰，远离高压电、强磁场，禁做磁共振造影（MRI），少做CT检查，及时更换电池，头件避免潮湿和雨淋及粗暴操作损坏。

6. 术后2～4周开机调试，开机后1个月内，每周进行1次调试，以后每月或根据需要进行调试。

7. 开机调试时和使用中注意患者对声音的反应，是否感到舒适，调整使用程序，及时反映给调试师，使调试结果尽量达到最佳。如家庭条件允许可到专门的语言康复中心接受系统的康复训练。

八、中 耳 癌

（一）疾病简介

中耳癌是一种原发于中耳或邻近器官侵犯或远处转移到中耳的恶性肿瘤，以鳞状上皮癌多见。临床表现以局部扩展侵犯为特征，其表现可因病变部位、侵蚀范围的不同而异，有无颅底和颅内结构的侵犯和破坏。症状以耳道流脓血性分泌物最为常见，伴有耳痛和头痛、听力下降、面瘫、张口困难、眩晕等。可并发耳后骨膜下脓肿、耳下颈深部脓肿、迷路炎、乙状窦血栓性静脉炎、耳源性急性脑膜炎、耳源性脑脓肿。

（二）心理指导

由于本病可致耳痛、听力减退、眩晕甚至面瘫，手术治疗、放疗、化疗副作用多，患者多有恐惧、绝望心理。因此，应多与患者交流，让患者倾诉心中的想法，告知患者病情的信息，介绍手术目的以及术中、术后的配合，鼓励同类疾病治疗效果好的患者现身说法，以增强其战胜疾病的信心，使之积极配合治疗及护理。

（三）饮食指导

1. 术前进食易消化、富营养、高热量食物。全麻者术前禁食8～12 h，禁水4 h；＞3岁小儿禁食（含固体食物和奶）8 h，禁水2 h；≤3岁小儿禁食（含固体食物和奶）6 h，禁水2 h。

2. 术后当天无恶心、呕吐，可进食流质或半流质饮食，2～3天后视病情逐步改为普食，加强营养，以高蛋白、高热量、维生素丰富的食物为主，避免刺激性食物，以促进伤口愈合及提高机体免疫力。

（四）作息指导

1. 术前保证充足睡眠，以利于促进食欲，增强机体抵抗力。

2. 术后须卧床休息，一般静卧1～3天，取平卧位或健侧卧位，术耳向上，避免伤口受压致出血及不适。有颅内并发症者、眩晕者术后卧床时间应适当延长至7～10天。

（五）用药指导

1. 外耳道分泌物多时常用3%过氧化氢溶液及生理盐水清洗，注意洗后用干棉签擦净耳郭及耳道分泌物。

2. 清洁局部后使用抗生素软膏或滴耳液，注意药物剂型及浓度，尽量不使用耳毒性药物，如必须使用时，应注意浓度不可过高，并观察毒性反应，如出现耳鸣、听力下降、听力减退加重，应立即报告医护人员停药。

3. 有面瘫眼睑闭合不全时，每天使用人工泪液和抗生素滴眼液滴眼，3次/d，保持眼球湿润；睡前用金霉素眼膏涂眼及消毒纱布包眼保护角膜，以防角膜炎。

4. 根据患者的疼痛情况适当使用止痛药，有颅内并发症者慎用。

5. 有颅内并发症者禁用影响瞳孔变化的药物，以免延误病情观察。

（六）特殊指导

1. 淋浴或洗头时用干棉球塞入双耳内，防污水进入耳内，引起或加重感染。

2. 备皮时剃除患侧耳周围5 cm左右的头发，长发者应将余发梳成小辫偏向健侧；有颅内并发症者剃光头。

3. 患者术后有眩晕时需绝对卧床休息，在转换体位、转动头部时宜慢动作，以免诱发眩晕发作。按医嘱适当用药，给予激素、镇静、止晕等处理后眩晕症状会逐渐好转。患者术后刚开始离床活动时应先慢慢坐起，如无不适再下床，扶着床缘或在有人搀扶下慢慢开步走路，以防跌倒。

4. 掌握正确的擤鼻涕方法：捏住一侧鼻翼后慢慢擤鼻，不要同时捏住双鼻翼用力擤，有涕时应轻轻拭出，以防污物经咽鼓管进入中耳，导致感染。

（七）病情观察指导

1. 定期配合测量体温、血压、脉搏、呼吸等，观察瞳孔的大小。

2. 注意伤口局部敷料有无渗血、渗液，耳周、颈周、眼周、头皮有无肿胀等，如出现持续渗血、渗液或渗血、渗液突然增多，应及时告知医护人员处理。

3. 观察有无并发症出现，如出现眼睑闭合不全，鼻唇沟变浅或消失，嘴角偏歪、流涎等面瘫表现，以及眩晕、眼震、恶心、呕吐等迷路刺激症状和寒战、高热、头痛剧烈、喷射性呕吐、颈部僵硬等颅内并发症时，应立即告知医护人员处理。

4. 家属配合观察患者意识、情绪变化、心理反应（如疼痛、听力丧失、癌症影响），如有异常及时通知医护人员，以便及时对其进行心理疏导，取得其治疗和护理的配合。

（八）出院指导

1. 戒除烟、酒，避免刺激性食物。加强体育锻炼，提高机体免疫力。

2. 6个月内避免重体力劳动，保持大便通畅。避免坐飞机和撞击术耳。

3. 术后7天伤口拆线出院，术后7~14天回院拔除术耳道填塞纱条。若有耳道红肿、热痛等感染征象，应及时复诊，告知医生提前拔除术耳道填塞纱条以通畅引流。

4. 定期复诊：定期清洁患耳分泌物。隔1~2周复查1次，连续3个月。术后1~3个月耳道流少量黄水、淡红色液属于正常现象，如有耳痛，耳道流大量脓液、鲜红色液，持续发热，头痛，面瘫症状加重时要及时就诊。

5. 禁用耳毒性药物，教会患者掌握正确的滴耳方法。

6. 积极预防和治疗鼻部、咽部、耳部疾病及上呼吸道感染等。

7. 保持伤口清洁干燥，预防感染。外耳道禁止进水，不能游泳；淋浴或洗头时用干棉球塞住耳道，以防污水进入耳道，引起或加重感染。

（王东芳　严凤娇）

第二节　鼻专科常见疾病的健康教育

一、慢性鼻-鼻窦炎

（一）疾病简介

慢性鼻-鼻窦炎是鼻腔、鼻窦黏膜的慢性炎症性疾病。多为急性鼻窦炎反复发作未适当治疗转变而来，与邻近器官的炎症蔓延、变态反应体质等因素有关。常为多个鼻窦同时受累。表现为持续性鼻塞、流脓涕、头痛、嗅觉障碍等症状，同时可伴有头晕、易倦、注意力不集中等全身症状。治疗方法有口服药物、滴鼻药、上颌窦穿刺冲洗法、负压置换疗法等，上述治疗无效者可行手术治疗。

（二）心理指导

患者早期对疾病多不重视，症状严重时才就医，需手术时常产生愧疚、焦虑或恐惧情绪。医护人员应指导患者了解疾病相关知识，了解各种治疗方法的疗效，嘱配合治疗，消除顾虑，以利于康复。患者要调整心态，及时适应患者角色，主动了解相关知识，消除疑惑，结识病友，互相交流心声。

（三）饮食指导

1．术前禁食8～12 h，禁水4 h；>3岁小儿禁食（含固体食物和奶）8 h，禁水2 h；≤3岁小儿禁食（含固体食物和奶）6 h，禁水2 h。

2．手术当天清醒后6 h进食温凉流质饮食，第2天根据病情予清淡、易消化的半流质饮食，拔除鼻腔填塞物后改普食，不吃过硬及刺激性食物。

3．进食高蛋白、高热量、高维生素饮食，不可进食补血活血类食物，如人参、鹿茸、红枣、当归、狗肉等。

（四）作息指导

1．鼻塞严重时取半卧位，以减轻鼻腔、鼻窦黏膜充血水肿。

2．清醒后取半卧位休息，以减少鼻腔填塞后引起不适感，并有利于鼻腔引流。

（五）用药指导

1．服用黏液促排剂应餐前30 min用冷开水送服，服药后多饮水，以减少对胃肠道的刺激，同时可发挥药物的最佳疗效。激素类药可餐后服用，并加服护胃药，减少药物副作用，用药期间如出现腹部不适或排黑色大便等，要及时报告医护人员。

2．局部应用类固醇类喷鼻药，注意用药浓度，每次一侧鼻腔喷1～2喷；如用麻黄素类喷鼻药时连续使用不能超过7天，高血压者、老年人和孕妇应慎用。

3．鼻腔干燥时可滴用复方薄荷油滴鼻剂。

（六）特殊指导

1．术前2周戒烟，以减少术中术后呼吸道的分泌物，保持口腔、鼻腔清洁。

2．学会鼻腔冲洗和正确使用喷鼻药。

3．术前1天配合剪鼻毛，术前晚洗澡、洗头、更换衣物、不穿内衣裤、男患者剃胡须，练习张口呼吸，以习惯术后有鼻腔填塞物时的呼吸方式。

4．术后若感觉渗血流入口腔时，应轻轻吐出，切勿吞下，以免刺激胃部引起不适，并有利于观察鼻腔出血情况。

5．学会预防出血的方法。勿自行拔除鼻腔填塞物，若填塞物自行脱出，应告诉医护人员，不可自行塞入；尽量避免打喷嚏，可张口深呼吸，用舌尖顶上腭等方法消除之；勿低头取重物；拔出填塞物后不能用力擤鼻涕；不进食过硬食物。

6．保持口腔清洁，配合口腔护理。

7．预防口干，可用湿纱布盖口、鼻，多喝水，以减轻因张口呼吸所致的口腔黏膜干燥。

8．鼻腔填塞物一般于术后第2天拔除，拔填塞物前避免空腹，应酌情进食，有必要时医护人员会先予停留静脉通道，方便有特殊情况时可及时用药。

9．拔除鼻腔填塞物第2天始进行鼻腔冲洗，以清除鼻腔内血块痂皮，利于通气和创面愈合。

（七）病情观察指导

注意前鼻孔有无渗血，痰中是否带血，体温有无升高，有无恶心、呕吐、头痛、鼻部疼痛等，观察眼周有无瘀血肿胀，视力对比手术前有无改变。若发现异常，应告知医护人员。

（八）出院指导

1. 戒烟、酒，尽量避免接触过敏原，有条件者去除过敏原。

2. 不吃刺激性、辛辣食物，1个月内避免进食补血活血类食物；预防感冒，避免刺激鼻腔黏膜。

3. 3个月内勿剧烈运动及过度兴奋，预防伤口出血。

4. 继续使用局部类固醇类喷鼻药3～6个月。

5. 继续鼻腔冲洗3个月以上。

6. 勿用力擤鼻涕，勿用手挖鼻。

7. 定期回门诊复查。第1个月每周内镜复查1次，连续2～3次；第2个月根据术腔情况，每2周复查1次；第3个月根据情况每3～4周复查1次；术后3～6个月：每1～2个月复查1次，至鼻腔及鼻窦黏膜上皮化为止。如有鼻塞、流脓涕、鼻出血及头痛等症状时随时就诊。

二、鼻　出　血

（一）疾病简介

鼻出血是临床常见的症状之一，出血多为单侧，亦可为双侧，发生的原因有局部原因和全身原因。鼻腔任何部位均可发生出血，大多数认为小儿及青少年出血部位在鼻腔前部的利特氏区（鼻中隔前下方易出血区），而40岁以上的中年人及老年人鼻出血多发生在鼻腔后部。出血量少时可仅为涕中带血，重者可引起失血性休克。防治原则为及时止血，查出病因，再行病因治疗，防止再出血。

（二）心理指导

因本病来得突然，尤其大出血者心情十分紧张，经用手指压迫、填塞等方法未能止血者，患者及其家属的焦虑或恐惧情绪加重。医护人员应指导患者及其家属保持镇静，不要惊慌，配合医护人员处理，避免引起交感神经兴奋、血压升高致出血量增加。

（三）饮食指导

酌情予冷流质或温半流质饮食，避免辛辣、刺激性食物，不可进食补血活血类食物。止血后注意补充高蛋白、高维生素饮食，必要时补充含铁食物。

（四）作息指导

卧床休息，保持环境安静，无休克者可取半卧位或抬高头部15°～30°，头偏向出血侧，以利于血液流出，以防止误吸血块致窒息。有休克者，应取平卧位或休克卧位，头偏一侧，并注意保暖。

（五）用药指导

按医嘱配合使用止血、抗感染药物，并局部应用血管收缩剂，鼻腔干燥时可滴用复方薄荷油或局部涂抹抗生素药膏。

（六）特殊指导

1. 少量出血者，可用手指压迫止血，即抬高头部，用拇指、食指紧捏两侧鼻翼10～15 min，指压期间可用冷水袋或冷毛巾敷于前额以促进血管收缩，减少出血。指压无效时，配合医生用0.1%肾上腺素或1%麻黄素生理盐水棉片塞入鼻腔止血。

2. 出血量多时，配合医生进行鼻腔填塞止血。可先用凡士林纱条、高膨胀海绵等填塞前鼻孔；反复严重出血者，可行后鼻孔填塞，必要时行介入栓塞治疗。

3. 若有血液流入口腔时，应轻轻吐出，切勿吞下，以免刺激胃部引起不适，并有利于观察鼻腔出血情况。

4. 行鼻腔填塞后，应避免打喷嚏，必要时张口呼吸或用舌尖顶上腭等动作来进行克制，不要随意拉扯鼻腔外的纱球丝线及填塞物，以防填塞物脱出，引起窒息或再出血。

5. 有鼻腔填塞时，可用湿纱布覆盖口腔，避免口干不适，并保持口腔清洁，预防感染。

6. 保持大便通畅，各种活动应轻巧，不可过度用力，以防压力突增引起再出血。

7. 前鼻孔填塞一般2天取出纱条；后鼻孔填塞者，一般1周左右取出。拔除鼻腔填塞物前酌情进食，避免空腹。鼻腔填塞物取出后，应继续用麻黄素类喷鼻药喷鼻，以减轻鼻腔黏膜的充血、肿胀，保持咽鼓管通畅，预防中耳炎。

（七）病情观察指导

定时配合测量生命体征，及时发现休克先兆。注意观察出血的情况及有无活动性渗血或再出血的情况，注意填塞物有无松脱。对于其他系统疾病致鼻出血者，注意原发病的情况。如有异常，即告知医护人员并配合进行相应处理。

（八）出院指导

1. 加强锻炼，增强免疫力，防止感冒及上呼吸道感染，避免咳嗽、打喷嚏而诱发出血。
2. 积极治疗原发病。
3. 不进食辛辣、刺激性食物，适当增加营养。
4. 不用力擤鼻及用手指挖鼻，以免诱发出血。
5. 保持居室湿度适宜，保持鼻腔湿润。

三、鼻中隔偏曲

（一）疾病简介

凡鼻中隔偏离中线或呈不规则的偏曲，并引起鼻功能障碍，如鼻塞、鼻出血、头痛等，称为鼻中隔偏曲。病因有鼻外伤、发育异常、鼻腔鼻窦肿瘤、巨大鼻息肉推压。临床表现为鼻塞、头痛、鼻出血、邻近器官受累症状如鼻窦炎症、耳鸣及打鼾等。

（二）心理指导

患者由于住院手术，常会担心手术时或手术后疼痛，医护人员应评估患者的知识接受能力、疼痛耐受度，既不要忌讳提及疼痛，但也不夸大，应告知患者如有出现疼痛，医护人员会有多种方法帮助其缓解，以提高患者的心理耐受力和依从性。

（三）饮食指导

术前禁食8～12 h、禁水4 h。术后进食高蛋白、高热量、高维生素饮食，不可进食补血活血类食物，如人参、鹿茸、红枣等。

（四）作息指导

1. 术前注意建立良好的作息制度，鼻塞严重时可采取半卧位或侧向鼻塞一侧睡眠。
2. 清醒后取半卧位休息，以减少鼻腔填塞后引起不适感，并有利于鼻腔引流。

（五）用药指导

遵医嘱配合使用抗炎、止血药物。

（六）特殊指导

1. 术前2周戒烟，以减少术中、术后呼吸道的分泌物，保持口腔、鼻腔清洁。
2. 术前1天配合剪鼻毛，术前晚洗澡、洗头、更换衣物、不穿内衣裤、男患者剃胡须，练习张口呼吸，以习惯术后有鼻腔填塞时的呼吸方式。
3. 术后若感觉渗血流入口腔时，应轻轻吐出，切勿吞下，以免刺激胃部引起不适，并有利于观察鼻腔出血情况。
4. 学会预防出血的方法。勿自行拔除鼻腔填塞物，若填塞物自行脱出，应告诉医护人员，不可自行塞入；尽量避免打喷嚏，可用张口深呼吸，用舌头顶上腭等方法消除之；勿低头取重物；拔除填塞物后不能用力擤鼻涕；不进食过硬食物。
5. 保持口腔清洁，配合口腔护理，并可用漱口液漱口，每天4次，连续5～7天，预防口腔感染。
6. 预防口干，可用湿纱布盖口、鼻，多喝水，以减轻因张口呼吸所致的口腔黏膜干燥。

（七）病情观察指导

1. 注意前鼻孔有无渗血，痰中是否带血，体温有无升高，有无恶心、呕吐、头痛、鼻部疼痛等。若发现异常，应告知医护人员。

2. 局部疼痛时，及时报告医护人员做好评估，可以采用局部冰敷、听音乐、看电视、看报纸等方法减轻疼痛，待鼻腔填塞物拔除后，疼痛就会明显缓解，如有必要可用止痛药物。

3. 鼻腔填塞物一般于术后48～72 h拔除，拔填塞物前避免空腹，应酌情进食，有必要时医护人员会先予停留静脉通道，以备有特殊情况时及时用药。

（八）出院指导

1. 戒烟、酒。

2. 不吃刺激性、辛辣食物，预防感冒，避免刺激鼻腔黏膜。

3. 3个月内勿剧烈运动及过度兴奋，预防伤口出血。

4. 不用力擤鼻及用手指挖鼻，以免影响伤口愈合。

5. 1周后回院复查，如有鼻塞、流脓涕、鼻出血及头痛等症状时随时就诊。

四、鼻腔及鼻窦异物

（一）疾病简介

鼻腔及鼻窦异物（简称鼻异物）是指由于各种原因使外来物质进入鼻腔、鼻窦，或内生物质滞留于鼻腔、鼻窦者。鼻腔异物多见于儿童，鼻窦异物则多见于意外伤或战伤。异物分外生性异物和内生性异物。外生性异物有小玩物、塑料珠等非生物性异物，有水蛭、昆虫等生物性异物，有豆粒、花瓣等植物性异物。内生性异物有鼻石、鼻腔鼻窦异生牙、死骨、凝血块、痂皮等。不同的异物有不同的表现。儿童异物表现为单侧鼻阻、流黏脓涕、鼻出血或涕中带血以及呼气有臭味等；石块、木块和铁锈类异物常带有泥土，有引起破伤风的可能；因工伤、误伤和战伤引起者，除面部有外伤外，其他临床表现则根据异物种类及具体情况而有较大变化，患者可表现出视力障碍、出血、虫爬等情况；医源性异物则有异物滞留侧鼻塞、脓涕（有臭味）和头痛等症状。

（二）心理指导

患者因异物滞留而担忧，同时可能有疼痛不适，并担心处理过程中加重疼痛，特别是小儿，因环境、人员陌生时常哭闹，所以应耐心解释，态度和蔼，说明哭闹有可能会引起异物移位，应保持安静，取得最佳配合。

（三）饮食指导

如需手术，全麻者禁食8～12 h，禁水4 h；＞3岁小儿禁食（含固体食物和奶）8 h，禁水2 h；≤3岁小儿禁食（含固体食物和奶）6 h，禁水2 h。局麻者可进少量饮食。

（四）作息指导

保证环境安静舒适，注意休息。如为鼻腔异物，宜采取半卧位，避免异物掉入气管。

（五）用药指导

不可自行局部使用滴剂等药物，特别是豆类等植物性异物，因其吸收水分后易膨胀。

（六）特殊指导

1. 发现异物滞留，应立即就医，不要试图自行取出，因有可能会使异物嵌顿，或圆形异物滑脱造成误吸。

2. 密切留意异物有无移位，如脱落至咽部，切勿咽下，以免导致食管异物或气管异物。

3. 根据异物的性质、大小、部位、形状而采取相应的异物取出方式，需配合做好各种准备。

4. 必要时应用抗炎止血等药物，遵医嘱注射破伤风抗毒素。

（七）病情观察指导

注意局部有无肿胀疼痛，注意局部分泌物的性状和量有无改变，有无感觉有异物移动等，如有异常情况及时告知医护人员。

（八）出院指导

1. 按医嘱用药。

2. 保持鼻腔局部清洁，避免到空气污浊的地方，如无法避免，可戴口罩。

3. 勿用力擤鼻，避免挖鼻。

4. 家长注意看护小孩，并教育小孩勿把异物塞入鼻腔。

5. 避免上呼吸道感染。

五、外伤性视神经损伤

（一）疾病简介

外伤性视神经损伤是指头部外伤特别是眉弓颞上部受到撞击，外力通过颅骨传递到视神经管，引起视神经管变形或骨折，造成视神经损伤引起的视力、视野障碍。以车祸伤最多见，表现为外伤后受伤侧眼睛视力下降，甚至失明，同时伴有眼周瘀血肿胀，或眼球活动障碍。双侧眼睛受累的极为罕见。伤后离失明时间越短，预后越差，伤后立即失明者说明视神经损伤严重，视力恢复差。若伤后伤眼无光感，经大剂量激素冲击治疗3天，若恢复有光感，则可以选择手术，若仍无光感，则放弃手术。文献报道伤后7天内手术效果最佳，伤后10天内手术有效率为72%，超过10天仅15%。手术现采用经鼻内镜视神经减压术。

（二）心理指导

患者突遭意外，担心疾病预后，并可能伴有其他外伤，多数有担忧、焦虑心理，医护人员应耐心对待，协助患者适应病区环境，在进行各种治疗护理前做好解释，让患者消除紧张心理，配合操作。讲明保持情绪稳定对疾病康复的重要性，使其增强对疾病康复的信心。术后如效果不明显，应及时疏导，必要时允许家属陪伴。

（三）饮食指导

1. 术前进食高蛋白、高热量、高维生素、低盐饮食，限制饮水量。全麻者禁食8～12 h，禁水4 h；＞3岁小儿禁食（含固体食物和奶）8 h，禁水2 h；≤3岁小儿禁食（含固体食物和奶）6 h，禁水2 h。

2. 手术当天清醒后6 h进食温凉流质饮食，第2天根据病情予清淡易消化的半流质饮食，拔除鼻腔填塞物后改普食，不吃过硬及刺激性食物。限制每次饮水量，每次小于300 mL。

（四）作息指导

1. 术前养成良好的作息制度，避免劳累和熬夜，可取头高位休息，减轻头面部的充血。

2. 全麻清醒后3天内取头高位休息，减轻局部充血水肿。

（五）用药指导

因术后需要用大剂量激素冲击治疗，需密切观察药物的副作用，注意有无消化道出血和皮疹，如有黑便、血便、腹痛、皮疹等，应及时告知医护人员。

（六）特殊指导

1. 术前配合尽快完成各项检查，特别是眼部情况。做好急症手术的准备。

2. 注意用眼卫生，保持眼部清洁。

3. 术前配合剪鼻毛、更衣，男患者剃胡须，情况许可可沐浴。

4. 术后若感觉渗血流入口腔时，应轻轻吐出，切勿吞下，以免刺激胃部引起不适，并有利于观察鼻腔出血情况。

5. 学会预防出血的方法。勿自行拔除鼻腔填塞物，若填塞物自行脱出，应告诉医护人员，不可自行塞入；尽量避免打喷嚏，可用张口深呼吸，用舌头顶上腭等方法消除之；勿低头取重物；拔出填塞物后不能用力擤鼻涕；不进食过硬食物。

6. 保持口腔清洁，配合口腔护理。

7. 预防口干，可用湿纱布盖口、鼻，多喝水，以减轻因张口呼吸所致的口腔黏膜干燥。

8. 鼻腔填塞物一般于术后48～72 h拔除，拔填塞物前避免空腹，应酌情进食，有必要时医护人员会先予停留静脉通道，以备有特殊情况时及时用药。

（七）病情观察指导

注意前鼻孔有无渗血，痰中是否带血，体温有无升高，有无恶心、呕吐、头痛、鼻部疼痛等，观察眼周有无瘀血、肿胀，注意鼻腔有无清亮液体流出。若发现异常，应告知医护人员。每班配合检查视力和眼部情况。

（八）出院指导

1. 继续遵医嘱服药，特别是激素类药，不可自行减量和停药。

2. 注意用眼卫生，保持眼部清洁干燥，注意视力变化情况。

3. 戒烟、酒。

4. 保持情绪稳定，按时作息，避免熬夜。

5. 2～4周后门诊复查。

六、脑脊液鼻漏

（一）疾病简介

脑脊液经颅前窝底、颅中窝底或其他部位的先天性或外伤性骨质缺损、破裂处或变薄处，流入鼻腔，称之为脑脊液鼻漏。在各种原因中，外伤性者最为多见，术中损伤、病变组织侵犯较少见，自发性脑脊液鼻漏最为罕见。表现为外伤后鼻腔有血性液流出，痕迹的中心呈粉红色而周边清澈，或鼻腔流出清亮无色液体，在低头用力、压迫颈静脉等情况下流量增多。实验室检查结果显示：葡萄糖含量在17 mmol/L以上，即30%以上。脑脊液鼻漏长期不愈，将导致细菌性脑膜炎发作。治疗上可有保守治疗和手术治疗。

（二）心理指导

患者需卧床休息，无法正常工作和生活，还需要家人照顾，影响家庭经济和家人的工作、生活，精神压力大，如果反复不愈，还会引起脑膜炎，增加患者的痛苦。医护人员应耐心讲解配合治疗护理的重要性，指导保持情绪稳定，积极配合治疗护理，这样才能促使疾病早日康复。

（三）饮食指导

1. 保守治疗、手术治疗前控制饮水量，每次不超过300 mL，限制食盐摄入量，每天<2 g。多进食优质蛋白、高维生素、高纤维素食物，促进瘘口愈合，预防便秘。

2. 全麻者术前禁食8～12 h，禁水4 h；>3岁小儿禁食（含固体食物和奶）8 h，禁水2 h；≤3岁小儿禁食（含固体食物和奶）6 h，禁水2 h。

3. 术后1～2天进温凉的半流质低盐清淡饮食（食盐每天<2 g），并限制饮水量（每次不超过300 mL），并保持出入量平衡；2天后给予高蛋白、高纤维、高维生素饮食，如新鲜蔬菜、鱼、水果、瘦肉等，3天后渐过渡到软食或普通饮食，为保持大便通畅，可适当给予缓泻剂，以预防便秘的发生。

（四）作息指导

脑脊液鼻漏有低头用力、颅压增高时加重的特点，因此不管术前术后，均应取头高位休息。术后要避免活动时脑血流量增加而加重脑组织对修补漏口的压力，麻醉清醒后即应抬高床头15°～30°卧床休息，严格卧床休息7～10天再下床活动，逐渐增加活动量。

（五）用药指导

保守治疗及手术后患者均需使用脱水药物，要注意观察有无用药后不良反应，如尿量过多、头痛、头晕、视力模糊、发热等，如有不适及时报告医护人员；同时要监测肾功能和血常规、血生化，及时发现肾损害和水、电解质紊乱。

（六）特殊指导

1. 预防感冒，少到公共场合。

2. 避免用力咳嗽和低头用力，以免增加脑脊液的流失。

3. 限制运动，避免剧烈运动及搬提重物。

4. 保持口腔、鼻腔清洁，切勿挖鼻和填塞鼻腔，以防颅内感染。

5. 术前1天要配合剪鼻毛、备大腿内侧皮肤，沐浴更衣、洗头，男患者剃胡须。

6. 为防止伤口感染，术后需静脉输注抗生素。

7. 保持个人卫生，术后每天配合做床上擦浴、口腔护理、会阴冲洗。可用漱口液漱口，每天4次。

8. 为避免口腔及咽部干燥，可用湿纱布覆盖口唇。

9. 避免引起颅内压增高的因素，如过于激动、剧烈活动和咳嗽、用力大小便等。

（七）病情观察指导

1. 术后配合每天监测体温、脉搏、呼吸、血压的变化，并注意意识、瞳孔、肢体活动情况，有无头痛、恶心、呕吐，如有异常及时报告医护人员，及时发现颅内压升高或颅内感染的征象。

2. 注意尿量的变化，配合记录24 h尿量，以便医生及时调节用药。

3. 密切注意鼻腔分泌物情况，如鼻腔有清水样液体流出或鼻涕异常增多，及时告知医护人员。

4. 注意大腿取皮区的伤口情况，如疼痛剧烈、伤口敷料有渗血应告知医护人员。保持伤口清洁干燥。

（八）出院指导

1. 保持良好的心态，避免情绪激动。

2. 选择富含维生素、蛋白质、纤维素食物，防止便秘。

3. 选择安静、舒适的环境休养，养成良好的作息制度。

4. 半年内避免重体力劳动。

5. 适当进行体育锻炼，如慢走、打太极拳等，但2个月内避免游泳。

6. 尽量避免上呼吸道感染及头部外伤。

7. 术后1～3个月内回门诊鼻内镜复查。如有发热、头痛、鼻腔流清水样液体应随时就诊。

七、鼻 骨 骨 折

（一）疾病简介

鼻骨位于梨状孔的上方，与周围诸骨连接，受暴力作用易发生骨折。可以是单纯鼻骨骨折，或合并其他颌面骨和颅底骨的骨折。表现为局部疼痛、肿胀、鼻出血、鼻及鼻骨周围畸形（鼻梁变宽、鞍鼻）等。依照所受暴力的方向、强度等不同，可有鼻塞、皮下气肿、鼻中隔偏曲、脱位等不同的表现。处理方法为及时行鼻骨骨折复位。

（二）心理指导

患者因疼痛和出血导致情绪紧张和恐惧，医护人员要注意患者的心理状况，指导保持情绪稳定。

（三）特殊指导

1. 鼻骨骨折应在外伤后2～3 h处理，此时组织尚未肿胀。鼻骨复位术的实施一般不超过14天，以免发生畸形复合。

2. 受伤后48 h内不宜局部热敷，以免加剧肿胀程度，可局部冷敷，但避免受压。

3. 复位后洗脸时勿触碰鼻部，避免再次外伤，避免用力擤鼻、打喷嚏。

4. 预防感冒，遵医嘱用药。

5. 鼻腔填塞纱条24～48 h后取出，如有松脱及时报告医护人员。

八、变应性鼻炎

（一）疾病简介

变应性鼻炎是发生在鼻黏膜的变态反应性疾病，以鼻痒、喷嚏、鼻分泌亢进、鼻黏膜肿胀等为其主要特点。分为常年性变应性鼻炎和季节性变应性鼻炎，后者又称"花粉症"。发病与遗传及环境密切相关。空气污染和变应性鼻炎的发病有明显关系，如甲醛、二氧化硫等对鼻黏膜有很大的刺激性。临床表现以鼻痒、阵发性喷嚏、大量水样鼻涕和鼻塞为主要特征，部分患者尚有嗅觉减退。

（二）心理指导

大量连续的喷嚏和流涕可影响正常的生活、工作和学习效率，患者多情绪低落或焦虑，应指导患者积极配合治疗，规范用药，尽快控制症状。

（三）作息指导

养成良好的作息习惯，劳逸结合，适当锻炼，增强抵抗力。避免冷刺激，如夏天勿突然进入空调房，冷气不要开得过冷；冬天在床边准备好保暖衣物，起床时立即穿上保暖。

（四）饮食指导

避免进食易引起过敏反应的食物，如鸡蛋白、海鲜等，有明确过敏原的应禁止食用。

（五）用药指导

1. 全身用糖皮质激素时，常短期较大剂量给药以缓解症状，服药期间要注意药物副作用，如出现腹胀腹痛、排黑便、皮疹等要告知医护人员。

2. 局部应用糖皮质激素是主要用药途径，应严格按医嘱用药，如出现鼻出血和鼻腔干燥、鼻塞、流脓涕等及时告知医护人员。

3. 应用抗组胺药时注意有无嗜睡、口干、视力模糊、胸闷、心悸不适。第一代抗组胺药大多有中枢抑制作用，从事精密机械操作和司乘人员应慎用。

（六）特殊指导

1. 配合进行各种检查，明确变应原。

2. 注意防护，避免接触变应原。

3. 经常打扫居室，保持干净，被褥经常拆洗，阳光下暴晒6 h。

4. 注意生活环境，避免长期处于污染空气中。

5. 身边常备纸巾，打喷嚏时注意用纸巾遮鼻，掌握正确擤鼻方法。

6. 经常锻炼身体，增强抵抗力。

7. 如用免疫疗法一般需要2年或更长时间，需坚持按时接受治疗。

（七）病情观察指导

注意打喷嚏、流清涕、鼻塞等症状有无改善，注意症状出现的影响因素及改善因素，要避免加重的因素。

九、鼻及鼻窦良性肿瘤

（一）疾病简介

鼻及鼻窦的良性肿瘤主要好发于鼻腔内，其次是鼻窦部，外鼻部较少。通常按组织来源进行分类，包括骨瘤、软骨瘤、脑膜瘤、神经纤维瘤、血管瘤及内翻性乳头状瘤。一般认为与外伤、慢性炎症、发育缺陷与人乳头状瘤病毒（HPV）感染有关。早期可无症状，随着肿瘤的生长，肿瘤压迫周围组织出现相应症状和局部畸形，如鼻塞、流涕、鼻出血、突眼、视力改变、眼球运动障碍、局部疼痛、头痛、面部畸形等。治疗以手术彻底切除为治疗原则。

（二）心理指导

患者和其家属因肿瘤而焦虑、恐惧，担心复发、转移和恶变，医护人员应及时了解其心理状况，及时疏导，耐心解释有关疾病的相关问题，减轻顾虑，增强其治疗疾病的信心。

（三）作息指导

保持环境安静、舒适，养成良好的作息习惯，保证充足的精力和体力。

（四）饮食指导

参考慢性鼻-鼻窦炎"饮食指导"。

（五）用药指导

遵医嘱使用抗炎、止血等药物，用药期间注意有无胃肠道反应和其他副作用。鼻腔干燥时可局部滴复方薄荷脑滴鼻液。

（六）特殊指导

除不用进行鼻腔冲洗外，其余参考慢性鼻-鼻窦炎"特殊指导"。

（七）病情观察指导

参考慢性鼻-鼻窦炎"病情观察指导"。

（八）出院指导

1. 加强锻炼，增强免疫力，防止感冒及上呼吸道感染，避免咳嗽、打喷嚏而诱发出血。

2. 不进食辛辣、刺激性食物，适当增加营养。

3. 不用力擤鼻及用手指挖鼻，以免诱发出血。

4. 保持居室湿度适宜，保持鼻腔湿润。

5. 定期复查，如有复发或恶变可及早发现和治疗。

6. 如有鼻腔出血、视力变差、疼痛等及时就诊。

十、鼻及鼻窦恶性肿瘤

（一）疾病简介

鼻及鼻窦恶性肿瘤较为常见，居耳鼻咽喉科恶性肿瘤的第3位，仅次于鼻咽癌和喉癌，占全身恶性肿瘤的2.05%～3.66%。以上颌窦恶性肿瘤最多见，筛窦恶性肿瘤次之，蝶窦恶性肿瘤则罕见。鼻及鼻窦恶性肿瘤中，癌肿比肉瘤常见。多见于男性［男女发病比例为（1.5∶1）～（3.0∶1）］。肿瘤绝大多数发生于40～60岁。肉瘤以青年人多见，亦可见于儿童，诊断治疗常感棘手，预后也远比外鼻恶性肿瘤为差。病因未明，诱因可能有慢性炎症刺激、接触致癌物质和肿瘤恶变、外伤等。鼻腔恶性肿瘤早期仅有单侧鼻塞、鼻出血等症状，以后可出现鼻、面部麻木感及胀满感、顽固性头痛、进行性单侧鼻塞、反复少量出血、嗅觉减退或丧失。继发感染或肿瘤溃烂时，可出现恶臭的血性鼻涕，反复大量鼻出血。晚期肿瘤常充满鼻腔，将鼻中隔推向对侧，并出现侵犯相邻器官的症状，如视力减退、复视、眼球移位、突眼、面颊膨隆、耳鸣、听力减退和剧烈头痛等。鼻窦恶性肿瘤早期无特征性症状，当侵入邻近器官时，表现十分复杂，主要有口腔症状如上颌牙麻木、酸胀感、牙齿松动脱落或疼痛、上颌牙槽突、腭部肿块、瘘管、张口困难等，眼部症状表现为眼球向某一方向移位、眼球突出、复视、视力下降、眼球活动障碍、视野改变等，耳部症状表现为耳鸣、传导性听力减退、分泌性或化脓性中耳炎，其他有面颊部麻木、酸胀、三叉神经痛、强烈而顽固的头痛、恶病质、血小板聚集功能增强、其他全身器官淋巴结转移的症状等。

（二）心理指导

恶性肿瘤危及生命，患者恐惧，家属焦虑、伤心。患者容易产生消极情绪，失去信心，甚至不配合治疗。医护人员应密切注意患者的情绪变化，在治疗各阶段给予不同的心理支持。

1. 诊断阶段。鼻及鼻窦恶性肿瘤早期不易确诊，晚期症状复杂，诊断需要一定的时间，并要配合做各种辅助检查，如鼻内镜、CT、MRI、病理活检等，此时患者需耐心等待，配合各种检查，有出现新的症状时及时告知医护人员，为诊断提供新的信息。

2. 确诊阶段。疾病得到确诊，应注意保护患者隐私，医护、护患做好沟通，确定知晓病情的人员，有些家属要求不告知患者病情，有些患者要求不告知某些家属，如情况许可，应尊重其意见，不随意向其他人透露患者信息。密切留意患者及其家属的心理接受能力，鼓励其表达情感，及时安慰、疏导，发现异常时及时处理。患者及其家属应主动了解疾病相关知识，避免盲目误信，并主动向医护人员说出自己的心情，寻求帮助；学会自我调节，如做自己平时喜欢做的事，分散注意力，向自己信任的亲人、朋友倾诉等，必要时进行心理咨询。

3. 治疗阶段。无论是手术、化疗或放疗，都将带来痛苦和一系列的不适，医护人员要告知患者在做每项操作时都会耐心解释、动作轻柔，减少患者不适。患者要认真了解、记住各种治疗方法的目的、注意事项和如何减少不适的方法，调节情绪，保持情绪稳定，保持积极的态度，配合治疗护理，以争取取得最佳疗效。

（三）作息指导

保持环境安静、舒适，保证休息，适当活动，以不劳累为宜。如因疼痛影响睡眠，应及时告知医护人员，给予相应的处理。

（四）饮食指导

1. 术前进食高热量、高维生素、高蛋白、高纤维素食物，增加营养，提高机体抵抗力。

2. 全麻者术前禁食8~12 h，禁水4 h；>3岁小儿禁食（含固体食物和奶）8 h，禁水2 h；≤3岁小儿禁食（含固体食物和奶）6 h，禁水2 h。

3. 术后当天麻醉清醒6 h后可进食温凉流质，以后根据病情采取清淡、易消化温凉流质或半流质饮食，饮食中富含维生素、蛋白质，促进切口愈合，避免粗硬食物。

（五）用药指导

1. 手术前后配合应用抗生素，以预防感染。

2. 化疗患者要注意观察药物的不良反应，严格遵医嘱用药，不自行调节药物速度，注意预防感染，保持口腔、皮肤清洁，减少探视，配合做好各种监测和标本的采集，如留取血标本、尿标本。如有以下不良反应的表现立即报告医护人员：

（1）发热。

（2）胃肠道反应，如恶心、呕吐、食欲不振、腹泻等，反应常在给药后1~6 h内发生。

（3）皮肤反应，如色素沉着、角化增厚、皮炎、皮疹等。

（4）脱发、肢端麻痛和口腔炎症等。

（5）出现血尿、少尿和尿毒症等肾脏毒性反应。

（6）耳鸣、高频听力减退等耳毒性反应。

（7）运动失调、肌痛、上下肢感觉异常等，视力障碍等神经毒性反应。

（8）心率加快、呼吸困难、面部水肿、变态性发热反应等过敏反应。

（六）特殊指导

1. 保持情绪稳定，积极配合治疗，做好接受手术后面容改变和功能受损等的心理准备。

2. 术前1天备皮，剪除手术范围的毛发，男性患者剃胡须，做眶内容物剜除术者剃去术侧眉毛，并准备好定制的牙托，备血。

3. 其余同慢性鼻-鼻窦炎术前准备。

4. 术后出现疼痛是正常现象，要及时告知医护人员，可以用冰敷局部、听音乐、与家属聊天、看电视等分散注意力的方法缓解，如实在无法忍受，可遵医嘱用止痛药物。

5. 术后防止出血，应配合监测生命体征，及时发现病情变化；口腔内有分泌物轻轻吐出，以便于观察伤口渗血情况，如有吐出鲜红色分泌物，要及时告知医护人员；学会预防打喷嚏的方法（详见慢性鼻-鼻窦炎）；饮食上注意食物要软烂、不过热；不随意拔除鼻腔内填塞物，如填塞物有松脱让医生处理。

6. 配合做好口腔护理，并用漱口液漱口，每天3~4次；手术腔内纱条拔完后，每天清洁1次牙托，配合每天冲洗术腔，保持术腔清洁；保持鼻侧切口部位的清洁、干燥，防止伤口感染；注意体温变化，观察有无头痛、发热等情况。

（七）病情观察指导

注意鼻腔出血情况及伤口肿胀、渗血的情况，注意体温有无异常升高，如出现鼻腔流出新鲜血液，伤口敷料有鲜血渗出，或伤口肿胀加重等异常情况要及时告知医护人员。

（八）出院指导

1. 继续使用复方薄荷油滴鼻，润滑鼻腔和术腔黏膜，减少痂皮。
2. 学会清洁口腔和牙托。
3. 如行眶内容物剜除术的患者进一步进行整形治疗。
4. 坚持放疗、化疗，定期复诊，注意复查血常规。
5. 保持心情愉快，乐观、积极的心态有助于疾病的康复。
6. 适当锻炼，均衡营养，增强身体素质。

（叶碧　温兰英）

第三节　咽喉专科常见疾病的健康教育

一、喉　阻　塞

（一）疾病简介

喉阻塞是耳鼻咽喉科常见急症之一，是因喉部或其相邻组织的病变，使喉部通道发生狭窄或阻塞引起呼吸困难，使机体缺氧，二氧化碳潴留，严重者可引起窒息死亡。因此，一旦发生喉阻塞要积极救治。

喉阻塞的分度。

1度：安静时无呼吸困难、吸气性喉喘鸣及胸廓软组织凹陷。活动或哭闹时有轻度吸气性呼吸困难，稍有吸气性喉喘鸣及胸廓周围软组织凹陷。

2度：安静时有轻度吸气性呼吸困难、吸气性喉喘鸣及吸气性胸廓周围软组织凹陷，活动时加重，但不影响睡眠和进食，无烦躁不安等缺氧症状。脉搏尚正常。

3度：安静时有明显的吸气性呼吸困难，喉喘鸣声较响，吸气性胸廓周围软组织凹陷显著，并出现缺氧症状，如烦躁不安、不易入睡、不愿进食、脉搏加快等。

4度：呼吸极度困难。患者坐卧不安，手足乱动，出冷汗，面色苍白或发绀，定向力丧失，心律不齐，脉搏细速，昏迷，大小便失禁等。若不及时抢救，则可因窒息引起呼吸、心脏停止而死亡。

（二）心理指导

医护人员应指导患者及其家属保持镇静，不要惊慌，使患者尽量放松，帮助患者树立信心，以消除其紧张情绪，配合医护人员的处理，避免不良刺激，以免进一步加重呼吸困难和缺氧症状。对喉阻塞较严重的患者，医护人员密切观察病情变化，同时安慰患者，减轻患者紧张和恐惧感。必要时说明行气管切开手术的意义。

（三）饮食指导

进食清淡、高蛋白食物，需急诊手术者嘱其禁食。

（四）作息指导

半坐卧位，卧床休息，目的是减少氧耗量。指导陪人或家属要给患者创造安静的休息环境，尽量减少患者活动量及活动范围，以免加重呼吸困难或发生意外。小孩患者尽量减少任何外界刺激，避免因哭闹而加重呼吸困难。

（五）用药指导

配合医嘱使用雾化治疗及抗炎、激素静脉输液治疗。

（六）特殊指导

交代吸氧目的及注意事项、抽血行血液检验的目的，解释保持大便通畅的必要性。（需行气管切开者按气管切开术前后护理常规做相应健康指导。）

（七）病情观察指导

患者及其家属要配合测量生命体征，注意自我病情观察，如出现呼吸急促、烦躁不安、发绀、出汗等情况，应立即告知医护人员并配合进行相应处理。

（八）出院指导

1. 保持情绪稳定，创造安静的休息环境，尽量减少患者活动量及活动范围，以免再次出现呼吸困难。

2. 积极治疗原发病。

3. 不进食辛辣、刺激性食物，适当增加营养。

4. 保持居室湿度适宜。

5. 保持大便通畅。

6. 需戴气管套管出院的患者按要求做相应健康指导。

二、急性扁桃体炎

（一）疾病简介

急性扁桃体炎为腭扁桃体的急性非特异性炎症，伴有不同程度的咽黏膜和淋巴组织炎症，常继发于上呼吸道感染，是一种很常见的咽部疾病。多见于儿童及青年，在季节交替、气温变化时最容易发病。

（二）心理指导

保持情绪稳定。

（三）饮食指导

多饮水，进温凉流质或半流质饮食，少量多餐，以利吞咽，减轻疼痛；禁食辛辣、烧烤等刺激性食物，戒烟、酒；吞咽困难者遵医嘱加强静脉营养治疗。

（四）作息指导

注意休息，避免过度劳累。

（五）用药指导

配合应用抗生素、激素补液及雾化治疗、漱口液含漱。

（六）特殊指导

1. 保持口腔清洁。

2. 疼痛时可口含冰块或冰敷颈部，必要时遵医嘱使用镇痛药物。

3. 持续高热患者予物理降温或药物降温。

4. 保持大便通畅。

5. 必要时可能要做好气管切开的准备。

（七）病情观察指导

患者及其家属要配合测量呼吸、体温等，注意自我病情观察，观察局部红肿及疼痛进展情况。观察有无一侧咽痛加剧、语言含糊、张口受限、一侧软腭及腭舌弓红肿膨隆、腭垂偏向对侧等扁桃体周围脓肿表现，观察口腔分泌物的量、性质。还应注意尿液颜色、量的变化。

（八）出院指导

1. 锻炼身体，提高机体抵抗力，避免过度劳累，预防感冒，疏通大便。

2. 戒除烟、酒，少食辛辣、刺激性食物，注意口腔卫生。

3. 该病容易传染，患者要适当隔离。对频繁反复发作的急性扁桃体炎或有并发症者，应建议在急性炎症消退2~3周后行扁桃体摘除手术。（频繁发作一般是指1年内有5次或以上的急性发作或连续3年平均每年有3次或以上发作。）

三、慢性扁桃体炎

（一）疾病简介

慢性扁桃体炎多由急性扁桃体炎反复发作或因扁桃体隐窝引流不畅，窝内细菌、病毒滋生感染而演变为慢性炎症。

（二）心理指导

告知患者要保持情绪稳定。

（三）饮食指导

1. 术前1天准备冷流质（冷纯牛奶、无渣的冰淇淋等），对于不能进食冷流质食物者，可准备凉流质食物。全麻者术前禁食8~12 h，禁水4 h；>3岁小儿禁食（含固体食物和奶）8 h，禁水2 h；≤3岁小儿禁食（含固体食物和奶）6 h，禁水2 h。

2. 术后6~24 h进食冷流质食物，术后第1~4天进食流质食物，术后第5~7天进食半流质食物，术后第2周进食软食，术后第3周过渡到普食，应避免酸辣、过硬、过热及刺激性食物。

（四）作息指导

1. 术前注意休息，避免过度劳累。

2. 术后局麻者平卧2 h，全麻者去枕平卧4 h，头偏向一侧。难以配合的患儿由家长平抱着，此后改半卧位，有头晕者卧床时间应延长。术后1周避免剧烈运动、剧烈咳嗽及情绪过度激动，避免发生出血。

（五）用药指导

1. 术前若为病灶感染者，遵医嘱术前3天使用抗生素治疗。

2. 术后遵医嘱使用止血抗炎药物，疼痛难忍者遵医嘱使用止痛药。

（六）特殊指导

1. 术前3天使用漱口液漱口，保持口腔清洁，减少术后伤口感染概率（对于不能配合漱口的患儿应嘱家长每餐后喂患儿温开水）。

2. 保持呼吸道通畅，吐出口腔分泌物，并始终保持去枕平卧，头偏向一侧。

3. 告知患者吸氧的目的及意义。

4. 疼痛难忍者可先给予冰敷颈部及口含冰块，以减少出血和缓解疼痛。

5. 鼓励多喝水，进餐后用漱口液漱口，注意漱口不可大力以防白膜过早脱落。

（七）病情观察指导

1. 麻醉未醒患者或儿童患者，家属要注意配合观察其有无频繁吞咽动作。

2. 观察体温变化及伤口白膜的覆盖、颜色情况。

3. 合并肾病的患者，应观察血尿情况及尿蛋白情况。

4. 指导观察口腔气味、分泌物性状，以判断有无术后并发症发生。

（八）出院指导

1. 锻炼身体，提高机体抵抗力，注意休息，生活要有规律。

2. 饭前饭后漱口，保持口腔清洁。

3. 要注意饮食，术后避免进食硬的、带刺的食品，有白膜从口中脱出属正常现象，勿惊慌。

四、扁桃体周围脓肿

（一）疾病简介

扁桃体周围脓肿是指发生在扁桃体周围间隙内的化脓性炎症。开始为蜂窝织炎（称扁桃体周炎），继之形成脓肿。中医称之为喉痈。多见于青壮年。本病常继发于急性扁桃体炎，特别是慢性扁桃体炎多次急性发作者。由于扁桃体隐窝，尤其是扁桃体上隐窝的炎症，使窝口阻塞引流不畅，其中的细菌或炎性产物破坏上皮组织，向隐窝深部侵犯，穿透扁桃体被膜，进入扁桃体周围隙。

（二）心理指导

安慰患者及其家属，缓解其紧张心情，保持情绪稳定。

（三）饮食指导

多饮水，进温凉流质或半流质饮食，少量多餐，以利吞咽，减轻疼痛；禁食辛辣烧烤等刺激性食物，戒烟、酒；吞咽困难者遵医嘱加强静脉营养治疗。

（四）作息指导

注意休息，避免过度劳累。

（五）用药指导

配合医嘱应用抗生素，激素补液及雾化治疗，漱口液含漱。

（六）特殊指导

1. 保持口腔清洁。
2. 疼痛时可予口含冰块或颈部冰敷，必要时遵医嘱使用镇痛药物。
3. 持续高热患者予物理降温或药物降温。
4. 保持大便通畅。
5. 必要时可能要做好气管切开的准备。

（七）病情观察指导

1. 观察呼吸、体温变化，局部红肿及疼痛进展情况。
2. 观察口腔分泌物的量、性质，还应注意尿液的变化。
3. 合并颈周肿胀者，配合定时测量颈周，以观察病情的进展。
4. 穿刺术后除了术前观察的内容，还应加强对呼吸及分泌物性状的观察。

（八）出院指导

1. 锻炼身体，提高机体抵抗力，避免过度劳累，预防感冒，疏通大便。
2. 戒除烟、酒，少食辛辣、刺激性食物，注意口腔卫生。
3. 该病容易传染，患者要适当隔离。对多次脓肿发作者，应在炎症消退2~3周后，将扁桃体切除。

五、急性喉炎/会厌炎

（一）疾病简介

急性喉炎/会厌炎为喉部急性炎症，前者是指声门区为主的喉黏膜急性炎症，后者是指声门上区会厌为主的急性喉炎，均易发生呼吸困难。

（二）心理指导

因患者起病急骤，咽喉部疼痛剧烈，严重者唾液也无法吞咽，甚至呼吸困难，所以患者和其家属就诊时非常焦急和担心，医护人员应注意评估患者和家属的心理和情绪状况，做适当的指导。无呼吸困难的患者，往往容易轻视该疾病，认为该病只是一般的咽喉发炎，不愿住院观察治疗，因此，医护人员要注意评估患者对疾病的认知程度和患者的文化层次后，做好指导，使其对疾病能够有正确的理解和认识，防止意外情况发生。

（三）饮食指导

1. 多饮水，进温凉流质或半流质饮食，少量多餐，以利吞咽，减轻疼痛；禁食辛辣烧烤等刺激性食物，戒烟、酒。

2. 吞咽困难者遵医嘱加强静脉营养治疗。

3. 喉炎患儿进食时容易呛咳加重病情，应耐心喂养。

（四）作息指导

取半卧位休息，减少活动量。

（五）用药指导

配合医嘱予全身及局部应用抗生素，激素补液及雾化治疗，漱口液含漱。

（六）特殊指导

1. 吸氧的目的及意义。

2. 疼痛的处理及意义：冰敷颈部、使用镇痛药物等。

3. 高热时物理降温及药物降温的目的及意义。

4. 保持口腔清洁。

5. 观察声嘶、咳嗽、三凹征、喉鸣音、发绀和烦躁等症状，以判断病情的进展。

6. 保持大便通畅。

（七）病情观察指导

1. 观察呼吸、体温变化情况。

2. 观察吞咽疼痛及吞咽困难的程度及进展。

（八）出院指导

1. 避免与过敏原接触，生活有规律，避免过度劳累。

2. 戒除烟、酒，少食辛辣、刺激性食物，注意口腔卫生。

3. 应积极治疗邻近器官的疾病。

4. 如发生吞咽剧烈疼痛应立即至医院就诊。

六、气管切开术

（一）疾病简介

气管切开术是一种切开颈段气管前壁并插入气管套管，使患者直接经套管呼吸和排痰的急救手术。一般在第3～4气管环处切开气管，避免切开第1环，以免损伤环状软骨而导致喉狭窄，亦不能低于第5环，防止发生大出血。

（二）心理指导

说明手术的目的和必要性，术中可能出现的不适感以及如何配合，术后康复过程中需要注意的事项，解除患者及其家属紧张及恐惧心理。

（三）饮食指导

1. 局麻者术前无需禁食，全麻者术前禁食8～12 h，禁水4 h；＞3岁小儿禁食（含固体食物和奶）8 h，禁水2 h；≤3岁小儿禁食（含固体食物和奶）6 h，禁水2 h。

2. 全麻术后6 h予温凉半流质饮食，术后第1天予普食。鼓励多饮水，补充体内水分。

（四）作息指导

1. 术前予半卧位，有肿瘤压迫者可予侧卧位，幼儿避免其哭闹及活动。

2. 全麻术后予去枕平卧4 h，头偏一侧，完全清醒后予半卧位；局麻患者术后可予半卧位或自由体位。减少活动量（必要时卧床休息），请勿离开病房。

（五）用药指导

1. 术前配合医嘱行雾化治疗及抗炎、激素静脉输液治疗。

2. 术后必要时遵医嘱予抗炎止血输液治疗。掌握雾化吸入的方法。根据痰液性状配合行气管内滴药。

（六）特殊指导

1. 术前告知患者吸氧的目的及注意事项，指导有效咳痰，必要时医护人员可给予吸痰。

2. 保持气管套管通畅，如要卧床休息者应多翻身。

3. 保持适宜的温度及湿度：保持室内温度舒适，湿度在＞70%（天气干燥时可予空气湿化机加强空气湿化）。

4. 保持颈部切口清洁。

5. 防止套管脱落：勿用力剧咳。如气管外套管意外脱出，应立即通知医生处理。

6. 保持大便通畅。

（七）病情观察指导

1. 术前指导家属配合观察患者呼吸困难的程度有无加重，观察口唇及甲床有无发绀。

2. 指导患者观察颈前气管套是否固定、通畅，气管套管配件是否齐全，固定绳子松紧度是否合适；观察分泌物的颜色、性质、黏稠度，痰液是否能自行咳出。自觉缺氧症状有无明显改善。

3. 注意观察有无痰痂或异物堵管、外套管脱出气管外。若呼吸费力应立即通知医护人员进行处理。若气管套管内咳出大量鲜血时，应立即通知医生进行处理。

4. 如可拔管者，应堵管后观察24～48 h，如活动及睡眠时呼吸平稳，方可拔管，如堵管过程出现呼吸困难，应立即拔除塞子并通知医生。拔管后在1～2天内要观察呼吸情况，叮嘱患者不要随意离开病房，以防再次发生呼吸困难的情况。

（八）出院指导

对于未能拔管而需戴管出院的患者，医护人员应教会患者或其家属：①掌握消毒内套管、更换气管垫的方法。②湿化气道和增加空气湿度的方法。③洗澡时防止水流入气管。④外出时注意遮盖管口，防止异物吸入。指导小口罩的制作。⑤定期门诊随访。⑥注意保持外套管固定，不可自行解开系带。如发生气管外套管脱出或再次呼吸不畅，应立即到就近医院处理。

七、阻塞性睡眠呼吸暂停低通气综合征

（一）疾病简介

阻塞性睡眠呼吸暂停低通气综合征（OSAHS）是指睡眠时上气道塌陷堵塞引起的呼吸暂停和通气不足，伴有打鼾、睡眠结构紊乱，频繁发生血氧饱和度下降以及白天嗜睡等症状。具体指成人在7 h的夜间睡眠时间内，至少有30次呼吸暂停，每次呼吸暂停时间至少10 s；睡眠过程中呼吸气流强度较基础水平降低50%以上，并伴动脉血氧饱和度下降≥4%；或呼吸暂停低通气指数（即平均每小时睡眠中呼吸暂停和低通气的次数）＞5。OSAHS可发生于任何年龄，但以中年肥胖男性发病者居多。

（二）心理指导

患者及其家属因为缺乏相关知识及担心预后而表现为恐惧和焦虑。因此，注意评估患者的饮食与生活习惯、性格特征等进行心理指导。让患者表达自己的感受，并给予安慰与疏导。讲解疾病相关知识，解除患者及其家属紧张及恐惧心理。

（三）饮食指导

1. 术前禁食8 h，禁水4 h。

2. 术后6 h遵医嘱予冷流饮食，术后1～4天予进流质饮食，术后5～7天予进半流质饮食，术后第2周进食软饭。鼓励进食，指导鼻咽反流患者吞咽功能的训练。

（四）作息指导

1. 指导睡眠时采取半坐卧位或侧卧位，以防止软腭及舌根下塌，阻塞呼吸道。睡前不用安眠

药，睡前3～4h内不饮含酒精的饮料。术前配合行持续气道正压通气（CPAP）治疗3～5天，使心肺供氧得到改善，提高对手术的耐受性，减少手术的危险性。

2．术后予去枕平卧4h，头偏一侧，完全清醒后予半卧位。

（五）用药指导

1．术前3天使用漱口液漱口。避免擅自应用镇静安眠等中枢神经系统抑制药，以免直接导致睡眠窒息的发生。

2．术后掌握雾化吸入的方法。配合行输液抗炎止血治疗。

（六）特殊指导

1．术前指导保持口腔清洁，减少术后伤口感染概率。

2．告知患者吸氧和正压通气治疗的目的及注意事项。

3．术后予颈前部冰敷，手术6h后进食冰水及口含冰块预防出血。

4．保持口腔清洁，术后当天配合行口腔护理，并使用漱口液漱口。

5．避免剧烈咳嗽及打喷嚏引起出血，指导预防上呼吸道感染。

（七）病情观察指导

1．术前指导配合观察夜间睡眠情况和生命体征的监测。

2．术后配合测量生命体征，了解呼吸、血压、血氧饱和度情况。

3．通过观察唾液性状来判断伤口出血情况，尤其是术后24h内及术后第6～8天。

4．配合观察睡眠质量、鼾声情况。

5．观察是否存在暂时性鼻咽反流。

（八）出院指导

1．控制饮食，戒除烟、酒，多做健身运动，适当减肥。

2．术后4周内切勿进干硬、大块以及酸、辣刺激性食物，并注意口腔卫生，进食后漱口。

3．定期复诊，监测心脏功能，控制好血压，防止并发症。

八、喉乳头状瘤

（一）疾病简介

喉乳头状瘤是喉部最常见的良性肿瘤。可发生于任何年龄，但以10岁以下儿童多见。儿童的乳头状瘤生长较快，极易复发，多数为多发性，随年龄增长有自限趋势。成年患者则有癌变可能。

（二）心理指导

评估患者及其家属的焦虑程度，由于本病反复发作，需要多次手术治疗，所以医护人员应倾听患者及其家属的主诉，对其心情和感受表示理解，使患者及其家属得到安慰。帮助患者及其家属树立战胜疾病的信心。

（三）饮食指导

1．术前禁食8～12h，禁水4h；＞3岁小儿禁食（含固体食物和奶）8h，禁水2h；≤3岁小儿禁食（含固体食物和奶）6h，禁水2h。

2．术后6h予温凉半流质食物，术后第1天可进普食，避免刺激性食物及饮料。

（四）作息指导

1．术前指导家属不得随意带患儿离开病房，患儿避免奔跑、哭闹，以免加重呼吸困难。

2．术后予去枕平卧4h，头偏一侧，4h后病情稳定予半卧位。

（五）用药指导

1．术前3天使用漱口液漱口。

2．术后配合医嘱行抗炎、激素等输液治疗。掌握雾化吸入的方法。

（六）特殊指导

1. 术前告知患者吸氧的目的及注意事项。

2. 术后应保持口腔清洁，全麻术后6 h后用漱口液漱口，每天3～4次，预防口腔感染。

3. 注意保持呼吸道通畅，指导有效咳痰，对于痰液黏稠，无法自行咳出的患者，必要时医护人员予吸痰。

4. 气管切开者按气管切开术后护理。

（七）病情观察指导

1. 术前指导自我病情观察，是否存在吸入性呼吸困难：有无三凹征或四凹征的表现，口唇及甲床的颜色。配合测量生命体征、血氧饱和度，尤其注意呼吸及心率的变化。

2. 术后指导配合测量生命体征、血氧饱和度的变化，观察有无呼吸困难、喉鸣音和声嘶的情况；通过观察分泌物的性状，观察有无出血情况。

（八）出院指导

1. 定期复诊，声嘶加重明显及出现呼吸困难时，及时就诊。

2. 派发戴气管套管患者的家庭护理指导单张，医护人员应教会患者或其属：①掌握消毒内套管、更换气管垫的方法。②湿化气道和增加空气湿度的方法。③洗澡时防止水流入气管。④外出时注意遮盖管口，防止异物吸入。指导小口罩的制作。⑤定期门诊随访。⑥注意保持外套管固定，不可自行解开系带。如发生气管外套管脱出或再次呼吸不畅，应立即到就近医院处理。

九、声 带 疾 病

（一）疾病简介

声带小结和声带息肉均为喉部慢性炎症性病变。声带小结又称歌者小结，典型的声带小结为双侧声带前、中1/3交界处对称性结节状隆起。声带息肉好发于一侧声带的前、中1/3交界处边缘，为半透明、白色或粉红色表面光滑的肿物，也可为双侧。两者均为引起声音嘶哑的常见疾病。

（二）心理指导

患者因持续声嘶影响工作或形象而就诊，希望解决声音嘶哑问题，但对本病发生的原因、如何保护声带、促进声带康复缺乏了解。应注意评估患者的文化层次、职业、生活习惯等，以便提供针对性的护理措施。

（三）饮食指导

1. 全麻者术前禁食8～12 h，禁水4 h；>3岁小儿禁食（含固体食物和奶）8 h，禁水2 h；≤3岁小儿禁食（含固体食物和奶）6 h，禁水2 h。

2. 全麻术后6 h进温凉半流质饮食，第2天进普食，避免刺激性食物及饮料。

（四）作息指导

1. 术前注意休息，避免过度劳累。

2. 术后去枕平卧4 h，头偏一侧，完全清醒后予半卧位。

（五）用药指导

1. 术前使用漱口液漱口。

2. 术后指导掌握雾化吸入的方法，目的是预防感染，抗水肿，湿润呼吸道。配合医嘱行输液抗炎激素治疗，并观察用药后的效果。

（六）特殊指导

1. 术前检查牙齿有无松动；保持口腔清洁，减少术后伤口感染概率。

2. 术后注意保持呼吸道通畅，告知患者吸氧的目的及注意事项。

3. 必要时使用止痛药物，腭咽弓损伤者可予冰水含漱。

4. 保持口腔清洁，全麻者术后6 h后用漱口液漱口，每天3～4次，预防口腔感染。

5. 合理用声（如单侧声带切除者应声休1周，双侧声带切除者应鼓励患者适当说话以防粘连），避免剧烈咳嗽及剧烈运动引起出血，预防上呼吸道感染。

（七）病情观察指导

1. 术前指导观察音质和音量。
2. 告知患者心电血氧监测的目的，配合测量生命体征和血氧饱和度。
3. 术后继续观察音质和音量（与术前对比）。
4. 通过唾液性状来观察伤口出血情况，注意有无咯血、憋气、出血等症状。
5. 观察有无出现神经损伤（伸舌歪斜、舌麻木、味觉异常、进食呛咳）、咽喉黏膜损伤及牙齿松脱等并发症。

（八）出院指导

1. 注意保护嗓音，注意正确的发音方法，避免长时间用嗓或高声喊叫。
2. 戒除烟、酒，忌辛辣刺激性食物。

十、喉　癌

（一）疾病简介

喉癌是耳鼻咽喉科较常见的恶性肿瘤，好发年龄为50～70岁，男性多见。病因未明，可能与长期过度吸烟、饮酒、接触有害气体及发声劳累有关。此外喉白斑病、喉乳头状瘤也可发生癌变。主要表现为喉部不适、异物感、渐进性声嘶、咳嗽、痰中带血，晚期可有呼吸困难、喘鸣、喉痛及吞咽痛。主要治疗方法为手术切除或放射治疗。

（二）心理指导

患者及其家属多存恐惧心理，又因担心术后失语及经济、工作、生活问题而焦虑不安，年老患者还担心家属不支持。故应做好患者及其家属的心理护理，争取得到家属的理解支持，解释目前喉癌手术，不论范围大小，只要积极配合，通过食管发音训练，配备电子喉或放置发音管等均可发音，恢复工作能力及社交活动，治疗效果满意，使患者树立治愈疾病的信心。

（三）饮食指导

1. 术前可进食高蛋白、高热量、高维生素、易消化的清淡饮食，以增强体质及提高术后组织修复能力，忌辛辣及刺激性食物，禁烟、酒。术前禁食8～12 h，禁水4 h。
2. 术后行鼻饲流质饮食。根据手术方式不同予鼻饲流质7～14天，以免吞咽食物刺激咽部伤口，影响伤口的愈合致咽瘘。经试进食无反呛或吞咽困难后，可拔除胃管进食高热量、易消化的半流质饮食或软食，避免粗糙刺激性食物。

（四）作息指导

1. 术前保证充足睡眠，以增进食欲，提高机体抵抗力。有呼吸困难者，应卧床休息，减少活动，以降低机体耗氧量及减轻心脏负担。
2. 全麻者清醒后取半坐卧位，以利于颈部伤口引流，减轻颈部组织充血、水肿，避免头部活动，影响伤口愈合。鼓励早期床上活动，以增加肠蠕动，促进食欲，促进咳嗽排痰，预防皮肤长期受压致褥疮形成。

（五）用药指导

配合医嘱使用抗炎、稀释痰液等药物，掌握雾化吸入的方法，配合行气管内滴药，以利排痰及防止感染，注意防呛咳。

（六）特殊指导

1. 保持口腔清洁，每天用漱口液漱口1～4次，预防术后咽喉部伤口的感染。
2. 术后会暂时失去语言能力，术前进行常用手语的训练，备好纸、笔用于书面表达意愿。
3. 术前备好小镜、纸巾等物品，用作术后照着练习自行更换气管套及抹除气管造口外痰液及分泌物的动作。

4. 术后勿将痰、分泌物等咽下，全喉切除者术后7～10天内尽量不做吞咽动作，以免牵拉或污染咽喉部伤口，引起伤口出血、感染而形成咽瘘。分泌物多时配合定时吸痰。

5. 学会有效咳嗽排痰的方法：先深吸气2次后屏气，再用适当力咳出，同时可用手轻轻按伤口，以减轻疼痛。每天应定时配合拍背以促进排痰。

6. 告知患者停留胃管的注意事项：固定好，不能自行拔出，以免因重插胃管损伤或刺激伤口，致咽瘘发生。

7. 告知患者停留颈部负压引流的目的及注意事项。

8. 配合做好气管切开护理及造瘘口护理。

（七）病情观察指导

1. 家属配合观察呼吸情况是否畅顺，如出现呼吸急促、烦躁不安，应立即通知医护人员检查气管套管有无堵塞。

2. 观察伤口有无渗血、渗液和皮下气肿等，如有气管切开处出血、气管套管脱出等情况，应即报告医护人员予及时处理。

3. 注意有无咽瘘发生，如吞咽时有呛咳、分泌物或食物进入气道等情况时，应告知医护人员。

（八）出院指导

1. 教会戴管出院者掌握气管套管护理的方法。包括以下内容：

（1）学会对着镜子取放气管套管的方法。

（2）保持气管套管及呼吸道通畅，定期更换及煮沸消毒，擦洗干净，每天2次。

（3）气管套管要固定牢固，防止脱管，固定系带打结于颈侧，松紧度以能放入1个手指为宜。

（4）保持气管造瘘口的清洁，每天更换气管垫2次，用酒精消毒造瘘口周围皮肤。

（5）气管内滴药的方法为将药液沿气管套管壁轻轻滴下，防止呛咳，每2 h 1次。

2. 保持室内温、湿度适宜，空气清新，防止套管结干痂，痰液难于咳出及堵塞套管。

3. 制作特殊小口罩，遮住造瘘口，以防吸入灰尘及异物，寒冷天气可防止冷空气直接吸入肺内，导致刺激性咳嗽。

4. 建立自我保护意识。不能游泳，淋浴时花洒等不能直接对着瘘口，严防异物不慎经瘘口掉入气管内至呛咳或窒息，少到人多、空气混浊的地方。

5. 术后3～4个月可开始训练用气流发音。

6. 适当休息和工作，掌握锻炼程度，增强体质，提高机体抵抗力。

7. 戒烟、酒及刺激性食物。

8. 出院后半个月回院复查，有呼吸困难等情况时立即就诊，随诊5年。

9. 学会自查颈部淋巴结的方法，如有淋巴结肿大或包块、呼吸不畅及时到医院就诊。

10. 建立自信心，积极参加社交活动，提高生活质量。

十一、食管异物取出术

（一）疾病简介

食管异物嵌顿于食管的狭窄处，以第一狭窄处为多见。常见的异物有：鱼刺、枣核、义齿、硬币等。

（二）心理指导

患者可因疼痛、出血等紧张和恐惧，医护人员应注意评估患者及其家属的情绪和心理状态，讲解疾病相关知识，解除患者及其家属紧张及恐惧心理。

（三）饮食指导

1. 异物确诊后立即禁食、禁饮。告知患者及其家属禁食、禁饮的重要性。

2. 术后继续执行禁食、禁饮，给予补液支持治疗。检查证明食管无穿孔、无损伤、异物完全取出后，方可进食。无食管损伤者，术后6h予温凉流质或半流质饮食；食管损伤者予禁食，或遵医嘱予鼻饲；食管黏膜损伤严重或局部炎症严重者，遵医嘱禁食。

（四）作息指导

1. 术前应卧床休息，禁止离开病房。

2. 术后予去枕平卧4 h，后予半卧位。

（五）用药指导

1. 术前予漱口液漱口，每天4次。遵医嘱进行术前补液。（禁食多天者需要营养补液的补充）

2. 术后予漱口液漱口，每天4次。按医嘱使用抗生素。（禁食多天者需要营养补液的补充）

（六）特殊指导

1. 术前疑有食管穿孔者，遵医嘱予鼻饲、输液、使用大量广谱抗生素，并禁止食管吞钡检查。

2. 术后告知患者吸氧的目的及注意事项。保持口腔清洁。检查证明食管无穿孔、无损伤、异物完全取出后，医护人员通知方可进食。

（七）病情观察指导

1. 术前指导观察疼痛的部位及程度，有无呛咳、咯血及便血等症状。

2. 术后指导观察疼痛的程度及部位，有无呛咳、呕吐、咯血及便血等症状，有无颈部皮下气肿。

（八）出院指导

1. 进食不宜过于匆忙，要养成细嚼慢咽的习惯，尤其吃带有骨刺类的食物时。

2. 小儿培养良好的进食习惯和注意玩具的安全。

3. 老年人有义齿时，进食要当心，不要进食黏性强的食物，牙齿有损坏时及时修整，睡眠前取下。全麻或昏迷的患者，如有义齿，应及时取下。

4. 误咽异物后，切忌强行用吞咽饭团、馒头等方法企图将异物推下，从而加重损伤，出现并发症，并增加手术难度，应立即就医。

十二、气管/支气管异物取出术

（一）疾病简介

气管、支气管异物有内源性及外源性两类。前者为呼吸道内的伪膜、干痂、血凝块、干酪样物等所引起，后者为外界物质误入气管、支气管内所致。通常所指的气管、支气管异物属于外源性异物，多发生于5岁以下儿童，3岁以下最多，偶见于成人。

（二）心理指导

患者常因剧烈咳嗽及憋气甚至窒息而情绪紧张和恐惧，小儿患者其家长也会十分紧张和担心。医护人员应注意评估患者及其家属的情绪和心理状态，讲解疾病相关知识，解除患者及其家属紧张及恐惧心理。

（三）饮食指导

1. 术前予禁食、禁饮。

2. 术后无气管食管瘘者予温凉半流质饮食；怀疑有气管食管瘘者，予禁食或鼻饲。

（四）作息指导

1. 术前应卧床休息，减少活动，并勿离开病房。

2. 术后予去枕平卧4 h，后予半卧位。

（五）用药指导

1. 术前予漱口液漱口，每天4次。遵医嘱进行术前补液。（禁食多天者需要营养补液的补充）

2. 术后予漱口液漱口，每天4次。按医嘱使用抗生素。（禁食多天者需要营养补液的补充）

（六）特殊指导

吸氧的目的及注意事项。随时做好气管切开的准备。

（七）病情观察指导

1. 术前指导家属配合观察患者呼吸情况、血氧饱和度及脸色的变化，是否有憋气及三凹征等呼吸困难的征象，是否有呛咳、咳嗽及咯血等症状。

2. 术后指导患者及其家属相关病情观察内容。包括以下内容：

（1）观察是否有呼吸困难、咯血、颈部皮下气肿；

（2）观察是否有进食后呛咳等气管食管瘘的症状；

（3）观察咳嗽、咳痰情况；

（4）配合测量体温，是否有高热等感染征象。

（八）出院指导

1. 婴幼儿不进食花生、瓜子、豆类等带壳食物。

2. 小儿进食时要保持安静，不在进食时嬉戏、喊叫。

3. 教育小儿改正口内含物的不良习惯。

4. 对全麻、重症或昏迷的患者，如有义齿，应及时取下，随时吸出口腔内分泌物，加强看护。

十三、颈部肿物切除术

（一）疾病简介

颈部肿块根据其发生的时间，分为先天性肿块和后天性肿块。后天性肿块又分为炎性肿块及新生物肿块，炎性肿块分为特异性炎性（结核性等）和非特异性炎性肿块，新生物肿块分为良性肿瘤和恶性肿瘤，恶性肿瘤又分为原发性和转移性恶性肿瘤。

颈部良性肿瘤以甲状腺腺瘤、涎腺混合瘤最常见，其次为神经鞘膜瘤、神经纤维瘤、神经纤维病、血管瘤、脂肪瘤及纤维瘤。

颈部转移性恶性肿瘤中大多数（80%）来自头颈部原发性肿瘤，少数来自胸、腹及盆腔等处肿瘤，极少数原发部位不明。

颈部原发性恶性肿瘤主要有恶性淋巴瘤、神经源性恶性肿瘤。

（二）心理指导

患者及其家属多存恐惧心理，担心肿块是恶性的而焦虑不安。医护人员应注意评估患者及其家属的情绪和心理状态，讲解疾病相关知识，解除患者及其家属紧张及恐惧心理。

（三）饮食指导

1. 术前宜进食清淡、易消化、高营养食物，忌辛辣食物，戒烟、酒，有吞咽困难者静脉补充营养。

2. 全麻者术前禁食8～12 h，禁水4 h；>3岁小儿禁食（含固体食物和奶）8 h，禁水2 h；≤3岁小儿禁食（含固体食物和奶）6 h，禁水2 h。

3. 术后根据手术的范围、遵医嘱予进食温凉半流质食物或鼻饲。

4. 腮腺手术者忌进食酸性食物，进食前半小时服用阿托品，并避免过度咀嚼。

（四）作息指导

1. 术前注意休息，避免过度劳累。

2. 术后去枕平卧4 h，完全清醒及血压稳定者取半卧位。

（五）用药指导

1. 术前予漱口液漱口。吞咽困难者予补液营养治疗。

2. 术后遵医嘱予抗炎补液治疗及使用神经营养药物。

（六）特殊指导

1．根据手术范围和医嘱，术前1天做好皮肤准备（男患者剃胡须、颈清扫者剃头发至少至耳后三横指处，需行皮瓣移植者，取皮区避免刮损皮肤）

2．术前指导患者用物准备。包括大毛巾、镜子、纸巾、书写的笔和纸、护理垫。

3．必要时术日晨留置胃管。

4．术前教会患者有效咳嗽、咳痰。

5．术前练习颈过伸位及床上翻身、床上大小便。

6．指导患者掌握术后失语沟通方法（准备行气管切开者）。

7．术后注意保持呼吸道通畅。告知患者吸氧、雾化吸入的目的及注意事项，必要时医护人员协助吸痰。

8．注意保证颈部伤口引流管妥善固定，防意外脱管。

9．指导患者配合气管切开护理。

（七）病情观察指导

1．术前观察颈部肿物的大小、皮温、活动度，是否伴有呼吸困难、吞咽困难及肿物破溃等情况，是否有声嘶、呛咳等神经受压的症状。

2．行颈部肿物活检术者，应观察是否有穿刺口周围肿胀，观察呼吸情况，勿离开病房。

3．配合测量生命体征（尤其是呼吸）、血氧饱和度的情况。

4．观察伤口敷料是否有效包扎及其渗血情况，观察是否有颈部压迫感或短时间内伤口引流管引出大量鲜红色血性液，及早发现伤口出血。

5．术后观察是否发生并发症，包括声嘶、呛咳情况、霍纳（Horner）综合征及面瘫等神经受损的症状；腮腺患者观察是否有腮腺瘘；甲状腺手术患者观察是否有甲状腺危象、手足抽搐的存在。

6．若颈部伤口出血，出现呼吸困难，应立即通知医护人员。

（八）出院指导

有神经损伤者，指导其进行功能锻炼及门诊物理治疗。

（吴洁丽　胡丽茎）

第二章　耳鼻咽喉科常见治疗的健康教育

第一节　耳专科常见治疗的健康教育

一、外耳道异物取出术

（一）治疗前指导

1. 告知治疗的目的为取出外耳道的异物，预防外耳道感染。

2. 外耳道异物多见于儿童，昆虫类异物由于爬行或导致瘙痒，可使患者惊恐不安。医护人员应做好患者及其家属的解释工作，安抚好患儿，使治疗得以顺利进行。

3. 告知不同的异物处理方式会有所区别。分别为：

（1）异物位置未越过外耳道峡部、未嵌顿于外耳道者，可用耵聍钩直接钩出。

（2）活动性昆虫类异物，先用油类、酒精等滴入耳内，或用浸有乙醚的棉球塞置于外耳道数分钟，将昆虫麻醉或杀死，然后用镊子取出或冲洗排出。

（3）被水泡胀的豆类异物，先用95%的酒精滴耳，使其脱水收缩后，再行取出。

（4）如异物较大，且于外耳道深部嵌顿较紧，应在局麻或全身麻醉下取出异物，必要时行耳内切口，甚至需凿除部分骨性外耳道后壁，以利异物取出。幼儿宜在短暂全麻下取出异物，以免术中不合作造成损伤或将异物推向深处。

（5）外耳道继发感染者，应先行抗炎治疗，待炎症消退后再取异物或取出异物后积极治疗外耳道炎症。

（二）治疗时指导

1. 取侧坐位，患耳朝检查者。若为小儿，让家属正坐于检查椅上，并将小儿抱坐于家属之一侧大腿上，使其受检耳朝向检查者，家属以两侧大腿挟持住小儿之两腿，一手固定其头，另一手绕过小儿双臂紧抱其上身固定后，即可进行治疗。

2. 检查过程中，保持身体不要晃动。如有疼痛及时告诉医护人员。

3. 若需做全麻手术，患者术前禁食8～12 h，禁水4 h；>3岁小儿禁食（含固体食物和奶）8 h，禁水2 h；≤3岁小儿禁食（含固体食物和奶）6 h，禁水2 h。

（三）治疗后指导

做好自我病情观察，如出现耳痛，外耳道流液、流血，应及时告之医护人员。

二、外耳道冲洗

（一）冲洗前指导

1. 告知治疗的目的为冲出阻塞外耳道的耵聍、表皮栓或小块异物等，保持外耳道清洁通畅。

2. 告知外耳道冲洗的适应证为：外耳道软耵聍栓塞；外耳道小异物，如小昆虫、小珠等。禁忌证为鼓膜穿孔，急性中耳炎、急性外耳道炎等，眩晕，坚硬、大的异物，尖锐异物。

3. 告知冲洗的方法及注意事项，以取得配合。

（二）冲洗时指导

1. 取坐位，嘱其手拿弯盆置于患耳下方，紧贴皮肤，头稍向患侧倾斜。冲洗时身体、头部不动。

2. 冲洗液的温度若感觉过高或过低应立即告知医护人员调节水温，以免引起恶心、呕吐或眩晕等。

3. 冲洗过程中若有眩晕、恶心、呕吐、耳部突发疼痛及耳鸣等症状，应立即告知医护人员，停止冲洗。

（三）冲洗后指导

冲洗后若耵聍未软化，未能冲出，嘱患者滴3%碳酸氢钠溶液后再冲洗。

三、外耳道滴药

（一）滴药前指导

1. 询问患者有无药物过敏史。

2. 告知治疗的目的为软化耵聍，治疗外耳道或中耳疾病。

3. 告知外耳道滴药的适应证为耵聍栓塞，中耳炎、外耳道炎，麻醉或杀死外耳道昆虫类异物。

4. 需将外耳道脓液或分泌物洗净，可用3%过氧化氢溶液及生理盐水清洁外耳道。

5. 告知滴药的方法、注意事项，以取得配合。

（二）滴药时指导

取侧卧位，患耳朝上，滴入药液，滴药后用手指轻拉耳郭或反复轻压耳屏数次，使药液流入耳道四壁或中耳腔内，保持原体位5～10 min。

（三）滴药后指导

1. 观察滴药后反应，有无眩晕、恶心、呕吐等不适，若出现以上症状，应卧床休息，并告知医护人员。

2. 若为滴耵聍软化液，滴入药液量较多，滴后可能有耳塞、闷胀感，属于正常现象。

四、耳部手术备皮

（一）备皮前指导

1. 告知治疗的目的为使手术野清洁，有利于手术进行；预防术后切口感染。

2. 解释备皮的配合要点及术前、术后注意事项，使患者乐于接受和配合。确认手术方式、部位、备皮范围。（耳部手术备皮法包括剃净术耳周围毛发、清洁外耳道、梳理头发。）

（二）备皮时指导

1. 取坐位，肩部围上护巾，剃净术耳术野的毛发，范围一般为术耳发际上5～6 cm。必要时可剃光头。剃发时注意勿损伤皮肤（注：剃发可由专业理发师执行）。嘱患者剃发后要洗净头部。

2. 清洁外耳道时取侧坐位，术耳朝向操作者，头部固定不动。当外耳道有脓液或分泌物时可用3%过氧化氢溶液及生理盐水清洁，并用棉签拭干。

（三）治疗后指导

术晨将头发梳理整齐。长发患者将术侧头发梳向对侧，用皮筋固定，也可扎成3股小辫分别扎紧，暴露术野。若有短小毛发露出无法用皮筋固定，可用凡士林将其粘在辫子上或用剪刀剪掉。编完辫后，嘱患者朝向健侧卧位，以免弄乱发辫。（发辫尽量编紧，防止松脱。最后要把发夹取下，切忌将金属发夹留于头部。）

五、外耳道活检术

（一）治疗前指导

1. 告知治疗的目的为明确诊断外耳道肿物的性质。

2. 告知外耳道活检术的方法、注意事项等，取得其配合，并签署知情同意书。

3. 先清理外耳道内的分泌物如耵聍、脓液等。

（二）**治疗时指导**

取侧卧位或坐位，受检耳朝上或朝前，头部固定勿动。

（三）**治疗后指导**

1. 做好自我病情观察，术后外耳道会填塞凡士林纱条，于1周后拔除。术耳有少许疼痛、流少许血性或淡黄色液属于正常现象。若有如剧烈耳痛、流鲜红色液，应及时告知医护人员。

2. 术后洗头、洗澡时注意勿让脏水进入外耳道，以防感染。

六、鼓膜穿刺术

（一）**治疗前指导**

1. 告知治疗的目的为抽出鼓室内积液，减轻耳闷感，提高听力。

2. 告知鼓膜穿刺的方法、注意事项等，取得配合，并签署知情同意书。

3. 先清理外耳道内的分泌物如耵聍、脓液等。

（二）**治疗时指导**

取侧卧位或坐位，受检耳朝上或朝前，头部固定勿动，以免穿刺时损伤中耳其他结构。

（三）**治疗后指导**

1. 做好自我病情观察，如出现耳痛剧烈、眩晕、恶心、外耳道流液、流血，应及时告知医护人员。

2. 2天后自行取出放置在耳道的棉球，洗头、洗澡时注意勿让脏水进入外耳道。

七、高压氧治疗

（一）**治疗前指导**

1. 告知治疗的原理、目的。高压氧疗法是指患者置身于高气压的密闭的氧舱内进行加压，呼吸高浓度氧，以治疗疾病的方法。可使机体增加血氧含量，提高血氧张力；增加血氧弥散，提高组织氧储备量；使全身血管收缩，血氧含量增加；促进侧支循环的生成；清除体内气泡栓塞；抑制厌氧菌生长。

2. 高压氧治疗广泛应用于临床上多种疾病，如脑缺氧缺血性疾病、脑栓塞、冠心病、病毒性脑炎、脑外伤、断肢移植术后、烧伤、一氧化碳中毒、突发性耳聋。

3. 若有内出血、气胸、支气管扩张病史、严重肺气肿、活动性肺结核及恶性肿瘤未经处理者，则禁止进行此治疗。

4. 需准备原来的病情记录，经高压氧舱的医生检查和鉴定是否符合适应证后才能进行治疗。

5. 如有感冒、上呼吸道感染、发热、月经期、青光眼、妊娠早期及出凝血机制异常等情况，应暂停进行该项治疗。

6. 入舱前排空大小便，并换好鞋。进入单人纯氧舱的患者，应先换穿纯棉衣服，防止产生静电火花。严禁穿着尼龙、腈纶等化纤衣服入舱。

7. 入舱前应放下手表、钢笔，以免损坏。

8. 入舱时严禁将火柴、打火机、汽油、酒精、电动玩具等易燃物品带入，以防事故发生。

9. 可自带少量零食，如话梅或香口胶。

（二）**治疗时指导**

1. 升压时气压最先加在双耳鼓膜上，会出现双耳胀痛，此时应做吞咽动作或谈话，使咽鼓管开放，从而鼓膜内外压力达到平衡。这可通过口含话梅或咀嚼糖果以增加唾液分泌便于吞咽及增加吞咽动作；而捏鼻鼓气等也可使咽鼓管自行通气。

2. 吸氧时戴好面罩，闭目养神似练气功形式，按正常呼吸速度呼吸，勿做过度深呼吸，以免引起呼吸肌过度疲劳。勿在吸氧时看书、吃东西。如吸氧过程出现面肌、口角抽搐、刺激性咳嗽及胸骨后疼痛等氧中毒症状时，可摘下面罩，停止吸氧，换吸舱内空气并报告医生。

3. 减压时应把各种引流管，如胃管、胸腔引流管、尿管等打开；这时耳部会感到有气体跑出来，是自然现象，不要屏气，要正常呼吸，防止肺部气压伤。另外，降压时，舱温会下降，应注意保暖，防止感冒。

4. 治疗期间，注意休息及增加营养，保证一定的热量摄入。

（三）治疗后指导

1. 如出现皮肤瘙痒、关节疼痛、伤口渗血过多等，应即通知医护人员。

2. 可进热饮或热水浴，协助氮气的继续排出，避免减压病。

第二节　鼻专科常见治疗的健康教育

一、鼻 腔 滴 药

（一）滴药前指导

1. 询问患者有无药物过敏史。

2. 告知治疗的目的为将含有各种药液的滴鼻液滴入鼻腔，起到收缩鼻腔黏膜、消炎、抗过敏或润滑等作用，达到相应的治疗效果。

3. 先擤干净鼻腔内的分泌物，以使药液充分接触鼻腔黏膜。

（二）滴药时指导

1. 协助患者取适当的体位。后组鼻窦炎取仰卧头低位；前组鼻窦炎取侧卧头低位，患侧向下。可肩下垫枕，颈伸直，头后仰。

2. 一侧鼻腔滴入药液3～5滴，轻捏鼻翼，使药液与鼻腔黏膜充分接触。

3. 不要做吞咽动作，滴管勿接触鼻毛或鼻翼，以免污染药液及引起打喷嚏。

（三）滴药后指导

1. 保持5～10 min后恢复体位，需双侧滴药者用同法滴对侧。

2. 如有药物流入咽部，应轻轻吐出。

3. 注意做到1人1滴药瓶或滴管，防止交叉感染。

二、鼻 腔 喷 药

（一）喷药前指导

1. 询问患者有无药物过敏史。

2. 告知治疗的目的为将含有各种药液的喷雾剂喷入鼻腔，起到收缩鼻腔黏膜、消炎、抗过敏、湿润鼻腔等作用，达到相应的治疗效果。

3. 先擤干净鼻腔内的分泌物。

4. 使用药物前要先摇晃药瓶，使药物充分混匀。

（二）喷药时指导

1. 取坐位，稍低头。

2. 左手持瓶，将喷嘴放入右侧鼻孔内于吸气时喷药，避免直接喷射于鼻中隔，喷嘴以偏向鼻翼为宜。后换右手同法喷左侧鼻孔。

3. 如有喷嘴堵塞，可取下瓶盖浸泡于温水中，再用冷水冲洗，干燥后盖回，切忌使用锐器尝试弄通喷嘴。

4. 开瓶后首次使用或停用1周以上再次使用时，应将喷嘴远离身体向下压数次，至喷雾器喷雾正常为止。

三、剪 鼻 毛

（一）治疗前指导

1. 告知治疗的目的为使手术视野清楚，便于消毒和操作，有利于手术进行，预防术腔感染。

2. 先擤干净鼻腔内的分泌物。

（二）治疗时指导

1. 取舒适坐位，头稍后仰。

2. 张口呼吸，以免将鼻毛吸入呼吸道。

3. 如有不适，用手示意医护人员暂停操作，待不适消失后再继续。

（三）治疗后指导

勿用手挖鼻及用力擤鼻，如有疼痛或鼻腔有血性分泌物，则可能有损伤，应及时告知医护人员处理。

四、鼻 腔 冲 洗

（一）冲洗前指导

1. 告知治疗的适应证为鼻腔冲洗适用于鼻腔脓性分泌物比较多、鼻窦内镜手术后及萎缩性鼻炎者。鼻腔急性炎症、鼻腔出血或鼻中隔手术后1周内禁忌做鼻腔冲洗。

2. 告知治疗的目的为清洁鼻腔，湿润鼻腔黏膜，促进术后鼻腔黏膜恢复的作用。

3. 先练习张口擤鼻涕动作，可使患者较快掌握冲洗方法。

（二）冲洗时指导

1. 指导配置冲洗液，告知冲洗液所需的浓度和温度。

2. 视洗手盆高度情况取舒适坐位或站位。

3. 张口呼吸，避免吞咽或讲话，如有液体由咽部流下，应轻轻吐出。

4. 力度要适宜，特别是术后冲洗，避免引起鼻腔出血。

5. 注意观察分泌物的情况，如有鲜血流出，或突然感觉鼻部刺痛，提示可能有活动性出血，应立即停止冲洗，并告知医护人员。

6. 如有头晕、头痛、心悸等不适要停止冲洗，并告知医护人员。

7. 冲单侧鼻腔时，应由健侧鼻腔冲入，由患侧冲出，以免健侧感染。

（三）冲洗后指导

勿用手挖鼻及用力擤鼻，如有疼痛或鼻腔有血性分泌物，则可能有损伤，应及时告知医护人员处理。

五、鼻窦负压置换

（一）治疗前指导

1. 告知治疗的目的为利用负压装置吸出鼻腔鼻窦内分泌物，并形成窦腔负压，使含收缩剂的药液进入窦腔，使窦口黏膜收缩，达到吸取窦内分泌物的治疗目的。

2. 先擤干净鼻腔内的分泌物，如有活动义齿应先取下。

（二）治疗时指导

1. 取头低仰卧位。

2. 适时发"开"音。

3. 如有任何不适，要用手示意告知医护人员。

（三）治疗后指导

轻轻坐起，无头晕不适再下床。

六、上颌窦穿刺冲洗

（一）*治疗前指导*

1. 告知治疗的目的为清理上颌窦内炎性分泌物，促使炎症尽早消退；可进行慢性鼻窦炎的细菌学检查，协助医疗诊断。

2. 先擤干净鼻腔内的分泌物。

3. 先做局部麻醉，如有不适及时告知医护人员。

（二）*治疗时指导*

1. 取舒适坐位。注意保持头部固定，不可随意移动。

2. 配合头前俯，偏向健侧，手托弯盘置于颌下。

3. 如有头晕等不适立即报告医护人员处理。

（三）*治疗后指导*

1. 需要观察1 h，拔除下鼻道填塞物后鼻腔无出血方可离开。

2. 2天内不要用力擤鼻。

七、下鼻甲硬化剂注射

（一）*治疗前指导*

1. 询问患者有无药物过敏史等情况。

2. 告知治疗的目的为通过向下鼻甲注射硬化剂，使下鼻甲黏膜下组织与硬化剂作用，产生瘢痕组织，并使下鼻甲缩小，改善通气功能。

3. 先擤干净鼻腔内的分泌物。

4. 先做局部麻醉，如有不适及时告知医护人员。

（二）*治疗时指导*

1. 取舒适坐位。需要固定头部，不可随意移动。

2. 告知患者如果有液体流到咽部时，勿咽下，要用手示意告知医护人员，医护人员会停止注药。

（三）*治疗后指导*

1. 需要观察1 h，拔除下鼻道填塞物后鼻腔无出血方可离开。

2. 2天内不要用力擤鼻。

3. 1～2天会有鼻塞，属正常现象，如鼻塞持续时间过长，可随时就诊。

第三节　咽喉专科常见治疗的健康教育

一、金属气管套管清洗

（一）*治疗前指导*

1. 告知治疗的目的为保持气管套管清洁、通畅，使呼吸道通畅，减少伤口及肺部感染的机会。

2. 可先排空大小便。

3. 先咳出痰液。

（二）*治疗时指导*

1. 取坐位或卧位，头稍后仰，头部尽量勿转动。

2. 如有痰要先用手示意，再咳出。如有不适要用手示意告知医护人员。

3. 取内套时嘱患者做深呼吸后屏气。

4. 告知内套管消毒所需的时间，放回套管的时间。

5. 更换敷料时适时指导患者颈部转向对侧以配合操作。

（三）治疗后指导

教会患者有效咳嗽排痰的方法。先深吸气2次后屏气，再用适当力咳出，同时可用手轻轻按伤口，以减轻疼痛。每天应定时拍背以促进排痰。

二、硅胶气管套管更换

（一）治疗前指导

1. 告知治疗的目的为保持气管造口清洁、通畅，防止感染，预防颈前气管造口狭窄。

2. 可先排空大小便。

3. 先咳出痰液。

（二）治疗时指导

1. 取坐位或卧位，头稍后仰，头部尽量勿转动。

2. 如有痰要先用手示意，再咳出。

3. 如有不适要用手示意告知医护人员。

4. 取套管时嘱患者稍屏气。

5. 更换敷料时适时指导患者颈部转向对侧以配合操作。

6. 放入套管时嘱患者做深呼吸后屏气。

（三）治疗后指导

教会患者有效咳嗽排痰的方法。

三、气管内滴药

（一）滴药前指导

1. 询问患者有无药物过敏史。

2. 告知治疗的目的为保持气道湿润，使痰液容易排出。

（二）滴药时指导

深吸气后稍屏气。

（三）滴药后指导

教会患者有效咳嗽排痰的方法。

四、雾 化 吸 入

（一）治疗前指导

1. 询问患者有无药物过敏史。

2. 告知治疗的目的为治疗气道疾病。

3. 可先排空大小便。

（二）治疗时指导

1. 取坐位或卧位，围毛巾或治疗巾于颈部。

2. 用口吸气、用鼻呼气，进行深呼吸。

3. 雾化过程中痰液被稀释，可轻轻吐出。

4. 不要自行调节雾量，如有不适或特殊情况请及时告知医护人员。

5. 告知治疗所需要的时间。

（三）治疗后指导

教会患者有效咳痰、清洁雾化器的方法。

五、漱口水的使用

（一）治疗前指导

1. 询问患者有无药物过敏史。

2. 告知治疗的目的为保持口腔清洁，预防口腔感染，控制感染和促进损伤的康复。

3. 告知治疗频次。

4. 如漱口水需稀释，应教会患者稀释的方法及浓度。

（二）治疗时指导

头稍后仰，含漱 1～2 min，漱口水不可咽下，漱口完毕再用冷开水清洁口腔。

六、留置胃管

（一）置管前指导

1. 告知治疗的目的为术后胃肠减压，不能经口进食或吞咽困难的患者进行鼻饲。

2. 如有义齿要取下。

（二）置管时指导

1. 取半卧位或仰卧位或根据病情取合适体位。

2. 指导插管过程中如何配合操作。嘱患者放松，并在插管至咽部时做吞咽动作。

（三）置管后指导

1. 要保持胃管固定，胶布松动时及时告知医护人员。

2. 咳嗽时可用手扶住胃管，防止胃管脱出。

3. 不可经口进食。

（胡丽茎　黄佳瑜　蔡金辉）

第三章　耳鼻咽喉科常见检查的健康教育

第一节　耳专科常见检查的健康教育

一、耳郭及耳周检查

（一）检查前指导

1. 告知检查是为了观察耳郭有无畸形、缺损，耳郭及周围组织有无局限性隆起、增厚、瘘管及皮肤红、肿、糜烂、触痛等。

2. 告知检查的时间、地点。

（二）检查时指导

1. 取侧坐位，受检耳朝向检查者。若为小儿，让其家属正坐于检查椅上，并将小儿抱坐于家属之一侧大腿上，使其受检耳朝向检查者，家属以两侧大腿挟持住小儿之两腿，一手固定其头，另一手绕过小儿双臂紧抱其上身固定。

2. 要保持身体不要晃动，如有不适及时告知医护人员。

二、外耳道和鼓膜检查

（一）检查前指导

1. 告知检查是为了观察外耳道有无闭锁、狭窄、新生物、瘘口，皮肤有无红肿、水泡、糜烂、分泌物等。了解鼓膜的形状，是否完整，有无充血、内陷、穿孔、分泌物等。

2. 告知检查的时间、地点。

3. 告知应配合医护人员先将外耳道内的耵聍、分泌物等全部清除。

（二）检查时指导

1. 取侧坐位，受检耳朝向检查者。若为小儿，让其家属正坐于检查椅上，并将小儿抱坐于家属之一侧大腿上，使其受检耳朝向检查者，家属以两侧大腿挟持住小儿之两腿，一手固定其头，另一手绕过小儿双臂紧抱其上身固定。

2. 要保持身体不要晃动，如有不适及时告知医护人员。

三、硬性耳内镜检查法

（一）检查前指导

1. 该检查可观察一般电耳镜不能窥清的外耳道深部、鼓膜及鼓室的病变。

2. 告知检查的时间、地点。

3. 告知检查的配合方法、注意事项，确认已签署知情同意书。

4. 告知应配合医护人员先将外耳道内的耵聍、分泌物等全部清除。

（二）检查时指导

取侧卧位，受检耳朝上，头部固定，身体不动。

（三）检查后指导

做好自我病情观察，如出现耳痛，外耳道流液、流血，应及时告知医护人员处理。

四、听力检查法

（一）音叉试验

1. 检查前指导。

（1）该检查可初步判断耳聋，鉴别传导性或感音神经性，验证电测听结果的正确性，但不能判断听力损失的程度。

（2）告知检查的时间、地点、测试的过程及配合方法。

（3）指导患者去除身上的眼镜、头饰、耳环及助听器等，并予清洁外耳道。

2. 检查时指导。取舒适位，避免说话、吞咽及擤鼻等动作，不移动身体，保持安静。

（二）纯音测听

1. 检查前指导。

（1）该检查可用于测试听觉范围内不同频率的听敏度，是一种主观测听法。可确定受试者有无听力损失并判定耳聋的程度、性质，帮助判断病变部位。

（2）告知检查的时间、地点，测试的目的、过程及配合方法。

（3）指导患者去除身上眼镜、头饰、耳环等，并予清洁外耳道。

2. 检查时指导。取舒适位，避免说话、吞咽及擤鼻等动作，不移动身体，保持安静。

（三）声导抗

1. 检查前指导。

（1）该检查可了解中耳系统，帮助判断内耳、听神经以及脑干听觉通路功能，是一种客观测试法。

（2）告知检查的时间、地点，测试的目的、过程及配合方法。

（3）指导患者去除身上眼镜、头饰、耳环等，并予清洁外耳道。

2. 检查时指导。取舒适位，避免说话、吞咽及擤鼻等动作，不移动身体，保持安静。

（四）耳声发射

1. 检查前指导。

（1）该检查可以反映耳蜗外毛细胞的功能，了解外周听觉功能状态。可用于婴幼儿的听力筛查，帮助鉴别蜗性聋及蜗后性聋。

（2）告知检查的时间、地点，测试的目的、过程及配合方法。

（3）指导患者去除身上的眼镜、头饰、耳环及助听器等，并予清洁外耳道。

（4）受试者为新生儿或婴儿应避免头部活动或哭闹等，必要时应先服用镇静剂，待其入睡后进行检测。

2. 检查时指导。取舒适位，避免说话、吞咽及擤鼻等动作，不移动身体，保持平静呼吸。

（五）耳蜗电图

1. 检查前指导。

（1）若为外耳道炎及中耳炎急性期则不建议行该项检查。

（2）该检查可了解耳蜗、听神经功能状态。

（3）告知检查的时间、地点，测试的目的、过程及配合方法。

（4）指导患者去除身上的眼镜、头饰、耳环及助听器等，并予清洁外耳道。

（5）检查须在安静或睡眠状态下完成，指导患者若在上午检查时应早起，下午检查则中午不午睡。

（6）受试者为小儿或不能配合者应使用镇静剂，待其入睡后进行检测。

2. 检查时指导。取舒适位。

（六）听性脑干诱发电位

1. 检查前指导。

（1）该检查可是检测声刺激诱发的脑干生物电反应。是一种客观听力测试，可用于听觉功能的鉴定和评估。帮助鉴别蜗性或蜗后听力损失。

（2）告知检查的时间、地点，测试的目的、过程及配合方法。

（3）指导患者去除身上的眼镜、头饰、耳环及助听器等，并予清洁外耳道。

（4）检查须在安静或睡眠状态下完成，指导患者若在上午检查时应早起，下午检查则中午不午睡。

（5）受试者为小儿或不能配合者应使用镇静剂，待其入睡后进行检测。

2．检查时指导。取仰卧位。

（七）游戏测听

1．检查前指导。

（1）该检查适用于2岁半至5岁儿童，是一种主观听力测试方法。检查时给予受试者一个声刺激，观察受试者的行为反应，以估测其听力损失的程度。

（2）告知检查的时间、地点，解释测试的过程及配合方法。

2．检查时指导。

（1）选择儿童状态佳的时机进行检查，由家长或熟悉的教师担任指导者。

（2）检查开始时，即向儿童示范游戏规则，并确保其能听到示范时用的测试音，避免其不明白什么是"指令"而无法配合检查。

（3）测试时间不会过长，游戏项目会随时更换，使儿童感兴趣，注意力集中。

（4）检查者要特别注意观察儿童的反应。

（八）言语测听

1．检查前指导。

（1）该检查是将标准词汇录入声磁带或CD光盘上，检测时将言语信号通过收录机或CD机传入听力计并输送至耳机进行测试。其有助于了解受试者的听觉言语功能，听觉神经系统的疾病诊断，可用于评价耳蜗植入术后听觉康复训练效果，评估助听器的效能。

（2）告知检查的时间、地点，解释测试的过程及配合方法。

（3）为儿童去除身上的眼镜、头饰、耳环及助听器等，并予清洁外耳道。

2．检查时指导。选择受试儿童状态佳的时机，由家长或熟悉的教师担任指导者。

五、眼 震 检 查

（一）检查前指导

1．该检查是通过观察眼球运动来检测前庭眼反射径路、视眼反射径路和视前庭联系功能状态。检查者在受试者眼前方40～60 cm用手指引导受试者向左、右、上、下及正前方注视，观察其眼球运动。确定眼震是由于周围性病变、中枢性病变还是某些眼病引起。

2．告知检查的时间、地点，解释测试的过程及配合方法。

（二）检查时指导

1．取平卧位，眼看正前方。

2．受试者眼球随着手指方向移动，头部不动。

3．眼球移动偏离中线的角度不得超过30°，以免引起生理性终极性眼震。

4．如有眩晕、恶心、呕吐，应立即告知医护人员，停止检查。

六、面肌电图检查

（一）检查前指导

1．肌电图是记录神经和肌肉的电活动，借以判定神经的功能状态，是检测面神经通路功能的重要电生理方法。可用于判断早期面瘫的预后、面神经损伤的病变定位、原发性面肌痉挛的病因诊断等。

2．告知检查的时间、地点，解释测试的过程及配合方法。

3．做好皮肤清洁，洗澡、洗头（勿擦发胶、头油），穿宽松的内衣、裤，不要戴首饰。

4．指导患者勿空腹检查。

5．停服新斯的明药18 h。

（二）检查时指导

关闭手机及笔记本电脑电源开关。

第二节　鼻专科常用检查的健康教育

一、鼻内镜检查

（一）检查前指导

1．了解患者有无高血压病史和药物过敏等特殊病史，必要时配合测量血压。

2．鼻内镜检查能清楚观察鼻咽部，了解鼻咽部的情况；可检查鼻腔、鼻窦各部分的引流情况；清理术后鼻腔、鼻窦的血痂和分泌物，确保鼻窦引流通畅；必要时可钳取病变组织送病理活检以协助诊断。

3．告知检查的时间、地点。

4．更换医院准备的专用拖鞋。

（二）检查时指导

1．取仰卧位。

2．因为硬镜伸进鼻腔，若为术后清理或取活检，检查过程有轻微疼痛和少量鼻腔出血，患者会有紧张心理，医护人员应耐心解释，讲明目的，取得患者配合。

3．头部应保持不动，张口呼吸，避免用鼻呼吸，以免雾气遮挡鼻内镜视野。

4．如有胸闷、疼痛不适及时报告医护人员。

5．如口腔有分泌物时可示意医护人员后用舌头轻轻送出，由医护人员协助清理，切勿用力咳出。

（三）检查后指导

1．注意鼻腔出血情况，如有异常立即报告医护人员。

2．如有取活检，应告知患者取报告的时间和地点。

二、前鼻镜检查

（一）检查前指导

1．该检查可观察鼻腔底、下鼻甲、下鼻道、鼻中隔、中鼻甲、中鼻道及总鼻道的下段情况。

2．告知检查的时间、地点。

3．先擤干净鼻腔内的分泌物。

（二）检查时指导

1．取舒适坐位，面向检查者，距离25～40 cm为宜。对于不配合的小儿，可指导其家属协助固定，抱患儿坐在大腿上，将患儿双腿夹紧，一手环抱固定患儿的上肢和身体，另一手固定头部。

2．配合做头部动作。第一头位：头面部呈垂直位或头部稍低；第二头位：头稍后仰，与鼻底呈30°；第三头位：头部继续后仰30°。

3．如下鼻甲肥大无法窥清，可用1%麻黄碱生理盐水溶液收缩鼻腔黏膜后再检查。

三、间接鼻咽镜检查

（一）检查前指导

1. 该检查可经口检查后鼻孔及鼻甲和鼻道的形态、颜色、分泌物等，观察软腭背面、鼻中隔后缘，同时可检查鼻咽部，包括咽鼓管咽口及咽鼓管圆枕、咽隐窝、鼻咽顶部及腺样体。

2. 告知检查的时间、地点。

3. 先擤干净鼻腔内的分泌物。

（二）检查时指导

1. 患者取舒适坐位，面向检查者，距离25～40 cm为宜。对于不配合的小儿，可指导其家属协助固定，抱患儿坐在大腿上，将患儿双腿夹紧，一手环抱固定患儿的上肢和身体，另一手固定其头部。

2. 用鼻呼吸，使软腭松弛，尽可能地张大嘴巴。

3. 如有恶心等不适，应用手示意检查者。

第三节　咽喉专科常用检查的健康教育

一、电子纤维喉镜检查

（一）检查前指导

1. 了解患者有无药物过敏史、高血压史、心脏病史等。

2. 该检查可清晰观察喉部内的结构，必要时可钳取病变组织送病理活检以协助诊断。

3. 告知检查的时间、地点。

4. 可以适量进食，但不宜过饱。

5. 老人、小孩或有特殊病情的患者，一定要有家属陪同。

（二）检查时指导

1. 取卧位，头部不能摆动，不能用手提拔镜管，以免损坏器械。

2. 告知患者电子喉镜放进鼻腔时，有异物感，不要恐惧，如有特殊不适请及时告知医护人员。

3. 喷2%丁卡因后咽喉感觉发胀是麻醉作用，不要紧张。

4. 交代配合要点。

（三）检查后指导

1. 如取活检，应告知患者取报告的时间和地点。

2. 检查后1 h内禁食。如进行活检者，则检查后当天进温凉半流质饮食。

3. 不要用力咳嗽，观察唾液有无血性液，注意咽喉有无出血情况，如有异常立即告知医护人员。

二、间接喉镜检查

（一）检查前指导

1. 该检查可了解咽喉部的情况。

2. 告知检查的时间、地点。

3. 可以适量进食，但不宜过饱。

（二）检查时指导

1. 取舒适坐位，面向检查者，距离25～40 cm为宜。对于不配合的小儿，可指导其家属协助固定，抱患儿坐在大腿上，将患儿双腿夹紧，一手环抱固定患儿的上肢和身体，另一手固定其头部。

2. 如有恶心等不适，应用手示意检查者。

三、颈部CT检查

检查前指导

1．了解患者有无药物过敏史、高血压史、心脏病史等。需做增强扫描的患者，检查前CT室要做碘过敏实验，阳性者不能注射造影剂；甲亢患者不可使用含碘造影剂。

2．该检查可发现传统X线检查难以发现的病变，可显示肿块的位置、大小、形状及与周围组织的关系，对颈部肿物的诊断有独特的参考价值。

3．告知检查的时间、地点。

4．需除去检查部位的金属物品，无需其他特殊准备。

5．须携带有关的病史资料，如X线片、B超及有关检查资料，以备参考。

6．患者家属尽量陪同患者检查。婴幼儿应在睡眠状态下进行检查，必要时需按医嘱使用镇静剂。

四、颈部MRI检查

检查前指导

1．安装心脏起搏器，体内有金属物如假肢等患者不可进行MRI检查。

2．该检查可发现传统X线检查难以发现的病变，对软组织的分辨率比CT高，对颈部肿物的诊断有独特的参考价值。

3．告知检查的时间、地点。

4．需除去身上的金属物品，以防干扰检查结果和损坏所携带的物品。

5．须携带有关的病史资料，如X线片、B超及有关检查资料，以备参考。

6．患者家属尽量陪同患者检查。婴幼儿应在睡眠状态下进行检查，必要时需按医嘱使用镇静剂。

五、食管造影检查

（一）*检查前指导*

1．了解患者有无吞咽困难，如无法吞服钡剂者，可静脉注射造影剂。

2．该检查可了解食管的情况，以协助诊断。

3．告知检查的时间、地点。

4．停用影响造影或胃肠功能的药物，如碱式碳酸铋、葡萄糖酸钙等。

（二）*检查指导*

2天内应避免行CT/MRI检查。

（黄佳瑜 吴洁丽）

参 考 文 献

［1］张振路. 临床护理健康教育指南［M］. 广州：广东科技出版社，2002.

［2］席淑新. 眼耳鼻咽喉口腔科护理学［M］. 北京：人民卫生出版社，2012.

［3］刘雪琴，彭刚艺. 临床护理技术规范：基础篇［M］. 广州：广东科技出版社，2007.

［4］成守珍，张振路. 临床专科护理技术操作规程［M］. 广州：广东科技出版社，2008.

［5］韩杰. 耳鼻咽喉头颈外科临床护理手册［M］. 北京：科学技术文献出版社，2007.

［6］黄选兆，等. 实用耳鼻咽喉头颈外科学［M］. 北京：人民卫生出版社，2007.

［7］陈利芬，成守珍，等. 专科护理常规［M］. 广州：广东科技出版社，2013.

第五编　妇产科健康教育指南

第一章　妇科常见疾病的健康教育

第一节　外阴、阴道炎

（一）疾病简介

外阴炎是由于阴道分泌物、粪便、尿液、月经垫、化纤类内裤等的刺激而致病。主要表现为外阴皮肤瘙痒、疼痛或烧灼感，局部红肿，偶伴湿疹或溃疡，分泌物多为脓性。阴道炎可分为：

1. 滴虫性。由阴道毛滴虫引起，可以通过直接传染或间接传播，分泌物呈稀薄泡沫状。
2. 念珠菌性。由白色念珠菌感染所致。多见于孕妇、糖尿病患者，白带呈白色稠厚豆腐渣样。
3. 老年性。因激素水平下降，阴道内pH上升，致病菌易侵入引起炎症，分泌物呈黄水样。

（二）心理指导

因本病易反复发作，常影响患者日常生活和工作，而且会影响夫妻生活。医护人员应告知患者该病的治疗过程，只要坚持系统的治疗及注意加强自我保健，是可以痊愈的。此外，还需取得家属的理解和支持。

（三）用药指导

1. 外阴炎。可用1：5 000的高锰酸钾溶液坐浴，浓度一定要准确，切忌用肥皂擦洗。
2. 滴虫性阴道炎。可采用全身用药，如口服甲硝唑，男女双方需同时服；也可局部用药，即用滴维净等塞入阴道，并用0.5%醋酸或1：5 000的高锰酸钾溶液坐浴。
3. 念珠菌性阴道炎。可用2%～4%碳酸氢钠溶液冲洗或坐浴，并用制霉菌素口服及塞阴道。
4. 老年性阴道炎。除局部用0.5%醋酸溶液冲洗或坐浴外，还应口服雌激素治疗。

（四）特殊及行为指导

1. 注意保持会阴部的清洁，勤换内衣裤。
2. 坚持按医嘱要求进行正规的治疗，不能断断续续，以免反复发作。
3. 治疗期间禁止性生活。

（五）病情观察指导

观察白带的量、颜色、性质，外阴瘙痒症状有无改善，如无改善，应告知医护人员，继续坚持治疗。

第二节　盆腔炎

（一）疾病简介

女性内生殖器及周围结缔组织、盆腔腹膜发生炎症时称盆腔炎。分急、慢性两种。其病因主要有产后感染、宫腔内手术操作后感染、经期卫生不良等，传播的途径为经淋巴系统蔓延、经血液循环传播或沿生殖器黏膜上行蔓延。一般表现为下腹疼痛、发热、畏寒、恶心、呕吐、腹胀、腹泻，如有脓肿形成则可出现相应部位的压迫症状。治疗方法包括支持疗法、中药、抗生素和物理治疗等。

（二）心理指导

盆腔炎急性期若未能彻底治愈，则转为慢性盆腔炎，往往反复发作，常影响患者的健康、日常生活和工作，造成家庭与社会的负担，因而使患者异常痛苦。医护人员要安慰患者，告知该病的治疗过程，只要坚持系统的治疗及注意加强自我保健，是可以痊愈的。此外，还需取得家属的理解和支持。

（三）饮食指导

给予高蛋白、高维生素、易消化的饮食，以提高机体的抗病能力。

（四）作息指导

急性期应卧床休息，取半坐卧位，以利于脓液聚积于子宫直肠窝而使炎症局限。注意劳逸结合，保证适当休息，坚持锻炼身体。

（五）用药指导

1. 急性期根据药物的敏感性选择抗生素，注意足量、足时，一般症状消失后继续用药两周。

2. 中药治疗。以清热解毒、凉血化瘀为原则。

3. 保留灌肠。可用中药或抗生素。

4. 其他药物治疗。包括α-糜蛋白酶或透明质酸酶的应用，以利粘连和炎症的吸收。

（六）特殊及行为指导

1. 急性盆腔炎高热期注意补充足够的液体，以纠正电解质紊乱及酸碱失衡；及时采用物理降温；尽量避免不必要的妇科检查，以免引起炎症扩散。

2. 慢性盆腔炎者可予理疗，以促进盆腔局部血液循环，提高新陈代谢，促使炎症的吸收和消退。

3. 注意外阴部的清洁卫生。勤清洗，勤换内裤。

（七）病情观察指导

定时配合测量体温。观察有无腹膜炎的症状，如有下腹痛、腰骶部酸痛、肛门坠胀等现象要告知医护人员。

（八）出院指导

1. 保持良好的卫生习惯，注意经期、产褥期不性交，不盆浴，不使用公用的毛巾、浴巾等。

2. 彻底治疗急性盆腔炎。

3. 盆腔炎未完全痊愈应避免性生活。

4. 参加体育锻炼，增强体质。注意休息，避免过度劳累。

第三节 月经失调

一、功能失调性子宫出血

（一）疾病简介

凡因内分泌功能失调所引起的异常性子宫出血，生殖系统无明显器质性病变者，称为功能失调性子宫出血，简称功血。功血的原因是促性腺激素或卵巢激素在释放或调节方面的暂时性变化导致月经失调。主要的临床表现为月经失去正常规律，可表现为：月经过多、月经过频、月经不规则、月经过少、月经稀发、月经中期出血。青春期功血治疗原则以止血、调整周期为主；更年期功血在止血后以调整周期、减少经量为原则。一般在门诊治疗即可，除非大量出血且严重贫血者才需住院治疗。

（二）心理指导

因本病给患者的工作和生活带来诸多不便，造成精神上的压力如恐惧、忧虑等。应针对不同的功血类型，说明治疗护理的方法，告知该病并非不治之症，只要坚持治疗、合理饮食，是可以痊愈的。

（三）饮食指导

多进食含铁丰富的食物，如动物内脏、蛋黄、胡萝卜、葡萄干等。人体内每100 mL血中含铁约50 mg，经血过多者要注意补充铁质。

（四）作息指导

出血期间需卧床休息以减少盆腔充血；治疗期间保证充足睡眠和休息；恢复期可适当参加活动，避免过度劳累和剧烈运动。

（五）用药指导

1. 激素止血。常用药物有雌激素、孕激素、雄激素、三合激素、复方黄体酮。

2. 调节周期。常用方法有：

（1）雌激素、孕激素序贯法（人工周期疗法）模拟自然月经周期中卵巢内分泌变化，将雌激素、孕激素序贯应用，使子宫内膜发生相应变化，引起周期性脱落。适用于青春期功血。

（2）雌激素、孕激素合并应用。雌激素使子宫内膜再生修复，孕激素用以限制雌激素引起的内膜增生程度。适用于各种年龄的功血。

（3）孕激素、雄激素合并应用，适用于更年期功血患者。

3. 促进排卵。常用方法有小剂量雌激素周期性治疗，如绒毛膜促性腺激素、克罗米酚等。适用于青春期和生育期的患者。

4. 替代疗法。即在月经前8～12天开始肌内注射黄体酮或口服甲羟孕酮，适用于黄体功能不全的患者。

5. 必要时使用抗生素预防或抗感染。

6. 按时、按量服用激素，不得随意停服或漏服，以免影响血药浓度。

7. 药物减量需在医护人员指导下进行，若骤然停药可造成撤退性出血。

（六）特殊及行为指导

1. 出血多时应卧床休息，观察、记录出血量。对已婚者必要时可行诊断性刮宫术。诊断性刮宫术应于月经前3～7天或月经来潮6 h内进行，以确定排卵或黄体功能异常。

2. 保持会阴部清洁，勤换消毒纸垫。

3. 测量基础体温。每天清晨醒后，不讲话、不起床、不活动，将体温计放在舌下5 min或放在腋窝10 min，将每天测得的体温记录在基础体温单上，可协助诊断功血的类型。

（七）病情观察指导

注意体温的变化和配合做白细胞计数及分类检查，以及时发现感染的征象；治疗期间观察阴道出血情况，有异常出血应及时就诊。

二、围绝经期综合征

（一）疾病简介

围绝经期是指从接近绝经出现与绝经有关的内分泌、生物学和临床特征起至绝经1年内的期间，常发生在45～55岁的妇女，主要的变化是卵巢功能的衰退和机体的老化。主要的症状是情绪不稳定、出汗、失眠、潮热、心悸等神经系统及循环系统症状，月经紊乱或闭经持续时间长短不一，一般2～5年。治疗需根据不同症状及其轻重程度，予对症治疗和激素治疗。

（二）心理指导

本病因神经精神症状明显，常影响患者日常生活和工作，使患者异常痛苦。医护人员要安慰患者，告知这是正常的生理过程，要保持乐观的态度，多参加娱乐活动，学会避开烦恼，以乐观的态度面对生活，合理补充雌激素。此外，家属的理解和支持，可有效协助患者度过更年期。

（三）饮食指导

给予高蛋白、富含钙的饮食，预防骨质疏松。

1. 摄取足够钙量。妇女在绝经前、后，每天需钙量为1 200～1 500 mg，已有骨质疏松症者则每天需钙1 500 mg。饮食中多摄入牛奶、大豆等高蛋白食物可减低骨质代谢钙的丢失率，还能预防动脉粥样硬化引发的心、脑血管疾病。

2. 均衡合理的饮食。在保证足够钙摄入的前提下，还必须保证一定量的蛋白质摄入，因为骨质疏松与蛋白质不足有关。优质蛋白摄入标准为0.75 g/（kg·d），以禽、蛋、肉类、乳类、大豆中含量居多。此外还应多进食蔬菜、水果和适量饮茶，尤其是乌龙茶和绿茶，因其含氟量高，而氟能刺激新的骨质形成，并限制骨的吸收，对预防骨质疏松有益处。

（四）作息指导

注意劳逸结合，保证充分睡眠，参加力所能及的体力劳动和脑力劳动，坚持适度的体育锻炼，如负重运动，可减少骨钙丢失，增加骨骼强度，预防骨质疏松。经常在阳光下活动，可使皮肤合成维生素D的能力增强，保证体内钙与磷的吸收，推迟骨骼老化。

（五）用药指导

药物有雌激素、孕激素，应在医生的指导下使用，以能缓解症状的最小有效剂量为宜。服药时间长短可按需要而定，但要定时随访，检查肝、肾功能，并了解子宫是否正常。根据服药情况，适时调整药物、药量及用药途径。

（六）特殊及行为指导

1. 注意清洁卫生。围绝经期妇女雌激素水平较低，阴道分泌物增多，偶尔血性分泌物（此种情形需做检查，排除恶性肿物），常伴发外阴瘙痒。应勤换内裤，保持外阴清洁，避免用刺激性药物擦洗。

2. 定期做健康体检。应用激素治疗者每6个月测量血压、体重，检查乳房及盆腔、阴道涂片、血雌激素水平、血脂、骨密度等。B超检测子宫内膜厚度，必要时取内膜做病理检查，以便及时发现异常，做到早诊断、早治疗。

第四节 先天性无阴道

（一）疾病简介

先天性无阴道是双侧副中肾管发育不全所致，几乎均合并无子宫或仅有痕迹子宫，但卵巢一般均正常。手术为唯一的治疗方法。

（二）心理指导

本病因影响患者的性生活和发育，因而患者易产生悲观、绝望的情绪，护理人员应与患者及其家属一起探讨问题的解决方法，介绍本病的治疗方式，使患者心中有数，增强治疗的信心。

（三）饮食指导

1. 术前2天半流质饮食，术前1天流质饮食。

2. 术后第1～2天流质饮食，第3～4天半流质饮食，第5天普食，指导患者摄取高蛋白、高碳水化合物、高热量、高维生素的食物。

（四）作息指导

术后绝对卧床休息2周，可做床上活动。

（五）用药指导

术前3天口服肠道抗生素。

（六）特殊及行为指导

适时行阴道成形术，一般在婚前进行。配合做好术前准备及术后护理。

1. 术前1天准备。

（1）备皮。范围包括外阴部、肛门周围、臀部和大腿内侧上1/3部分。

（2）配血、药物敏感试验。

（3）肠道准备。术前2~3天口服肠道抑菌药物，术前晚清洁灌肠。

（4）阴道准备。术前3天，用1∶5 000高锰酸钾溶液坐浴，每天1~2次。

2. 手术日的准备。

（1）术前先排尿，不需留置导尿管。

（2）配合测生命体征，注射术前基础麻醉药物。

（3）准备适当的阴道模具。

（4）术后留置导尿管7~10天。

（5）用丁字带固定阴道模型，防止其脱落。每天接受消毒更换。

（6）拔尿管后应俯卧位解小便，以防尿液污染阴道伤口。

（七）病情观察指导

术后应防止阴道模型的脱落；严密观察体温情况，及时发现感染症状。

（八）出院指导

1. 每天更换模型时需无菌操作，以免感染引起瘢痕收缩。

2. 为减少疼痛，更换模型时可涂上润滑剂，如眼膏。

3 伤口完全愈合后方能开始性生活。

第五节　子宫脱垂

（一）疾病简介

子宫从正常位置沿阴道下降，宫颈外口达坐骨棘水平以下，甚至子宫全部脱出于阴道口以外，称为子宫脱垂。原因有盆底组织先天发育不良或退行性改变、分娩损伤和产褥期早期及长期腹压增加，如慢性咳嗽、排便困难等。治疗方法有支持治疗、非手术治疗和手术治疗。其分度如表1：

表1　子宫脱垂分度

Ⅰ度（轻）	宫颈距处女膜缘少于4 cm，但未达处女膜
Ⅰ度（重）	宫颈达处女膜缘，于阴道口可见
Ⅱ度（轻）	宫颈已脱出阴道口，但宫体仍在阴道内
Ⅱ度（重）	宫颈及部分宫体已脱出阴道口
Ⅲ度	宫颈及宫体全部脱出阴道

（二）心理指导

本病导致患者行动不便且影响性生活，故患者常会产生焦虑、自卑、受冷落的情绪，护理人员应向患者讲解疾病有关知识和治疗中的注意事项，提供相关资料，告知患者该病是可以治愈的，以增强其治疗的信心。

（三）饮食指导

1. 加强营养。予高蛋白、高维生素的饮食，多喝水及进食粗纤维，以免便秘导致腹压增高，使病情加重。

2. 行手术治疗者饮食指导。

（1）术前2~3天进少渣半流质饮食，术前1天进流质饮食。

（2）术后饮食同阴道成形术。

（四）作息指导

1. 多卧床休息，适当活动，以增强体质，避免重体力劳动或长期下蹲。

2. 行手术疗法者，请参见全宫切除术后指导。

（五）用药指导

手术治疗者，术前3天用1：5 000高锰酸钾溶液坐浴，若合并有溃疡者应加服抗生素，便秘者可使用缓泻剂，营养不良者补充氨基酸、白蛋白等。

（六）特殊及行为指导

1. 避免重体力劳动，防治各种引起腹压增加的疾病。

2. 非手术治疗者，需学会子宫托的使用方法。

（1）放托。将手洗净，两腿分开下蹲，一手握托柄，使托盘呈倾斜位进入阴道口内，然后将托柄边向内推、边向前旋转，直至托盘达宫颈。放妥后，托柄弯度朝前，对正耻骨弓后面。

（2）取托。以手指捏住托柄，上、下、左、右轻轻摇动，待负压消除后，向后外反向牵拉，子宫托即可自阴道内滑出。

（3）使用子宫托的注意事项包括①子宫托的大小应适宜，以放置后不脱出又无不适感为宜。②每天起床前放入，睡前取出，并用温开水洗净置于清洁杯内备用。久置不取可发生子宫嵌顿、阴道炎、阴道溃疡。③月经期不使用。④放托后每3～6个月复查1次。

3. 行手术治疗者，配合做好术前准备及术后护理。

（1）术前准备同阴道成形术。

（2）术后不适及应对措施，包括①寒战。多由麻醉所致，会随麻醉作用消失而消失。可予保暖，但使用热水袋时温度不应超过50 ℃。②疼痛。因会阴部的神经非常丰富，麻醉作用消失后，患者常感到伤口疼痛，尤其夜间。可适当应用止痛剂。③排尿困难。因留置尿管的时间较长，膀胱括约肌的功能丧失，拔尿管前要训练膀胱功能，避免发生拔尿管后尿潴留。④便秘的预防。术后3天可用缓泻剂，以软化大便。

（3）外阴护理。保持外阴的清洁、干燥，每天用1：15的碘伏液抹洗外阴3次，分泌物多时随时更换敷料，患者大小便后要及时抹洗。

（七）病情观察指导

由于会阴部的血管丰富，术后要注意观察切口有无出血征象，尤其在术后4 h内，如有异常，即告知医护人员予以处理。

（八）出院指导

1. 加强营养，增强体质。

2. 每天做盆底肌肉收缩运动，以加强提肛肌的收缩力。方法为：患者平卧屈膝，两足靠近臀部，用足与肩胛做支点，将臀部自床上抬起，同时吸气，将肛门收紧，然后放下臀部，呼气将肛门放松，一吸一呼反复锻炼，每天2～3次，每次5～15 min；或患者坐、卧、立均可用力紧缩肛门，继而放松，反复动作。

3. 使用子宫托者要掌握正确的使用方法，每3个月复查1次。

4. 手术后注意卧床休息3个月，半年内避免重体力劳动。

第六节 子宫肌瘤

（一）疾病简介

子宫肌瘤是女性生殖器中最常见的一种良性肿瘤，是由子宫平滑肌组织增生而成，其间有少量结缔组织。多见于30～50岁妇女，常见的症状有月经周期缩短、量增多、经期延长、继发性贫血、下腹扪及肿物等。治疗方法以手术为主，可行肌瘤摘除术或全宫切除术，依患者具体情况而定。

（二）心理指导

子宫肌瘤患者大多会担心是否为恶性肿瘤，加上有些患者长期阴道出血，因不适而产生烦躁不安、恐惧、担忧等情绪。应针对肌瘤发生的位置，说明手术的方式及效果，并告诉患者子宫肌瘤是一种良性肿瘤，并非恶性肿瘤的先兆，消除其顾虑，增强治疗的信心。

（三）饮食指导

1. 手术前12 h禁食，4~6 h禁饮，避免因麻醉或手术中牵拉内脏引起恶心、呕吐。

2. 手术当天禁食，术后第1天进流质（戒奶、糖）饮食，肛门已排气者，术后第2天半流质饮食，第3天普食。

3. 手术后饮食以清淡、易消化、高蛋白、高维生素、营养丰富的食物为宜，以保证机体充足的营养，促进切口愈合，增强机体抵抗力和组织修复能力。

（四）作息指导

手术当天卧床休息，术后6~8 h病情许可者可在床上翻身及活动四肢关节；鼓励患者早期离床活动，先练习坐起，无不适后再下床活动。

（五）用药指导

1. 激素治疗。适用于肌瘤，如孕2个月大小、症状轻、已排除宫体癌者，可考虑雄激素治疗。

2. 术后予抗生素预防感染。

（六）特殊及行为指导

1. 肌瘤小、无症状，或近绝经期的患者无需治疗，每3~6个月随访1次。

2. 手术前准备。

（1）备皮范围一般上自剑突下，下至两大腿上1/3，两侧至腋中线，外阴部。

（2）配血、药物敏感试验。

（3）肠道准备。一般手术前1天口服番泻叶水或灌肠1~2次。

（4）阴道准备。行全宫切除术者需行阴道抹洗。

3. 手术日晨的准备。

（1）拟全宫切除术者，接受阴道抹洗后用2%甲紫等涂宫颈及阴道穹隆，为术中做标志及起到消毒作用。

（2）常规留置导尿管，以免术中误伤膀胱。

（3）测生命体征，并于术前半小时予基础麻醉药物，如阿托品、苯巴比妥等。

4. 术后常见不适及应对措施。

（1）寒战。多由麻醉所致，会随麻醉作用消失而消失。可予保暖，但使用热水袋时温度不应超过50 ℃。

（2）疼痛。是常见的问题。通常于术后24 h内最明显。应根据患者的具体情况进行止痛处理。

（3）腹胀。因手术中肠管受激惹、术后活动少、肠蠕动减弱所致。多见于术后48 h内，可予水杨酸甲酯（冬青油）涂腹部，热水袋热敷或艾灸中脘、足三里，肛管排气等。

（4）排尿困难。术后一般留置尿管24~48 h，拔尿管后督促患者多喝水，并于4~6 h内自解小便，由于患者不习惯床上排尿或因麻醉性止痛剂的使用导致膀胱膨胀感减低，易发生排尿困难。若有困难可采取听流水声、轻轻按摩及热敷下腹部、开塞露塞肛等方法诱导排尿，病情许可时坐起排尿。

（七）特殊及行为指导

1. 呼吸道准备。吸烟者术前1~2周要停止吸烟，做深呼吸运动及有效咳嗽、排痰练习，有感冒或咳嗽者，必须在术前治愈。

2. 排尿、排便练习。练习在床上解大小便，以防术后出现便秘和尿潴留。

（八）病情观察指导

手术前应观察月经改变情况，有无贫血现象，有无压迫症状，有异常应及时告知医护人员。

（九）出院指导

1. 保守治疗者每3~6个月随访1次。

2. 避免重体力劳动2个月，子宫根治术者避免重体力劳动半年。

3. 术后2周左右会出现少许阴道出血，是肠线溶解所致，若量不超过月经量，时间不超过3天则不需就诊。

4. 使用阴道残端愈合剂者，应避免阴道冲洗和性生活，以免影响阴道残端的愈合。

5. 加强营养，重视锻炼，增强机体的抵抗力。

6. 按时复诊。

第七节　卵巢肿瘤

（一）疾病简介

卵巢是人体中较小的器官，但为肿瘤好发部位。卵巢肿瘤不仅组织学类型多且有良性、交界性及恶性之分，早期多无症状，常因妇科检查发现。卵巢肿瘤可并发蒂扭转、破裂及感染。一经确诊，即应手术治疗，除非疑为卵巢瘤样病变。疑为卵巢瘤样病变者，囊肿<5 cm，可随访1~2个月。良性肿瘤者则根据其年龄、生育要求、对侧卵巢情况决定手术范围。恶性肿瘤者，则以手术为主，加用化疗、放疗的综合治疗方法。

（二）心理指导

卵巢由于其自身位置较深，不易扪及，待患者发觉已是晚期，而卵巢恶性肿瘤目前的存活率仍较低。对于卵巢肿瘤患者来说，最迫切的问题是确诊。在等待及确诊时患者及其家属均会产生紧张不安、焦虑、恐惧的心理。护理人员应为患者提供疾病有关的知识，并告知患者治疗的方案，使其心中有数，鼓励患者与已康复的病友交谈，以增强其治疗的信心。

（三）饮食指导

给予高蛋白、富含维生素A的饮食，因维生素A对上皮组织有保护作用，可维持上皮细胞的正常分化，阻断上皮细胞增生和恶变。另外，β-胡萝卜是维生素A的前体物，故应多进食胡萝卜、西红柿、黄绿色蔬菜、水果。避免进食高胆固醇的食物。

（四）作息指导

手术、化疗或放疗期间应卧床休息，恢复期可逐渐增加活动，但避免过度劳累。

（五）用药指导

1. 化学治疗。配合及时，准确用药，并注意观察药物的副作用。

2. 应用抗生素，预防感染。

3. 腹腔化疗。指将化疗药通过直接穿刺腹腔或术后留置于腹腔的硅胶管滴入腹腔，其优点在于药物可直接作用于肿瘤，局部浓度明显高于血液浓度，副反应较全身用药轻。腹腔置管一般可留置6个月左右，应注意观察有无管道脱出、感染、出血、粘连等的发生。

（六）特殊及行为指导

1. 配合做好术前准备（同子宫肌瘤）。

2. 巨大肿瘤患者，手术后应配合用沙袋加压腹部，以免腹压骤然下降而出现休克。

3. 配合做好术后不适的应对处理（同子宫肌瘤）。

（七）病情观察指导

卵巢肿瘤的患者要注意有无突然下腹疼痛、恶心、呕吐、发热等不适，如有要立即告知医护人员。

（八）出院指导

1. 疑为卵巢瘤样变者，随访期要定时行B超检查，以了解肿块的变化。

2. 良性肿瘤术后1个月复查。

3. 恶性肿瘤术后按时进行化疗或放疗，治愈后仍需长期随访和监测。

（1）随访时间。术后1年内，每1个月1次；术后第2年，每3个月1次；术后第3年，每6个月1次；3年以上者，每年1次。

（2）随访内容。临床症状、体征、全身及盆腔检查，B超、CT或MRI，抽血测肿瘤标志物如CA125、AFP、HCG等。

第八节　子宫颈癌

（一）疾病简介

子宫颈癌是原发于子宫颈部的恶性肿瘤，为女性生殖器恶性肿瘤的首位，多见于40～50岁妇女。表现为不正常阴道流液和接触性出血。手术治疗是早期宫颈癌的主要治疗方法之一；放射治疗适用于晚期或手术前后照射，目的是缩小局部肿瘤，减低癌瘤活力。

（二）心理指导

因该病为恶性肿瘤，手术范围较广，患者及其家属易产生恐惧、忧虑的情绪。护理人员应为患者讲解宫颈癌的知识和治疗的注意事项，并告知患者根治方法就是行广泛性子宫切除术，手术后一般不影响正常的性生活。消除患者不良的情绪，增强治疗的信心。

（三）饮食指导

1. 宜进高热量、高蛋白质饮食，以提高机体的抵抗力。

2. 术前3天进少渣半流质饮食，晚餐流质饮食。

3. 手术后饮食见子宫肌瘤章节。

（四）作息指导

视患者的具体情况而定。一般行放疗或手术者应注意休息，避免过度劳累。

（五）用药指导

化疗药作为手术后的辅助治疗，常用药物有5-氟尿嘧啶、环磷酰胺。

（六）特殊及行为指导

1 宫颈癌特殊检查。

（1）子宫颈刮片细胞学检查。方法简单，是发现宫颈癌前病变和早期宫颈癌的主要方法及宫颈癌普查筛选的首选方法，非月经期均可行此检查。

（2）阴道镜检查。是一种简便有效的了解宫颈及穹隆有无病变的方法。检查前3天禁性生活，出血患者不适用。

（3）宫颈活体组织检查。是确诊宫颈癌最可靠的方法，术后禁止性生活1周，出血多者要及时告知医护人员。

2. 化疗患者告知其化疗药物常见的副反应及应对措施。

（1）恶心、呕吐。可采用"少量多餐"的进食方式；可喝清汤或果汁来补充流失的水分；吃些饼干或吃些感觉舒服、不引起呕吐的食物；经常漱口；尽量休息好；做一些感兴趣的活动来分散注意力；尽可能使自己感到舒适，以便减轻身体的压力。

（2）脱发。化疗前可先剪短头发以方便整理与清洁，使用温和的洗发用品与软毛梳子，准备一顶假发，外出时可用帽子或头巾来保护头皮以避免阳光暴晒。

（3）体温改变。化疗会降低机体体抗力，体温改变是身体有感染的一种征象，接受化疗的患者都应定期测体温。

（4）泌尿系统损害。主要是化疗药物对肾脏、膀胱的影响，患者可大量饮水，促使尿液排出，减轻肾脏的毒性反应。

（5）肝脏毒性反应。化疗前后都会查肝功能。有些中药会对肝肾功能有损害，最好不要随意用中药。

（6）药物过敏反应。容易过敏的化疗药物使用期间，应告知患者如果感觉身上发烧、满面通红、呼吸困难、起疹子等，都是过敏反应所致，要及时告知医护人员。

（7）骨髓抑制。配合医生定期行血液检查，纠正贫血，抗感染，注意出血倾向，防止出血，使用升粒细胞药物等。

3. 术前准备。

（1）肠道准备。术前2～3天口服肠道制菌药。

（2）阴道准备。术前3天用消毒液抹洗阴道。

（3）其他同子宫肌瘤的术前准备。

4. 手术日的准备：需于阴道内塞纱条，其他同子宫肌瘤的手术日准备。

5. 术后不适及应对措施同子宫肌瘤。

6. 术后留置尿管7～10天，注意保持尿管的通畅及外阴清洁。

7. 配合做好大出血处理。迅速配合阴道填塞无菌纱或碘方纱，24～48 h更换1次，若出现血压下降、面色苍白、头晕、心悸等应立即配合抢救。

（七）特殊及行为指导

同子宫肌瘤。

（八）病情观察指导

观察伤口有无渗血、渗液，配合妥善固定引流管，有异常及时告知医护人员。

（九）出院指导

1. 随访。

（1）随访时间。最初每个月1次，连续3个月后改每3个月1次，1年后每半年1次，第3年后每年1次或函询。

（2）随访内容。除临床检查外，还应进行胸透和血常规检查。

2. 注意个人清洁卫生。

3. 保证足够的休息和合理的营养。

4. 术后复查残端愈合良好者可恢复性生活。

第九节　妊娠滋养细胞疾病

一、葡　萄　胎

（一）疾病简介

滋养细胞疾病是一组由胎盘绒毛滋养细胞过度增生引起的疾病，主要包括葡萄胎、侵蚀性葡萄胎、绒毛膜癌。

葡萄胎是指妊娠后胎盘绒毛滋养细胞增生，终末绒毛转变成水泡，水泡间相连成串，形如葡萄而得名，是良性疾病。其病因可能与营养、病毒感染、早期胚胎死亡、卵子或精子的异常受精等有关，也与年龄及家族史有关，年龄大于45岁的妇女葡萄胎发生率比年轻妇女高10倍。临床表现为停经后阴道流血、腹痛、子宫异常增大、卵巢黄素囊肿、妊高征象等。治疗方法以清宫为主，个别患者还需行预防性化疗。

（二）心理指导

患者因停经后出现腹痛及阴道出血，常导致其不安，一旦确诊为葡萄胎，更使患者及其家属感到恐惧及无助。医护人员要及时安慰患者，告之该病的治疗方法和效果，让其有充分的心理准备，以减轻患者的恐惧心理，增强治疗信心。

（三）饮食指导

予高蛋白、高维生素、易消化的食物以增强体质。

（四）作息指导

葡萄胎随时有出血的可能，故确诊后应多卧床休息；清宫术后逐渐恢复活动，但应避免过度劳累。

（五）用药指导

清宫术前后给予抗生素预防感染，结合患者情况决定是否进行化疗。

（六）特殊及行为指导

1. 葡萄胎一经确诊，应尽快予以清除，目前一般采用吸宫术，其优点是手术时间短、出血量少、安全。在手术前需配合做好配血及输液的准备。

2. 保持外阴清洁，以防感染。

3. 正确及时配合留取尿或血的标本。

（七）病情观察指导

定时测体温、血压、脉搏、呼吸，观察阴道流血情况，注意有无腹痛加剧，有异常者应立即告知医护人员；遵医嘱配合监测尿HCG或血β-HCG的变化。

（八）出院指导

1. 随访。

（1）随访时间。一般是刮宫术后第1个月每周验血、尿HCG 1次，以后每个月1次，半年后每3个月1次，1年后每半年1次，共随访2年。

（2）随访内容。监测HCG水平，注意有无异常阴道流血、咳嗽、咯血及其他转移灶的症状，并做妇科检查、盆腔B超及X线胸片检查。

2. 避孕。葡萄胎处理后应避孕1～2年，宜用避孕套避孕。

3. 刮宫术后禁止性生活1个月。

4. 注意营养与休息。

5. 如发生不规则阴道流血、咯血、头痛或其他不适时，应立即到医院检查。

二、侵蚀性葡萄胎、绒毛膜癌

（一）疾病简介

葡萄胎组织侵入子宫肌层或转移到子宫以外称侵蚀性葡萄胎；绒毛膜癌是一种高度恶性的肿瘤，其特点是滋养细胞失去了原来绒毛或葡萄胎样组织结构而散在地侵入子宫肌层，多见于葡萄胎、流产、足月产之后。主要表现为阴道流血、腹痛、转移灶症状；转移部位最常见的部位为肺，其次为阴道、脑、肝、肾。治疗方法有化疗和手术治疗。

（二）心理指导

因为大多数患者为育龄期妇女，思想顾虑大，怕影响生育，对预后悲观失望，加上化疗药物的副作用使患者异常痛苦，故易产生悲观、恐惧、无助、失望等情绪。针对患者的具体情况，应采取各种形式的心理护理，因势利导，说明治疗护理的方式及效果，尤其是化疗药物治疗的必要性和重要性，让患者有充分的心理准备，树立治愈的信心。

（三）饮食指导

以适合患者口味、营养丰富、清淡、易消化为原则，宜多样化，以增进患者的食欲，保证摄入足够的营养，提高机体对化疗药物的耐受力。可根据患者的消化能力，选用蛋类、乳类、瘦肉、禽类、鱼、脏腑类及豆制品等，以供给人体必需氨基酸。

（四）作息指导

有转移灶症状出现时，要卧床休息，尤其是阴道转移者，督促患者尽量少走动，禁做不必要的阴道检查；有呼吸困难者，应予半坐卧位，等病情缓解后可适当活动，但应避免过度劳累。

（五）用药指导

化学治疗是侵蚀性葡萄胎与绒癌首选和主要的治疗手段，应告知患者相关用药知识。

1. 用药原则。低度危险通常用单药治疗，中度危险宜用联合化疗，高度危险则用三联或多种药物联合治疗。

2. 停药指征。临床症状消失，体征完全消失，血HCG每周测1次，连续3次在正常范围，再巩固2个疗程可考虑停药。

（六）特殊及行为指导

1. 外阴阴道转移者如已破溃出血，可接受先用纱布条压迫止血，24～48 h更换1次，以免引起感染。一般止血后仍需填塞6～7天。

2. 配合做好手术的准备（同子宫肌瘤章节）。让患者了解手术的目的为除去病灶、减少化疗所需时间和总量、控制出血、缓解气道与泌尿道或胃肠道梗阻、明确诊断和临床分期、保守性手术有利于保留患者生育功能等。

3. 长期阴道出血者除注意保持外阴清洁外，还应纠正贫血的症状。

4. 告知化疗药物常见的副反应及应对措施（详见卵巢肿瘤章节）。

（七）病情观察指导

配合观察阴道流血情况，如出现腹痛加剧、突然阴道大出血、呼吸困难或大咯血等症状，应立即告知医护人员；每天测体温2次，了解有无感染，观察有无牙龈出血、鼻衄、皮下瘀血等出血倾向，有无上腹痛的症状，如有异常要及时告诉医护人员。

（八）出院指导

1. 给予高蛋白、高维生素、清淡、易消化的食物，鼓励患者进食，以增强机体的抵抗力。

2. 注意保暖，少到公共场所，避免与患传染病的人接触。

3. 注意个人卫生，保持口腔、皮肤清洁。

4. 在医生指导下服用升白细胞的药物。

5. 遵医嘱定时复查血常规、肝功能、肾功能及胸部透视等，并按时入院进行下一个疗程的化疗。

6. 节制性生活，落实避孕措施。

7. 随访。临床痊愈出院后应严密随访，观察有无复发。

（1）随访时间。停止治疗1年内每月1次，1年后每3个月1次，3年后每年1次，至少5年。

（2）随访内容。同本编葡萄胎章节。

（关桂梅　李绮薇　刘悦新）

第二章　产科常见疾病的健康教育

第一节　妊　娠　期

（一）妊娠知识

妊娠是胚胎和胎儿在母体内发育成长的过程。妊娠全过程是指从末次月经第1天算起，至胎儿及其附属物从母体排出为止，共40周。分为3个时期：妊娠12周末以前称为早期妊娠，第13～27周末称为中期妊娠，第28周及以后称为晚期妊娠。

（二）心理指导

怀孕期间因身体外形、家庭和社会角色的变化，内分泌激素水平的改变，均可引起孕妇一些心理变化，在整个孕期需提供有效的心理疏导，使孕妇保持轻松、愉快的心境，顺利度过妊娠期，且利于胎儿的生长发育。

1. 早期妊娠阶段。常见孕妇心理反应强烈，出现情绪不稳定、好激动、易发怒或落泪，此时应鼓励其说出自己的焦虑和恐惧；向孕妇介绍妊娠的经过，使其理解妊娠是个正常的生理过程，从而接受妊娠的事实。

2. 中期妊娠阶段。由于胎动出现、胎心被听到，孕妇易出现以本人为中心的倾向，变得更为敏感、喜怒无常等，此时应引导其参加孕期学习班，并建议家人予以理解，适当协助纠正不良行为，使孕妇更好地适应妊娠。

3. 晚期妊娠阶段。由于胎儿变得更珍贵，孕妇在体力、情感和心理状态方面开始经历一个异常脆弱的时间，处处显得小心翼翼，此时应为孕妇提供发问和互相交流的机会，指导其认识分娩的过程，协助家庭获得分娩及产妇和婴儿的护理知识。

（三）饮食指导

孕妇的营养状况是影响胎儿健康的重要因素，所以，在妊娠期应注意确保营养的摄取。妊娠期间饮食应新鲜、多样化、营养均衡，可多吃瘦肉、鱼、牛奶、鸡蛋、豆制品、蔬菜、水果等，以保证热量、蛋白质、维生素、矿物质等的供给。

1. 热能。孕3个月前不需额外增加热能，孕中、晚期9 627 kJ/d（2 300 kcal/d）从膳食中的蛋白质、脂肪和碳水化合物提取。每克蛋白质和碳水化合物均可产热17 kJ（4 kcal），每克脂肪可产热38 kJ（9 kcal）。每天这三大营养素供给热能要有适当的比例，蛋白质占12%～14%，脂肪占20%～25%，碳水化合物占60%～70%。

2. 蛋白质。孕中期每天蛋白质供给标准为80 g，孕后期应达90 g。动物蛋白含必需氨基酸与人体组织接近，消化吸收利用度高，植物蛋白以豆类含蛋白质高，含有其他粮谷类缺乏的赖氨酸，膳食中动物蛋白与豆类蛋白应占三分之一以上。

3. 无机盐和微量元素。

（1）钙。主要构成胎儿的骨骼与牙齿。孕中期每天应摄入钙1 000 mg，孕晚期1 200 mg。膳食中牛奶中的钙易被人体吸收利用，其次为虾皮、海带、鱼类、豆制品及绿叶蔬菜等。

（2）铁。铁是构成血红蛋白的原料，是氧的运输和利用不可缺少的物质。孕期缺铁性贫血是最常见的营养缺乏病。膳食中铁的来源为猪肝、猪血、瘦肉、绿叶蔬菜等。每天膳食中应供25～35 mg铁。

（3）锌。锌参与细胞内核酸合成。如缺锌，羊水的抗微生物活性缺乏，蛋白质的吸收和利用也受影响。孕期每天锌的供应量应为20 mg，锌主要来源为动物性食物、鱼类及海产品等。

（4）维生素。是促进生长发育和调节生理功能所必需的。分为脂溶性维生素如维生素A、维生素D、维生素E、维生素K和水溶性维生素，如维生素C、维生素B族。每天的供应量为维生素A 1 g，维生素D 400 U，维生素E 12 mg，维生素B$_1$ 1.8 mg，维生素B$_2$ 1.8 mg，维生素C 80 mg。维生素主要来源于动物食物、谷类、豆类、蛋、奶、绿叶蔬菜等。

（四）作息指导

1. 健康的孕妇早期可照常工作，但避免过重体力劳动；孕28周后应适当减轻工作，避免值夜班。

2. 注意休息，保证每天有8～9 h的睡眠时间。卧床时以左侧卧位为好，因可减轻右旋子宫对腹主动脉和下腔静脉的压力，增加回心血量，有利于维持正常的子宫胎盘血液循环。

3. 适当参加活动，运动量的大小应根据孕妇具体情况而定，以不感疲劳为宜，如散步或参加一些娱乐活动等。

（五）用药指导

妊娠期用药要慎重，尤其在早孕阶段，必须用药时应在医生指导下合理使用，以免发生药物致畸的情况。

（六）特殊指导

1. 做好产前检查。确定怀孕即应开始到医院接受检查，28周前每个月检查1次，28～36周每2周检查1次，36周后每周进行1次检查。

2. 胎动是胎儿在母体子宫内的运动，是生命存在的象征。因此，于妊娠28周开始，每天早、中、晚各数胎动1 h，将3次结果的和乘以4，即12 h的胎动次数，正常为30次以上。由于每个胎儿活动量不同，不同孕妇感觉到的胎动数差异极大，但12 h内胎动数不得少于10次。凡12 h胎动次数少于10次的表示胎儿存在缺氧，应立即就诊。

（七）行为指导

1. 衣服要宽大，勤换洗。

2. 妊娠期新陈代谢旺盛，孕妇的汗腺、皮脂腺分泌增多，阴道分泌物也增多，故应经常沐浴，但不能盆浴，以防逆行感染。

3. 性生活。孕期的性生活不是被禁止的，正常孕妇在孕早期及孕晚期，性生活应适当加以节制；在孕中期，可以进行适度的性生活，但动作要轻柔，力度要适中，体位要照顾到孕妇和腹中的胎儿。

4. 妊娠期不适及应对措施。

（1）恶心、呕吐。在妊娠头2个月最常见，以清晨最明显。有人认为是由于体内激素变化致胃肠平滑肌松弛、胃酸和胃蛋白酶减少所致，也有试验证明此症与孕妇的焦虑情绪有关。故孕妇应放松精神，保持心情愉快及环境空气流通；少吃多餐或餐后散步，避免油腻食物。如果症状严重且消瘦乏力、少尿，则应及时到医院诊治，纠正水、电解质紊乱。

（2）尿频、尿急。妊娠早、晚期可见此症。早期因增大的子宫压迫膀胱所致，于妊娠12周后子宫进入腹腔后，症状即消失；而晚期由于胎先露入盆使膀胱受挤压，尿频症状又重新出现，甚至在咳嗽、打喷嚏时，可能伴有尿液外溢。孕妇应学会做缩肛运动，增强排尿控制能力；有尿意则及时排空膀胱，切勿以减少液体入量来解除尿频，妊娠结束后症状会消失。

（3）便秘。孕期由于肠蠕动减缓、肠张力减弱及子宫和胎先露的压迫，容易出现便秘。宜增加纤维食品、水果及流质食物的摄入，适当参加运动和活动，养成定时排便习惯，必要时给予缓泻剂。

（4）痔疮。受增大子宫的压迫，痔静脉回流受阻，致静脉曲张。应注意调节饮食，戒辛辣食物；避免增加腹压，通常分娩后痔疮可缩小。

（5）下肢及外阴静脉曲张。由于增大的子宫压迫下腔静脉，影响下肢静脉血回流所致，站立过久或腹压增高均可使症状加重。故应避免过久站立，坐位或卧位时应抬高下肢，穿弹性裤或袜。

（6）下肢浮肿。妊娠晚期因下肢静脉回流受阻，大多数孕妇有轻度下肢浮肿，休息后可消退。如浮肿明显且休息后不消退，则属病态。孕妇除避免长久站立外，还可做足背屈曲运动，休息或卧床时抬高下肢以促进血液回流。

（7）小腿肌肉痉挛 多见于妊娠后期，好发于夜间，可能因血液中钙离子浓度降低所致。痉挛发作时，将腿伸直，并做腓肠肌按摩，可使症状缓解。注意局部保暖，增加钙和维生素的入量以预防腿部痉挛的发生。

（8）腰背痛。妊娠期分泌的松弛素使骨关节韧带松弛，加上增大的子宫向前凸，人体重心必向前移，致脊柱过度前曲，背伸肌持续紧张，故出现腰背痛。预防的方法是保持正确的姿势，做骨盆倾斜运动，并予骶部热敷，必要时卧床休息。

（9）仰卧位低血压综合征。因增大子宫压迫下腔静脉，使回心血量和心搏出量减少，致低血压，故应避免长时间仰卧。可予侧卧位，因其可使下肢静脉血流通畅，血压即恢复正常。

第二节 分 娩 期

（一）分娩知识

妊娠满28周及以后的胎儿及其附属物，从临产发动至从母体全部娩出的过程，称分娩。妊娠满28周至不满37足周间分娩称早产，满37周至不满42足周间分娩称足月产，满42周及其后分娩称过期产。分娩全过程是从有规律宫缩至胎儿胎盘娩出，临床将其分为3个阶段：

1. 第1产程。从规律宫缩到宫口开全，初产妇需11～12 h，经产妇需6～8 h。

2. 第2产程。从宫口开全至胎儿娩出，初产妇需1～2 h，经产妇1 h以内。

3. 第3产程。从胎儿娩出到胎盘娩出，不超过30 min。分娩的方式有自然产（顺产）、手术产（钳产、吸引产及剖宫产）。决定分娩的4个因素为：

（1）产力。即将胎儿及其附属物从子宫内逼出的力量，包括子宫收缩力、腹肌和膈肌的收缩力、肛提肌收缩力。

（2）产道。是胎儿娩出的通道。分为骨产道（骨盆）和软产道（由子宫下段、宫颈、阴道及骨盆底软组织构成的管道）。

（3）胎儿。包括胎儿大小、胎位及有无畸形。

（4）精神心理因素。分娩过程中产妇精神心理因素可影响机体内部的平衡、适应力和健康，这种情绪使机体产生一系列变化，如心率加快、呼吸急促、肺内气体交换不足，致使子宫缺氧收缩乏力、宫口扩张缓慢、胎先露部下降受阻、产程延长，致使产妇体力消耗过多，同时也促使产妇神经内分泌发生变化、交感神经兴奋、释放儿茶酚胺、血压升高，导致胎儿缺血缺氧，出现胎儿窘迫。

（二）心理指导

向孕妇讲解正常妊娠及分娩的过程和注意事项、可能出现的问题，解除其不安、恐惧的心理；指导孕妇在产程中采取应对的措施，配合医护人员顺利完成分娩过程。对行剖宫产的孕妇需说明手术的必要性和方式，让孕妇有充分的心理准备。

（三）饮食指导

鼓励及帮助临产孕妇在宫缩间隙期摄取清淡、富有营养的食物，并补充足够的水分，保证产妇在分娩时有充沛的体力。

（四）作息指导

产妇可适当下床活动，但要注意安全；尽量保证充足的休息，以保持体力。卧床休息时宜取侧卧位，最好是左侧卧位，可纠正子宫的右旋状态，避免增大的子宫对腹部椎前大血管的压迫，改善子宫胎盘的供血。

（五）用药指导

1. 潜伏期可根据医嘱使用镇静药、镇痛药，减轻产时疼痛，用药后需注意安全，预防昏眩、跌倒。

2. 产程中，需要时应遵医嘱静脉滴注缩宫素以促进子宫收缩，教育产妇不可擅自调整滴速，如出现宫缩过强、胎心异常，应立即停药。

3. 胎儿娩出后即注射缩宫素，以加强子宫收缩，预防产后出血。

（六）特殊指导

1. 配合胎心及宫缩情况的监测　一般采用听诊器、多普勒听取胎心率，或使用胎儿监护仪连续监测胎心率及宫缩情况，方法简便，无副作用，监测时注意不要移动探头的位置。

2. 配合阴道检查。为了解子宫口开张及先露部下降情况，临产后助产人员会根据产妇的具体情况定时行阴道检查，阴道检查时会有轻度不适感。

3. 配合做好如下观察。注意宫缩间隔和持续时间，胎膜未破者要留意有否突然阴道大量流水及其时间，临产期间如有阴道大量流血或便意感要立刻通知医护人员。

4. 排尿。每2~4 h排尿1次，以免膀胱充盈影响子宫收缩及胎头下降。

（七）行为指导

1. 减轻产时疼痛的技巧。根据产时宫缩变化，采用拉玛泽呼吸法及神经肌肉松弛法减轻产时疼痛。

2. 学会屏气法。宫口开全后，产妇双足蹬在产床的脚踏上，两手握住产床的把手，一旦出现宫缩，先深吸气屏住，然后如解大便样向下用力，双足如蹬车状向下蹬，双手如提两桶水样往上提以增加腹压，宫缩间歇期全身肌肉放松休息。宫缩再现时重复做屏气动作。

第三节　产　褥　期

（一）产褥期知识

从胎盘娩出到全身各器官（乳腺除外）恢复至非孕状态所需的时间，称产褥期，一般为6周。

（二）心理指导

产后由于体内激素水平的变化（糖皮质激素和甲状腺素处于低水平）、身体各系统的生理性复原、产妇角色的变化、婴儿的外貌和性别与理想中不相吻合、现实母亲太多的责任或丈夫将注意力集中在新生儿上，均可使产妇产生空虚、失望、恐惧、失落感。其心理调适一般要经过3个时期：

1. 依赖期。产后1~3天。产妇显得被动，依赖性显著增加，注意力集中在个人的需要上。

2. 依赖-独立期。产后3~14天。产妇开始适应新的生活，渴望获得有关照顾婴儿的知识和技能。

3. 独立期。产后2周至1个月。产妇逐渐恢复自己的正常角色和功能，接受婴儿，参与新家庭所发生的变化。

因此，医护人员有责任让产妇了解其感受属于正常现象，并鼓励产妇表达自己的心情，及时给予安慰、鼓励，让其家属也参与，并予以关心支持。

（三）饮食指导

1. 产褥初期（产后10天内）给易消化、高营养、高热量、富含维生素食物，适量进食汤类。以后饮食以多样化、富于营养为原则。

2. 剖宫产术后禁食6 h，6 h后可进食流质饮食，第2天可进半流质饮食，肛门排气后可进普食。

（四）作息指导

1. 产后除保持充分的休息和睡眠，还要适当活动，医护人员评估产妇体能恢复情况后，可指导其下床活动，早期活动可促进恶露排出，利于子宫复原，促进大小便通畅，并可防止盆腔或下肢静脉血栓形成。但应避免从事任何过重体力劳动，以免导致盆底功能障碍。

2. 产后体操。可促使腹壁和骨盆底肌肉的张力尽快得到恢复，增加骨盆血液循环以促进子宫复原。

（1）产后第1天。仰卧位，身体和下肢伸直，双足靠拢，上肢伸直放于身体两侧。缓慢吸气，致胸部扩张、腹壁下陷。背部紧贴床，屏住气，然后呼气放松。重复5～10次。

（2）产后第2天。平卧，抬起头尽可能使下颏接近胸部，不要移动身体其他部位。重复5～10次。

（3）产后3～6天。平卧，双上肢伸直放置身体两侧，然后抬手越过头部直至两手掌侧相遇。保持手臂固定后，再放下置身体两侧，放松。重复10～15次。

（4）产后第7天。平卧，身体和下肢伸直，双上肢放置于身体两侧。将一侧下肢之股部及小腿部屈曲，抬起超过髋关节，并使屈曲的股与小腿相互接触，脚接触自己臀部后，继而伸直、放下。换对侧肢体重复上述练习。每天2次，双腿交替，各做5次。

（5）产后7～10天。平卧，双上肢放置身体两侧，抬起一侧下肢与身体垂直，保持背部不离开床。换另一侧下肢重复这种练习5～10次。

（6）产后10～14天。仰卧，双手托在枕部，利用腹肌收缩的力量，使身体慢慢坐起，保持身体直立，双下肢紧贴床，然后躺下。重复1次以上。

（7）产后14天以后。仰卧，双臂放置身体两侧，屈双腿近乎直角，以头部、躯干部及双足着床。有规律地抬起身体，使臀部离开床，以双肩及双足支持身体，双膝靠拢但保持双足分开，同时收缩臀肌，然后放下。每天重复1次以上。

（8）产后10天后。可于身体情况允许时，做改良式胸膝卧位。

（五）用药指导

产褥期用药应慎重，以免药物通过乳汁影响新生儿，一定要在医生指导下使用药物。

（六）特殊及行为指导

1. 产褥汗。产褥初期，皮肤排泄功能旺盛，出汗多，尤其睡眠和初醒时更明显，产后1周左右自行好转。

2. 恶露的观察。产后经阴道排出的含有血液、坏死蜕膜组织等内容物称恶露。分为以下几种类型：

（1）血性恶露。以血液、坏死蜕膜组织为主，持续2～3天。

（2）浆液性恶露。小量血液，较多坏死蜕膜、宫颈黏液，持续1周。

（3）白色恶露。含大量白细胞、退化蜕膜、表皮细胞、细菌，持续2～3周。

若恶露有臭味或产后1周后突然阴道大出血应立即就诊。

3. 会阴护理。保持会阴清洁、干燥，指导正确使用卫生垫；会阴水肿或红肿者可用理疗灯照射；卧床时尽量采取向会阴伤口对侧侧卧位。

4. 产妇大小便的观察。妊娠期体内潴留的水分在产后主要由肾排出，产后尿量明显增多，应尽早自解小便；若产后6～8 h未自解小便者则有尿潴留的可能，应及时处理，以免胀大的膀胱妨碍子宫收缩引起大出血。另外，产后因活动量减少，肠蠕动减弱，加上伤口疼痛，易有便秘。应鼓励产妇多吃蔬菜、多饮水，产后3天无大便者应及时服缓泻剂，或使用开塞露。

5. 乳房护理。

（1）产后可用温水抹洗乳房，不能用肥皂、酒精等擦洗，以防干裂。

（2）乳头凹陷的处理。在喂奶前刺激立乳反射，以利于婴儿含接，必要时也可用乳头保护罩协助喂哺婴儿。

（3）乳胀的处理。乳胀常发生于产后3天，多因淋巴和静脉充盈、乳腺管不通所致，产后1周即可消退。预防和处理的方法有：早吸吮、勤吸吮，哺乳前挤松乳晕后再喂哺，两次哺乳期间冷敷乳房，减少局部充血。

（4）乳头皲裂的防治。哺乳姿势要正确，让乳头和大部分乳晕含吮在婴儿口内。哺乳后挤出少许乳汁涂在乳头和乳晕上，因乳汁具有抑菌作用且富含蛋白质，能起修复表皮的作用。

6. 挤奶的技巧。大拇指放在乳晕上，其他手指在对侧向胸壁方向压挤，手指固定在皮肤上不要滑动，重复"压—挤—松"动作达数分钟，依次挤压所有乳窦。

7. 母乳喂养指导。母乳是婴儿的最佳食品。乳汁的分泌很大程度上依赖于哺乳时的吸吮刺激。此外，产妇的营养、睡眠、健康状态和精神状态都将影响乳汁的分泌。因此，应实施母婴同室，早开奶，按需哺乳。

（1）正确的哺乳姿势。以母亲舒适、松弛，婴儿快乐、满足为原则，可取坐位、仰卧位、侧卧位。方法为：婴儿身体转向母亲，紧贴母亲身体，腹贴腹，胸贴胸，婴儿下颏贴乳房。

（2）婴儿的正确含接姿势。婴儿嘴张开，嘴唇凸起，吸入乳头及大部分乳晕，吸吮时面颊鼓起，有节律地吸吮和吞咽。

8. 婴儿护理知识指导。

（1）出生24 h内的护理。

①保暖。婴儿体温调节中枢发育不完善，应根据季节采取保暖措施。

②观察面色。正常面色红润、呼吸均匀。如面色青紫或苍白，应立即清除呼吸道的分泌物，再予适当刺激使其啼哭，并及时通知医护人员。

③观察脐带有无渗血、出血。

④大小便情况。一般出生数小时即排尿，24 h内排黑绿色黏稠胎便，如24 h内无大小便，应及时告知医护人员。

⑤呕吐处理。因分娩时吞入羊水，出生后1～2天内常有呕吐，可见吐出白色黏液。因此婴儿应取侧卧位，观察呕吐的次数、量、性质，若呕吐频繁或吐出咖啡色液体，应及时通知医护人员。

（2）眼及口腔的护理。眼如有分泌物，可用盐水棉球自内眦向外轻轻拭净，按医生指导滴眼药水。口腔黏膜不宜擦洗，以免损伤感染。

（3）新生儿常见生理现象及应对措施。

①新生儿黄疸。生理性黄疸：于生后2～3天出现，4～5天为高峰，7～10天消退。多喂母乳即可，无需特殊处理。病理性黄疸：出生24 h内出现黄疸；血清胆红素每天上升5 mg/dL；血清胆红素大于12.9 mg/dL；黄疸持续时间长，超过4周或进行性加重，需转儿科治疗。

②新生儿乳房肿胀。因在母体内受垂体生乳素的作用，呈对称性肿大，10天左右自行消退，男女均可出现，不要挤压，以免感染。

③新生儿阴道出血。因母体雌激素对其影响中断所致，表现为一些女婴出生后阴道分泌白色或血性黏液，俗称"假月经"，不需治疗。

④新生儿红斑。常在生后2～3天出现，原因不明。皮疹呈大小不等、边缘不清的多形红斑，散布于头面部、躯干及四肢。婴儿无不适，1～2天内消失。

⑤新生儿色素斑。在新生儿的背部、臀部常有蓝绿色色斑，此为特殊色素细胞沉着所致，俗称"青记"或"胎生青痣"，随年龄增长而消退，无需治疗。

⑥新生儿脱水热。新生儿的体温调节中枢发育不完善，因天气炎热、包布过厚或液体摄入不足等因素引起的一时性体温升高称脱水热。对症处理，如减少包布，增加液体摄入量，洗温水澡，保持房间的通风及调整室温。

⑦生理性体重下降。婴儿出生后2～3天，由于进食量少，排出水分较多，而出现生理性体重下降。一般下降3%～9%，不超过10%，7～10天恢复到出生时的体重，个别长达2～3周。体重下降过多或恢复过迟，应考虑有病理原因的可能。

⑧斑状血管瘤。出生时即存在，发生率达50%。多发于后颈部、前额中央、上眼皮，直径几毫

米，大多在数月后消退。

⑨喉鸣。有些婴儿出生后即有喉鸣，表现为呼吸声较响，尤其是在吸气时。激惹、哭闹或哺乳时加重，安静睡眠时其声减低。患儿无不适感，多在3～4个月时发展到高峰，6个月至1岁内消失。

⑩粟粒疹。在足月成熟新生儿的鼻尖、鼻翼等处，常可见皮脂腺堆积形成针头样黄白色的粟粒疹，脱皮后自然消退。

（4）产瘤与血肿处理。产瘤是因分娩时胎头受产道的挤压，致先露部皮下组织水肿，产后2～3天消失；血肿是由于分娩时新生儿颅骨骨膜下血管破裂，血液积留在骨膜下所致，生后2～3天出现，3～8周消失。两者应防止揉擦、按压，头睡向健侧。

（5）脐部护理。保持清洁、干燥，尤其是洗澡后或大小便污染后要及时清洁擦干。脐带一般9～10天脱落，若脐轮发生红肿、分泌物多且有臭味，须找儿科医生诊治。

（七）出院指导

1. 适当的营养、休息、活动，保持良好的心境。

2. 坚持做产褥期体操。

3. 注意个人卫生和外阴部的清洁，不盆浴。

4. 产后42天母婴一起到医院复查，检查内容为全身情况、生殖器官恢复情况、乳房和乳汁分泌情况及婴儿发育情况等。

5. 产后检查无异常者可恢复性生活，但应落实避孕措施。

6. 有关新生儿指导。

（1）疫苗注射。乙肝疫苗：出生24 h内注射第一针，第二、三针分别于1个月、6个月到社区卫生站注射；卡介苗：出生24～48 h符合接种条件者予接种，3个月后到结核病所复查。

（2）脐带护理。每天沐浴后吸干脐部残端水渍，保持清洁、干燥，若分泌物多、脐周红肿则要及时就诊。

7. 学会新生儿沐浴和换尿布的技能。

第四节　异位妊娠

（一）疾病简介

受精卵在子宫腔以外的器官或组织中着床、发育者称异位妊娠或宫外孕。原因有慢性输卵管炎，输卵管发育不良，各种节育措施后，一些妇科疾病如子宫内膜异位症、子宫或输卵管肿瘤等。停经、腹痛、阴道出血为三大主要症状，若发生腹腔内急性出血则可出现晕厥与休克。治疗原则以手术为主，手术方式有切除患侧输卵管和保留（修补术）患侧输卵管两种。

（二）心理指导

宫外孕起病急、病情重，患者及其家属大多会担心手术后能否再怀孕，是否危及生命安全而产生忧虑、不安、恐惧、猜疑等情绪。医护人员应安慰、鼓励患者，解释手术的目的，为患者及其家属提供有关的资料，解除患者的顾虑，使其自动配合治疗。

（三）饮食指导

1. 除急诊手术外，术前一般应禁食6～8 h，以免引起术中呕吐。

2. 术后肛门未排气前，进流质饮食，戒糖、奶；肛门排气后进半流质饮食，逐渐过渡到普食；饮食以清淡、易消化、富于营养为原则。

（四）作息指导

1. 一经确诊，应绝对卧床休息，避免任何增加腹压的动作。

2. 腹腔镜手术患者术后2 h，可指导患者下床活动；开腹手术患者平卧6 h后医护人员评估患者体能恢复后，可指导其下床活动。

（五）用药指导

1. 输血以补充血容量。

2. 输液以维持体液平衡，纠正酸碱失衡。

3. 应用抗生素预防感染。

（六）特殊及行为指导

1. 配合进行如下检查。

（1）腹部检查。配合检查下腹部有无压痛、反跳痛及腹肌紧张度。

（2）妇科检查。配合检查阴道后穹隆是否饱满、触痛，宫颈有无抬举痛。

（3）后穹隆穿刺。若抽出不凝暗红色血则说明腹腔内积血，确诊为宫外孕。医生在操作时，患者不要随意移动臀部，以免造成误伤。

（4）妊娠试验。可查尿HCG定性或抽血查β-HCG。

（5）B超。对诊断有重要的意义。

（6）腹腔镜检查。在直视下观察腹腔和盆腔内脏器，可协助明确诊断。

2. 注意个人卫生，保持外阴清洁。

（七）病情观察指导

配合监测生命体征的变化，注意腹痛情况，有无恶心、呕吐、肛门坠胀感，留会阴垫，以便估计出血量，腹痛加剧、阴道出血增多时要及时告诉医护人员。

（八）出院指导

1. 注意保持外阴清洁和性生活卫生，术后避孕半年，可采用避孕套或节育环、服避孕药的方法。

2. 已生育者采取有效的避孕措施，防止再次发生宫外孕。

3. 未生育者要保持乐观情绪，下次妊娠时，需及时就医，检查是否正常。

第五节　妊娠高血压疾病

（一）疾病简介

妊娠高血压疾病（简称妊高征）是妊娠期特有的疾病，多发生于妊娠20周以后至产后72 h。主要表现为：高血压、水肿、蛋白尿，严重时可伴有头痛、眼花，甚至抽搐、昏迷而威胁母婴生命。

1. 分类。

（1）轻度子痫前期。妊娠20周后血压≥140/90 mmHg，24 h蛋白尿≥0.3 g或随机尿蛋白（+），可伴有上腹部不适、头痛等症状。

（2）重度子痫前期。血压≥160/110 mmHg，24 h蛋白尿≥2 g或随机尿蛋白（++），血肌酐＞106 μmol/L，血小板＜$100×10^9$/L，持续头痛或视神经障碍，持续上腹部不适。

（3）子痫。子痫前期孕妇抽搐，不能用其他原因解释。

2. 对母儿的影响。

（1）对孕产妇的影响。可发生急性左心衰、胎盘早剥、肺水肿、凝血功能障碍、脑出血、急性肾功能衰竭、重度妊高征、产后出血及产后衰竭等，甚至死亡。

（2）对胎儿的影响。由于子宫血管痉挛引起胎盘供血不足、功能减退，可致胎儿窘迫、宫内生长受限、死胎、死产或新生儿死亡。

3. 处理原则。妊高征的治疗原则为镇静、解痉、降压，适时终止妊娠。

（二）心理指导

妊娠高血压疾病的孕产妇及其家属大多会顾虑胎儿及孕产妇的安危，担心能否妊娠到足月，能否安全分娩，而产生焦虑、恐惧等情绪。医护人员应为患者及其家属提供有关的资料，告知病情虽危险，只要加强孕期保健，配合治疗、护理，大多数人是可以安全度过围产期的；医护人员应解除孕妇对分娩的恐惧心理，防止孕妇因情绪紧张引起交感神经兴奋、儿茶酚胺分泌增加而使血管痉挛，加重病情。

（三）饮食指导

采用三高一低饮食，即高蛋白、高钾、高钙、低钠饮食。高蛋白食物可以改善机体动脉血管的弹性。蛋白质中的甲硫氨酸、精氨酸、脯氨酸、牛磺酸还能促进钠盐排泄，起到降压作用；高钾食物，可促进钠盐排泄，调节细胞内钠钾比值，对降低高血压有重要意义；而母体血钙不足时，甲状旁腺激素代偿性分泌增加，使钙离子向细胞内流动，导致细胞兴奋性增强、血管平滑肌收缩，出现高血压。故认为从妊娠20周开始，每天补充钙剂2 g，可降低妊高征的发生；水肿者限制盐的摄入，每天不超过6 g。

（四）作息指导

保证每天有8～10 h的睡眠时间，卧床休息时可多取左侧卧位，因不仅可减轻右旋子宫对腹主动脉和下腔静脉的压力、增加回心血量，而且有利于维持正常子宫胎盘血液循环及肾血流量，改善肾功能；同时侧卧位能降低对血管紧张素Ⅱ的敏感性而降低血压，故对妊高征能起到防治作用。如发生子痫则应绝对卧床休息，抽搐时头偏一侧，保持呼吸道的通畅，防窒息。

（五）用药指导

1. 镇静药。镇静药的作用为保证患者休息，降低交感神经兴奋性，解除全身小动脉痉挛，使血压下降。

2. 解痉药。首选硫酸镁，使用时注意有无呼吸减慢、尿量减少及膝反射消失的表现，如有应及时告知医护人员。另外，不要随意调节滴速。

3. 降压药。应选用对母儿副作用较少的药。

4. 扩容药。可以改善重要器官的血液灌注量，以胶体为主，如：白蛋白、血浆，用药时注意配合观察呼吸、脉搏、血压、尿量。

5. 利尿药。主要有呋塞米、双氢克尿噻，使用时注意有无乏力、腹胀、肌张力减弱等症状。

（六）特殊指导

1. 有高危因素的孕妇于孕16～20周要及时行产前检查和按预约日期定期复查。

2. 轻度妊高征可在家休息或适当减轻工作，每天保证有2 h的午休；中度以上的妊高征患者需住院治疗。

3. 按要求配合准确留取24 h尿蛋白定量的标本。

（七）行为指导

1. 每天自数胎动。

2. 24 h出入量，包括：输液、吃喝的食物、汤、开水等入量及大小便、呕吐物等出量。

（八）病情观察指导

定时配合测量血压、脉搏、呼吸、胎心音，注意有无腹部不适，观察下肢水肿有无加重，有无自觉头晕、头痛、视物模糊、呕吐等症状。如出现头晕、头痛、目眩等自觉症状应及时报告医护人员。

（九）出院指导

1. 未分娩者。遵医嘱进行产前保健，自数胎动，注意有无胎动活跃或胎动减少、腹痛、阴道流血、头痛、头晕、呕吐、视物模糊等症状，如有异常应及时就诊。

2. 已分娩者。产后继续监测血压、肾功能情况，及时随诊，做好避孕措施。再次妊娠时要尽早接受孕期保健指导。

第六节　早　产

（一）疾病简介

妊娠满28周至不满37周之间终止妊娠者称为早产。其原因包括：母亲方面有急慢性疾病，子宫畸形，妊娠并发症如高血压综合征、胎盘早剥、前置胎盘等；胎儿方面有胎膜早破、多胎、羊水过多等。治疗原则为设法抑制宫缩，尽可能使妊娠维持接近足月，尽量提高围产儿的存活率。治疗方法有卧床休息和药物治疗。

（二）心理指导

早产的孕产妇及其家属大多会顾虑胎儿的安危，担心能否安全分娩，而且孕妇还常会自责，产生焦虑、不安、恐惧、猜疑等情绪。医护人员应指导孕产妇及其家属采取客观的态度，提供有关分娩准备的指导，增强其自信心。

（三）饮食指导

同妊娠期、分娩期和产褥期的饮食指导。

（四）作息指导

1. 卧床休息，以侧卧为宜，减少自发性宫缩，提高子宫血流量，改善胎盘功能，增加胎儿氧供与营养。

2. 避免诱发宫缩的活动，如：抬举重物、性生活等。

（五）用药指导

用药的目的是抑制子宫收缩使妊娠继续。

1. β-肾上腺素能受体兴奋剂。作用为降低子宫肌肉对刺激物的应激性，使子宫肌肉松弛，抑制子宫收缩。药物有利托君、苯氧丙酚胺、硫酸沙丁胺醇等。副作用主要有心跳加快、血压下降、血糖增高、恶心、出汗、头痛等。

2. 硫酸镁。镁离子能直接作用于子宫肌细胞，使平滑肌松弛。副作用为硫酸镁毒性反应，即硫酸镁过量可抑制呼吸和心跳。故使用硫酸镁要密切观察有无毒性反应，当呼吸<16次/min、尿量<25 mL/h、膝反射消失时，应及时配合医护人员静脉推注10%葡萄糖酸钙10 mL。

3. 前列腺素抑制剂。因前列腺素能刺激子宫收缩和软化宫颈，其抑制剂则有减少前列腺素合成的作用，从而抑制宫缩。常用药物有吲哚美辛、阿司匹林等。副作用为导致胎儿血液循环障碍。

4. 糖皮质激素。促进胎儿肺成熟。

（六）特殊及行为指导

1. 保持良好的身心状况，因突然的精神创伤也可诱发早产。

2. 对有高危因素如双胎、有早产史的孕妇，于妊娠晚期应加强保健，注意休息。

3. 安胎期间要自数胎动，发现异常及时告诉医护人员。

4. 早产儿器官发育欠成熟，各系统功能不健全，抵抗力低，易发生发绀、溢乳、低血糖、生理性黄疸较重、体温较低等现象。因此，应注意保暖和清洁卫生，观察面色、呼吸、进食情况，有异常及时告诉医护人员。

（七）病情观察指导

观察有无规律的子宫收缩，有无阴道血性分泌物，有无阴道流水等。如出现异常，及时告知医护人员。

（八）出院指导

1. 未分娩孕妇。出院后要做好孕期保健工作，加强营养，多卧床休息，保持平静的心态。有早产症状及时就诊。

2. 早产儿。按早产儿的特点认真、细致地护理婴儿。

3. 母乳喂养 早产儿消化系统对脂肪的吸收能力较差，母乳是最适合的食物，也可根据医疗需要添加早产儿特需的营养素。

4. 若新生儿不健康或死亡，则引导产妇及其家属认真接受治疗，在医生的指导下，结合身体情况，考虑再孕。

第七节 妊娠晚期出血

一、前置胎盘

（一）疾病简介

胎盘的正常附着处位于子宫体部，如果附着于子宫下段或覆盖于子宫颈内口，位置低于胎儿的先露部，称前置胎盘。其主要表现为妊娠晚期出现无痛性阴道流血，可引起产后出血、植入性胎盘、羊水栓塞、早产及围产儿死亡率高。治疗原则是止血，纠正贫血，预防感染。根据病情决定是否需尽快结束妊娠，分娩方式以剖宫产为主。分3型：完全性前置胎盘、部分性前置胎盘、边缘性前置胎盘。

（二）心理指导

针对胎盘附着的位置，向患者及其家属说明治疗的方法和效果，让患者及其家属有充分的心理准备，配合各种治疗和护理。

（三）饮食指导

多进食富含蛋白质、纤维、铁质的食物，因蛋白质能增强机体抵抗力，纤维可有效防止便秘，铁剂可提高血色素的水平。

（四）作息指导

出血期间绝对卧床休息，尽量取侧卧位。出血完全停止后可酌情下床活动并逐步增加运动量。

（五）用药指导

1. 输液，必要时输血以维持血液循环。

2. 口服硫酸亚铁以纠正贫血。

3. 反复阴道出血者需用抗生素预防感染。

（六）特殊指导

1. 严禁肛查和灌肠，慎做阴道检查，以免引起胎盘剥离面扩大或凝血栓脱落而致大出血。

2. 当大量阴道出血、反复出血或开始临产者，必须终止妊娠，方法以剖宫产为主，可迅速减少或制止出血。

（七）行为指导

1. 保留卫生垫，以准确测量出血量。

2. 保持外阴清洁，预防上行性感染。

3. 自数胎动。

（八）病情观察指导

观察阴道出血情况，配合监测生命体征、体温，及时发现休克或感染的征象。注意胎心音、胎动的情况，如有头晕、腹痛、宫缩、胎动异常应及时告诉医护人员。

（九）出院指导

1. 产后要观察恶露的量和气味，及时发现感染的征象。

2. 注意个人的卫生，保持外阴清洁。

3. 落实避孕措施。

二、胎盘早剥

（一）疾病简介

妊娠20周后或分娩期，正常位置的胎盘在胎儿娩出前部分或全部从子宫壁剥离，称胎盘早期剥离，简称胎盘早剥。主要表现为突然发生持续性腹痛和（或）及腰痛、腰酸，严重时可伴恶心、呕吐、出冷汗、血压下降等休克现象，可无阴道出血或只有少量阴道出血，子宫比妊娠月份大，胎位摸不清，胎心音弱小或消失。易导致弥漫性血管内凝血、产后出血、急性肾功能衰竭、胎儿宫内死亡等并发症，因而一旦确诊，应及时终止妊娠。根据出血的程度和方式分为3型：显性剥离、隐性剥离、混合性剥离。

（二）心理指导

因该病起病急、发展快，若不及时处理，可威胁母儿生命，故患者及其家属易产生紧张、恐惧、无助的情绪。医护人员应根据胎盘剥离程度，说明治疗的方式和效果，让患者及其家属有充分的心理准备，以取得其理解和配合各种治疗和护理。对出血无法控制行全宫切除者应强调手术的必要性，并加强护患沟通，帮助患者树立生活的信心。

（三）饮食指导

1．一经确诊，应禁食，配合做好手术准备。

2．术后肛门未排气前，进流质饮食，戒糖、奶；肛门排气后进半流质饮食，并逐渐过渡到普食。

3．产后饮食以清淡、易消化、富于营养为原则。

（四）作息指导

1．确诊后分娩前应绝对卧床休息。

2．阴道分娩者于产后8 h可下床活动，但要注意有无头晕，因产妇失血多，较虚弱。

3．术后的活动视产妇具体情况而定，由医护人员评估后可指导下床活动，以产妇不感疲劳为宜。

（五）用药指导

1．静脉输液、输血补充血容量，纠正休克。

2．分娩后使用宫缩剂，以加强子宫收缩。

3．应用抗生素预防感染。

（六）特殊及行为指导

1．B超检查。适应于临床检查不能确诊者。

2．配合抽血查血常规及凝血功能状态，以了解出血量和凝血功能。留尿行常规检查，以了解肾脏情况。

3．分娩前若出现腹痛、腰酸痛加剧或出冷汗、头晕、心悸等症状，要及时告知医护人员。

（七）病情观察指导

1．配合监测生命体征、阴道流血情况，观察宫底高度及胎心音等。如出现突然大出血，应及时告知医护人员。

2．并发症的观察。

（1）弥漫性血管内凝血（简称DIC）与凝血功能障碍。观察有无皮下、黏膜或注射部位出血，子宫出血是否不凝。

（2）产后出血。产后子宫收缩乏力或凝血功能障碍均可发生产后出血，故胎盘早剥者产后要密切观察子宫收缩的情况和配合抽血查凝血功能。

（3）急性肾功能衰竭。失血过多、休克时间长及DIC均可影响肾的血液供应，出现少尿或无尿。因此，应配合记录24 h出入量，监测肾功能。

（八）出院指导

1. 由于产前及产时出血，产妇体质较虚弱，出院后注意休息和保证足够的营养。增强体质，防止受凉感冒。

2. 其他同产褥期健康教育。

第八节　胎膜早破

（一）疾病简介

在临产前胎膜破裂，称为胎膜早破。孕妇突感较多液体自阴道流出，腹压增加时更明显。原因有胎位不正或骨盆狭窄、羊膜腔内压力过高、宫颈内口松弛、创伤、妊娠后期性交、胎膜发育不良等。其对母儿的影响为诱发早产、增加宫内感染及产褥感染；胎儿吸入感染的羊水可发生胎儿性肺炎、胎儿宫内窘迫，脐带脱垂发生机会也增加。处理原则：

1. 妊娠足月无感染征象又未临产，可观察12～18 h后予行引产术。

2. 若未足月，未临产而又无感染征象且孕妇迫切要求保胎者，可严密观察；保持外阴清洁，适当延长胎龄。

3. 若有感染征象要及早结束妊娠。

（二）心理指导

针对孕妇具体情况，说明处理的方式及效果，让孕妇及其家属有充分心理准备，避免产生精神紧张、恐惧等情绪，主动配合各种治疗和护理。

（三）饮食指导

同产前、产时及产后的饮食。

（四）作息指导

若为胎膜早破且胎头高浮者，需绝对卧床休息；分娩后按产褥期的作息指导。

（五）用药指导

1. 需在严密监测胎心音及宫缩下应用催产素，根据宫缩情况调节滴速，不能随意调节滴数，以免引起过强宫缩。

2. 分娩结束后，按医嘱使用抗生素预防感染。

（六）特殊及行为指导

1. 胎膜已破且胎头高浮者应绝对卧床休息，以防脐带脱垂。

2. 每天接受测体温4次，外阴抹洗2次，勤换会阴垫。

3. 破膜超过24 h者，产后取胎盘、胎膜及新生儿口鼻分泌物做细菌培养加药敏试验，以指导产后用药。

4. 如发生脐带脱垂，需做好立即行剖宫产的心理准备，除非胎儿已死亡。

5. 每天自数胎动。

（七）病情观察指导

配合监测胎心音的变化，观察羊水的性状，注意有无临产、脐带脱垂，如有异常及时告知医护人员。

（八）出院指导

同产褥期健康教育。

第九节 妊娠合并内科疾病

一、妊娠合并心脏病

（一）疾病简介

妊娠合并心脏病是产科严重的并发症。妊娠和分娩常可加重心脏负担，其危险时期为：①妊娠32～34周，此期血容量比未妊娠时增加30%～45%；②分娩期由于大量血液进入体循环，使心脏负担加重；③产后24～48 h内，总循环量增加15%～25%。故对处在以上3期的孕产妇应特别重视。其对母儿的影响取决于病变程度和心脏的代偿功能、医疗及护理技术等。如发生心力衰竭，则可导致流产、早产、胎儿宫内发育迟缓、宫内窘迫、死亡。分娩方式根据心功能的级别、病变程度和头盆比例等决定，剖宫产术适应于心功能≥Ⅱ级以上心功能不全者。

（二）心理指导

妊娠合并心脏病的孕产妇及其家属大多会因顾虑胎儿及孕产妇的安危，担心能否妊娠到足月、能否安全分娩而产生焦虑、恐惧等情绪。医护人员应为患者及其家属提供有关心脏病和妊娠的资料，告知其配合治疗、护理，大多数人是可以安全度过围产期的，并为其提供有关分娩准备的指导，增强其自信心。

（三）饮食指导

给予高蛋白、高维生素、含铁高的食物，每天铁的需要量在25～35 mg，可多进食瘦肉、动物血、肝脏、黑木耳、海带、香菇等，但要减少脂肪的入量，控制体重，整个孕期体重增加不超过10 kg，以免增加心脏负担。孕4个月开始限盐，每天量不超过4 g。

（四）作息指导

休息要充分，每天至少10 h睡眠时间，采取侧卧位或半坐卧位；保持生活规律，避免情绪过度激动或过度劳累。

（五）用药指导

1. 孕期除补充铁和维生素外，按病情需要给予强心剂及抗生素。

2. 根据病情需要使用抗生素、吗啡或苯巴比妥钠等。

3. 应控制输液速度。

（六）特殊及行为指导

1. 胎儿娩出后立即在腹部放置1 kg的沙袋，并持续24 h，是为防腹压骤降而诱发心力衰竭。

2. 预防便秘。因产前、产后卧床时间长而活动少，易发生便秘。应鼓励患者多吃蔬菜，多饮水，必要时予缓泻剂或开塞露。

3. 定期产前检查。孕20周前每2周1次，之后每周1次。

（七）病情观察指导

注意有无早期心力衰竭的症状，如胸闷、气急、心悸等，或半夜感胸闷需开窗呼吸新鲜空气，或出现咳嗽、吐粉红色泡沫痰等。

（八）出院指导

1. 注意休息，避免过度劳累。

2. 选择有效的避孕措施，心功能Ⅲ级或以上者宜行节育术。

3. 心功能Ⅰ～Ⅱ级者鼓励并指导其母乳喂养，心功能Ⅲ级或以上者宜退奶，指导家属协助人工喂养。

4. 继续监测心功能，不适随诊。

5. 其他同产褥期的出院指导。

二、妊娠期糖尿病

（一）疾病简介

妊娠期糖尿病可分为两种：一种是在原有糖尿病的基础上合并妊娠，另一种是妊娠期发现或发生的糖代谢异常。糖尿病的孕妇易发生妊娠高血压综合征、子痫、胎盘早剥、羊水过多、产后出血和泌尿生殖系感染，而新生儿多为巨大儿。治疗原则为积极控制血糖（饮食控制为主）和加强胎儿监护，孕妇一般在妊35周左右住院待产，根据胎儿大小、胎龄、肺成熟度、胎盘功能及糖尿病病情决定终止妊娠的时间和方式。

诊断标准为：

1. 空腹血糖≥5.1 mmol/L。

2. 餐后1 h血糖≥10.0 mmol/L。

3. 餐后2 h血糖≥8.5 mmol/L。

以上任意一项达到标准即可诊断。

（二）心理指导

妊娠合并糖尿病的孕产妇及其家属大多会顾虑胎儿及孕产妇的安危，担心能否妊娠到足月、能否安全分娩，而且糖尿病是终生疾病，需长期治疗，故产生焦虑、不安、恐惧等情绪。医护人员应为患者及其家属提供有关糖尿病和妊娠的资料，告知要加强孕期保健，合理的生活起居，配合饮食、治疗及护理，大多数人是可以安全度过围产期的，并为其提供有关分娩准备的指导，增强其自信心。

（三）饮食指导

饮食治疗是基础治疗措施，它能降低血糖，减轻胰岛细胞的负担，控制空腹血糖范围3.3～3.5 mmol/L，餐后2 h血糖控制在6.7 mmol/L以下，饮食注意补充维生素、钙、铁，每餐饮食中搭配高纤维素食品可减缓糖吸收，适当限制盐和含糖多的食物。具体的膳食搭配要遵从医生和营养师的安排。

（四）作息指导

运动能促进糖的氧化利用，增加胰岛素的敏感性。可在医生的指导下选择运动方式和运动量，以不感到疲劳为宜。运动方式有散步、轻的家务劳动等，为避免发生低血糖，最好选择在饭后进行，外出运动时应随身携带少量糖果类食物备用。

（五）用药指导

1. 口服的降糖药可通过胎盘影响胎儿，故不用。

2. 准确应用胰岛素，一般孕妇胰岛素的需要量为非孕时的1倍，但个体差异很大，因此要调节剂量。

3. 为促进胎儿肺成熟，遵医嘱使用地塞米松。

（六）特殊及行为指导

1. 产前检查。孕早期每2周1次，中、晚期每周1次。血糖控制欠佳者应提早住院。

2. 配合抽血查血糖和留尿查尿糖。

3. 低血糖的表现。当出现心慌、手抖、出汗、饥饿、反应迟钝等症状时，应立即进食。

4. 注意口腔及皮肤的卫生，发生疖肿或泌尿生殖系等感染要及时告诉医护人员。

5. 自数胎动。

6. 测四段血糖。

（七）病情观察指导

1. 观察有无外阴瘙痒、低血糖、胎动减少，产后子宫收缩是否良好，体温正常与否。

2. 新生儿观察其呼吸是否平顺，监测血糖是否正常。

（八）出院指导

1. 保持清洁，有感染者应及时回院治疗。

2. 指导产后随访，定期复查血糖、尿糖。

3. 若新生儿不健康或死亡，则指导产妇及其家属认真接受治疗，在医生的指导下，结合病情，考虑再孕。

4. 其他同产褥期的出院指导。

第十节　分娩期并发症

一、产　后　出　血

（一）疾病简介

胎儿出生后24 h内阴道出血量超过500 mL者，称为产后出血。原因有：

1. 宫缩乏力常见于产程过长、产妇过度紧张、前置胎盘、羊水过多、双胎、巨大儿、应用过量镇静剂等。

2. 胎盘因素如胎盘剥离不全、粘连、嵌顿、植入、残留等。

3. 软产道裂伤常与急产、胎肩与胎头娩出过快、手术助产操作不当等有关。

4. 凝血功能障碍，如血友病、重症肝炎、死胎、胎盘早剥、重度妊高征、羊水栓塞等。治疗原则是迅速止血，纠正失血性休克及控制感染。

（二）心理指导

针对产后出血的原因，向患者及其家属说明处理的方法及效果，让患者有充分的心理准备，配合各种治疗和护理。对需行手术切除子宫者应强调手术的必要性，在进行紧急抢救的过程，及时如实向家属交代病情，以取得理解和配合。

（三）饮食指导

加强营养，纠正贫血。饮食以清淡、易消化为宜，可进食高热量、高蛋白、高维生素的食物，如牛奶、豆浆、蛋类、鱼类、肉类、动物内脏、蔬菜、水果等。

（四）作息指导

失血多者，予卧床休息，评估产妇身体恢复情况，再指导其逐渐增加下床活动量，注意在刚起床时要预防头晕摔倒。

（五）用药指导

按医嘱予宫缩剂、输血、输液及抗生素的应用。

（六）特殊指导

1. 胎盘娩出后，产妇继续在产房观察2 h，因80%的产后出血发生在此阶段。若自觉阴道流血多或出现头晕、心悸、出冷汗症状，要立即告知医护人员。

2. 配合采用止血方法。

（1）宫缩乏力。给予加强宫缩，方法有按摩子宫、应用宫缩剂；如无效时即行宫腔填塞、子宫动脉或髂内动脉栓塞、子宫切除等。

（2）胎盘因素。根据不同情况行徒手剥离胎盘术或清宫术，若胎盘植入考虑行子宫切除术。

（3）软产道裂伤。止血的有效措施是及时准确地修补缝合。

3. 注意保持静脉通道的畅通。

（七）行为指导

1. 阴道产者产后4 h内要自解小便，医护人员检查膀胱排空情况，以免膀胱过胀影响子宫收缩而导致大出血。

2. 产后24 h内保留会阴垫，以便准确测量出血量。

3. 保持外阴清洁、干燥，勤换卫生垫和内衣裤。

4. 早期哺乳可刺激子宫收缩，减少阴道流血量。

（八）病情观察指导

配合测量生命体征，观察阴道流血量，如有面色苍白、出汗、心慌、尿少或发生寒战、恶心、呕吐等休克症状及肛门坠胀、局部疼痛等软产道血肿的现象，应立即告知医护人员。

（九）出院指导

1. 注意保暖，少去公共场所。
2. 继续观察子宫复旧及恶露情况，有异常要及时就诊。
3. 保证足够休息和合理营养。
4. 注意增强体质，加强锻炼。
5. 视具体情况进行母乳喂养。

二、羊水栓塞

（一）病因简介

羊水栓塞是指在分娩过程中羊水进入母体血液循环引起肺栓塞、休克和发生弥漫性血管内凝血（DIC）等一系列严重症状的综合征，产妇死亡率高达80%左右。其病因有宫缩过强、子宫有开放性血管如宫颈裂伤、前置胎盘、胎盘早剥及剖宫产术等。表现为破膜后突然发生呼吸困难、发绀、循环衰竭、休克及昏迷、全身黏膜充血、阴道大出血且不凝固。治疗原则是抗休克，解除肺动脉高压，控制心力衰竭，纠正凝血障碍，防治肾功能衰竭。

（二）心理指导

针对羊水栓塞发病突然、病情凶险、进展快的特点，向家属说明抢救的方法和效果，让家属有充分心理准备，避免产生愤怒、责怪、不理解的情绪。同时，向家属讲清产妇的实际情况，适当时候允许家属陪伴产妇，以取得其谅解，更好地配合抢救。

（三）饮食指导

1. 产妇未清醒前禁食。
2. 产妇清醒后病情稳定且非手术者可进流质或半流质食物，第2天即可普食。
3. 行剖宫产或全宫切除者手术当天禁食，术后第1天进流质饮食，肛门排气后可进半流质饮食、普食。
4. 饮食应多样化，以高蛋白、高热量、富含铁质及易消化为宜，以提高产妇的食欲，补充及维持机体能量需要。

（四）作息指导

病情未稳定期间须卧床休息；恢复期可逐渐增加活动量，但必须防止过度劳累。

（五）用药指导

1. 迅速静脉输液、输血，以补充血容量。
2. 应用罂粟碱、酚妥拉明、阿托品、氨茶碱等缓解肺动脉高压。
3. 予大剂量肾上腺激素抗过敏。
4. 用碱性药物如5%碳酸钠静脉滴注以纠正酸中毒。
5. 用强心药如去乙酰毛花苷静脉推注控制心衰。
6. 补充凝血因子、肝素等治疗凝血功能障碍。

（六）特殊及行为指导

1. 产妇未清醒前去枕平卧头偏一侧，保持呼吸道的通畅，并用面罩正压给氧。
2. 配合锁骨下静脉穿刺留置导管测定中心静脉压及输液。
3. 尿管的观察。保持通畅，准确记录尿量，若每小时尿量少于17 mL或24 h少于400 mL则为急性肾功能不全。

（七）病情观察指导

监测生命体征，观察阴道出血情况，血液是否不凝；观察全身皮肤有无出血点，针眼有无渗血；尿量有多少。如果异常，即通知医护人员立即治疗。

（八）出院指导

1. 视具体情况，定时随访，检查心、肺、肾功能恢复情况。

2. 产褥期仍要加强营养，保证休息。

第十一节　异常产褥

一、产褥感染

（一）疾病简介

产褥感染是指分娩时及产褥期生殖系统受病原体感染，引起局部和全身的炎性变化。常见原因为产妇体质虚弱、营养不良、孕期贫血、妊娠晚期性生活、胎膜早破、自身抵抗力下降、卫生意识差、接生者缺乏无菌观念、其他部位的炎症累及、胎盘残留和产后营养不良等。表现为会阴、阴道、宫颈伤口红肿、压痛、化脓、恶露有臭味，严重可伴寒战、高热、下腹疼痛或全腹剧痛。治疗方法有供给足够的营养，及时治疗局部感染灶和合理使用抗生素。

（二）心理指导

产褥感染常导致产妇极度不舒适，加上产褥期还要照顾婴儿，因而易产生焦虑、烦躁、恐惧等情绪。医护人员应针对感染发生的部位，说明治疗的方法和效果，告知保持良好卫生习惯、配合治疗与护理，是可以治愈的。

（三）饮食指导

给予高热量、高蛋白、高维生素的饮食。高热期多饮水，进食易消化的流质或半流质饮食。

（四）作息指导

卧床休息时应取半坐卧位，能活动者可多活动，有利于恶露的排出和使炎性渗出物局限。

（五）用药指导

1. 抗感染，按药敏试验选用有效抗生素。

2. 高热时予静脉输液以补充足够水分，维持体液平衡。

3. 必要时营养支持治疗。

（六）特殊指导

1. 宫腔内胎盘残留者，应接受清除宫腔内残留物的手术，有盆腔脓肿形成时应配合切开排脓或引流。

2. 会阴伤口感染者应拆除缝线，清理伤口，每次大小便后抹洗会阴；产后10天子宫内口关闭后予1∶5 000高锰酸钾溶液坐盆，用开水稀释，温度为40～50 ℃，每天2次，每次20 min。

（七）行为指导

1. 保持外阴及全身皮肤的清洁卫生，勤换卫生垫。

2. 高热时予物理降温，多喝汤、开水。

3. 做好消毒隔离的工作，高热时停止哺乳。

4. 保持大小便通畅，以减轻盆腔充血。

（八）病情观察指导

定时配合测量体温，观察恶露的气味，观察生殖器官有无炎症的表现，切口有无红肿、化脓，是否有腹部压痛、腹肌紧张及反跳痛，如有异常及时告诉医护人员。

（九）出院指导

1. 保持居室通风良好、空气新鲜。

2. 保证足够休息及合理营养。

3. 建立良好的个人卫生习惯，勤更换会阴垫。

4. 正确的乳房护理，保持清洁及乳腺管通畅，以防发生乳腺炎。

5. 如有发热、腹痛、恶露异常等要及时就诊。

二、产褥期精神障碍

（一）疾病简介

分娩后，由于体内激素水平的变化，身体各系统的生理性复原、产妇角色的变化及伴随而来的职责增加，且初为人母者是个富有压力的时期。如不能进行有效的心理调适，则可发生产褥期精神障碍。常见的类型及表现：

1. 产后沮丧。发生率为50%~70%，于产后第3~4天出现，5~14天为高峰期。表现为情绪的改变如情绪不稳定、易哭、情绪低落、感觉孤独、疲劳、失眠等。

2. 产后抑郁。发生于分娩后数周或数天。表现为注意力不集中、乏力、对事物缺乏兴趣、无用感、担心不能照顾婴儿，严重者可有自我伤害或伤害婴儿的行为。

3. 产后精神病。多发生于产后数天至4~6周。症状与一般精神错乱相似，如不能休息、烦躁、幻想、思维障碍、错乱行为等。

（二）心理指导

因该病对婴儿及家庭均可产生不良影响，严重地影响夫妻关系及家庭的安宁。医护人员应针对产妇出现的心理症状说明治疗护理的方法，使产妇及其家属有心理准备，并让其了解产褥初期由于过度疲劳、不舒适、内分泌变化等可导致情绪的改变，只要及时调适和适当治疗，是可以治愈的。

（三）饮食指导

同产褥期的饮食。

（四）作息指导

与产褥期作息相同，但要保证每天有8~10 h的睡眠时间。

（五）用药指导

常用的抗抑郁药物有碳酸锂、氟西汀或帕罗西汀，服药期间停止母乳喂养。

（六）特殊及行为指导

1. 产后沮丧主要给予支持、照顾，让产妇表达自己的感情，允许哭泣，促进和帮助产妇适应母亲角色，鼓励配偶及其家属为产妇提供良好的社会支持。

2. 产后抑郁则视产妇的具体情况，采用心理治疗及抗抑郁治疗。

3. 产后精神病除接受心理治疗外，还同时在精神专科的医生指导下予抗精神病治疗。

（七）病情观察指导

家属应学会观察产妇情绪的变化，注意产妇对婴儿的喜恶程度，观察母婴之间的交流及与其他人交流的情况，是否有孤独感，是否有伤害行为。

（八）出院指导

1. 教会产妇家属照顾产妇和婴儿。

2. 家属应为产妇提供良好的支持，如协助照顾婴儿，避免对产妇的不良刺激等。

3. 保证充足的休息和睡眠。

4. 定期就诊复查，及时调整药物的剂量。

（关桂梅 徐敏 李绮薇）

第六编　儿科健康教育指南

第一章　儿科常见疾病的健康教育

第一节　儿科呼吸系统常见疾病的健康教育

一、急性上呼吸道感染及高热惊厥

（一）疾病简介

急性上呼吸道感染简称上感，俗称感冒，是小儿最常见的疾病，各种病毒和细菌均可引起，但以病毒为多见。婴幼儿局部症状常不显著而全身症状重，可骤然起病，高热、咳嗽、食欲差，可伴有呕吐、腹泻、烦躁，甚至高热惊厥。年长儿症状较轻，常于受凉后1～3天出现鼻塞、喷嚏、流涕、干咳、咽痛、发热等。高热惊厥首次发作多见于6个月到3岁的小儿，多数表现为高热时呈全身性强直-阵挛性发作，持续数秒至10 min。

（二）心理指导

因为反复高热，甚至惊厥，家长往往会产生焦虑、紧张的情绪，医护人员应及时给予降温措施，安慰家长，说明疾病的发展过程及预后，减轻家长焦虑情绪，同时宣教疾病的防治知识，取得家长的配合和理解。

（三）饮食指导

发热期宜给流质食物或软食，多饮水，吃奶的婴儿应少量多次喂奶，以免导致吐泻等消化不良症状。惊厥发作时宜禁食。

（四）作息指导

注意环境安静，尽量减少惊动患儿，使其保证足够的休息时间。如鼻咽分泌物过多时，可取俯卧位。

（五）用药指导

以支持疗法及对症治疗为主，预防并发症。常用药物为抗病毒药物及抗菌药物。高热时可予物理降温及药物降温，惊厥时可予镇静、止惊处理。必要时静脉补充营养和水分。

（六）特殊指导

惊厥发作时，应及时松开患儿的衣物，取仰卧位头偏向一侧，及时清理口鼻分泌物，保持呼吸道通畅，抽搐时用纱布或软布等包裹硬物放置于上下齿列之间防止咬伤舌头。

（七）病情观察指导

1. 注意观察体温的变化。
2. 经常检查患儿口颊黏膜及皮肤情况，及时发现麻疹、猩红热等急性传染病。

（八）出院指导

1. 加强锻炼，增强机体抵抗力。
2. 根据天气情况及时增减衣服，避免着凉。
3. 提倡母乳喂养，防治佝偻病及营养不良。
4. 避免去人多拥挤的公共场所。

5. 有高热抽搐史者，出现高热时要积极降温。

二、小 儿 肺 炎

（一）疾病简介

肺炎是指不同病原体或其他因素（如吸入羊水、油类或过敏反应）等所引起的肺部炎症。主要表现为发热、咳嗽、气促、呼吸困难和肺部固定性中、细湿啰音。重症患者可累及循环系统、神经系统及消化系统，并出现相应的临床症状，如中毒性脑病及中毒性肠麻痹等。

（二）心理指导

患儿可能因为发热、缺氧等不适及环境陌生产生焦虑和恐惧，表现为哭闹及易激惹等，应及时退热及吸氧，减轻患儿的不适，并安抚家长紧张的情绪，告知只要治疗及时，护理得当，疾病可痊愈。还应及时解答疑问，提供疾病的相关护理知识。

（三）饮食指导

给予高热量、高蛋白、易消化的食物，以供给足够的营养。应少量多餐，避免给油炸食物及产气食物，以免造成腹胀，妨碍呼吸。哺喂时应耐心，喂食时应将头部抬高或抱起，以免呛入气管引起窒息。必要时予静脉营养。鼓励患儿多饮水。

（四）作息指导

急性期应卧床休息，尽量使患儿安静，避免哭闹。恢复期可逐渐恢复活动，保证充足的休息，避免过度劳累。

（五）用药指导

1. 明确为细菌感染或病毒感染继发细菌感染者应使用抗生素。一般用药时间应持续至体温正常后5～7天，症状、体征消失后3天停药。

2. 高热患儿可给予物理降温，口服布洛芬等。

3. 给予止咳化痰药物及雾化吸入。

4. 补液维持电解质平衡，纠正酸碱平衡。

5. 必要时予静脉营养。

6. 静脉输液时要注意补液速度，避免过快造成心力衰竭。

（六）病情观察指导

1. 定时监测生命体征的变化，包括体温、心率、呼吸、血压等。

2. 观察是否有缺氧的表现，如口周、甲床有无青紫，鼻翼有无扇动，是否张口呼吸、点头呼吸，有无三凹征等。

3. 有心力衰竭的患儿要严格记录24 h出入量。

4. 密切观察患儿意识、瞳孔及肌张力的变化，出现异常及时抢救。

5. 观察有无腹胀、肠鸣音是否减弱或消失、呕吐的性质、是否有便血等，以便及时发现中毒性肠麻痹及胃肠道出血。

（七）出院指导

1. 保持居室通风良好，空气新鲜。

2. 加强锻炼，增强机体抵抗力，婴幼儿多晒太阳。

3. 根据天气情况及时增减衣服，避免着凉。

4. 避免接触有呼吸道感染的患者。

5. 保证足够的休息及合理的营养，正确添加辅食。

6. 小儿咳嗽及发热时避免接种疫苗。

三、小儿支气管哮喘

（一）疾病简介

简称哮喘，是由嗜酸性粒细胞、肥大细胞和T淋巴细胞等多种细胞参与的气道慢性炎症，具有气道高反应性特征。临床表现为反复发作的喘息、呼吸困难、胸闷或咳嗽等症状。常在夜间和（或）清晨发作、加剧，可自行缓解或治疗后缓解。以1～6岁患病较多，大多在3岁内起病。

（二）心理指导

因本病反复发作，症状严重时有濒死、恐惧感，使家长及患儿有较重的精神负担，应及时给予关心和鼓励，向患儿家长解释哮喘的诱因、治疗过程和预后，帮助建立信心，取得患儿和其家长的积极配合。

（三）饮食指导

鼓励患儿多饮水，避免食用可能引起过敏的食物，如海鲜、含色素及防腐剂的食物。

（四）作息指导

1. 给患儿提供一个安静、舒适的环境以利于休息，护理操作应尽可能集中进行。

2. 患儿的活动量应依病情而定，逐渐增加。

（五）用药指导

1. 糖皮质激素是治疗哮喘的首选药物，可雾化吸入、口服、静脉滴注，使用时要注意观察药物的副作用，嘱患儿应严格按照医嘱按时、按量使用，不可随意停药或减药，口服时应选择饭后服用。

2. 使用支气管扩张剂时，注意观察患儿是否有心动过速、恶心、头晕等副作用。

3. 合并感染时使用抗生素治疗。

（六）特殊指导

指导呼吸运动，以加强呼吸肌功能，在执行呼吸运动前，应先清除呼吸道分泌物。

1. 腹部呼吸运动方法。平躺，双手平放在身体两侧，膝弯曲，脚放平；用鼻连续吸气并放松上腹部，但胸部不扩张；缩紧双唇，慢慢吐气直到吐完。重复以上动作10次。

2. 向前弯曲运动方法。坐于椅上，背伸直，头向前向下低至膝部，使腹肌收缩；慢慢上升躯干并由鼻吸气，扩张上腹部；胸部保持直立不动，由口将气慢慢吹出。

3. 胸部扩张运动。坐在椅上，将手掌放在左右两侧的最下肋骨上；吸气，扩张下肋骨，然后由口吐气，收缩上胸部和下胸部；用手掌下压肋骨，可将肺底部的空气排出。重复以上动作10次。

（七）病情观察指导

监测生命体征，注意呼吸困难的表现和病情变化。若出现意识障碍、呼吸衰竭等及时给予机械呼吸。若患儿出现发绀、大汗淋漓、心率增快、血压下降、呼吸音减弱等表现，应及时报告医生。

（八）出院指导

1. 指导家长给患儿增加营养，多进行户外活动，多晒太阳，增强体质，预防呼吸道感染。

2. 指导患儿及其家长确认哮喘发作的诱因，避免接触可能的过敏原，去除各种诱发因素。

3. 教会患儿及其家长对病情进行监测，辨认哮喘发作的早期征象、发作表现及掌握适当的处理方法。

4. 教会患儿及其家长正确使用预防与快速缓解的药物，正确安全用药。

（李智英　刘晓红）

第二节　儿科泌尿系统常见疾病的健康教育

一、急性肾小球肾炎

（一）疾病简介

简称急性肾炎，是由于感染后免疫反应引起的急性弥漫性肾小球炎性病变，主要表现为急性起病，多有前驱感染，血尿、水肿、蛋白尿和高血压。常发生于溶血性链球菌感染之后。多见于5～14岁的小儿，特别是6～7岁，男女比例2∶1。本病为自限性疾病，预后良好。

（二）心理指导

因本病起病急，家长缺乏对疾病的了解，故容易表现紧张、焦虑的情绪，患儿因中断学习和日常与同伴的玩耍，也会产生紧张、忧虑、抱怨等心理，应宣教疾病相关知识，取得患儿和其家长的理解和配合。

（三）饮食指导

1. 尿少水肿期应限制钠盐的摄入，严重病例钠盐限制在60～120 mg/（kg·d）。
2. 有氮质血症时应限制蛋白质的入量，每天0.5 g/kg。
3. 供给高糖饮食以满足患儿能量需求。
4. 一般不用严格限水，除非严重少尿或者循环充血。
5. 在尿量增加、水肿消退、血压正常后，可恢复至正常饮食。

（四）作息指导

起病2周内应卧床休息，待水肿消退、血压降至正常、肉眼血尿消失后，方可下床轻微活动或户外散步。

（五）用药指导

1. 使用抗生素，最好是青霉素类的药物控制链球菌感染和清除病灶。
2. 对症治疗予以利尿、降压等处理。

（六）病情观察指导

1. 观察尿量、尿色，准确记录24 h出入量，应用利尿剂时每天测体重，每周化验尿常规2次。
2. 观察血压的变化。
3. 密切观察呼吸、心率、脉搏等变化，警惕严重循环充血的发生。

（七）出院指导

1. 出院后每周复查尿常规1次，病程2个月后改为每月1次，随访时间为半年，未正常者应延长随访时间。
2. 患病后1～2个月内活动量宜加限制，3个月内避免剧烈活动。尿内红细胞减少、血沉正常可上学，但要避免体育活动；Addis计数正常后可恢复正常生活。
3. 发生了上呼吸道感染或皮肤感染后，应及早应用抗生素彻底治疗。

二、小儿肾病综合征

（一）疾病简介

肾病综合征是指由于多种病因引起的肾小球滤过膜通透性增高，导致大量血浆蛋白从尿中丢失所引起的一组临床症候群，以大量蛋白尿、低蛋白血症、高脂血症及不同程度水肿为特征。按病因可分为先天性、原发性和继发性3类。原发性肾病病因不明，按临床表现分为单纯性肾病和肾炎性肾病，其中以单纯性肾病多见。继发性肾病是指在诊断明确的原发病基础上出现肾病表现，多见于过敏性紫癜、系统性红斑狼疮和乙型肝炎等。先天性肾病少见，多见于新生儿或生后6个月内起病。

（二）心理指导

因本病病程长，病情易反复，治疗用药的副作用大，患儿及其家长会产生疑虑不安、急躁等心理，因此，要多开导患儿及其家长，介绍疾病的相关知识，鼓励他们，帮助其树立信心。在治疗和护理过程中多主动关心、体贴，同时注意保护患儿的隐私。平时多与患儿及其家长沟通，多倾听他们的心声，及时排忧解难，使患儿克服恐惧、焦虑的心理，配合治疗和护理，坚持系统正规的治疗。

（三）饮食指导

1. 水分的摄入。

（1）无明显水肿时不需要限制水分的摄入，按平常量摄入即可。

（2）出现肾功能不全时需要严格限制入水量，同时做好详细的记录。

2. 盐的摄入。

（1）选用普通食盐，禁止使用"代盐（钾盐）"，因其长期使用可引起高钾血症。

（2）水肿时予低盐饮食，＜2 g/d，量约1/2矿泉水瓶盖。

（3）无水肿时清淡饮食即可，忌食腌制品、罐头食品、话梅、咸菜、味精及食碱等，但不可戒盐，因为长期无盐饮食可导致低钠血症，严重可引起休克。

（4）使用利尿剂的患儿应根据抽血生化的结果由医生指导盐的摄入。

3. 蛋白质。

（1）宜选用优质蛋白，如：鱼、鸡蛋、牛奶、瘦肉、鸡肉等，大豆也可以适量食用。

（2）在无肾功能衰竭时，可给予优质蛋白质饮食 $[1 \sim 1.5\ g/(kg \cdot d)]$。

（3）出现慢性肾功能损害时，则应低蛋白饮食 $[<0.65\ g/(kg \cdot d)]$。

4. 脂肪及胆固醇。

（1）宜低脂饮食，多吃鱼肉、禽肉，少吃畜肉。

（2）宜采用低胆固醇饮食，少吃动物脑、动物内脏、蚌肉、墨鱼（乌贼）、鱿鱼、蟹黄等。

5. 维生素及微量元素。

（1）多吃水果、蔬菜，补充维生素及微量元素，忌食杨桃，慎食芒果、菠萝。

（2）在使用利尿剂期间，肾功能正常的患儿可适当多吃含钾丰富的食物，如：香蕉、猕猴桃、枣、茼蒿、豌豆苗、菠菜等。

（3）因为激素的副作用，肾病综合征的患儿要补充钙质，多吃海带、紫菜、坚果类食物。

6. 饮食烹饪要求。

（1）食物要新鲜、干净。

（2）食物宜清蒸和快炒，不要吃油炸、烧烤的食物。

（3）煲汤宜清淡，去油腻，尽量选择低脂肪的材料，如去皮鸡肉、瘦肉、瘦排骨、鱼等，忌用猪筒骨煲汤。忌食老火汤，煲汤时间不宜超过2 h，以免增加嘌呤的含量，增加尿酸。

（4）营养要均衡，食物种类要丰富，少量多餐。

（四）作息指导

一般无需严格限制活动，严重水肿、高血压、低血容量的患儿需卧床休息，但应经常变换体位。

（五）用药指导

1. 糖皮质激素。常用的有泼尼松、甲泼尼龙等。

（1）激素一定要根据医嘱按时按量服用，不可随意停药或减量，以免引起疾病复发，严重者可危及生命。

（2）激素服用时间最好在早晨8点前，应在餐后服用，避免对胃肠道的刺激，使用激素期间可在餐前半小时服用保护胃肠黏膜的药物，如谷氨酰胺等。

（3）调节饮食，少量多餐，勿暴饮暴食，补充钙剂及维生素，多食含钙丰富的食物及新鲜蔬菜、水果。

（4）激素引起的库欣综合征（满月脸、水牛背、向心性肥胖）可在激素逐渐减量时缓解，要保持心情舒畅。

（5）大剂量甲基泼尼松龙冲击可引起血压升高，冲击时要注意：滴注前后测量血压，滴注时平卧，滴完后半小时方可起身，如有头痛、头晕等不适及时通知医生。

2. 免疫抑制剂。常用的有环孢素（新赛斯平、新山地明）、吗替麦考酚酯（骁悉、赛可平）、他克莫司、环磷酰胺等。

（1）口服药按照医嘱按时按量服用，不可随意停药或增量减量，以免影响治疗效果或过量引起药物中毒。

（2）口服药宜空腹服用，饭前1 h或饭后2～3 h服用。

（3）使用环孢素和FK506的患儿应按时复查药物浓度、血常规、生化、肝肾功能，及时调整药物用量。

（4）环磷酰胺冲击治疗时要注意多饮水，注意观察患儿有无恶心、呕吐、尿少、血尿等，有异常要及时通知医生。

3. 利尿剂。

（1）使用低分子右旋糖酐利尿时注意要平卧，滴完1/2 h后再起身，有头晕、头痛等不适时马上平卧，及时通知医生。

（2）使用利尿剂时要注意观察有无低血钾的表现，如精神萎靡、无力、腹胀等，如有此类表现应及时告知医生。

（3）准确记录尿量，以观察利尿剂的效果。

（六）特殊指导

1. 水肿的护理。

（1）保持床铺整洁无皱褶，注意皮肤清洁，衣裤要柔软平整，防止皮肤损伤，导致局部感染。洗澡后可于易受压部位如腰骶部、臀部少量擦涂爽身粉以保持皮肤干燥。注意个人卫生，勤剪指甲，不要抓挠皮肤，皮肤瘙痒时可用炉甘石洗剂涂擦止痒。

（2）重度水肿有渗液者，更应保持水肿部位清洁干燥，勤更换浸湿的衣物及被褥，每2 h翻身1次，并按摩受压部位，预防褥疮。重度水肿患儿不能下床，应保持外阴部清洁卫生，防止继发感染。患儿水肿部位感觉迟钝，对冷、热、痛等刺激不敏感，防止烫伤。

（3）男性患儿易出现阴囊水肿，应绝对卧床休息，用棉垫或棉质毛巾托起阴囊。可用生理盐水轻轻擦洗再用氧气吹干，保持局部皮肤清洁干燥。如有皮肤破损无感染时可涂抹金因钛促进破损皮肤生长；伴有感染时化脓时用过氧化氢清洁皮肤，并保持其干燥。尿道口感染可用安多福消毒。

2. 肾病患儿应与有呼吸道感染的患儿分房放置，控制陪人，减少探视，探视者不得坐卧病床，进行保护性隔离。

（七）病情观察指导

1. 准确记录24 h尿量，每周测体重1次，严重水肿时应记录24 h出入量，每天测体重，大量腹水的患儿应每天测量腹围。

2. 注意观察药物的副作用。

3. 观察患儿有无发热、咳嗽、腹痛等感染现象，注意有无面色苍白、无力、食欲下降、浮肿加重、心率减慢、手足搐搦等电解质紊乱的表现。

（八）出院指导

1. 预防感染，避免去人多的地方，避免接触有咳嗽、发热、腹泻的人群。注意"两个口"的卫生，一是注意保持口腔的清洁卫生，及时治疗龋齿；二是尿道口，勤洗尿道口，预防感染，男孩子应注意勤翻洗包皮，如果有尿道口红肿、异常分泌物等要及时看医生。

2. 患儿如果出现发热、咳嗽、腹痛、腹泻等不适要及时就诊，及时处理。

3. 坚持按医嘱服药，不得随便增减药物或停药，以免复发。

4. 按医生要求定期门诊复查。

5. 指导家长或者较大患儿学会使用试纸监测尿蛋白变化。

6. 因预防接种可导致肾病复发，故需待症状缓解停药6个月到1年后进行。

三、急性泌尿道感染

（一）疾病简介

泌尿道感染是指病原体直接侵入尿路而引起的炎症，包括肾盂肾炎、膀胱炎、尿道炎。一般以细菌性感染为主。新生儿及婴幼儿的临床症状不典型，多以全身症状为主，如发热、拒食、呕吐、腹泻等，年长儿则表现为发热、寒战、腹痛、腰痛、肾区叩击痛、尿路刺激征等。

（二）心理指导

患儿可能因排尿疼痛和发热而烦躁不安、哭闹，家长会紧张和焦虑，医护人员应理解患儿及其家长的情绪变化，给予安抚，并提供相关疾病知识和护理知识。

（三）饮食指导

1. 鼓励患儿多饮水以增加尿量，达到冲洗尿道的作用。

2. 鼓励患儿进食，供给足够的热量、丰富的蛋白质和维生素，以增强机体的抵抗力。

（四）作息指导

急性期时需卧床休息，症状消失后可适当活动。

（五）用药指导

宜及早开始抗菌药物治疗，但要在留尿送尿细菌培养后实施。使用磺胺类药物时要多饮水，注意尿量、尿色的变化，有恶心、呕吐、药疹时及时通知医生。有严重膀胱刺激征者可适当使用苯巴比妥、地西泮等镇静药。

（六）特殊指导

发现有尿路畸形的患儿及时行手术矫正治疗，防止尿路梗阻和肾瘢痕形成。

（七）病情观察指导

观察尿量、尿色的变化，监测患儿体温的改变，注意膀胱刺激征的表现及患儿的全身症状的变化。

（八）出院指导

1. 幼儿不穿开裆裤，为婴儿勤换尿布，便后洗净臀部，保持清洁。

2. 女孩子清洗外阴时由前向后擦洗，单独使用洁具。男孩子应注意勤翻洗包皮。

3. 男孩包茎、女孩处女膜伞、蛲虫感染等情况及时处理。

4. 按时服药，定期复查，预防复发及再感染。

（李智英）

第三节　儿科免疫系统常见疾病的健康教育

一、过敏性紫癜

（一）疾病简介

又称舒-亨综合征，是以小血管炎为主要病变的血管炎综合征。临床特点除皮肤紫癜外，有关节肿痛、腹痛、便血和血尿等。主要见于学龄儿，男孩多于女孩，冬、春季多见。

（二）心理指导

该病因为反复发作及可能导致的肾损害，会引起家长和患儿的不安和恐慌，应及时给予关怀，解释清楚病情，介绍类似病例，帮患儿及其家长树立信心。

（三）饮食指导

避免食用可能为致敏原的食物，如海鲜等，避免辛辣刺激的食物，有消化道症状的患儿宜给予清淡、易消化的食物，严重者予流质饮食或禁食。

（四）作息指导

有关节肿胀、疼痛、腹痛、消化道出血及紫癜性肾炎的患儿应卧床休息，症状减轻后逐渐增加活动。

（五）用药指导

以支持和对症治疗为主。有荨麻疹或血管神经性水肿时，用抗组胺药和钙剂；腹痛时用解痉药；消化道出血时用西咪替丁等。使用大剂量的维生素C改善血管通透性，使用低分子肝素抗凝，使用激素缓解腹痛及关节痛。紫癜性肾炎的用药参见肾病综合征。

（六）特殊指导

1. 做好皮肤护理，防止擦伤、抓伤，保持皮肤清洁、干燥。

2. 腹痛者，禁止腹部热敷，以防加重出血。

3. 有寄生虫感染的患儿要积极治疗。

（七）病情观察指导

1. 皮疹的形态、颜色、数量、分布等变化。

2. 关节肿胀和疼痛的情况。

3. 腹痛者的腹痛部位、疼痛情况、有无便血及便血量。

4. 生命体征的变化。

5. 尿常规的情况，有无紫癜性肾炎。

（八）出院指导

1. 避免接触过敏原，如蟹、虾等海鲜，植物花粉，动物皮毛等。

2. 药物要在医生指导下使用，防止过敏。

3. 新购床上用品及贴身衣服要多次洗涤后再给患儿使用。

4. 避免去新装修的场所。

5. 因为个体差异性，每个人过敏原不同，希望家长在生活中细心观察。

6. 注意休息，防止感染，有发热、感冒、腹泻时及时治疗，不去人多的公共场所，避免接触有咳嗽、发热、腹泻的人群。

7. 未痊愈前不宜接种疫苗，痊愈3~6个月后，需要进行预防接种者应咨询医生。

8. 患病3个月内每1~2周查尿常规1次，3个月后每个月查尿常规1次。

二、系统性红斑狼疮

（一）疾病简介

系统性红斑狼疮是一种全身结缔组织的自身免疫性疾病，为多系统、多脏器损害，临床表现复杂，首发症状各异。初发症状主要是不明原因的发热、皮疹、关节痛和体重减轻。也有以肾损害、贫血、血小板减少性紫癜、肝损害起病者。

（二）心理指导

因为该病为多系统、多脏器损害，病情较严重，病程长，患儿及其家长会紧张、焦虑，甚至失去耐心，医护人员应鼓励他们，告知良好的心态有利于疾病的康复，并宣教疾病的相关知识。

（三）饮食指导

饮食方面宜优质蛋白饮食，多饮牛奶，多吃鱼类、鸡蛋、瘦肉等富含蛋白质的食物；宜低脂饮食，少油腻，不要吃肥肉、油炸、煎烤食物；宜低糖饮食，少量多餐；补充钙质，防止糖皮质激素造成的骨质疏松；多食富含维生素的蔬菜和水果。有肾损害的患儿在严重水肿时要低盐饮食。

（四）作息指导

疾病发作期要保证足够的休息，避免劳累，在病情的稳定期可适当运动，但要避免剧烈的体育活动。有精神神经系统病变的患儿要专人看管，避免受伤。

（五）用药指导

1. 治疗主要以肾上腺糖皮质激素、免疫抑制剂为主，注意事项见肾病综合征。

2. 在治疗用药上应避免使用D-青霉胺、普鲁卡因胺、肼苯达嗪、普萘洛尔、氯丙嗪、丙硫氧嘧啶或甲硫氧嘧啶、金制剂、苯妥英钠、异烟肼、青霉素、链霉素、磺胺类药、雌激素等，这些药物有可能诱发狼疮或使病情加重。

（六）病情观察指导

1. 监测体温的变化、皮疹的损害情况。

2. 注意观察是否有泌尿、神经、心血管、血液、呼吸等系统的损害。

（七）出院指导

1. 日常生活中要避免日晒和紫外线的照射，对阳光敏感者尤应如此。外出活动最好安排在早上或晚上，尽量避免上午10点至下午4点日光强烈时外出。外出时应撑遮阳伞或戴宽边帽，穿浅色长袖上衣和长裤。

2. 在冬季天气寒冷时应注意保暖，外出戴好帽子、口罩，避免着凉，减少感染，因感染能诱发狼疮活动或使原有病情加重。

3. 做好口腔清洁，勤刷牙，饭后勤漱口，预防黏膜破损。

4. 皮肤出现斑疹及水疱、关节疼痛或肌无力、精神行为异常时，应马上就诊。

5. 保持积极乐观的心态，良好的起居习惯，合理的饮食搭配，有益于疾病康复。

（李智英）

第四节　儿科消化系统常见疾病的健康教育

小 儿 腹 泻

（一）疾病简介

小儿腹泻是婴幼儿时期常见的腹泻为主的胃肠道紊乱综合征，主要原因分为感染性和非感染性两大类，发病年龄多见于<2岁的婴幼儿，发病季节以夏、秋季为主，轻者仅表现为腹泻和呕吐，严重者可引起脱水和电解质紊乱，对婴幼儿健康危害甚大。

（二）心理指导

频繁腹泻、呕吐造成患儿不适，并严重扰乱患儿及其家属的正常生活。因此，医护人员应多关心他们，及时说明病情和各项检查、治疗的目的，并提供生活指导和帮助，取得患儿及其家属的配合，以利于疾病的康复。

（三）饮食指导

除呕吐、腹泻严重者暂禁食4~6h（不禁水）外，均予继续进食。母乳喂养者，暂停添加辅食；人工喂养者可先给予米汤、稀释牛奶、去乳糖豆奶粉；已断奶者喂以稠粥、面条加一些熟植物油、蔬菜末、精肉末等，少量多餐。轮状病毒腹泻（秋季腹泻）者暂停乳类含蔗糖食物喂养。腹泻停止后，继续过渡到原喂养。

（四）作息指导

保证充足睡眠，增强机体抵抗力。

（五）用药指导

1. 控制腹泻。针对感染源，细菌感染时选用适当的抗生素，病毒感染时不滥用抗生素。口服蒙脱石应空腹服用，按要求稀释药物。

2. 对症治疗。降温，止惊，纠正水、电解质酸碱失衡，轻症者口服补液方法，重症者予静脉补液。

（六）特殊指导

1. 消毒隔离。特别是对感染性腹泻患儿的餐具，于餐后煮沸消毒30～60 min，餐具不外借给其他患儿。配餐时注意手卫生，对衣物、尿布、用具分类处理。

2. 肛周皮肤护理指导。患儿频繁排便刺激肛门周围皮肤，容易引起糜烂，因此，应选用柔软布类尿布，勤换尿布且不宜包得过紧，每次便后臀部用温水洗净，女婴注意会阴部清洁，预防上行性尿路感染。

3. 体位。有呕吐者应把患儿头侧向一边，及时清除呕吐物，防止窒息，更换污衣服。

4. 协助完成每天静脉补液量。

5. 口服补液时，遵医嘱规定的时间喂食含盐溶液。宜少量多次喂饮，保证水分摄入。

6. 发热的护理指导。高热时可采取降温措施，嘱多喂水，予松解衣服和盖被，可行温水浴、冷毛巾湿敷、冰敷及用25%～35%酒精100～200 mL擦浴降温，必要时按医嘱使用药物降温。退热期出汗多，要及时补充水分，防止虚脱，及时更换汗湿的衣服，防止受凉感冒。

（七）病情观察指导

1. 监测体温。

2. 记录24 h出入量的方法及配合注意事项。

3. 脱水情况的观察：患儿的神志、精神状态、呼吸、皮肤黏膜干燥程度、有无口渴，眼窝及前囟有无凹陷、尿量、呕吐及腹泻次数等，比较前后变化，以判断脱水轻重。如有异常，及时告知医生处理。

4. 观察每天大便和呕吐次数、性状和量。

5. 观察臀部皮肤情况，注意有无潮红、破损等。

（八）出院指导

1. 宣传合理喂养的重要性，注意饮食卫生，预防肠道内外感染并注意腹部勿受凉等。

2. 注意随天气变化增减衣服，夏天多饮水，预防受凉感冒。

3. 避免长期口服广谱抗生素，以免引起肠道菌群失调，以致正常菌群大量繁殖而引起肠炎。

4. 增强体质，适当户外运动，及早治疗营养不良、佝偻病。

（李智英）

第五节　造血系统常见疾病的健康教育

一、特发性血小板减少性紫癜

（一）疾病简介

特发性血小板减少性紫癜（ITP）是一种免疫性疾病，又称自身免疫性血小板减少性紫癜，是小儿最常见的出血性疾病。大多数患儿在起病前1～3周有上呼吸道感染。表现为全身皮肤出现大小不等的瘀点瘀斑，四肢较多。常有鼻衄、牙龈出血。血小板计数常低于50×10^9/L，甚至低于20×10^9/L。本病分为急性型和慢性型两种类型。大量出血和颅内出血是本病的危急征象。失血严重者可出现贫血。

（二）心理指导

虽然本病多数预后良好，但由于起病突然，防治不慎可能出现的严重后果，而且有时病情会出现反复，激素治疗引起的体形改变及经济上的负担，使家长易产生焦虑情绪。患儿对出血及止血技术操作均可使患儿产生恐惧心理，表现为不合作、烦躁、哭闹等，而使出血加重。及时关心、安慰患儿，向其讲明道理，以取得合作。必要时按医嘱使用镇静药后再进行操作。

（三）饮食指导

给予高热量、高维生素、高蛋白、少纤维素、易消化的软食，食物温度适宜，禁食过热、坚硬、辛辣刺激、多刺的食物。可用花生米红衣煮水代茶饮。

（四）行为指导

1. 有活动性出血、感染或血小板计数<20×10^9/L时，予绝对卧床休息。

2. 不玩尖利的玩具和使用锐利工具。

3. 提供安全环境，做好防跌倒告知。

4. 保持大便通畅，防止用力大便时腹压增高而诱发颅内出血。

5. 勤剪指甲，不用手指甲挖鼻，不用力搔抓皮肤。

6. 各项穿刺治疗检查后，局部要压迫5～7 min。

7. 注意个人卫生，避免与感染者接触，减少探视，注意保暖。

8. 鼻出血时，立即嘱患儿坐起，头向前倾，大拇指及食指用力向鼻中隔捏住双侧鼻腔，使患儿张口呼吸，同时立即用干棉球（或用0.1%肾上腺素棉球1 mL+生理盐水5 mL湿润棉球，以不滴水为佳）填塞出血侧鼻腔。如鼻出血仍不止，应考虑后鼻腔出血，要立即通知五官科医生行后鼻腔填塞止血，同时可在鼻梁及额部冷敷（退热贴、冰块等）。若发生其他部位大量出血时，则应迅速报告医生，配合及时处理。

（五）用药指导

1. 避免应用引起血小板减少或抑制其功能的药物，如磺胺类、阿司匹林类或含阿司匹林的药物、双嘧达莫、吲哚美辛等。

2. 肾上腺皮质激素的应用要求剂量准确，适当应用胃黏膜保护剂，注意激素的副作用，如高血压、高血糖、应激性溃疡等。

3. 大剂量丙种球蛋白应用时，观察有无不良反应，如发热、胸闷、气促、皮疹等过敏现象，出现以上情况及时报告医生进行处理。

4. 严重出血危及生命者，输注血小板。但一般情况下尽量少输，因本病是一种自身免疫性疾病，容易出现血小板输注无效。

（六）病情观察指导

注意观察患儿神志、面色、体温、呼吸、脉搏、大小便的变化，观察皮肤黏膜出血点及瘀斑的范围和数量及颜色的深浅程度。

（七）出院指导

1. 注意预防感染，避免受凉感冒，减少外出。

2. 预防外伤出血，有出血时进行正确压迫止血。

3. 教会家长识别出血征象，如瘀点、瘀斑，发现面色苍白、虚弱、不安、嗜睡、头痛、剧烈呕吐呈喷射状、视物模糊，甚至惊厥、昏迷，一旦发现出血，立即到医院就诊。

4. 出院后按医嘱服药，激素类药物不能自行减量或停药。

5. 出院后定期门诊复查，如有不适及时就诊。

二、血 友 病

（一）疾病简介

血友病是一组遗传性凝血功能障碍的出血性疾病，因所缺乏的因子不同分为：①血友病A即因子Ⅷ缺乏症；②血友病B即因子Ⅸ缺乏症；③血友病C，即因子Ⅺ缺乏症。以血友病A最为常见，其共同特点为终身在轻微损伤后发生长时间的出血。其主要临床表现：

1. 关节出血　以膝关节、踝关节、肘关节等易受伤的关节多见。反复关节腔出血，可发展至关节畸形，进而丧失功能。

2. 皮肤肌肉出血。

3. 黏膜及内脏出血　以鼻黏膜出血最常见，严重者可以发生颅内出血。

（二）心理指导

因本病病情反复，需长期加以防治，而且易致残疾或严重并发症，因而使家长在精神上和经济上有较重负担，患儿也因病情反复发作而失去信心。医护人员应加强沟通、交流，消除患儿恐惧、焦虑心理，使其保持安静，避免出血加重；并给予关怀鼓励，使家属和患儿树立信心，积极防治疾病。

（三）饮食指导

食物温度适宜，禁食过热、坚硬、辛辣刺激、多刺的食物。可多吃花生米红衣。

（四）行为指导

1. 预防出血。

（1）避免损伤。不玩尖利的玩具和使用锐利工具；做好防跌倒告知；勤剪指甲，不用手指甲挖鼻，不用力搔抓皮肤。

（2）尽量避免肌内注射、深部组织穿刺。必须穿刺时，须选用小针头，拔针后延长压迫时间（＞10 min），以免形成深部血肿。禁在腹股沟静脉抽血，应采用浅表静脉，抽血后即用干棉球压迫止血，压迫时间＞5 min，并密切观察。

（3）尽量避免各种手术，如拔牙、扁桃体切除等，必要时应先输血或输抗血友病凝血因子后进行手术。

（4）注意口腔清洁卫生，饭后漱口，无口腔黏膜及牙龈出血时可用软毛刷早晚刷牙。

2. 出血的处理。

（1）立即冰敷局部或用冰袋压迫（防治冻伤）。

（2）表皮、鼻或口腔黏膜创伤出血，可用吸收性明胶海绵或云南白药等敷贴压迫。鼻腔出血不止时，报告医生予填塞处理。教育患儿平时勤剪指甲，勿挖鼻孔。鼻腔血痂让其自行脱落，不能硬性擦掉，以免再出血。

（3）关节出血时，立即停止活动，卧床休息，局部加压包扎、冷敷，抬高患肢并固定于功能位。

（4）让患儿保持安静并注意保暖。

（5）配合尽快输注凝血因子。

3. 保护关节功能。减少活动量，避免过度负重和易致创伤的活动。急性出血期间要固定出血的关节，局部冷敷，1～2天后随着出血停止，肿痛减轻，边保护关节边增加活动范围，逐渐过渡到正常活动，以防止肌力减退和关节挛缩。反复关节出血致慢性关节损害者，应进行康复锻炼。

（五）用药指导

1. 忌用阿司匹林、保泰松和吲哚美辛等药物，以免引起出血。

2. 输注凝血因子时注意观察有无过敏反应（如皮疹、发热、寒战、气促等）。

（六）病情观察指导

经常检查患儿全身情况，特别注意皮肤尤其是关节部位有无出血。出血期注意监测呼吸、脉搏、神志等，及时发现内脏出血及颅内出血，以便及时抢救。

（七）出院指导

1. 向家长讲解本病的遗传知识及发病规律，宣传筛查基因携带者的重要性，做好优生优育工作，及时进行产前检查。

2. 指导家长采取必要的防护措施，避免损伤出血。

3. 指导家长必要的应急处理措施：局部止血方法。

4. 鼓励患儿规律、适度地进行体格锻炼和运动，防止体重超标以致关节出血。

5. 定期进行内科及口腔科的检查。

三、再生障碍性贫血

（一）疾病简介

再生障碍性贫血（简称再障）是由多种原因致造血干细胞的数量减少和（或）功能异常而引起的一类贫血。分为急性再障和慢性再障。临床表现为进行性贫血、出血、反复感染，肝、脾、淋巴结一般不肿大。

（二）心理指导

急性再障患儿因起病急、病情重而出现精神紧张，医护人员应关心体贴安慰患儿，耐心做好解释工作。慢性再障由于病情反复、病程长、经济支出大、容易产生悲观情绪，医护人员应在精神上给予鼓励，列举成功病例，告知患儿及其家属随着医学的发展，目前再障并非不治之症，只要配合治疗和护理及自我调理，控制并发症出现并加强各种支持治疗，病情完全可以得到缓解或治愈。

（三）饮食指导

宜进食易消化、高热量、高维生素、高蛋白质及含铁食物，食物的温度适宜，禁食坚硬、多刺的食物，以防损伤口腔或消化道黏膜。出现消化道出血时予禁食。

（四）作息指导

有严重贫血、活动性出血、感染或血小板计数$<20 \times 10^9$/L时，予绝对卧床休息。病情稳定者可适当活动。

（五）用药指导

1. 使用激素、免疫抑制剂时，注意按医嘱执行，做好预防感染的措施。激素饭后服用。

2. 抗感染，预防出血，进行输血。对严重内脏出血或颅内出血倾向者按医嘱输注血小板，对粒细胞减少者按医嘱予生白细胞药物。

3. 忌服抑制造血及血小板功能的药物，如氯霉素、解热镇静药（保泰松、吲哚美辛、阿司匹林、美林）等。发热时忌用酒精擦浴降温。

（六）行为指导

1. 贫血严重的患儿要避免骤起骤坐，起床时稍坐片刻再活动，蹲位过久要缓慢扶持起立，以避免一过性脑缺氧而致晕厥。

2. 避免身体受挤压或外伤，勿挖鼻孔，勿用力擤鼻，勿用硬毛刷刷牙，勿用牙签剔牙。

（七）病情观察指导

密切监测生命体征，注意观察皮肤出血情况、女性青春期患儿的月经量，注意有无颅内出血先兆（如头痛、视力模糊、喷射性呕吐等）。如有异常，及时告知医生处理。

（八）出院指导

1. 予清淡饮食，可予红枣、带衣花生、黑木耳等补血食物以促进造血，多食菌类食物及大蒜等，增强机体抵抗力，应用激素时需补充钙剂及含钙丰富的食物。

2. 不去公共场所，注意保暖，预防感冒。

3. 适当运动，劳逸结合，促进骨髓血液循环，促进造血。

4. 注意个人卫生，保持口腔清洁，进食前后用温开水或漱口液漱口，勤换衣裤，每天沐浴。

5. 告知药物副作用：长期服用环孢素及雄激素类药物会出现容貌改变及多毛、皮肤色素沉着、牙龈肿胀、震颤、肌肉痉挛及抽搐、高血压及头痛等，告知家长药物引起的体形及容貌改变停药后会逐渐恢复。

6. 定期复查血常规，如出现发热、局部感染、出血倾向应及时就医。

（李智英）

第六节　内分泌系统常见疾病的健康教育

一、儿童糖尿病

（一）疾病简介

儿童糖尿病是因体内胰岛素缺乏或相对不足而引起的糖代谢紊乱的一种疾病，因糖代谢障碍而造成蛋白、脂肪、水、电解质代谢的异常，可合并酮症酸中毒。临床表现为多饮、多尿、多食、消瘦、血糖增高，尿糖出现，在创伤或感染时突然发生糖尿病的酮症酸中毒如嗜睡、昏迷、恶心、呕吐、厌食或腹痛、不规则呼吸、有酮体气味等，可危及生命。

（二）心理指导

由于糖尿病需终身用药、行为干预和饮食管理，给患儿及其家长带来很大的精神和经济负担。然而，能否坚持并正确执行治疗方案，是治疗、护理成败的关键，医护人员应耐心介绍疾病的有关知识，鼓励其树立信心，坚持治疗。

（三）饮食指导

饮食控制应以能保持正常体重、减少血糖波动、维持血脂正常为原则。

1. 按患儿生长发育所必需的热量及营养素供给。

（1）每天所需能量可按以下公式计算：

总热量=1 000+年龄×（70～100）kcal。

（2）食物成分为碳水化合物50%～55%、脂肪30%、蛋白质15%～20%。

（3）少量多餐可减少血糖波动，全天热量分3餐，早、午、晚分别占1/5、2/5、2/5，每餐留少量食物作为餐间点心。

（4）根据所制定方案，参照营养成分表、饮食等值交换表等。按各人饮食习惯制定出食谱。

2. 当患儿游戏运动增多时可少量加餐（加20g碳水化合物）或适当减少胰岛素的用量。

3. 食物应富含蛋白质和纤维素，限制纯糖和饱和脂肪酸。

4. 每天进食应定时、定量，勿吃额外食品（尤其是甜品）。

5. 每周测量身高、体重，如身高、体重维持正常，血糖波动小，血脂正常，则表明对糖尿病控制得较好。

6. 因高渗利尿出现烦渴者，予提供足够饮用水，防脱水发生。

（四）行为指导

患儿因免疫功能低下，易发生感染，特别是皮肤感染，应加以防范，以免感染促发或加重酮症酸中毒发生。

1. 注意做好皮肤、口腔清洁，经常洗头、洗脚、沐浴，勤换衣，勤修剪指甲，预防皮肤抓伤、刺伤和其他损伤。皮肤即使有细微伤口或毛囊炎也需立即处理。皮肤瘙痒可用温水擦洗，会阴部可用消毒液抹洗。

2. 避免与上呼吸道感染者接触，注意保暖，防止呼吸道感染。

（五）用药指导

1. 主要是胰岛素治疗，根据血糖结果按医嘱调节胰岛素剂量。

（1）熟练掌握胰岛素抽吸和注射胰岛素的方法及血糖的监测方法。

（2）注射胰岛素要准时、准量，所用胰岛素种类要清楚。

（3）于餐前15～30 min、监测血糖后用药。进行皮下注射时切忌注入皮内，以免组织坏死。

（4）常选用的注射部位。上臂三角肌的下缘、脐周5 cm以外部位（适用于所有人）、脐周5 cm以内部位（适用于肥胖及青壮年人士）、大腿外侧等，应有计划选择，两个注射点应相距2 cm，1个月内不要在同一部位注射2次，以免局部脂肪萎缩坏死。

（5）治疗过程中注意有无低血糖反应。低血糖多因注射胰岛素过量或注射后进食过少引起，其多出现于胰岛素作用最强时，正规胰岛素在注射后3～4 h，中效、长效者多在夜间或次晨早饭前出现。但有时夜间出现低血糖而清晨血糖又升高，应注意观察，一旦发生，及早进食糕点或糖水。

2. 防治感染和酮症酸中毒。

（六）病情观察指导

1. 配合监测体温、血糖。

2. 注意有无低血糖反应及酮症酸中毒的表现，如面色苍白、头晕、心慌、手足震颤、无力、出冷汗等低血糖症状；注意有无酮症酸中毒的表现，如不规则深长呼吸、有酮体味，突然发生恶心、呕吐、厌食或腹痛、腿痛等症状，严重者出现神志改变。如有异常，应及时报告医生处理。

（七）出院指导

1. 按饮食要求，合理饮食。定时定量进餐，避免食用油炸食物、熏制食品和泡菜。

2. 防感染。注意个人卫生，每天清洗会阴，保持皮肤黏膜清洁、干燥，穿衣宽松，不宜赤脚走路。

3. 每天按时注射胰岛素，记录每天血糖和胰岛素用量，以便定期复诊时向医生提供相关资料。

4. 病情观察指导。包括低血糖反应及酮症酸中毒的表现。患儿随身携带糖尿病诊断卡及糖类食品，一旦出现低血糖症状，要立即平卧；若血糖<2.2 mmol/L，即补充糖类食品。

5. 活动指导。早餐或晚餐后半小时至1 h活动，时间20～30 min为宜，不超过1 h。运动项目可选择散步、慢跑、游泳、骑自行车，避免剧烈高强度活动。

6. 患儿随身携带糖块及卡片，其上写有姓名、地址、病名、膳食、治疗量、胰岛素的注射量、医院名称及负责医师，以便任何时候发生合并低血糖时可立即救治。

二、先天性肾上腺皮质增生症

（一）疾病简介

先天性肾上腺皮质增生症（CAH）是一组由于肾上腺皮质激素合成过程中酶的缺陷所引起的疾病，属常染色体隐性遗传病。其表现因酶缺陷种类及程度而异，可分为3型：失盐型、男性化型和迟发型。

（二）心理指导

由于本病患儿需要长期服药，且女性性征异常需要在6个月至1岁时手术治疗，家长会有焦虑情绪，护理人员应多与家长沟通，鼓励其表达自己的情感和想法，并告知疾病相关知识，解除他们的思想顾虑。

（三）饮食指导

予高热量、富含维生素饮食，失盐患儿每天钠摄入量不少于12g，多饮水；对拒食患儿，要耐心喂养，必要时鼻饲。

（四）作息指导

保证充足睡眠，增强机体抵抗力。

（五）用药指导

遵医嘱准确用药，密切观察药物反应，如库欣综合征、易出血倾向、消化性溃疡、肠穿孔等。如有异常，及时报告医生。

（六）行为指导

1. 注意个人卫生，避免与感染者接触，注意保暖，预防感染。

2. 患儿下床活动应注意安全，以防骨质疏松而引起骨折。

（七）病情观察指导

1. 注意观察神志、呼吸、脉搏。

2. 记录24 h出入量，观察生长发育情况、性征是否异常，测量身高、体重；注意有无水、电解质紊乱（低血钠、低血氯、高血钾）的表现，如呕吐、尿量减少、腹泻等。发现异常，需立即通知医生处理。

（八）出院指导

1. 饮食。给予高热量、富含维生素饮食，失盐患儿增加食盐量的同时要多补充水分。

2. 服药指导。出院后遵医嘱服药，不可擅自减量或突然停药。

3. 定期专科门诊随访，如有病情变化随时就诊。

（李智英）

第七节　儿科常见肿瘤疾病的健康教育

急性白血病

（一）疾病简介

1. 白血病是造血系统的恶性增生性疾病。其特点为造血组织中某一细胞系统过度增生，浸润到各组织和器官。主要临床表现为贫血、出血、反复感染及白血病细胞浸润各组织、器官引起的相应症状。根据白血病细胞的形态及组织化学染色表现，可分为急性淋巴细胞白血病（简称急淋，占小儿白血病的75%以上）和急性非淋巴细胞白血病两大类。

2. 其诊断方法。白血病的诊断必须由血液及骨髓的抽取涂片检查，经由医生诊断，确定白血病的类型之后，再选择最适宜的治疗方案。在治疗中，仍要定期检查血液、骨髓及脑脊液，以确定疾病治疗的进展。

（二）心理指导

1. 热情帮助、关心患儿，让患儿及其家长了解国内、外的治疗进展，帮助他们树立战胜疾病的信心。

2. 在进行各项诊疗、护理操作前，解释其意义、操作过程、配合方法。

3. 定期召开患儿家长会及病友联谊会，让患儿家长相互交流成功护理经验和教训，采取积极的应对措施。鼓励患儿参加家长会及志愿者定期举行的有益活动。

（三）饮食指导

予高蛋白、高维生素、高热量、易消化的新鲜食物，食品、食具注意消毒，水果应洗净、去皮。化疗期间要大量饮水，每天饮水量3 000 mL以上，以稀释尿液，防止肾结石及出血性膀胱炎，并可清洁口腔，预防口腔感染。

（四）作息指导

严重进行性贫血、出血或感染的患儿予绝对卧床休息，保证充足睡眠，增强机体抵抗力。

（五）用药指导

按医嘱准确用药。告知患儿及其家属使用激素、各种化疗药物、抗生素、抗真菌药等的相关注意事项，取得家属和患儿的配合。

（六）行为指导

1. 预防感染。

（1）予保护性隔离。与其他病种的患儿分室居住，防止交叉感染。粒细胞低和免疫功能明显低下者入住无菌层流床。病室每天紫外线消毒30 min。限制探视，有感染者禁止探视。接触患儿前要认真执行手卫生。

（2）注意个人卫生。教会家长及年长患儿正确的洗手方法；保持口腔清洁，进食前后用温开水或漱口液漱口；宜用软毛牙刷或海绵刷牙，以免损伤口腔黏膜及牙龈，导致出血和继发感染。保持大便通畅，便后用温开水清洁肛周后外喷苯扎氯铵，以防止肛周脓肿。

（3）避免预防接种。

2. 预防及处理出血。

（1）有活动性出血、感染或血小板计数$<20 \times 10^9$/L时，予绝对卧床休息。

（2）不玩尖利的玩具和使用锐利工具。

（3）提供安全环境，做好防跌倒告知。

（4）保持大便通畅，防止用力大便时腹压增高而诱发颅内出血。

（5）勤剪指甲，不用手指甲挖鼻，不用力搔抓皮肤。

（6）各项穿刺治疗检查后，局部要压迫5~7 min。

（7）注意个人卫生，避免与感染者接触，减少探视，注意保暖。

（8）鼻出血时，立即嘱患儿坐起，头向前倾，大拇指及食指用力向鼻中隔捏住双侧鼻腔，使患儿张口呼吸，同时立即用干棉球（或用0.1%肾上腺素棉球1 mL+生理盐水5 mL湿润棉球，以不滴水为佳）填塞出血侧鼻腔。如鼻出血仍不止，应考虑后鼻腔出血，要立即通知五官科医生行后鼻腔填塞止血，同时可在鼻梁及额部冷敷（退热贴、冰块等）。若发生其他部位大量出血时，则应迅速报告医生，配合及时处理。

3. 发热者，嘱多饮水，予冰敷、温水浴等，忌用酒精擦浴。药物降温需遵医嘱。热退后及时更换汗湿的衣服。

4. 携带PICC的指导。

（1）置管的上肢不可提重物，勿用力牵拉，避免在该上肢测血压。洗澡、洗手时避免弄湿敷料。

（2）注意观察伤口，如有红、肿、痛，应及时告知医护人员处理。

（3）注意PICC的长度，敷贴如有松脱，应及时告知医护人员予换药。

（七）病情观察指导

1. 观察患儿神志、面色、饮食、睡眠情况及大小便等变化。

2. 注意有无贫血、发热及感染的早期表现，有无出血等，出现异常及时报告医护人员。

（八）出院指导

1. 按时服药，不可擅自停药，否则容易"复发"。

2. 定期门诊追踪检查。

3. 加强预防感染和预防出血。

4. 用药注意事项。血小板低时，禁用阿司匹林等致出血倾向的药物，其他的用药也必须经专科医生同意才可使用。

5. 介绍疾病相关知识，讲解引起白血病的各种可能因素，尽可能找到致病原因，避免再次接触。

（李智英　司徒妙琼）

第二章　儿科常见治疗的健康教育

第一节　儿科呼吸系统常见治疗的健康教育

氧气雾化吸入

（一）*治疗前*

1. 评估患儿的病情、药物过敏史和配合程度，如有特殊必须与医生沟通。

2. 告知氧气雾化所用药物、作用及频次：利巴韦林作用为抗病毒；支气管扩张剂可减轻支气管痉挛；激素可以减轻黏膜水肿，减少炎性反应等。

3. 告知因为是以氧气驱动，需防火、防油、防热、防震。

4. 告诉患儿提前排空大小便。

（二）*治疗时*

1. 患儿取坐位或由家长抱着，围毛巾或治疗巾于颈部。

2. 指导年长的患儿用口含住喷嘴吸气、用鼻呼气，进行深呼吸。婴幼儿可使用面罩将口鼻罩住进行雾化吸入。

3. 不要自行调节雾量，如有不适或特殊情况请及时告知医护人员。

4. 告知治疗所需要的时间，10~15 min。

5. 雾化吸入时如果有痰应吐出。

（三）*治疗后*

1. 清洁患儿面部，用清水漱口。

2. 能配合的患儿指导有效咳痰。

3. 用清水清洁雾化器。

（李智英　司徒妙琼）

第二节　儿科泌尿系统常见治疗的健康教育

一、甲泼尼龙冲击治疗

（一）*治疗前*

1. 评估患儿的病情和配合情况，如有特殊与主管医生沟通。

2. 测量患儿的血压，正常方可进行甲泼尼龙冲击治疗，血压高的患儿通知医生给予降压处理，血压正常后再行治疗。

3. 治疗时间为1~1.5 h，嘱患儿先排空大小便。

（二）*治疗时*

1. 嘱患儿平卧，不可随意起身下床。

2. 冲击过程中再次测量血压，如有异常及时通知医生处理。

（三）*治疗后*

1. 冲击完毕后再次测量血压，如有异常及时通知医生处理。

2. 嘱患儿床上平卧半小时后再缓慢起床，如果有不适立即予以平卧，并通知医生。

二、环磷酰胺冲击治疗

（一）治疗前

1. 评估患儿的病情和血液化验结果，如有白细胞异常、肝肾功能异常，及时与医生沟通。

2. 告知环磷酰胺常见副作用，家长签同意书。

3. 确保静脉留置针的通畅。

（二）治疗时

1. 先予欣贝或欧贝等止呕药静脉滴注或推注。

2. 使用环磷酰胺静脉滴注时嘱患儿多饮水。

3. 水化治疗时间为6~12 h，使用输液泵控制速度，告知家长和患儿不可随意调节滴速。

4. 注意观察患儿有无恶心、呕吐和腹痛，记录尿量和尿色，如果尿量较少，可予利尿治疗；出现血尿或原有血尿颜色加重，可能出现出血性膀胱炎，应加快水疗，碱化尿液。

5. 治疗中观察是否有药液外渗。

（三）治疗后

继续观察患儿是否有恶心、呕吐，观察尿量、尿色等。

（李智英）

第三章　儿科常见检查的健康教育

第一节　儿科泌尿系统常见检查的健康教育

小儿肾脏穿刺活检术

（一）检查前

1. 解释和心理护理，签同意书。
2. 术前B超检查、抽血检查血常规、生化、肝肾功能、凝血功能等。
3. 术前3天停用抗凝药物：肝素、双嘧达莫、阿司匹林等。
4. 患儿的训练。便盆的使用方法，训练床上大小便，床上进食、饮水，屏气的训练。
5. 留置静脉留置针。
6. 全麻者术前禁食6 h，补液。
7. 术前用药。局麻的患儿术前半小时口服安定；全麻的患儿术前半小时肌内注射东莨菪碱、苯巴比妥。

（二）检查时

1. 协助患儿取俯趴位。
2. 局麻的患儿，指导配合医生指令屏气。

（三）检查后

1. 平卧24 h（绝对平卧6 h），全麻者需去枕头侧向一边平卧至完全清醒。
2. 监测生命体征（q1 h×4次，q4 h×4次）。
3. 嘱多饮水。
4. 局麻者正常饮食，全麻者完全清醒后予少量清水口服，无呛咳则予正常饮食。
5. 监测尿量、颜色，留尿检查。
6. 应用止血药物，常用酚磺乙胺。
7. 交代注意事项，3个月内减少活动，避免剧烈体育运动。

（李智英　司徒妙琼）

第二节　儿科专科诊断性检查的健康教育

一、腰椎穿刺术

（一）穿刺前

1. 评估患儿情况，如有特殊必须与主管医生沟通。
2. 告知检查的目的。通过检查脑脊液的性质，以协助诊断脑膜炎、脑炎、脑血管病变、脑瘤等疾病；也可用于测定脑脊液的压力，了解蛛网膜下腔有无阻塞，诊断脑和脊髓病变；也常用于鞘内注射药物，如防治脑膜白血病者等。
3. 告知检查的时间、地点，排空大小便。
4. 心理指导。患儿会对检查产生恐惧心理及不合作行为，应向患儿及其家属说明穿刺的必要性及过程，以消除其紧张心理，做好心理疏导。

5. 穿刺部位提前30 min外涂利多卡因乳膏，以减轻疼痛。必要时，穿刺前按医嘱使用力月西镇静。告知家长用药后注意看护患儿，预防其坠床和跌倒。

（二）穿刺时

1. 取侧坐位，双手抱膝，双膝向胸部屈曲，头向前屈，使背部与床板垂直，使脊柱尽量后弓，以增宽椎间隙。

2. 穿刺过程与医生紧密配合，保持身体不要晃动，如有不适及时告知医护人员。

（三）穿刺后

1. 予去枕平卧4 h，防止出现低压性头痛。

2. 注意观察伤口有无渗血、渗液，伤口24 h避免湿水。

3. 如出现头痛、呕吐或眩晕等症状，为低颅压所致，应适当多饮水，如出现的反应较大，应及时告知医护人员，配合静脉滴注生理盐水。

二、骨髓穿刺术

（一）穿刺前

1. 评估患儿情况，如有特殊必须与主管医生沟通。

2. 告知检查的目的。通过抽取骨髓做骨髓检查，以协助血液病、神经母细胞瘤、脂质代谢性疾病、网状内皮增生症等疾病的诊断。细菌感染性疾病做骨髓培养。

3. 告知检查的时间、地点，排空大小便。

4. 心理指导。患儿会对检查产生恐惧心理及不合作行为，应向患儿及其家属说明穿刺的必要性及过程，以消除其紧张心理，做好心理疏导。

5. 穿刺部位提前30 min外涂利多卡因乳膏，以减轻疼痛。必要时，穿刺前按医嘱使用力月西、10%水合氯醛镇静。告知家长用药后注意看护患儿，预防其坠床和跌倒。

（二）穿刺时

1. 胸骨、髂前上棘穿刺，取仰卧位。

2. 穿刺过程与医生紧密配合，保持身体不要晃动，如有不适及时告知医护人员。

（三）穿刺后

1. 用无菌方纱覆盖穿刺处及按压5 min，并保持局部干燥、清洁，注意观察伤口有无渗血、渗液，伤口24 h避免湿水。如伤口有少量渗血，宜冷敷，勿热敷。

2. 观察局部有无出血现象，如出血严重，应立即通知医护人员及时处理。

（李智英　司徒妙琼）

参 考 文 献

［1］张振路. 临床护理健康教育指南［M］. 广州：广东科技出版社，2002.

［2］崔焱. 儿科护理学［M］. 北京：人民卫生出版社，2012.

［3］杨锡强，易著文. 儿科学［M］. 北京：人民卫生出版社，2007.

［4］刘雪琴，彭刚艺. 临床护理技术规范：基础篇［M］. 广州：广东科技出版社，2007.

［5］成守珍，张振路. 临床专科护理技术操作规程［M］. 广州：广东科技出版社，2008.

［6］黄绍良，陈述枚，何政贤. 小儿内科学［M］. 北京：人民卫生出版社，2004.

［7］胡亚美，江载芳. 实用儿科学［M］. 北京：人民卫生出版社，2002.